杨志敏岭南膏方菁华

惠州路志正

杨志敏 管桦桦 主编

全国百佳图书出版单位
中国中医药出版社
·北京·

图书在版编目（CIP）数据

杨志敏岭南膏方菁华 / 杨志敏，管桦桦主编 . – 北京：
中国中医药出版社，2022.12
ISBN 978-7-5132-7823-2

Ⅰ . ①杨⋯　Ⅱ . ①杨⋯ ②管⋯　Ⅲ . ①膏滋－验方
Ⅳ . ① R289.5

中国版本图书馆 CIP 数据核字（2022）第 175258 号

中国中医药出版社出版

北京经济技术开发区科创十三街 31 号院二区 8 号楼
邮政编码　100176
传真　010-64405721
三河市同力彩印有限公司印刷
各地新华书店经销

开本 787×1092　1/16　印张 37　彩插 0.75　字数 521 千字
2022 年 12 月第 1 版　2022 年 12 月第 1 次印刷
书号　ISBN 978-7-5132-7823-2

定价　135.00 元
网址　www.cptcm.com

服 务 热 线　010-64405510
购 书 热 线　010-89535836
维 权 打 假　010-64405753

微信服务号　zgzyycbs
微商城网址　https://kdt.im/LIdUGr
官 方 微 博　http://e.weibo.com/cptcm
天猫旗舰店网址　https://zgzyycbs.tmall.com

如有印装质量问题请与本社出版部联系（010-64405510）

《杨志敏岭南膏方菁华》编委会

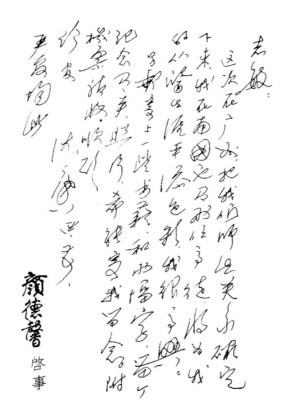

志敏：

这次在广州把我们师生关系确定下来，我在南国也有两位高徒，将为我的从医生涯平添色彩，我很高兴。

另邮寄上一些书籍和两幅字，留个纪念。照片希能寄我留念。

附机票请收。

顺颂

珍安

严夏均此

颜德馨启事

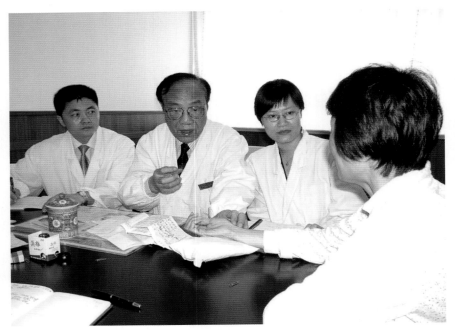

杨志敏（右二）、严夏（左一）跟颜老（左二）抄方

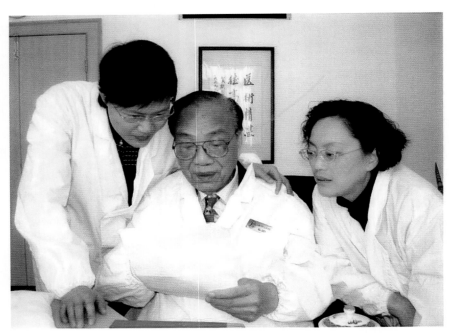

颜老（中）给杨志敏（左一）、颜新（右一）讲解膏方医案

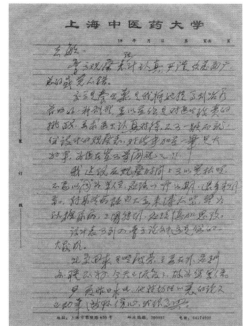
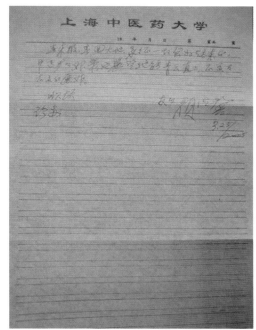

2005年颜老给杨志敏的信

志敏：

膏方观察表设计认真严谨，考虑面广，总的感觉不错。

膏方是养生药，是我将她提高到治疗药剂的一种剂型，委以重任，是对医生职责的挑战，要求医生认真对待，不可一蹴而就。您设计的观察表，对此事加重一笔，是大好事，为医生岂可等闲视之？！

我建议在观察时间上可以宽泛些，不要以"周"为单位，应该以"月"为期（最多数月）。第二，对某些病证也不要束缚太紧，譬如以糖尿病，三阳转阴，应该慎加思考。

设计表可列入膏方论文中，这是您的一大发明。

北京回来，有些疲劳，主要在外，应酬多，睡不好，今天已恢复了，故为您写信。

严夏昨日来电，他对慢性心衰的论文，已动笔，满怀信心，我很高兴。

春来报，春回大地，象征一切会好起来的。中医发展艰辛，也冀望她能青云直上，不要有太多的磨难。

顺颂

珍安

友生　颜德馨
2005 年 3 月 25 日

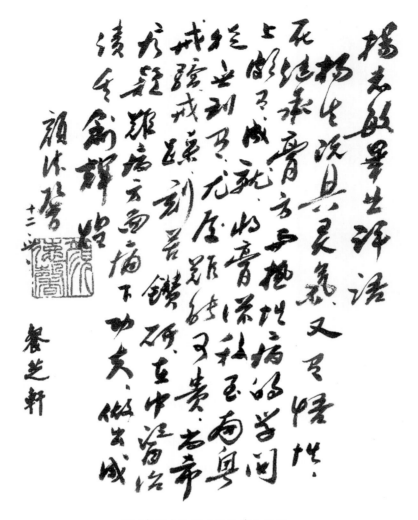

2005年颜老给杨志敏的毕业评语

杨志敏毕业评语：

　　杨生既具灵气又有悟性，在继承膏方与热性病的学问上颇有成就。将膏滋移至南粤，从无到有，尤为难能可贵。尚希戒骄戒躁，刻苦钻研，在中医治疗疑难病方面痛下功夫，做出成绩，再创辉煌。

颜德馨

十二，卅

餐芝轩

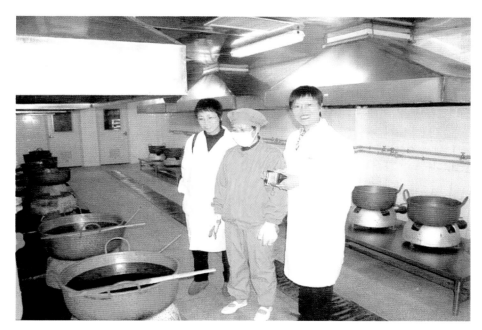

杨志敏（右一）在老字号药业实地学习膏方制作

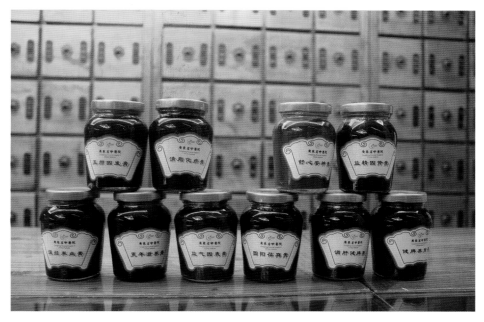

杨志敏拟定的部分协定膏方

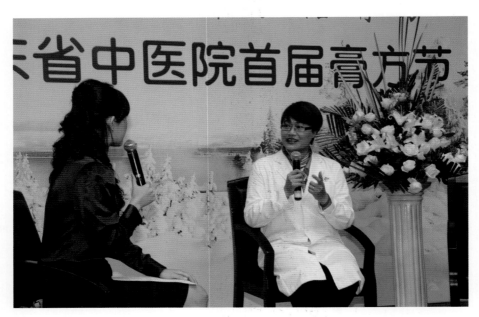

2010年12月20日杨志敏（右一）在广东省中医院首届膏方节中向民众宣传膏方

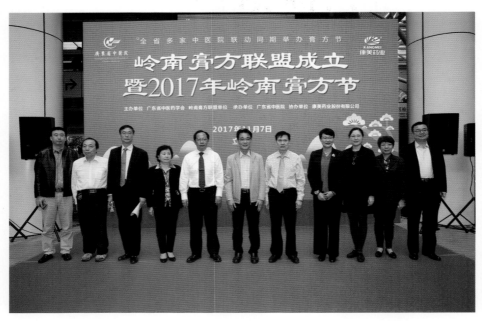

杨志敏（右四）出席岭南膏方联盟成立暨2017年岭南膏方节开幕式

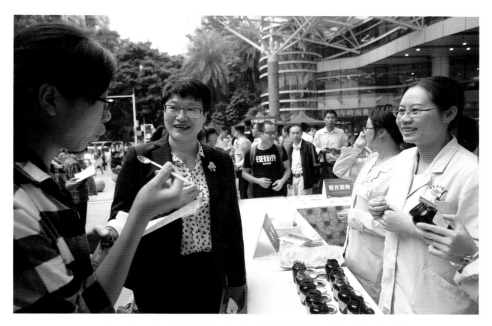

2018年11月7日杨志敏（左二）在岭南膏方节与试膏群众进行交流

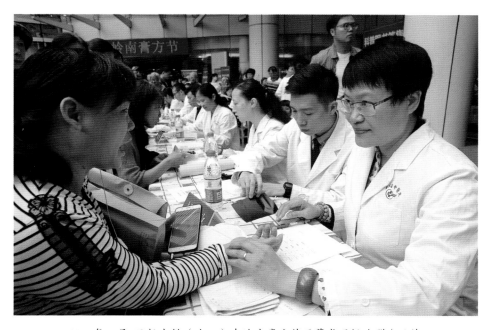

2018年11月7日杨志敏（右一）在岭南膏方节开幕式现场为群众义诊

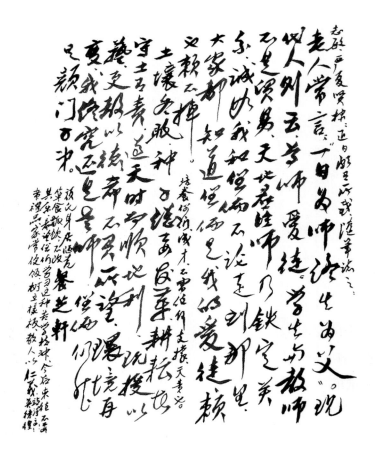

颜老给杨志敏、严夏的信

志敏、严夏贤棣：

　　近日颇有所感，随笔志之。

　　老人常言："一日为师终生为父。"现代人则云，尊师爱徒。学生与教师不是贸易，天地君亲师乃铁定关系。诚如我和您俩不论走到那（哪）里，大家都知道您俩是我的爱徒，赖也赖不掉。培养你们成才，不需任何支撑，天责也。土壤冬眠，种子总要发芽，耕耘者守土有责，遵天时而顺地利。既授以艺，更教以德，希不负所望。环境再变，我终究还是老师，您俩仍然是颜门子弟。

　　颜氏身居陋巷，箪食瓢饮，不改其乐。希望您们学习这种苦学精神。今后来往，不要带礼品，家常便饭，树立样板。教人以仁义，站得高！莫彷徨！

　　　　　　　　　　　　　　　　　　　　　　　　　餐芝轩

颜　序

　　欣闻《杨志敏岭南膏方菁华》付梓在即，思绪万千。

　　时光荏苒，白驹过隙，二十余年前，先父颜德馨国医大师，应邓老铁涛国医大师、广东省中医院吕玉波院长倡议，与其他中医老前辈一起，共同建树中医人才培养工程。他不顾年高途遥，往返于沪穗之间，为中医事业的传承与昌明，毫无保留地贡献出智慧和力量，在中医传承发展史上留下浓墨重彩之笔。志敏院长、严夏主任即在彼时拜入先父门下。

　　几度寒暑，风雨无间，除在医德、医术方面无私传授外，先父并在三个方面立下功德。一是亲授、授意学生将膏方学术内涵、理法方药、制作技艺、服用方法传入广东。二是清醒认识到师徒授受人力有限，建言开拓培养中医药人才成长之"沃土"。三是鼎力支持纯中医病房（即今之中医经典病房）的开辟，使之成为中医学术理论和临床实践相结合的重要纽带。在如此时代和学术背景下，中医优秀人才脱颖而出，茁壮成长。

　　膏方，是传统中医重要剂型之一，蕴含着比较深奥的中医理论、多方面的治疗思路和手段，既可以治病纠偏，又具有补益、抗衰延年等多种效用。医学发展，时代变迁，临床疾病谱已经发生了很大改变，膏方作为冬季或者四时调理机体和治疗疾病的方法，必须针对患者的体质和疾病病机，制定揽全局而胜的方案。平衡气血、健运脾胃、通补相兼、动静结合、固本清源的论治法则，必须掌握！膏方又属中华文化遗泽，对书写、文笔等亦有要求。以上运用，如能得心应手，则膏方之养生、治病方可两尽其美。

犹记志敏当年在先父书房，师徒授受，相对而坐，不计劳顿，忘却时间。志敏随身携带当时最先进的相机、电脑等，将老师所授，尽皆记录，事后熟读、体会、消化，并抵药业实地学习制作过程和技艺。最后先父出考题，考核通过。广东气候温暖潮湿，风土人情亦与沪上有异。昔人并不惯于服用膏方。先父本着因人因地制宜原则，与时俱进，大力鼓励将膏方引入广东，谋健康福祉，造福一方百姓。

志敏多年来奋战临床一线，治病时擅长针药并用。犹记SARS（严重急性呼吸综合征）肆虐之时，勇赴香港抗疫，体现担当的使命归属；多年来更是以院为家，为中医药发展呕心沥血，甘于奉献的高风亮节。她于膏方之应用范围、适合病种、化裁创新方面，积累了经验，得到南国民众信任。在将膏方这个传统中医治病养生剂型推广、落地、前行、进步方面，作出了难得贡献，堪称中医学术传承的优秀代表。

十年树木，百年树人。当年中医老前辈们在医院草地亲手植下的"名医树"已经郁郁葱葱、挺拔茂盛。相信前辈们有知，一定倍感欣慰。

乐为之序。

颜新

壬寅年五月

颜新，女，已故国医大师颜德馨幼女，颜氏内科流派第三代代表性传承人，同济大学中医研究所主任医师、教授、博士研究生导师。曾任上海中医药大学各家学说教研室主任、上海市浦东新区政协委员。曾在《中医医家学说及学术思想史》《中国膏方学》《颜德馨医艺荟萃》等多部著作中担任主编或副主编。先后主持和参加国家"十五"重大攻关项目"名老中医学术思想、经验传承研究"、上海市科委科研项目"颜德馨诊治疑难病的经验""脑梗灵的实验和临床研究""奇经八脉的研究和运用""气血与长寿的机理研究"等课题。

张序

　　近日有幸研读即将付梓的全国知名中青年女中医学家杨志敏教授的《杨志敏岭南膏方菁华》书稿，既使我对膏方这一有数千年历史的中医药瑰宝的沿革源流、制作流程、组方法度、临证施用原则等有了较为深刻的理解和认识，也使我对岭南膏方开拓者——杨志敏教授的严谨治学态度和殚心竭虑、甘于奉献的精神，深感钦佩和折服。我认为，该书内容的显著特征可用"传承精华，守正创新"八字予以评价。

　　特征之一是"传承精华"。此书内容充分体现了杨志敏教授所引领的岭南膏方流派对流传几千年的中医膏方的精华传承。回顾中医药学千百年来的发展历程，无一不是在精华传承过程中行进的，而中医药学发展之基础，就在于传承。习近平总书记多次强调，中医药学是中国古代科学的瑰宝，也是打开中华文明宝库的钥匙，凝聚着中国人民和中华民族的博大智慧。这标明了中医药在中华民族伟大复兴中的坐标方位，也标明了传承中医药的重大意义。正因为如此，该书第一章"中华膏滋方源流"及第二章"岭南膏滋方源流"通过六节详细地讲述了中国膏方两千年的薪火相传，讲述了近百年来江浙沪地区丁甘仁、秦伯未、章次公等先贤奠基现代膏方事业，为今人留下了珍贵的膏方临床研究资料。更有秦伯未首次系统梳理膏滋方，编著了《膏方大全》，自此使膏方成为中医药学中的一门独立学问。后经颜德馨国医大师等名家发扬光大，让膏方这一中医治疗保健之术在新时期焕发出全新的活力，广受区域内民众的欢迎。

2000年前后，机缘巧合，杨志敏教授师从"膏方圣手"颜德馨，深切体会到膏方在"未病先防"和"既病防变"中的神奇效果，"矢志膏方入岭南"就成为其从师的最大心愿！历经数年的跟师学习和苦心钻研，熟练地掌握了膏方制备中的要领，功夫不负有心人，终于在2005年通过自身体验，使膏方在岭南落地生根，有效地服务于岭南地区族群的健康事业。

可见，中医膏方与中医药其他知识板块一样，没有传承，发展就无从谈起，发展就没有根基，就必然是无本之木、无源之水。杨志敏教授所创立的岭南膏方事业，就是对现代中医膏方奠基者秦伯未、"膏方圣手"颜德馨学术精粹的传承。这一传承路径可以概括为《黄帝内经》—隋唐"煎方"—两宋明清膏方趋于成熟—近现代孟河医派秦伯未《膏方大全》奠基—《颜德馨膏方精华》江沪膏方代表—《杨志敏岭南膏方菁华》弘扬拓展。

特征之二是"恪守正道"。恪守正道，就是"守正"。膏方只是中医药防病、治病、调理、康复诸多方法之一种，因而中医膏方临证应用之"正道"，必然要严格遵循中医药知识的基本理论、基本法则和核心学术立场；就是要严格贴合《黄帝内经》及其缔造的中医药学所彰显的"精气–阴阳–五行–神论–天人合一"优秀基因；必须要彰显《黄帝内经》及其缔造的中医药学所构建的"脏腑、经络、精气血津液、体质、病因病机、四诊八纲、辨证施治、三因制宜、扶正祛邪"的核心观念。这些学术立场，都是中医药学为华人族裔身心健康保驾护航重要手段之一的膏方发生的"正道"，也是中医人对病家施以膏方时的遣药组配、煎熬炼制、服食过程时，务必要"恪守"的"正道"。

膏方历史悠久，近现代以来，经由诸多孟河名家们在"恪守正道"的基础上，予以倡导和大力推介，使中医膏方在服务于国人健康的过程之中得以广泛弘扬。之所以用"恪守正道"作为《杨志敏岭南膏方菁华》的显著特征之一，就是缘于杨志敏教授深谙"膏方圣手"颜德馨教授的真传，严格遵循辨证、辨病、辨体遣药施方，使得江浙沪一带膏方得以顺利落地于岭南、根植于岭南，广为南粤族群所接受。这也是对杨志敏教授所创岭南膏方能够严格地恪守中医药理论、恪守中医膏方治病理念、恪守中医膏方煎服事宜的必然回报。

特征之三是"创新发展"。所谓"创新"，是指以"现有的思维模式提出有别于常规或常人思路的见解为导向，利用现有的知识和物质，在特定的环境中，本着理想化需要或为满足社会需求，而改进或创造新的事物、方法、元素、路径、环境，并能获得相应有益效果的行为"。杨志敏教授就是这样一位具有敢于创新而且善于创新的中医人。鉴于"创新"的逻辑起点是人类的创造性实践行为，所以20年前，她就以其临床实践经验作为移植、创新江沪膏方于岭南的实践根基，无数次地往返奔波于穗沪之间。她仔细学习膏方书写过程的每一步骤、每一细节；亲历药膏的熬制，认真体悟成膏过程的每一步骤、每一细节，将在沪上所学知识的点点滴滴带回岭南，再通过身体力行地一一实践、件件体验，用自身和亲人作为检验膏方适用于岭南效应的"鲜活标本"，在获得膏方的确有效于岭南的第一手实践资料之后，以百倍的信心和底气，将落地生根于岭南的中医膏方经验，通过办学习班的方式予以大力推介，并且结合岭南膏方适宜人群的体质特征、岭南族群易罹病证谱系、岭南膏方药物组配品类和用药习惯，为岭南膏方的创立奠定了坚实的理论和实践基础，开创了岭南膏方的广阔天地。这才是杨志敏教授开创岭南膏方事业的实践基础，也是其所创事业得以顺利行进的动力源泉。

中医膏方知识，既要有"传承"，更要有所"创新"。"传承"可以使膏方在中医防病、治病、调理机体的优势根脉得以赓续，中医膏方的不断"创新"，可使传统的中医药防病、治病手段在不同地域、不同时代、针对不同特质族群中显现其新时代的活力，也才会使中医古老的治病方法焕发出新的生命力。可见，中医膏方的"传承"和"创新"两个环节是缺一不可的。杨志敏教授开创岭南膏方事业的过程，有机地处理了江沪膏方的"传承"与岭南膏方"创新"的关系，基于她坚实的临床实践经验，运用其丰厚的中医药理论功底，凝练出岭南膏方所具备的"和态健康观、阴阳观、气血观、津液观、形神观、脏腑观、天人观、体病观、扶阳观、补泻观"等学术立场和理念，使岭南膏方更具扎实的理论根基和丰富的实践内涵，足以显示岭南膏方是中医膏方瑰宝"传承"与"创新"有机结合的典范。

当我反复认真地研读即将付梓的《杨志敏岭南膏方菁华》书稿之后，仅从其开创岭南膏方之一隅，就能彰显出杨志敏教授深厚之学术功力，广博之中医学识，丰厚之临床经验，宽宏之中医格局，这都是当代中医人应当努力学习、充分借鉴和大力弘扬的。于此同时，也表达我的由衷诚服和钦佩。

张登本

2022年3月于古都咸阳

张登本，男，陕西中医药大学教授。先后公开发表学术论文340余篇，主编专著、教材及教参32部，担任新世纪高等中医药院校教材《中医学基础》第一、二版主编。代表著作有《内经词典》《内经的思考》《黄帝内经通解》《难经通解》《全注全译黄帝内经》《全注全译神农本草经》《〈黄帝内经〉二十论》《张登本讲解五运六气》《黄帝内经素问点评》《黄帝内经灵枢经点评》。其中《内经词典》获国家中医药管理局科技进步奖二等奖（部级）、陕西省中医药科技进步一等奖，《中医学基础》教材被评为国家级优秀中医药教材，曾被评为陕西省先进工作者、师德先进个人。

郑序

　　拜读杨志敏教授及其团队编写的《杨志敏岭南膏方菁华》书稿，收获甚富。本书对中医膏方学术与岭南医学研究均有颇为重要的价值！

　　我与杨志敏教授均师从国医大师邓铁涛，时常交往与交流，尤其对邓老所倡导的岭南医学进行过许多思考。相对来说，我较多地进行医史文献和理论源流的研究，而杨志敏教授则重在临床实践，同时也善于理论总结。本书就是她将岭南膏方从实践升华到理论的一本重要著作。在书中，读者可以读到杨志敏教授学习、传承、探索和发扬膏方的历程。

　　首先，这是一个严谨的师承过程，从拜入沪上名家国医大师颜德馨门下开始，细心侍诊，恭谨受教，莺啼初试，受赞出师，实地考察，大力发扬……可以说步步正规，节节循法。因此，她能够将最纯正、最优秀的江南医药精华带到岭南。当今学术开放，尽管人们很容易获取膏方资料和文献，然而"书不尽言，言不尽意"，师承学习肯定优于一般性的文献阅读，其真义在于耳提面命，聆心得、明诀窍。这样的传承是扎实而可法的。

　　其次，这是一个创新和超越的过程。邓老生前经常对学生说："学我者必需超过我。"这本书详述了杨志敏教授在岭南地区因地制宜应用膏方的新见。关于岭南是否适宜膏方，有过很多争议。过去观察认为，因为岭南炎热潮湿，饮食最怕滞腻，所以在滋补方面，江南多膏方，岭南饮补汤，这是因地制宜的选择。汤易于吸收，并能更快补充水分，更适合于岭南气候。此外，膏类在岭南不易保存。不过医学除了地域性，也有时代性和文化性，是一个复杂多元的命题。在20世纪时，感染性疾病多发，岭南尤其忌讳食物或药物助热生湿，会容易诱发疾病。但到了21世纪，感染性疾病已经容易得到控制，人们平均寿命延长，慢性病的防治越来越成为临床的重心。过去岭南人喜爱的"老火汤"，又被发现容易高嘌呤等。在这样的时代变迁面前，膏方补益之法引入岭南，可以说是适时和有意义的。当然，地域影响仍然是存在的，杨志敏教授的团队从组方和制作等方面对膏方进行了一系列探索，有所创新，可以说是青出于蓝的体现。

其三，岭南膏方理论仍然存在有待深入研讨的地方。杨志敏教授在临证学术上以扶阳为特色，在本书中也体现了这一特点。关于扶阳，有不同的理论。浙江温补名家张景岳强调阴阳互根，每每以熟地等阴血药滋肾精，以起到"阳得阴助而生化无穷"的作用。古人对此常以"添油"为喻，油为液体，属于阴质，但能绵绵而供灯芯火燃点。应当说，膏方的本意即在于此，其在冬季滋补，有助于阳气封藏，而为来年之用。杨志敏教授则宗"阳主阴从"之议，慎防阴柔之药凝滞阳气，多论"扶其阳"而少论"滋其阴"，虽有"固其精"一法，也多以温柔助阳之药为主，这是她的学术特色。对这一问题，我认为与岭南人体质有一定关系。燥湿有从化，岭南人脾胃不足兼内湿者多，湿阻于中，或影响阳气沉降，或易令阴药从湿化滞。重视扶阳对解决这一问题是有帮助的。本书总结的"通其滞""和其胃"二法对此也有论及。需要注意的是，岭南的湿与滞可能还有更多特殊性。像江南地区冬季气温低气候干燥，是冬令进补的有利条件。而在岭南地区，严格意义上的冬季很短，整年平均湿度较高，对人体来说，外湿内湿相召，是一个不可忽视的长期因素。祛湿与膏方运化吸收的关系，将来还可以更深入地探讨和总结。

总体上，本书总结了杨志敏教授在岭南应用和推广膏方的心得，既有较强的理论性，也有很好的实用性。我的学识实不足以提笔言序，只可借先读之便，略谈少许体会，以就正于杨志敏教授并供读者讨论。

郑洪

2022 年 3 月于杭州

郑洪，男，浙江中医药大学教授，博士研究生导师，浙江中医药博物馆常务副馆长，国家中医药管理局第四批中医临床（基础）优秀人才，浙江省中青年学科带头人，浙江中医药大学远志学者。兼任中华中医药学会医史文献分会副主任委员、中医文化分会副主任委员，中国民族医药学会医史文献分会副主任委员，中国社会史学会医疗社会史分会副会长。主要研究领域为中医学术史、岭南中医药史，著有《粤港澳大湾区中医药史》《岭南医派》《岭南医学与文化》《岭南摄生录》等。

吕序

看到历经数年精心雕琢的《杨志敏岭南膏方菁华》终于成稿，我心中不禁感触万分，眼前又浮现起20年多年前，颜德馨教授远离舒适的家，到广东省中医院带徒授艺的情形。

颜老悬壶于上海，系首届国医大师、孟河医学流派传人，更有"膏方圣手"之称，声名遐迩。膏方又有膏滋药之名，是中药复方的剂型之一，专门为不同个体养生调补而量身定做，集合了贵细、本草、胶类、糖类的精华于一体，具备调和气血阴阳、强壮五脏功能、治病防病、延年耐劳、美颜悦容等功效。膏方原流行于江浙地区，近20年来，在颜老的积极推动下，经弟子杨志敏努力践行，膏方调理成为岭南地区煲汤食疗以外又一种深受群众喜爱的养生方法。颜老把包括膏方绝学在内的毕生学术精华倾囊相授予弟子杨志敏，而她也认真学习恩师理论及经验，并在老师的指导下结合地域特征与大众体质、现代社会健康特点，将学术精华成功应用于岭南且结出丰硕成果。此书正是她对颜老学术思想的继承与创新。

以病人为中心，提高中医疗效，提升综合服务能力，是广东省中医院永恒发展的方向。而疗效的提高、能力的提升，必须通过培育一支高质量的人才队伍来实现。早在2000年，广东省中医院为提升广东中医水平，即有国内各地域名医大家来粤带徒的谋划并开启了高质量人才集体培养的征途。首批15个名医大家受邀，颜老便跻身其中。老专家们不顾年事已高、不辞劳苦，带徒传授的不仅是一方一药更是一整套的中医学术体系，从道层面的思维理论到法层面的心得经验再到术层面的方药技术，无一不悉心指导、言传身教！广东省中医院跟师这15位名医大家的30名年轻业务骨干，十分珍惜这难得的机会，如饥似渴地刻苦学习，快马扬鞭地努力奋进。为优化人才成长机制，广东省中医院更于2004年底设立名医工作室，推动全院职工参与到名医学术经验传承工作中来。我们把学术传承与日常医疗工作有机结合起来，并提倡"集体带、带集体"等全新的中医学术传承理念，很好地促进各流派间的学术争鸣与融合；实践"脱产跟师"等中医师承模式，极大地提升了学术传承效率，突破了既往传承面窄、应用困难的现实瓶颈，同时也大大缩短了中医人才的成才时间。20多年过去了，包括杨志敏教授在内的一大批跨地区跟师的弟子们大多已经成为全国名中医、国家岐黄人才、国家中医优秀临床人才、广东省名中医等中医栋梁之才。随着名医流派学术工作的深入，高质量人才的批量成长，广东省中医院更是相继建立了中医经典临床应用病房、中医流派门诊、中医疑难病会诊中心等中医特色好、临床疗效高的科室，极大地提升了我院的医疗学术水平和综合服务能力，医院也连续多年蝉联全国服务量最大的中医医疗机构。

在颜老等明师与杨志敏等高徒们的努力下，老一辈中医人的学术精华在岭南地区得到了高效的传承与广泛的应用。以膏方为例，除了个性化膏方门诊服务外，杨志敏还针对不同人群的体质和健康状态拟定了10余种协定膏方。自2010年起，广东省中医药学会和广东省中医院每年举办一届膏方节，至今已有10余载未曾间断，后来广东省中医院更牵头成立膏方联盟、膏方学术专业委员会，从而让名医学术得以惠及更多群众与同行。

《杨志敏岭南膏方菁华》正是这些年来学习与实践的结晶，凝聚着两代中医人的心血，相信颜老泉下有知，一定会以弟子的努力与成功而倍感欣慰。故，乐之为序！并借此，衷心感谢来自全国各地的老师们，也冀望弟子们能牢记学无止境，探索无限，在维护健康、战胜疾病的征途上，不断攀登高峰！

吕玉波

壬寅年仲夏

　　吕玉波，男，历任广州中医药大学副校长，广东省中医院、广州中医药大学第二临床医学院、广东省中医药科学院党委书记、院长，中华中医药学会副会长，广东省中医药学会会长等。2019年被国家人力资源和社会保障部、国家卫生健康委员会、国家中医药管理局授予"全国中医药杰出贡献奖"荣誉称号。

自序

　　我出生于中医世家，自幼随父出诊，有感阴阳五行之玄奥、四气五味之精妙，耳濡目染之下，我走进了中医药大学的殿堂，成为一名中医师。诊余翻阅古籍，常惊叹于先贤运用膏方调治疾病的精妙，然因当时膏方多盛行于江浙沪一带，岭南鲜有关于膏方的记载及运用先例，临证无法亦不敢使用，故常以为憾。所幸2001年在恩师邓铁涛教授和时任广东省中医院院长吕玉波的组织下，广东省中医院开启"全国名老中医师带徒"工程，诚邀全国名老中医专家到南粤授课带徒，以"集体带、带集体"的形式继承绝学，培育人才。孟河医派传人、沪上名家、"膏方圣手"、全国名老中医颜德馨教授亦在专家之列，后经层层筛选，我很幸运地成为了颜老的入室弟子。

　　颜老幼承家学，习文学医，后受膏方大家秦伯未亲炙，认为"膏者，天之芳渥，犹美醴也；滋者，地之甘浆，犹琼汁也""圣人设膏滋以润泽济之"，临证中充分运用本草的生物效价以补益脏腑、固本清源，助其生化，为中医膏方届扛鼎级人物。为更好传授膏方之要妙，彼时已过耄耋之龄的颜师特意将相熟病友约到家中，从望闻问切到病史采集，从铺陈研墨到脉案书写，从方药法度到饮食宜忌，事无巨细均亲自示范，毛笔蘸墨挥毫、笔走龙蛇间一张方子便已开好，一方朱印端端正正落款于末，医艺一体，庄雅兼备。赞叹仰慕之余，更加勤勉学习，白日侍诊，夜里则反刍当日脉案处方，常挑灯至天明，尤恐枉费恩师一番教导。待见我逐渐习得膏方开方之要领后，又经其引荐至沪上老字号药店学习膏方制作。虽事已过廿载，恩师谆谆教导、循循善诱仍历历在目，时常感怀。

学成返粤后，随着开具膏方经验的逐年积累和前来求膏患者人数的增加，结合岭南地域的时令气候特点和人群体质特征，临证中逐渐形成了基于中医和态健康观的十观与六法。在膏方推广方面，携手团队就制膏工艺、膏方包装、协定膏开发、疗效评价、科学研究等方面展开技术和科研攻关，先后推出健脾养胃膏、清脂化瘀膏、舒心安神膏、温经养血膏等多款院内协定膏。又得医院和各联盟单位的支持，于2010年举办首届岭南膏方节，至今已连续举办12年，通过现场膏方知识讲座、膏方品尝、体质辨识、膏方义诊等系列活动，使膏方进入寻常百姓生活，如今每年冬至常有不少膏方粉丝患者携其家人同来开膏。

与此同时，越来越多的临床医生关注到了膏方的疗效，也表露了对膏方的学习需求和热情，因此有了此书的撰写。本书围绕岭南膏滋方的起源发展、临证经验总结、医案医话展开，并附录相关科研的部分成果，希望对后来者有所裨益。

时正值羊城六月，二沙岛分院的"名医树"已枝叶扶疏、郁郁葱葱，距其植下之时，已逾廿载。愿恩师倾囊相授之学，如此木般在南粤之地植根生长，传承发扬，成一方佳林，福荫一方百姓。

杨志敏

2022年6月于羊城

编写说明

　　"莫为之前,虽美而不彰;莫为之后,虽盛而不传。"岭南膏方,追其源头可上溯至清末民初的孟河名家、中医教育家丁甘仁,历其弟子秦伯未、陈存仁、程门雪等人,经国医大师、孟河传人、海派名家颜德馨亲授,由杨志敏学成后率先引入岭南,从此开启膏方的岭南时代。若从拜师颜老算起,杨志敏成为膏方在岭南地区的代表性传承人、实践者、推广者已有二十载。光阴倏忽、春华秋实,她与岭南膏方间有怎样的故事?她为其构建了怎样的学术体系?她运用其于临床又有怎样的效验?她为其传播、普及又做了怎样的努力?她率领的膏方团队从基础试验到临床实效都积累了哪些数据、回答了哪些科学问题?带着以上这些问题,编委会先行完成了细致严谨的搜集分类工作,随后又进行了凝练提升的修改撰写工作。《杨志敏岭南膏方菁华》一书将从中华膏滋方源流、岭南膏滋方源流、岭南膏方方略、岭南膏方应用、岭南膏方医话、附录六个篇章为读者全方位呈现膏方在岭南地域的壮阔诗篇!

　　第一章中华膏滋方源流:"欲流之远者,必浚其泉源"。此章由追古探源话膏滋、百年膏滋传薪火共2节组成。在"追古探源话膏滋"中,我们以当代为时空起点,检阅、整理大量文献资料,力图清晰地为读者呈现与膏滋方相关的发展与嬗变史。在"百年膏滋薪火传"中,我们以丁甘仁、秦伯未、陈存仁、颜德馨等人的医案、著作为依据,以膏滋方之"形"与"神"为主线,向读者展现这门学问何以能在百年间迎来迅速发展，成为内服膏方中的佼佼者与代表。

第二章岭南膏滋方源流："求木之长者，必固其根本"。此章由炎热蒸湿亦需养、颜师沪上倾囊授、志扬绝学过五关、风靡岭南写新篇共4节组成。在"炎热蒸湿亦需养"中，全面介绍岭南地域的风土人情及古今中医对当地人群体质的理解与认识，膏方作为一种新方法和技艺，最终能否融入人们的生活，探讨其与当地人养生理念之间的关系。在"颜师沪上倾囊授"中，缘起于20年前的"名老中医师带徒"工程，不仅让颜老与杨志敏结下了师徒缘，还开启了膏方的岭南时代。颜老是如何引领她登堂入室，她又在恩师身上学到了什么，这些与恩师、与膏方相关的一切都将跟随她走进岭南。在"志扬绝学过五关"中，读者们将会了解到，膏方本土化的过程中，在制剂工艺上、组方疗效上、宣传推广上都遇到了哪些问题，她又是如何逐个克服，使膏方在岭南地域生根发芽。在"风靡岭南写新篇"中，二十载峥嵘岁月，她为岭南膏方赋予了怎样的学术体系？她带领团队又回答了哪些临床问题和积累了哪些科研数据？她为岭南膏方打下了什么基础？下一个5年、10年、20年，岭南膏方该如何永葆朝气，又该如何面向未来？我们该如何沿着她开辟的道路继续前进？这是她留给后辈的思考与前程。

第三章岭南膏方方略：方略，为全盘的计划和策略之意，于膏方中谈及方略，既是医者思维与谋略的集合，亦是个中理法方药之概称。此篇章由十观、六法共2节组成。在"十观"中，我们将分别为大家详细介绍和态健康观、天人观、阴阳观、形神观、脏腑观、津液观、气血观、体病观、扶阳观、补泻观等与诊断辨识思维、遣方用药密切相关的内容。具体到遣方用药维持人体和态健康，在"六法"中又有温其气、固其精、升其陷、降其逆、通其滞、和其胃等内容可供读者参考。

第四章岭南膏方应用："纸上得来终觉浅，绝知此事要躬行"。此篇章由心系、肝系、脾胃系、肺系、肾系、妇人、肢体经络、气血津液8节组成，每节又设引言及医案若干，合计各科27个病种82个案例104个诊次。主要由杨志敏历年代表性医案及一些颜老案例组成，各案的按语先由编写人员负责撰写，后由管桦桦、张晓轩、罗劲娜等人负责修订与校对。个中一些医案虽然往日已有解读并公开发表，为精益求精，此次成书时仍进行了较大幅度的重订。膏方脉案的文学化表达是颜老膏方传授的内容之一。因此，杨志敏的开方继承了师门传统，以文雅言词书写脉案。为了让读者更好地理解其中含义，我们在每个脉案后增加了提要。

第五章岭南膏方医话："鸳鸯绣了从教看，愿把金针度与人"。杨志敏推广岭南膏方从来都是不遗余力的，团队也由此积累了不少科普和学术讲座的影音资料。在充分采撷上述资料精华的基础上，我们试着以因地制宜、因人制宜、因时制宜"三因制宜"来讲述订制膏方时需要把握的信息；又试着以抗衰老、调体质、玉容颜、治失眠、抗疲劳"五巧"述说膏方在养生中的用途。

附录：除膏方组成和制备外，我们以文献目录汇编、课题研究汇总等几方面的详实资料向读者重点讲述杨志敏团队历年以来的研究情况。

需要说明的是，2017年11月至2019年12月底为书稿编辑的第一个阶段，在编者们的努力下，形成约10万字的资料。为求更全面地展示岭南膏方的风貌，编委会在充分听取专家意见及与业界同主题书籍作出比对后，开启了第二阶段的撰写工作。2020年9月至2022年3月，历时18个月的撰写、增补、修订、核对、删减等工作，几易其稿终能以全新的面目和内容呈现在读者面前。衷心感谢张登本、胡延滨、老膺荣等学者对本书所给予的帮助，衷心感谢所有编委会同仁们的努力和付出！由于同事们教学、医疗工作繁忙，文内错漏及不当之处难免，万望读者不吝赐教。

杨志敏是岭南膏方的先驱，其学术面貌和内涵非此书可以完全涵盖，名之以"菁华"实为择要而已！"无冥冥之志者，无昭昭之明；无惛惛之事者，无赫赫之功。"衷心祈盼各位同道能以之为基础，为岭南膏方的繁荣作出自己的努力与贡献。

编委会

2022年6月

时光漫漫，路亦漫漫，

一如膏方，剂之缓者。

问学以缓而感其道，开方以缓而审其本，

制药以缓而成其膏，服用以缓而润其体，

生命以缓而享其年。

目录

—— 第一章　中华膏滋方源流　　　　　　　　　　001

　　第一节　追古探源话膏滋　　　　　　　　003
　　　　一、膏方肇始用油脂　　　　　　　　005
　　　　二、膏与补益初相融　　　　　　　　019
　　　　三、剂型交织细辨膏　　　　　　　　030
　　　　四、膏滋为补渐成风　　　　　　　　037
　　第二节　百年膏滋传薪火　　　　　　　　070
　　　　一、重用胶糖造其形　　　　　　　　071
　　　　二、调理祛疾治百病　　　　　　　　078
　　　　三、辨识联系铸其神　　　　　　　　085
　　　　四、峥嵘岁月展新遒　　　　　　　　097

—— 第二章　岭南膏滋方源流　　　　　　　　　　103

　　第一节　炎热蒸湿亦需养　　　　　　　　105
　　　　一、岭南之风土人情　　　　　　　　106
　　　　二、岭南族群之体质　　　　　　　　113
　　第二节　颜师沪上倾囊授　　　　　　　　118

一、风起南粤遇颜师 118

二、矢志膏方入岭南 121

三、浦江寓所授真传 124

四、青囊墨宝细体悟 129

第三节 志扬绝学过五关 133

一、首试膏方现难题 134

二、制剂工艺需亲躬 135

三、组方疗效唯缜密 138

四、协定膏方佑四时 142

五、推广传道入人心 146

第四节 风靡岭南写新篇 149

一、现代技术助提升 149

二、十年磨剑铸新锋 155

三、岭南膏方自成体 162

四、守正创新砥砺行 174

第三章 岭南膏方方略

181

第一节 十观 183

一、和态健康观 183

二、天人观 191

三、阴阳观 198

四、形神观 205

五、脏腑观 212

六、津液观 221

七、气血观 226

八、体病观 233

九、扶阳观 243

十、补泻观 249

第二节　六法 256

一、温其气 256

二、固其精 262

三、升其陷 267

四、降其逆 273

五、通其滞 278

六、和其胃 285

第四章　岭南膏方应用 295

第一节　心系疾病 297

一、颜老对心系疾病的辨治经验 298

二、杨志敏对心系疾病的辨治经验 301

三、膏方医案 304

第二节　肝系疾病 349

一、颜老对肝系疾病的辨治经验 351

二、杨志敏对肝系疾病的辨治经验 352

三、膏方医案 354

第三节　脾胃系疾病 372

一、颜老对脾胃系疾病的辨治经验 373

二、杨志敏对脾胃系疾病的辨治经验 375

三、膏方医案 376

第四节　肺系疾病 399

一、颜老对肺系疾病的辨治经验 400

二、杨志敏对肺系疾病的辨治经验 401

三、膏方医案 403

第五节　肾系疾病 425

一、颜老对肾系疾病的辨治经验 426

二、杨志敏对肾系疾病的辨治经验 427

　　　　三、膏方医案　　　　　　　　　　　　　　　　　429

　　第六节　妇人疾病　　　　　　　　　　　　　　434

　　　　一、颜老对妇人疾病的辨治经验　　　　　436

　　　　二、杨志敏对妇人疾病的辨治经验　　　　438

　　　　三、膏方医案　　　　　　　　　　　　　　439

　　第七节　肢体经络病　　　　　　　　　　　　461

　　　　一、颜老对肢体经络病的辨治经验　　　　462

　　　　二、杨志敏对肢体经络病的辨治经验　　　464

　　　　三、膏方医案　　　　　　　　　　　　　　465

　　第八节　气血津液疾病　　　　　　　　　　　479

　　　　一、颜老对气血津液疾病的辨治经验　　　481

　　　　二、杨志敏对气血津液疾病的辨治经验　482

　　　　三、膏方医案　　　　　　　　　　　　　　484

第五章　岭南膏方医话　　　　　　　　　　　527

　　三因制宜话膏方　　　　　　　　　　　　　　529

　　巧用膏方调体质　　　　　　　　　　　　　　537

　　巧用膏方治失眠　　　　　　　　　　　　　　541

　　巧用膏方抗衰老　　　　　　　　　　　　　　545

　　巧用膏方玉容颜　　　　　　　　　　　　　　548

　　巧制膏方抗疲劳　　　　　　　　　　　　　　550

附　录　　　　　　　　　　　　　　　　　　　553

　　一、膏方的组成和制备　　　　　　　　　　　553

　　二、杨志敏团队历年膏方文献汇编　　　　　561

　　三、杨志敏团队历年膏方课题研究汇总　　　564

第一章
中华膏滋方源流

　　膏方，以剂型而言，亦称为膏剂，属于中医丸、散、膏、丹、汤、酒、露、锭等常用剂型之一，在中药制剂中占有重要地位。膏滋方是煎膏剂，属于内服膏方中的一种，由医生根据患者情况开具，个体"量证"订制，一人一方，常在秋冬服用，现今已是内服膏方中的代表与"佼佼者"。

　　中医用膏的历史已有两千年，从"膏"到"膏方"再到"膏滋方"，中医"膏"的内涵不断演变。本章旨在探寻中医膏滋方的起源，梳理其发展脉络。

　　言"膏滋方"者，当知"膏"是剂型、制剂；"方"系方略，为理法方药的概称；"滋"为疗效特点，与"膏"和"方"密切相关。"膏"，能从文字释义、制剂工艺、胶糖辅料等多个要点予以阐释；"滋"，实为滋润、滋补、补益之义，是该剂型的功效与作用的概括；"方"，能从药物配合、病证理法、服用方法、饮食宜忌等多个要素予以表述。我们既充分认识与解读"膏""滋""方"三字，又尝试以此三字为切入视角，探究其中的发展与变化。在这一过程中有怎样的力量在驱动？有哪些著作记载、哪些医家推动了膏滋方的发展？请大家随我们一起踏上"妙趣横生"的探源之旅！

第一节　追古探源话膏滋

在讨论膏滋方之前，必须先从膏方入手。

膏方是什么？《中华人民共和国药典》[1]（以下简称《中国药典》）载中医膏方有软膏剂、乳膏剂、膏药、煎膏剂（膏滋）等4种。

软膏剂：指原料药物与油脂性或水溶性基质混合制成的均匀半固体外用制剂。

乳膏剂：指原料药物溶解或分散于乳状液型基质中形成的均匀半固体制剂，常外用。

膏药：指饮片、食用植物油与红丹（铅丹）或官粉（铅粉）炼制成膏料，摊涂于裱背材料上制成的供皮肤贴敷的外用制剂。前者称为黑膏药，后者称为白膏药。

煎膏剂（膏滋）：指饮片用水煎煮，取煎煮液浓缩，加炼蜜或糖（或转化糖）制成的半流体内服制剂。

　　今天，内外膏剂可谓泾渭分明，但在膏方最开始出现时，并没有这样严格的区分。

　　《中国药典》中的煎膏剂主要以制作和使用方法为定义，而根据其临床应用特点，煎膏剂大致可分为3类：①成药膏方：此类膏方通常针对固定单一的病证或需求预先开具或制作，一次性制作的总量较大，疗疾类的可随时使用，滋补、养生类的可长期服用，没有服用时令限制，具有一定的普适性，能与其他成药膏方或药剂配合应用。②一般煎膏：此类膏方通常针对个体固定单一的病证或需求而开具，不预先制作，亦可由汤方、散方、丸方等化裁而来，剂量大小视个体情况而定，病愈即停，没有服用时令限制，一来避免患者长期煎煮；二来通过改变剂型改善服药体验。在特定条件下，某个一般煎膏方适宜有某种证候的群体，可转变为成膏。③膏滋方：此类膏方一般针对体质兼夹、病证复杂、病程久远的患者开具，兼具滋补和疗疾之用，秋冬是服用的最佳时令，正式出现且广泛应用的时间较晚。

　　膏滋方在当代主要由中药饮片、贵细药料、收膏药料、和味药料（又称矫味药料）及溶剂辅料等五部分组成。中药饮片系发挥作用和功效的主体，一料膏滋含有30～40味饮片，总重量一般约为3 kg，最多不超过5 kg；贵细药料系参茸类和其他贵重药物的统称，是膏滋方补益功效的重要组成，需单独处理并在最后收膏时加入；收膏药料多指阿胶、龟甲胶、鹿角胶等胶类，既有助于赋形成膏，又是补益功效的重要组成；和味药料由冰糖、饴糖、蜂蜜等传统糖类和木糖醇、元贞糖、甜蜜素等新型甜味剂共同构成，传统糖类既具有补益功效，又能用于矫正膏方的口感，还具有辅助收膏定型的作用；溶剂辅料多为黄酒，既可用于辟除动物胶类的腥臊味，又能使胶类软化，还能助胶类发挥滋补功效。饮片、辅料、细料等诸多药物共同组成了膏滋方。除新型甜味剂外，膏滋方的每类药料或多或少都承担着补益功效。制作一料膏（滋）方，大致需经历浸（药）、煎（汤）、滤（渣）、熬（炼）、收（取）等多个步骤，其中"煎""熬""收"等三道工序是制作的核心环节。

在中医发展的漫长历史中，膏剂与其他剂型在一个较长的时期内曾交织、混淆，其内涵亦是历经演变才逐渐成为今天中医药剂的一种。成药膏方、一般煎膏、膏滋方等3类内服膏方先后涌现，当中既有分化又有交融。要探寻中医膏滋方的发展史、讲好岭南膏滋方故事，这些内容都无法回避。

一、膏方肇始用油脂（先秦至秦汉时期[1]）

先秦秦汉时期是膏剂逐渐成型和膏滋方的萌芽阶段。

（一）以膏制膏逾千年

何谓膏？

就物而言，与本书相关的，一指动植物的油脂或肥肉。如《韵会》[2]："凝者曰脂，泽者曰膏。"凝固的油脂叫脂，溶化的油脂叫膏。《孟子·告子上》："《诗》云：'既醉以酒，既饱以德。'言饱乎仁义也，所以不愿人之膏粱之味也。"宋朱熹注："膏，肥肉。"二指浓稠的糊状物，其状如膏。如《庄子·则阳》："内热溲膏。"三指物之精华，有浓缩之义，如膏髓。

就用而言，指润泽、滋润他物，如《诗·曹风·下泉》："芃芃黍苗，阴雨膏之。"就状而言，一指肥沃，如《史记·齐太公世家》："膏壤二千里。"二指甘美，如《礼记·礼运》："故天降膏露，地出醴泉。"国医大师颜德馨（以下简称颜老或颜氏）尝言："膏者，天之芳渥，犹美酥也；滋者，地之甘浆，犹琼汁也。"其

---

1 广义先秦指秦朝建立前的所有历史时期，狭义先秦通常指春秋战国时期，即周分封诸侯后有秦国开始到秦始皇称帝为止（一般指公元前770年～公元前221年）。秦汉时期是中国秦汉两朝大一统时期的合称（一般包括秦、西汉、东汉等朝代，即公元前221年秦始皇统一六国至公元221年三国曹魏篡汉）。

对膏滋方的理解与认识，便是对膏之用、状的引申与发挥。

中医膏剂的起源，正如"膏"字的本义，与动物油脂密切相关。《武威汉代医简》(以下简称《武威汉简》)为出土文献，发现于甘肃省武威市，一座距今已有1900多年历史的东汉早期墓葬。据考证，墓主人身份为医生，出土简牍应是墓主人对自己多年行医经验和较为有效方剂的记录[3]46。书中载有治百病膏药方2首（后1首与治千金膏药方大致相同，故不予列举）、治千金膏药方、治妇人膏药方2首（两方大体一致，个别字眼描述不同，故可视为1首）等方剂。

治百病膏药方：蜀椒一升，付（附）子廿果（颗），皆父（㕮）□¹。猪肪三斤，煎之，五沸，浚去宰（滓）。有病者取大如羊矢（屎），温酒饮之，日三四。其宰（滓）捣之，丸大如赤豆。心寒气胁下愿（痛），吞五丸，日三吞。

（译文：治疗多种疾病并发的膏药处方：取蜀椒一升，附子二十颗，都捣碎。取猪油三斤，煎熬它，经过五次沸腾，过滤去药渣。有患病的人选取大小如羊粪一样的药丸，用温酒调服，每天服三四次。余下药渣完全捣碎，做成像红豆大小的药丸，患心寒气胁下部疼痛，吞服五丸，每天吞服三次。）[4]157-158, 161

治千金膏药方：蜀椒四升，弓（芎）窮（藭）一升，白茝（芷）一升，付（附）子世果（颗）。凡四物，皆冶，父（㕮）且（咀），置铜器中，用淳（醇）醯三升渍之，卒（晬）时，取賣（豯）猪肪三斤，先前（煎）之。先取鸡子中黄者置梧中，挠之三百，取药成，以五分匕一置鸡子中，复挠之二百，薄以涂其雍（癰）者……毋得力作，禁食（诸）采（菜）□置□上，良甚。创（疮）愿（痛）痓（痉）皆中之，良，勿传也。

---

1 "□"此符号为脱字，原文献中脱落的字，下同。

　　（译文：治疗疾病价值千金的膏药方：取蜀椒四升，芎䓖一升，白芷一升，附子三十颗，总共四味药，都研成细末，捣碎，盛在铜器内，用三升浓醋浸泡一昼夜。取阉割的猪油三斤，先煎煮。先取鸡蛋黄放置在杯中，搅拌三百次，取制成的药，取五分之一匕放入鸡蛋内，再搅拌二百次，摊薄后涂在痈疮上面……不要过度劳作，不要吃腌制的咸菜……放在……上，效果很好。对疮痛、痉病都可治愈，疗效好。不要外传。）[4]213–214, 221

　　治妇人膏药方：（樓）三升，付（附）子卅枚，弓（芎）窮（䓖）十枚，当归十分，甘草七分，菓（藘）草二束，白莒（芷）四分，凡七物，以肦膞高（膏）之。

　　（译文：治疗妇女疾病膏药处方：離樓草三升，附子三十枚，芎䓖十份，当归十份，甘草七份，藘草二束，白芷四份，总共七味药，用搅拌的干肉制成膏状。）[4]315–316

　　针对以上药方，我们有如下推论：①《武威汉简》中所记载的膏药方，是目前已知关于中医膏方（剂）最早以"膏"为名的文献资料。②相关制法如下，制法一：捣碎药物，用猪膏反复煎沸5次，滤去药滓，取之内服，药滓另捣成丸以尽药效，如"治百病膏药方"。制法二：将药材研末、捣碎，放在铜器中用浓醋浸泡1天，用骟猪的油脂煎煮，没有过滤，使用时加鸡蛋黄搅拌，外敷，如"治千金膏药方"。制法三：肦膞。"肦膞"有两种解释，一是将脂肪剁碎，二是搅拌干肉，与药材混合成膏。无论哪种解释，均无加热煎煮的步骤，如"治妇人膏药方"。③上述膏药方既有内服又有外敷，均含有动物油脂，尤其是猪脂。油脂在这些方剂中或主要起到调和药物、赋形收膏、保护伤口的作用；名为"膏药"应与方中含有动物油脂相关。

　　治加（痂）及久（灸）刨（瘡）及马（胗）方：取（陈）骆（酪）蘇（酥）

一（升），付（附）子廿枚，蜀椒一升，干当归二两，皆父（哎）且（咀）之，以骆（酪）苏（酥）煎之，三沸，药取以傅（敷）之，良甚。

（译文：治疗疮痂、灸疮与马脊疮的处方：取陈骆酥一升，附子二十枚，蜀椒一升，当归二两，都细切，用骆酥煎煮，煮沸三次。药取来敷在患处，效果很好。）[4]289，296

治狗啮人创（疮）恳（痛）方：烦（燔）狼毒，冶，以傅（敷）之。创（疮）干者，和以膏傅（敷）之。

（译文：治疗狗咬伤人疮口疼痛的处方：焚烧狼毒，捣碎，敷在患处。待疮口干燥，就用油脂调和，再敷上。）[4]298–300

笔者对比发现，《武威汉简》中诸如治加（痂）及久（灸）创（瘡）及马（胲）方、治狗啮人创（疮）恳（痛）方等方剂虽然使用动物膏脂或相对浓稠的动物制品，在制剂上也与上述膏药方相近，但是未名之以膏药方。我们猜测可能存在以下几点原因：①《武威汉简》为出土文献，存在残缺破损、无法完全解读的情况；②当中所载方剂或是墓主人生前搜集所得而非独立撰写；③方剂的命名是多方面的，或因病而定，或因疗效而定，或因剂型而定，而非仅从中医药剂的层面加以阐释。

"求木之长者，必固其根本；欲流之远者，必浚其泉源。"虽然《武威汉简》是目前关于中医膏剂（方）最早以"膏"为名的文献资料，但是我国古代劳动人民早在东汉以前便掌握了使用动物油脂制剂治病的方法和技术。《五十二病方》（以下简称《病方》）《杂疗方》《养生方》同为出土文献，发现于湖南省长沙市，据考证上述古籍约成书于战国至西汉早期，《病方》更被认为是我国目前已知最早的医学典籍。上述三书均记载了与《武威汉简》中相同或相近似的制膏工艺与步骤。兹以《病方》内容举例如下：

一方：久伤者。斋杏核中仁，以脂膏弁，封痏，虫即出，尝试。

（译文：一方：陈旧外伤者，可将杏仁中的种仁研碎，掺拌以动物性油脂，涂敷在伤口上，可把伤口内的虫子驱出。此方经过应用有效。）[5]345

一方：取陈葵茎，燔冶之。以彘脂膏毂弁，以傅痏。

（译文：一方：取放置已久的冬葵茎，用火烤炙成炭后，研末。再用猪油混合搅拌，外敷在伤口上。）[5]585

制法一：以上两方是将药物粉碎，用油脂调和使用，未表明加热，成药多外用。《武威汉简》中"治妇人膏药方"的制法与之相近。

一方：冶黄芩、甘草相半，即以彘膏财足，以煎之。煎之沸，即以布捉之，抒其汁，□傅□。

（译文：一方：将研成粉末的黄芩与甘草各一半。再将适量充足的猪油把另一半补足，用火煎煮使沸，待冷却后再用布包裹加压滤过，取出其液汁，外敷于患处。）[5]367

制法二：以上方剂是将药物研末后混合，放入油脂中煎沸，滤过后取药汁使用，《武威汉简》中"治百病膏药方"的制法与之高度相似。

一方：金伤者，以肪膏、乌喙、□□皆相□煎，施之。

[译文：一方：受金刃外伤的患者，可用动物性油脂、乌喙和（此处缺二字）混合，煎煮后，外敷于伤口。][5]340

婴儿病痫方：取雷矢三颗，冶，以猪煎膏和之。

（译文：婴儿病痫方：先取雷丸三粒，研末，与煎热的猪油相混合。）[5]371

制法三：以上两方将药物与油脂一同煎煮，或将药物研末后放入煎热的油脂中调和，未说去渣滤过。《武威汉简》中"治百病膏药方"的某些步骤与之相近。

一方：未有巢者，煮一斗枣，一斗膏，以为四斗汁，置盘中而踞之，其虫出。

[译文：一方：痔病患者还没有出现漏管的，可以取大枣一斗，猪油（或其他动物油）一斗，水四斗共煮成四斗汁，把这种药汁放在一个盆里，让病人蹲到里面用热汁浸泡，就可以让致病的虫子出来。][5]523

制法四：以上方剂是将药物、油脂加水后同煮，作浸泡之用。《武威汉简》中并未找到相近似的制法。

一方：产痂：先善以水洒，而炙蛇膏令消，傅。

（译文：一方：患有生痂的病人，先用净水洗涤患处，再把蛇油烤热熔化后，外敷在伤口处。）[5]586

制法五：以上方剂属于直接加热油脂后外敷。《武威汉简》中并未找到与之相近似的用法。

……已冶五物□□□取牛脂□□□细布□□，并以金铫煴桑炭，才沸，发歆，又复煴沸，如此□□□布抒取汁，即取水银磨掌中，以和药，傅……

[译文：将已研末的五药（此处断续缺八字，文义未详，但其中又记有"牛脂""细布"四字，似指用牛油掺和并用细布过滤），和并，共放在一个铜制的铫子（煮水器）里，用桑木炭焙烤，待其刚沸，就把铜铫的盖子打

开，放尽热气。再继续焙烤使沸。按照上法（此处缺三字，当指反复操作若干次，然后止火）。用布滤过取汁。再取水银放在手掌内研磨，并和上述药物混合一起，外敷患处。][5]596

一方：取兰根、白附，小刌一升，舂之，以截、沐相半洎之，纏□□，置温所三日，而入猪膏□□者一合其中。因炊三沸，以傅疥而炙之。干而复傅者□。

［译文：一方：将兰草根、白附子切成小段，共取一升，放在臼内捣烂，用醋和米汤各半的液汁浸泡起来,（此一句"才□□"疑是所用液汁之量刚刚覆盖过药物）放到温暖的地方三天，然后再把猪油（此处有："□□者"三字，当系形容猪油特征者）一合加入到里面去，然后放到火上加热，煮沸三次。治疗时即用这种药涂敷到所患的疥瘙上，并且加热烤炙，等到涂抹的药物干燥时，再重新涂上药物。][5]619

制法六：以上两方将药物研末或长时间浸泡，用油脂混和，煎到刚刚沸腾就取下降温，如此反复，重复煎沸、降温这个步骤循环，过滤出药汁使用。《武威汉简》中"治千金膏药方"某些步骤与之相近。

《病方》约成书于战国时期，《武威汉简》约成书于东汉时期，两书相距数百年，我们对比并结合两书可发现如下重要信息：①《病方》中使用动物油脂制剂与《武威汉简》中所载的技术相同或高度相近。此书中的方剂大都名之以"一方"，虽无膏方之名但已有膏剂之实，可据此认为，从《病方》到《武威汉简》，膏剂正逐渐成为一种相对独立的中医剂型。②两书中所载制膏技艺与《中国药典》所载软膏剂、乳膏剂、黑膏药、白膏药等外用膏剂的制作显示了不同程度的相关性，与后世内服煎膏的制作则有较大差距。③药剂特点大致可归纳为：其一，单用动物油脂，加热后使用；其二，药物与油脂和匀后使用，未加热；其三，药物与油脂共同煎煮后使用。

《灵枢·经筋》："治之以马膏，膏其急者。"《灵枢·痈疽》："其化为脓者，泻则合豕膏，冷食，三日而已……涂已豕膏，六日已，勿裹之¹。"《黄帝内经》[6]中关于膏方的内容较《病方》与《武威汉简》中简略，所载马膏、豕膏应含有马、猪的油脂，属油脂单用的可能性大，可供内服与外用。《伤寒杂病论》中所载方剂无膏（药）方之名，使用动物油脂也仅见猪膏发煎，考虑到书中所载方药大都以内服为主，也从另外一个角度说明，动物油脂是作赋形剂与亲肤材质之用，所成制剂大都以外用为主。

上述医籍中的膏剂使用了多种动物的油脂，猪脂的使用率更是超过50%，据本草典籍所载，猪脂多有补虚、润燥、解毒的功效，能治脏腑枯涩、大便不利、燥咳、皮肤皲裂等病证。膏滋方中的"滋"这一要素，已能透过油脂的滋润之效隐约可见。

结合《病方》《武威汉简》《黄帝内经》《伤寒杂病论》等多部著作，我们认为：①《病方》《武威汉简》等出土文献详细记载了与膏（药）方相关的内容，诸如命名、内涵、制作、用具、选材等信息，诚为后世膏方之滥觞。古人已经认识到用醋、米汤等浸泡中药材有助于析出有效成分，也得出用油脂煎药不宜久沸的经验。②这一时期的膏方，约等同于含膏的药方，以含动物油脂的药方为主。③若据"膏"字本义而言，这一时期的膏方并没有过多呈现出精华、滋润、甘美之意，更多的是体现出动物油脂、糊状物之意。动物油脂自身的药性隐含着"滋"的作用，但尚未被充分认识、发掘。④有学者认为，"膏摩"是汉代以前就已推行的一种特殊外治方法，这类膏剂有助于该疗法的施治[7]。动物油脂的亲肤性和润滑作用，或是它广泛使用的主要原因。

（二）煎竭水气令如饴

何谓煎？《说文·火部》[8]："煎，熬也。"《方言》[9]："煎，火干也，凡有汁

1　明代张介宾在《景岳全书·囡阵·豕膏》中引此条并认为"此必以猪板油炼净服之也"。

而干谓之煎。"《玉篇·火部》[10]："煎，火干也，火去汁也。"

饮片、辅料、细料等共同构成了一料膏滋方。这其中，中药饮片大致需要经历3次煎煮，对3次所得的滤液进行充分地蒸发、浓缩始得清膏[1]。蜜、糖等矫味药料常需要经过煎煮炼制方能入膏方中使用，否则容易出现"返砂"的情况而影响膏（滋）方的贮存和品相。此外，收膏药料等亦有煎煮加工的过程。可见，药物、药料间的充分混合与溶解、有效成分的析出，浓缩药剂、去除水分、收膏成型等均需要煎煮方可实现。煎是膏方制作中的基本步骤和关键环节。

中医用煎的方式制作药剂，在《病方》中便有记载，如：

> 一方：金伤者，以肪膏、乌喙、□□皆相□煎，施之。[5]340

学者马继兴在《马王堆古医书考释》中援引《说文》《方言》等书认为煎是用火去除汁液。不难发现，古人很早便认识到"煎"能使药物间充分混合，析出当中有效成分，去除一定水分后满足药剂的使用需要。水要根据药物的性状和药剂的要求达到一定的量，才便于煎煮。

《伤寒杂病论》中对"煎"的作用有更明确的记载和认识。书中有以"煎"为名的煎方和含煎法的药方计约30个，以内服为主，少见外用，多作疗疾去病之用，兹分述如下：

①《金匮要略·腹满寒疝宿食病脉证治》篇中载大柴胡汤："以水一斗二升，煮取六升，去滓，再煎。"除外此方，还有小柴胡汤、柴胡桂枝干姜汤、柴胡去半夏加栝楼汤、甘草泻心汤、旋覆代赭汤等方剂在原文煎服法处言明需将煮过的药汁去滓后再浓缩，以便应对病证需要。这类方剂含煎法而均名之以汤方。

1　膏方在制作过程中经浓缩已达黏稠状态，尚未加入糖类（如蜂蜜、冰糖、白糖、红糖、饴糖等）、胶类收膏时，称为"清膏"。

②《金匮要略·趺蹶手指臂肿转筋阴狐疝蛔虫病脉证治》篇中载甘草粉蜜汤："以水三升，先煮甘草，取二升，去滓，内粉、蜜搅令和，煎如薄粥。"除此方外，还有乌头桂枝汤、大建中汤、小建中汤、半夏干姜散等方剂在煎服法处也有类似的说明。经比较后发现，上述方剂均使用了蜜、胶饴、浆水等具有一定黏稠度的药物，加入这些药物后继续煎煮，既能够蒸发水分也能让药物更好地溶解、混匀与析出。这类方剂含煎法，仍大都名之以汤方。

③《金匮要略·腹满寒疝宿食病脉证治》篇中所载大乌头煎："乌头大者五枚，以水三升，煮取一升，去滓，内蜜二升，煎令水气尽，取二升。"明言煎以去除全部水分。《伤寒论·辨阳明病脉证并治》篇中载蜜煎（又作"蜜煎导"）："于铜器内微火煎，当须凝如饴状，搅之勿令焦着，欲可丸，并手捻作挺……当热时急作，冷则硬。"言明煎之以微火，去除水分浓缩至像麦芽糖一样的半固体状态。《金匮要略·黄疸病脉证并治》篇中载猪膏发煎："和膏中煎之，发消药成。"《金匮要略·疟病脉证并治》篇中载鳖甲煎丸："右二十三味，为末，取锻灶下灰一斗，清酒一斛五斗浸灰，候酒尽一半，着鳖甲于中，煮令泛烂如胶漆，绞取汁，内诸药，煎为丸，如梧子大。"这类方剂不仅使用煎法，亦名之以煎。

综上所述，笔者认为如下信息值得重视：①在素有"方书之祖"美誉的《伤寒杂病论》中，所载260首[1]方剂大都以汤方为主，杂以煎方、丸方、散方等，虽无方剂名之以膏，但煎方、煎导、煎丸等的制作工艺对膏方尤其是内服煎膏剂的制作具有承前启后的作用。②此书首次出现以"煎"为名的方剂，这些方剂大都是内服。③微火煎煮能够有助于去除水分、浓缩药液，名之以煎（或方或导或丸）是有迹可循的，大概率是依据煎服法和制剂形态二者所共同确定的。④蜜、胶、

1　据河南中医药大学王付教授统计，《伤寒杂病论》（含《伤寒论》和《金匮要略》）共计有方（除去"同名异方""同方异名"约40首）260方（《伤寒论》115首（缺禹余粮丸组成）+《金匮要略》184方（缺杏子汤、葶苈丸、藜芦甘草汤药物组成），除去两书相重复及异名方剂共39首，实有方剂260首），见"王付经方研究院"2017年10月27日发布资料。

饴等后世膏（滋）方中收膏与矫味药料的使用方法，是在该书中逐渐明确下来的。

（三）烊胶用蜜开先河

　　阿胶、黄明胶、龟甲胶、鳖甲胶、鹿角胶等胶类是膏滋方中的收膏药料，既有助于膏滋成型，又是其中滋补功效的重要组成。常规二胶辨证合用，也可以一胶单用或三胶联用，在一些低糖或无糖的膏滋方中还应适当增加胶类的用量，使用量常至400 g上下，充分烊化后多在收膏阶段加入。蜂蜜、饴糖、冰糖、白砂糖、红糖等传统糖类是膏滋方中的和味、矫味药料，既能矫正药物的苦涩便于长期服用，又能辅助成型，还兼具一定程度的补益功效，常规单用一种或二糖辨证合用。有宗教、素食信仰者多不使用动物胶类等血肉有情之品而应适当增加糖类用量以助收膏，使用量常在500 g左右。从某种程度上来说，我们需要在数量和比例上使用好胶和糖，才能将膏滋方的"形"和"效"呈现得淋漓尽致！

　　《神农本草经》（以下简称《本经》）是已知我国最早的药学著作，据考证，此书约撰写于战国时期（即公元前475年至公元前221年），原书已经失传亡佚，存世流传者为该书的辑复本，是历代学者、医家综合散落在《证类本草》《本草纲目》等古籍中的文字辑录而成。[11]9-11阿胶、鹿角胶、蜂蜜等药物在此书中已有记载。

　　阿胶，《本经》中为上品虫部，"一名傅致胶。味甘，平，无毒。治心腹内崩，劳极，洒洒如疟状，腰腹痛，四肢酸疼，女子下血，安胎，久服轻身，益气。"[11]130《中药学》[12]455认为该药属于补血药，具有补血止血、滋阴润肺的功效；主治血虚眩晕，吐血，衄血，便血，血痢，妊娠下血，崩漏，虚烦失眠，肺虚燥咳等病证。

　　鹿角胶，《本经》中名为白胶，为上品虫部，"味甘，平，无毒。治伤中，劳绝，腰痛，羸瘦，补中益气，妇人血闭，无子，止痛，安胎。久服轻身延年。"[11]129-130《中药学》[12]432认为该药属于补阳药，具有温肾益精、养血安胎、止血的功效；主治虚劳羸瘦，头晕耳鸣，腰膝酸软，阳痿滑精，宫寒不孕，胎动不安，崩漏带下，吐血，衄血，咯血，尿血，阴疽等病证。

《本经》中未见鳖甲胶、龟甲胶的记载，但对龟甲、鳖甲已有较详细的论述。如"龟甲，一名神屋。味咸，平，有毒。主漏下赤白，破症瘕，痎疟，五痔，阴蚀，湿痹，四肢重弱，小儿囟不合。久服轻身，不饥。生南海、池泽及湖水中。"[11]305 又如"鳖甲，味咸，平，无毒。治心腹症瘕坚积，寒热，去痞，息肉，阴蚀，痔，恶肉。生池泽。"[11]307

《病方》载：

　　一方：以清煮胶，以涂之。

　　[译文：一方：把用兽皮（牛、马、驴等）制成的胶（白胶或阿胶）用优质的醴酒煮溶，用来涂敷患处。][5]436

　　一方：以水一斗煮葵种一斗，浚取其汁，以其汁煮胶一梃半，为汁一参。

　　（译文：用水一斗，加冬葵子一斗煮沸后，滤过药液，扔去药渣，把这种药液再放入白胶（或阿胶）一把半，煎成药汁三分之一斗。）[5]454

　　一方：以水一斗煮胶一参，米一升，熟而啜之。夕毋食。

　　（译文：用水一斗煮三分之一斗的胶和一升米。煮熟后饮服，但不要在晚上服用。）[5]463

《病方》中已有用胶治病和烊化胶类的记载，其中"以清煮胶"的方法，即用优质的醴酒把胶煮溶，与后世用黄酒来预处理胶类的方法大同小异。顾植山认为，"以水一斗煮胶一参，米一升，熟而啜之"这一方"虽未以'膏'名，却可视为文献可见最早的内服膏剂方。"[13]

《金匮要略》载：

鳖甲煎丸方……上二十三味为末。取锻灶下灰一斗，清酒一斛五斗，浸灰，候酒尽一半，着鳖甲于中，煮令泛烂如胶漆，绞取汁，内诸药，煎为丸。

鳖甲胶的使用首见于《伤寒杂病论》中，用酒处理鳖甲至如胶状，兼具治病赋形双重作用。

蜂蜜，《本经》中名为石蜜，列为上品虫部，"一名石饴。味甘，平，无毒。治心腹邪气，诸惊，痫，痓，安五藏，诸不足，益气补中，止痛，解毒，除众病，和百药。久服，强志，轻身，不饥，不老。生山谷及诸山石中。"[11]136《中药学》[12]429认为该药属于补气药，具有补中缓急、润燥、解毒的功效；主治脘腹虚痛，肺燥咳嗽，肠燥便秘，疮疡，风疹，烫伤，手足皲裂等病证。麦芽糖、蔗糖等其他传统糖类则未见载于《本经》。

《病方》载：

一方：癃，溺不利，脬盈者方……浚取其汁以蜜和，令才甘，寒温适，□饮之。药尽更为，病已而止。令。

［译文：一方：癃病，小便不利，膀胱胀大的治疗药方……然后去渣取汁，加入蜂蜜搅和，以稍带甜味即可，待温度适中（此处缺一字未详）后饮服。药汁喝完后仍按上法制药，直到病愈为止。][5]458-459

虽曰"良药苦口利于病"，但我国古代先贤很早便意识到只有矫正药物的苦涩，调和药汁的口感，才能便于长期服用，巩固疗效。《病方》中"以蜜和，令才甘"的描述，明确蜜的矫味作用，诚为后世药剂以蜜矫味的源头。

走……各冶，并以蜜若枣脂丸，大如羊矢。(《养生方》) [5]732

约……皆冶，合并。以蜜若枣膏和，丸之。(《杂疗方》) [5]759

在成书年份迟于《病方》的《养生方》《杂疗方》中，蜜又兼具调和、赋形之用。

《伤寒杂病论》中对蜂蜜、胶饴（麦芽糖）有了更广泛的运用。其中，含有蜜的方剂有28首，多为丸剂和汤剂，以内服为主。凡名之以某某丸者，其中饮片大都先冶为细末，炼蜜后和之成为糊状物，再根据病情需要和每次服用量，捣模成丸后服食。蜜在这些方剂中主要起调和药性、制剂定形的作用。含有胶饴的方剂有3首，多为汤剂，内服为主。胶饴在这些方剂中主要起缓急止痛、和中补虚、监制它药的作用，用饴（糖）矫味的证据不足。

（四）小结

《黄帝内经》《神农本草经》《伤寒杂病论》等传世医籍，《病方》《武威汉简》等出土文献，是我国先秦至东汉时期已知的主要中医著作。我们通过对上述书籍的详细解读，为膏方源流的梳理大致明确了如下信息：

①这一时期的膏剂大致等同于"含膏（动物油脂）"的药方，《武威汉简》首见膏（药）方之名，而应用动物油脂制剂的技术则可追溯到年代更久远的《病方》。

②这一时期与膏方相关的制剂工艺，无内服与外用之分，可概括为冶（将药材研末）、煎（用火干燥带有汁液或者汁液丰富的物质，以去水气和浓缩药物）、沸（反复煮沸）、滤（过滤去滓）、和（弁、合，混合调和药物）。这些工艺对软膏剂、乳膏剂、黑膏药、白膏药等外用制剂具有重要的启示作用。

③这些含膏（动物油脂）的方剂、药剂绝大多数外用，主治外伤、皮肤病、痔病、疽病、痈病、皮肤干瘙（干疥）、各种疮疡等外科疾病，亦有用于治疗痉病、小儿癫痫病等非外科疾病。膏剂的滋润作用主要由动物油脂提供，虽与后世膏滋方有较大差异，但仍为膏滋方的滋润作用刻下了特殊基因。

④这一时期膏方可供内服的属少数，在剂型和方略两方面与后世膏滋方有较大的差距。虽然浸泡、选材、煎煮、收取等环节已有所涉及，但是药味数少，多在2~4味之间，用药以祛邪为主。"貛猪肪""挠之三百""煎之，五沸""浚去滓""毋得力作，禁食"，这些选材讲究、反复煎煮、不停搅拌、过滤去渣、饮食宜忌等后世膏方所强调的信息已被提及。这一时期膏方内服时是以羊屎、豆类为计量单位，以温酒送服，这与后世膏滋方以汤匙为单位，以开水冲服或者嚼化服食是有一定区别的。

⑤这一时期的煎方（剂）以"煎"为特点，以制法为名，药剂形态丰富，煎煮时间短，多留水分则煎成汤，煎制时间长，水分消竭则煎为膏、丸、锭等剂型。煎方（剂）的制作工艺对其他剂型制作工艺的发展有所影响，甚至融入到其他剂型的制作工艺之中。绝大多数煎方（剂）都用于内服，煎为膏、丸、导的药剂并不完全依赖动物油脂赋形，有利于膏方的赋形药料从动物油脂向动物油脂以外的糊状物发展，也有利于膏方在内服方面的探索与迭代。

先秦至秦汉时期，与膏滋方相关的多个要素已经出现，部分已在膏剂中应用，部分仍如微微星火散于四处，明暗不定。此时"膏""滋""方"三者最为质朴，略具意味，有待后世医家继续钻研膏滋方的各个要素并将其有机整合。

二、膏与补益初相融（两晋南北朝至隋唐时期[1]）

两晋到隋唐时期是膏滋方的孕育阶段。

"膏方"这一称谓在晋代的医书中出现。膏方的用药、工艺在上一时期的基础上进行了一定程度的规范，而滋润、养生等膏滋方所具的疗效特点则更多是通过煎方体现。

---

1 公元266年（西晋晋武帝司马炎登基）至公元907年（唐哀帝退位）。

（一）可服可摩察病源

南北朝时期，陶弘景对膏方有更进一步、更详细的论述。

又疾有宜服丸者，宜服散者，宜服汤者，宜服酒者，宜服膏煎者，亦兼参用，察病之源，以为其制耳。

凡合膏，初以苦酒渍取，令淹，溲浃后，不用多汁，密覆勿泄。云晬时者，周时也，从今旦至明旦。亦有止一宿者。煮膏，当三上三下，以泄其熝势，令药味得出。上之使沰沰[1]沸乃下之，下之取沸静乃上，宁欲小生。其中有薤白者，以两头微熝黄为候。有白芷、附子者，亦令小黄色也。猪肪勿令经水，腊月弥佳。绞膏亦以新布绞之。若是可服之膏，膏滓亦堪酒煮稍饮之。可摩之膏，膏滓即宜以薄病上，此盖贫野人欲兼尽其力。（《本草经集注·序录》）[14]14, 44

陶氏在《神农本草经》原有基础上提出服用何种形态的方剂，还要根据病情而定，并肯定了膏可内服。又指出制作膏方的其中3个关键步骤：一是浸渍。合膏（调和）之初，用苦酒浸透，刚好覆盖药物即可，经一晚或一整天析出药物有效成分。二是煮膏。通过加热进一步析出有效成分，同时注意防焦，加热至沸腾冒起密集的气泡时要及时取下容器，止沸后再加热，可总结为"才沸一止沸"，宁可药材未完全煮透。重复这个过程3次。苦酒是醋一类的液体，一般食用醋和纯酒精的沸点都低于水，以此推断，苦酒的沸点亦低于水。而油脂的沸点普遍在200℃以上，至少2倍于水。煎煮时，醋必定先烧开蒸发，待油脂沸腾时，大部分的醋应该都已挥发掉。当醋和其他水分耗尽，药材在油里煎炸，表面容易失水

1　此处读zā，"沰沰"意为密集。"使沰沰沸"，即使水沸腾至冒起密集的水泡。

焦干，阻碍药材内部有效成分析出，所以要"三上三下，以泄其焦势，令药味得出""宁欲小生"；苦酒"不用多汁"也有防煎煮过度和节省柴火之意。薤白、白芷、附子变色，是使用猪膏的膏方制成的判断标准。三是绞膏。要用新布过滤。内服膏与外用膏的膏滓均可二次使用，以尽药效。

陶氏之论未见内外膏方的制法之别，后世《证类本草》《太平惠民和剂局方》《太平圣惠方》《本草纲目》等皆沿用了该段论述。检阅两晋、南北朝及隋唐时期的医方，制法亦大多如此。

东晋时，葛洪所著的《肘后备急方》正式出现"膏方"一词。

赵泉黄膏方，大黄、附子、细辛、干姜、椒、桂各一两，巴豆八十枚，去心皮，捣细，苦酒渍之，宿腊月猪膏二斤。煎三上三下，绞去滓，蜜器贮之，初觉勃色便热，如梧子大一丸，不瘥，又服。亦可火炙以摩身体数百遍，佳，并治贼风，走游皮肤，并良，可预合之，便服即愈也。(《肘后备急方·治瘴气疫疠温毒诸方》)[15]41

治温毒发斑，大疫难救。黑膏：生地黄半斤，切碎，好豉一升，猪脂二斤，合煎五六沸，令至三分减一，绞去滓，末雄黄、麝香如大豆者，纳中搅和，尽服之。(《肘后备急方·治伤寒时气温病方》)[15]28

书中以膏为名的药方约有 10 个，有详细的组方，如"治瘴气疫疠温毒诸方"的赵泉黄膏方，"治痈疽妒乳诸毒肿方"的诸疽疮膏方，"治癣疥漆疮诸恶疮方"的甘家松脂膏、地黄膏，"治百病备急丸散膏诸要方"的裴氏五毒神膏、陈元膏、华佗虎骨膏、莽草膏；也有只具膏而无方者，如"治中风诸急方"的陈元狸骨膏。膏方多数内外兼用，个别只作内服或外用，猪脂是主要的赋形剂，苦酒不是必要溶剂，疗效以治病为主，未见作补益滋润之效用。

东晋陈延之的《小品方》[1]成书于公元5世纪，至北宋末年亡佚，其中记载了少量的膏方。

治水肿，商陆膏方。商陆根一斤，生者 猪膏一斤，先煎，可有二升 右二味，合煎令黄，去滓，以摩肿。亦可服少许。(《小品方·治虚满水肿诸方》)[16]48-49

丹参膏……内则服之，外则摩之……十二物，以苦酒五升，油麻七升，煎令苦酒尽，去滓，用如前法，亦用猪脂同煎之。(《小品方·治风诸方》)[16]106

全书现存膏方不足10个，如商陆膏方、丹参膏、栀子膏方、升麻膏、治鼻中窒塞香膏方、槐皮膏方等，外用为主，个别兼可内服。用药少则2味，多则12味。除了猪脂外，麻油也可作为调和赋形的药料。

隋唐时期，方书中记载的膏方数量增长明显。"药王"孙思邈所著的《备急千金要方》记载了50多首膏方。

养胎，临月服，令滑易产，丹参膏方……右四味，㕮咀，以清酒溲湿，停一宿，以成煎猪膏四升，微火煎膏色赤如血，膏成，新布绞去滓。每日取如枣许，纳酒中服之，不可逆服。(《备急千金要方·卷第二·养胎》)[17]45

喉咙者，脾胃之候。若脏热，喉则肿塞，神气不通，乌翣[2]膏主之，方……右九味，㕮咀，绵裹，苦酒一升，淹浸一宿，纳猪脂中，微火煎，取苦酒尽，膏不鸣为度，去滓。薄绵裹膏似大杏仁，纳喉中，细细吞之。(《备急千金要方·卷第六·喉病》)[17]139

卫侯青膏 治百病，久风头眩，鼻塞，清涕泪出，霍乱吐逆，伤寒咽

---

1 《小品方》又名《经方小品》，陈延之撰于公元454～473年，本书早佚，其佚文散见于《外台秘要》，辑自《外台》卷二十。

2 乌翣，药名，即射干。

痛，脊背头项强，偏枯拘挛，或缓或急，或心腹久寒，积聚疼痛，咳逆上气，往来寒热，鼠漏瘰疬，历节疼肿，关节尽痛，男子七伤，胪胀腹满，羸瘦不能饮食，妇人生产余疾诸病，病疥恶疮，痈肿阴蚀，黄疸，发背，马鞍牛领疮肿方……右三十一味，㕮咀诸药，以苦酒渍一宿，以猪脂微火上煎之，三下三上，膏成。病在内，以酒服如半枣；在外，摩之，日三。(《备急千金要方·卷第七·膏》)[17]165

这些膏方制作工艺大同小异，治疗范围广泛，绝大多数是外用，约1/10可内服，某些方的用药味数已达31味。

唐中期，王焘辑录的《外台秘要方》记载了前人或其他医书的内服膏方，如《肘后备急方》《备急千金要方》《深师方》《古今录验》等。

《千金》治伤寒头痛项强，四肢烦疼，青膏方……右八味，切，以醇苦酒渍再宿，以猪脂四斤，缓火煎，候白芷色黄，绞去滓，以暖酒服枣核大三枚，日三服，取汗，不知稍增，可服可摩。如初得伤寒一日，苦头痛背强，宜摩之佳。(《外台秘要方·卷第一·千金方六首》)[18]9

又疗伤寒，白膏摩体中，手当千遍，药力方行，并疗恶疮，小儿头疮，牛领马鞍，皆疗之。先以盐汤洗恶疮，布拭之，着膏疮肿上摩，向火千遍，日再自消方……右四味，各切，以苦酒三升渍一宿……成煎猪脂三斤，着铜器中，加灶上炊，以苇薪为火，令膏释，纳所渍药，炊令沸……药成，绞去滓。伤寒头痛，酒服如杏核一枚，温覆取汗。咽痛含如枣核，日三咽之。(《外台秘要方·卷第一·杂疗伤寒汤散丸方八首》)[18]17

深师贴喉膏，疗伤寒舌强喉痛方……右三味，微火煎甘草、猪膏，令数沸，去滓，乃纳蜜，温令销相得，如枣大含化，稍稍咽之。(《外台秘要方·卷第二·伤寒咽喉痛方八首》)[18]24

这些膏方多是可摩可服，没有特别区分内外制法。

综合《肘后备急方》《小品方》《备急千金要方》《外台秘要方》记载的膏方，我们认为这一时期的膏方：①其制法不离先秦两汉时的工艺，仍以动物油脂为主，尤其是猪膏为赋形剂，偶见纳蜜亦多作疗疾用。②制法和判断膏成的标准已较为固定统一，制膏三个步骤"苦酒浸泡药物、以猪脂微火同煎、过滤去滓"在单个药方中能全部或部分体现。加热、煎煮成为制膏的必要步骤，与油脂直接混合、不经加热的方法已不多见。③制膏工艺不分内外，根据疾病所在位置用膏，正如陶氏所言，疾所宜者，"察病之源，以为其制"。④内服者多以酒送服或含化咽之，常以枣核大小为参照。

（二）煎如饧饴治虚损

煎是膏方制作的重要工艺之一，补虚是膏滋方的重要疗效之一，两者在晋唐时开始融合。

东晋陈延之的《小品方》中有"煎如饧"或"煎如饴"以治诸虚的药方。

> 治水肿，大豆汤方。大豆三升　右一味，以水六升，煮令熟，出豆澄汁，更纳美酒五升，微火煎如饧，服一升，渐增之，令小下。(《小品方·治虚满水肿诸方》) [16]48
>
> 产后虚羸，令人肥白健壮。羊脂二斤　生地黄汁一斗　姜汁五升　白蜜三升　煎如饴，温酒服一杯，日三。(《小品方·治产后诸方》) [16]144
>
> 单地黄煎，主补虚除热，散乳石痈疽疮疖等热方。生地黄随多少，取汁于铜钵中重汤上煮，勿盖釜，令气得泄，煎去半，更以新布滤绞，去粗滓秽又煎，令如饧成矣。(《小品方·治乳痈妒乳生疮诸方》) [16]213-214

这些治虚方用药味数较少，多用根茎果实类药，亦见用蜜，以汤、煎及疗效主治命名。

到了隋唐时期,《备急千金要方》记载了约50首煎方。

治妇人虚羸短气,胸逆满闷,风气,石斛地黄煎方:石斛四两 生地黄汁八升 桃仁半升 桂心二两 甘草四两 大黄八两 紫菀四两 麦门冬二升 茯苓一斤 醇酒八升 右十味,为末,于铜器中,炭火上熬,纳鹿角胶一斤,耗得一斗;次纳饴三斤、白蜜三升和调,更于铜器中,釜上煎微耗,以生竹搅,无令著,耗令相得,药成。先食,酒服如弹子一丸,日三;不知,稍加至二丸。

治妇人产后欲令肥白,饮食平调,地黄羊脂煎方:生地黄汁一斗 生姜汁五升 羊脂二斤 白蜜五升 右四味,先煎地黄令得五升,次纳羊脂,合煎减半,纳姜汁复煎令减,合蜜,着铜器中煎如饴。取鸡子大一枚,投热酒中服,日三。(《备急千金要方·卷第三·虚损》)[17]57-58

地黄煎,补虚除热,散乳石、去痈疽痔疾,悉宜服之,方:生地黄随多少,三捣三压,取汁令尽,铜器中汤上煮,勿盖,令泄气,得减半出之,布绞去粗碎结浊滓秒,再煎之令如饧。酒服如弹丸许,日三,勿加之,百日,痈疽永不发。

枸杞煎,主虚劳,轻身益气,令人有力,一切痈疽永不发,方:枸杞三十斤,锉。叶生至未落可用茎,叶落至未生可用根。以水一石,煮取五斗,去滓淀。将滓更入釜,与水依前,煮取五斗,并前为一斛,澄之去淀,釜中煎之,取二斗许。更入小铜锅子煎,令连连如饧止,或器盛,重汤煮更好。

主风湿体痛,不能饮食,兼痈疽后补虚羸,方:蔷薇根 枸杞根各一百斤 生地黄 食蜜各十斤 右四味。咬咀,先以水煮二根令味浓,取二斛,去淀,纳地黄煮令烂,绞去滓,微火煎令如粥,纳蜜,耗令相得,每食后服如弹丸许。(《备急千金要方·卷第二十二·痈疽》)[17]398

　　这些煎方大多数是内服，约1/3制成浓缩的药液，浓稠程度不定，约半数制成丸（剂）或汤（剂）。主要治疗痈疽、妇人虚损，如枸杞煎、地黄煎、猪膏煎等，用药味数少，其中地黄羊脂煎方、地黄煎这2首地黄煎方的用药主治明显与《小品方》中相同，但制法较前人详尽。在这类煎方中，"如饧""如饴""如粥"常作为制剂上的要求，近似膏剂的药剂形态，对此类药剂功效发挥具有重要作用。

　　综上两书治虚损的煎方可知：①与上一时期相比，煎方数量已明显增加，微火煎的工艺和煎方不只是去除水分浓缩药物，还新出现了治虚损作用，但此类煎方数量尚少。"如饧""如饴"的药剂形态与治虚损的疗效息息相关。②细读各方药剂状态的描述，只有使用猪膏的猪膏煎才用"膏成"，其余没有使用动物油脂或使用除猪脂以外的动物油脂（羊脂、牛脂等）的则多描述为"如粥""如饧""如饴"，推测此时古人认为某个药剂是不是膏，大概率以是否使用了猪脂为判断标准。③一般用药味数较少，集中在1～5味之间，只有个别多达10味。药物组成多用生地黄，次为枸杞、姜汁。这些含糖、淀粉较多的植物果实、根茎汁液有利于煎成"如饧""如粥""如弹丸"的浓稠形态，这些药剂形态在很大程度上与膏（剂）相类。④煎制方法多样：大多数药方煎制时利用药材本身的水分，不额外加水；有些煎方保留药材不去滓，如石斛地黄煎方；个别方用大剂量药材，用水煎煮药材后，再次加水煎煮药滓，混合2次药液浓缩成剂，如枸杞煎，初步体现出治虚损煎方的工艺具有反复浓缩药物精华的特点。⑤服用量如弹丸、弹子、鸡子等分量，常用热酒送服，与同时期的膏方相似。⑥石斛地黄煎方同时使用鹿角胶、饴、蜜等以助补益，诚为补益煎剂、补益膏剂的先例。⑦竹板是制膏的传统器具之一，以生竹搅拌在石斛地黄煎方中已有所体现。

（三）服膏补养自唐始

　　唐代以前，内服膏方绝大多数用以疗疾，不具补益滋润作用。唐代的《备急千金要方》较早地记载了具有补虚滋润疗效的膏方，此类膏方的用药与治虚损的煎方有相同之处，如用生地黄汁、姜汁、甘草、麦门冬等，而与煎方的最大不同是以动物油脂作赋形剂。

润脾膏 治脾热唇焦枯无润方：生地黄汁，一升 生麦门冬四两 生天门冬切，一升 菱蕤四两 细辛 甘草 芎䓖 白术各二两 黄芪 升麻各三两 猪膏三升 右十一味，㕮咀，诸药苦酒淹一宿，绵裹药，临煎下生地黄汁与猪膏，共煎取膏鸣，水气尽，去滓，取细细含之。（《备急千金要方·卷第六上·唇病》）[17]135

治虚冷枯瘦，身无精光，虚损诸不足，陆抗膏方：牛髓、羊脂各二升 白蜜生姜汁 酥各三升,(《经心录》用猪脂) 右五味，先煎酥令熟，次纳姜汁，次纳蜜，次纳羊脂、牛髓，后微火煎之，三上三下，令姜汁水气尽，即膏成，搅令凝止。温酒服之，随人能否，不限多少，令人肥健、发热也。（《备急千金要方·卷第十二·风虚杂补酒煎》）[17]233

《备急千金要方》的陆抗膏与同书中的地黄羊脂煎、猪膏煎（《备急千金要方·卷第三·虚损》）的组方相类，均由动物油脂（猪牛羊脂髓）、植物根茎汁液（生姜汁、生地黄汁）和白蜜组成，均具补虚损之用。制作工艺有相近之处。由于都有油脂，煎煮时必须去除绝大部分水分，所以药剂形态理应相近。另外，书中还记载了不使用动物油脂的内服膏方，用以养生，并有以丸（剂）形态保存。

黄精膏方：黄精一石，去须毛，洗令净洁，打碎蒸，令好熟押得汁，复煎去上游水，得一斗。纳干姜末三两，桂心末一两，微火煎之，看色郁郁然欲黄，便去火待冷，盛不津器中。酒五合和服二合，常未食前，日二服。旧皮脱，颜色变光，花色有异，鬓发更改。欲长服者……长生不老。

茯苓膏方，茯苓净，去皮　松脂各二十四斤　松子仁　柏子仁各十二斤　右四味，皆依法炼之，松柏仁不炼，捣筛，白蜜二斗四升，纳铜器中汤上，微火煎一日一夕，次第下药，搅令相得，微火煎七日七夜止。丸如小枣，每服七丸，日三。欲绝谷，顿服取饱，即得轻身、明目、不老。(《备急千金要方·卷第二十七·服食法》)[17]488-489

不难发现，黄精膏方是清膏，纯由植物药制成。方中未细述药剂形态，从"煎去上游水"中推测药剂较为浓稠。干姜末、桂心末在去游水后加入，其后不用过滤，相当于贵细药料。茯苓膏方的蜜先隔水蒸一昼夜，再调和3种植物药微火煎7天，可推测药物与白蜜充分融合，制剂含水量极低，如糊状物一般，每次取7丸服用，有补益的功效。

由此可见，最迟在初唐时期，内服膏方中既有包含以动物油脂赋形的药方又有不含动物油脂的药方，能用于治疗虚损，滋润脏腑，养生保健，延缓衰老。其中，不含动物油脂的膏方药味数虽然不多，但用药量极大，非常强调小火慢熬，充分浓缩，便于长期服食，与其治虚养生的疗效相辅相成。

（四）小结

《肘后备急方》《小品方》《神农本草经集注》(又称《本草经集注》)《备急千金要方》《外台秘要方》等文献是两晋南北朝隋唐时期的主要中医著作，记载了较上一时期为多的内服膏方和煎方信息。我们通过对以上著作的研读比较，为膏滋方的发展梳理出如下信息：

①这一时期的膏剂正式有"膏方"之称，多指以动物油脂（猪脂为主）为主要赋形剂的药方，同时开始出现不含动物油脂的膏方。就已知的文献资料而言，此时内服膏方的"膏"仍主要为动物油脂之意，兼指浓稠糊状物。

②内服膏方的制作工艺虽未脱离前一时期的工艺范围，但已将一些重要步骤

"淹（苦酒浸泡1天）—煮（三上三下煎膏）—绞"固定下来，并成为这一时期的主要制膏标准，大多数的膏方制作都遵从此法。后世用竹板搅膏防焦的方法可追溯至此。内外膏方从工艺上仍无明显区分，相比前一时期，纯内服的膏方数量有明显增加。

③这一时期的膏方用药味数明显增多，少则2~5味，8~10味亦多见，最多可达31味。服法与前一时期相似，服用多以梧子、弹丸、枣等丸状物为计量单位，以温酒送服，多不限定时间和服用量。

④膏方的治疗范围有较大拓展，用于疗疾祛病，如伤寒和温病引起的四肢头面痛证、中风、痈疽、诸毒肿毒疮、治百病等；新见用于治虚、滋润、养生的膏方，如治妇产诸虚、润脾、虚损诸不足等。

⑤此时的煎方仍是一种以制剂工艺为名的药剂，实则根据煎煮上的差异包含多种现代剂型。许多以补虚益损为目的的煎方大都具有如下特点：用药，药味多为1~5味，多用植物根茎、果实类药；工艺、煎煮方法多样，对大剂量的药物反复加水煎煮，以尽药效；所用药物经浓缩后有利于制成"如饧""如饴"类似膏剂之状，以补法为核心要点，以补虚疗疾为最终目的，在养生滋补、延缓衰老的基础上兼顾疗疾治病。膏滋方部分要素如对滋补药材的选取、大剂量的使用、煎煮工艺、剂型与疗效的相辅相成等，在这些煎方中得以有机结合。我们甚至可以这样认为，部分煎方可以作为现代煎膏剂的前身。

两晋到隋唐时期，补虚养生的膏方与煎方的出现孰先孰后，难以决断，但补虚养生之理法与膏方、煎方开始融合是显而易见的。文献证据表明，膏方与部分煎方从形态上、工艺上、疗效上出现交织、渗透，相似的药方在膏方和煎方中同时出现，现代膏滋方常用的蜜、胶、饴等药料在膏方和煎方中清楚体现了治虚的作用。膏方如父、煎方如母，膏滋方在其中孕育，将会出现在未来的某个时期。

三、剂型交织细辨膏（宋金元时期[1]）

膏滋方各要素的融合才略见端倪，到了宋金元时期却变得迟缓停滞，仅在食疗和少数新出现的膏方中留得一席探索之地。前两个时期，内服膏方以膏状为主，时见制成丸状。到了宋金元时期，内服膏方中的油脂逐渐"退位"，被炼蜜代替，蜜丸反而成了膏方内涵的主流。

（一）食疗养生膏可用

这个时期的半流体状膏方虽不算多，个别至今仍在使用，如南宋洪遵的《洪氏集验方》中记载的琼玉膏。琼玉膏除了在疗效上受到历代医家重视，方中的一些信息对研究后世的膏滋方也有启示作用。

> 铁瓮先生神仙秘法琼玉膏　新罗人参二十四两，舂一千下为末　生地黄一秤十六斤，九月采捣　雪白茯苓四十九两，木舂千下为末　白沙蜜十斤　人参茯苓为细末，蜜用生绢滤过，地黄取自然汁，捣时不得用铁器，取汁尽滓用，药一处拌，和匀，入银石器或好瓷器内，封用。如器物小，分两处物盛。用净纸二三十重封闭入汤内，以桑木柴火煮六日。如连夜火，即三日夜。取出用蜡纸数重包瓶口，入井内，去火毒。一伏时[2]取出，再入旧汤内，煮一日出水气，……。此膏填精补髓，……髓实血满，发白变黑，返老还童，……关通强记，日诵万言，神识高迈，夜无梦想。人年二十七岁以前，服此一料。可寿三百六十岁。……。分十处可救十人劳瘵。修合之时。沐浴志诚。勿轻示人。（《洪氏集验方》）[19]5

1　指公元960年（北宋建立）至公元1368年（元代灭亡）。

2　一伏时：一昼夜。又称"一复时"，"复"与"伏"相通。

　　琼玉膏用药量大，意在长期服用。"入汤内。以桑木柴火煮六日。如连夜火。即三日夜"，制作工艺实以炖为主，使药物药力充分交融。"去火毒"源于道教炼外丹。历代不少医家同时是道教的信奉者，逐渐将道家的思想理论移植到医学上，"去火毒"也逐渐为中药炮制所使用，以去除药物经高温煅烧或煎熬生成的偏性作用。常见的去火毒方法多样，比如：纸衬，摊于湿地一昼夜或更久；埋于土中；寒泉或甘草水浸泡；饭上蒸；悬于井中。此处"入井内。去火毒。一伏时取出"是煎膏方使用"去火毒"制法的较早记载。到了清代，膏（滋）方的制作步骤中常见"去火毒"。琼玉膏后半部分关于养生延年的功效，与道家炼药修仙的思想有一定的相关性。"取出，再入旧汤内，煮一日出水气"，去火毒后要继续去除多余水分，延长药物的保存时间。"一料"膏（滋）方的叫法也在文献中较早见到。

　　元代忽思慧的《饮膳正要》[20]记载了一些食疗膏方，多作四季保健、补益养生之用，既有单独服用，也有与其他主食一同服用，药味最多不过6味，但剂量较大，大多以斤两取药。服用单位"一匙头"与现代膏滋方服法相近。

　　牛髓膏子　补精髓，壮筋骨，和血气，延年益寿。黄精膏五两　地黄膏三两　天门冬膏一两　牛骨头内取油二两　右件，将黄精膏、地黄膏、天门冬膏与牛骨油一同不住手用银匙搅，令冷定和匀成膏。每日空心温酒调一匙头。（《饮膳正要·诸般汤煎》）[20]54

　　天门冬膏　去积聚，风痰，癫疾，三虫，伏尸，除瘟疫。轻身，益气，令人不饥，延年不老。天门冬不以多少，去皮，去根、须，洗净　右件捣碎，布绞取汁，澄清滤过，用磁器、沙锅或银器，慢火熬成膏。每服一匙头，空心温酒调下。（《饮膳正要·神仙服食》）[20]62-63

　　羊蜜膏　治虚劳，腰痛，咳嗽，肺痿，骨蒸。熟羊脂五两　熟羊髓五两　白沙蜜五两，炼净　生姜汁一合　生地黄汁五合　右五味，先以羊脂煎令沸，次下羊髓又令沸，次下蜜、地黄、生姜汁，不住手搅，微火熬数沸成膏。每日空心温酒调一匙头。或作羹汤，或作粥食之亦可。(《饮膳正要·食疗诸病》)[20]77

牛髓膏子用3种成膏与牛骨油调和，制成新的方，是成膏可搭配使用较早的方子。我们推测，"膏子"的叫法与"膏滋"恐亦有千丝万缕的联系。天门冬膏是不加蜜和油脂的清膏，与唐代的黄精膏相似。此膏既可疗疾祛邪，又可养生。羊蜜膏中除了熟羊髓，其余4味药就是唐代地黄羊脂煎的用药，两者的用药分量、疗效、下药的次序不同，药剂形态相似，可见膏方和部分煎方的交织越发紧密。

这些膏方体现了成膏的普适性特点。在一方之中既可对证疗疾，也可以作为日常保健，从遣方用药中也能看出与唐代内服补益膏方有紧密联系。这些膏方在一定程度上扩大了内服膏方的应用范围，为后世膏滋方保留了一点探索的空间。

(二) 三度压煮汁合煎

煎者，取其和熟为服食之剂。(《圣济总录·卷第三·叙列·汤散》)[21]179

"和熟""服食"表明煎剂的制作特点和服用方法。

琥珀泽兰煎　……右为细末，炼蜜圆，如弹子大。每服一丸，用温酒磨下。(《太平惠民和剂局方·治妇人诸疾》)[22]321-322

丹砂煎方　……上九味，各捣研为末，与生白蜜和匀，入银石器中，重汤煮成煎。每服樱桃大一粒，煎薄荷汤化下。(《圣济总录·卷第五·诸风门·心中风》)[23]240

栝楼根煎方　生栝楼根去皮，细切。十斤　黄牛脂碎切，一合半，锅内慢火煎令消，滤去滓　上二味，先以水三斗煮生栝楼根，至水一斗，用生绢绞去滓取汁，内牛脂搅令匀，再内锅中慢火煎，不住手搅令水尽，候如膏状即止，于瓷合中密盛。每日食后，温酒调如鸡子黄大服之，日三。(《圣济总录·卷第五十九·消渴门·渴利》)[24]1382

检《太平惠民和剂局方》《圣济总录》两书的煎方，用药多在8味以内，药剂的定型药料相对多用蜜，次为酥，个别用到动物脂肪、石脑油。制作工艺多沿用隋唐之法，加热有"重汤煮""慢火煎"，对药材处理有取汁去滓，也有完全保留药材。煎剂的药剂形态仍未规范与固定，如有稠饧[1]、稀膏[2]、丸[3]、煎[4]等，膏状较多，丸状次之，汤剂极少见。

大多数煎方只煎煮一份药液，将药物粉碎或绞取汁液煎煮浓缩，或再入蜜、酥、动物油脂等调和，但也有个别煎方采用不同的制作工艺。

天门冬煎方：天门冬净洗浸两日，去心细切，七斤　生地黄三十斤，肥者，淘洗细切　上二味都于木臼中捣烂，却入大沙盆内，烂研压取汁，绞滓干别收；将滓更研极烂，入汤一斗研搅令匀，又压滓干；再研极细，入汤八升压滓；又再研入汤六升，压令尽干无味即住。取第二第三度研入者汁，同煎至一斗，次入第一药汁煎成煎，若稠饧即止。(《圣济总录·卷第一十五·诸风门·风癫》)[23]476-482

1　见《圣济总录·卷第七·诸风门》五枝煎方。
2　见《圣济总录·卷第七·诸风门》大豆煎方。
3　见《圣济总录·卷第十二·诸风门》天麻煎方。
4　见《圣济总录·卷第十二·诸风门》白花蛇煎方。

上方将研烂绞干汁液后的药滓反复研烂，加水煎煮，每次都将药滓研得比上一次更烂更细。3次加水的比例为10∶8∶6，随着药物有效成分的减少，入汤量相应减少。先将汁液和第二、三次压取的汤液合煎浓缩，再加入第一次压取的汤液煎至"稠饧"态。与唐代《备急千金要方》的地黄煎"三捣三压"和枸杞煎"将滓更入釜，与水依前煮取五斗，并前为一斛"相比，天门冬煎方压取的细致程度又更进一步。唐宋这3个煎方的共同点就是药剂量极大，单次压榨熬煮不足以获取全部汁液，容易浪费，因此，多次压取煎煮与大剂量的药方是相匹配的。这种煎煮步骤与现代膏（滋）方高度一致。

（三）炼蜜和药丸作膏

蜂蜜是一种可再生资源，中医以炼蜜和药制成蜜丸，在唐代《备急千金要方》药方中已大量出现。宋代是中国古代养蜂业发展的重要阶段，家庭养蜂较为普遍，出现了专业养蜂场，养蜂技术和管理水平日渐提升[25]309，蜂产品及其副产品在餐饮业、中医食疗中广泛运用[26]。我们认为，唐末五代十国年间，中原战火纷飞，交通不便，运输困难，造成药材短缺，对中药膏、煎、丸、散、汤等剂型的使用有着或促进或减少的影响。相对其他剂型，丸剂在节省药材和批量制作、售卖、携带、保存方面更有优势，所以大量丸方开始涌现。丸剂的黏合剂有蜜、蜡、水（含水溶液）、酒、本草熬制的浓汁等，种类繁多。在宋金元时期，丸剂发展进入鼎盛时期，其中蜜丸占了相当大的部分，使用煎膏（植物汁液为主）浓缩工艺的浓缩丸也相应增多。大量蜜丸以糊状物之形，以膏之名跻身了膏方行列。以《太平惠民和剂局方》的药方为例。

　　　　人参款花膏　治肺胃虚寒，久嗽不已，咽膈满闷，咳嗽痰涎，呕逆恶心，腹胁胀满，腰背倦痛；或虚劳冷嗽，及远年日近一切嗽病，服诸药不效者，并皆治之……右为细末，炼蜜为圆，如鸡头大。每服一圆，食后，细

嚼，淡姜汤送下。或每一大圆分作四小圆，含化亦得。(《太平惠民和剂局方·治痰饮》)[22]147

宁志膏　治心脏亏虚，神志不守，恐怖惊惕，常多恍惚，易于健忘，睡卧不宁，梦涉危险，一切心疾，并皆治之……右四味研和停，炼蜜圆，如弹子大。每服一粒，温酒化下，枣汤亦得，空心临卧服。(《太平惠民和剂局方·治诸虚》)[22]176

还有"治小儿诸疾"的牛黄膏[1]、金屑辰砂膏[2]、助胃膏[3]、钓藤膏[4]、辰砂茯神膏[5]等，并不使用动物油脂，均用蜜搜和药末，更有以金箔、银箔包衣，明确炼为蜜丸。

就形态而言，蜜在常温和炼制时，的确是流体，其状如膏，随着水分的消竭，加入药末混和后，变成了糊状物，尚算"膏"的其中一个内涵，然而制成蜜丸定型冷却后是固体，这是不容置疑的。就工艺而言，这类膏将中药材分别研末，绝大多数未经煎煮就直接用炼蜜混和，"煎"这一制膏的关键步骤并未体现，更不用说"去滓"了。就疗效主治而言，疗疾治虚皆有，更有治疗急证，并无润泽脏腑之效。就服法而言，"化下""细嚼""含化"等服法与一般丸剂用酒、汤之类直接送服有差异，略近膏方。

除蜜丸外，还有其他丸剂也被称作膏，如《丹溪心法》引《宣明》玄青膏"上为末，水丸小豆大"[27]51，《兰室秘藏》之清空膏，"上为细末，每服二钱匕，

1　牛黄膏：治惊化涎，凉膈镇心，祛邪热，止痰嗽。

2　金屑辰砂膏：治小儿经邪热，颊赤多渴，睡卧不宁，谵语狂妄，痰涎不利，精神恍惚，心膈烦躁，咽喉肿痛，口舌生疮。

3　助胃膏：治小儿胃气虚弱，乳食不进，腹胁胀满，肠鸣泄泻，乳便青，或时夜啼。

4　钓藤膏：治小儿胎寒胃冷，腹肚痛，夜间啼哭，呕吐乳食，大便泻青，状若惊搐。

5　辰砂茯神膏：治小儿急慢惊风，潮涎搐搦，手足抽掣，心膈烦躁，及疗惊啼，睡不宁贴。

与盏内入茶少许，汤调如膏，抹在口内，少用白汤送下"[28]49，本身是散，服用时才加茶调为膏状，在方剂学上属于糊膏一类。

以上药方被称为膏方，更多是来自《伤寒杂病论》以中间过程的糊状物作为命名的考量，与本书讨论的煎膏剂有明显差别。有研究将北宋与金元时期的方剂剂型频次进行对比发现[29]86，煎膏剂在北宋的使用频次为60%～79%，到了金元则下降至59%以下。在这些煎膏剂里，难以找到补益类煎膏的新发展。

宋金元时期，中医方剂体系尚未十分规范，剂型与命名并不完全对应，使今天看来并不属于膏方范畴的剂型名之以"膏"，研究者应注意辨别。

综合《太平惠民和剂局方》《圣济总录》《洪氏集验方》《饮膳正要》等宋金元医学著作，我们发现：

①宋金元时期，受前朝政权更替和中医方剂体系尚未规范等影响，剂型、命名和制作工艺之间的关系仍不牢固，使得相当一部分蜜丸因制作过程中为糊状物而被认为是内服膏方，同时膏滋方的发展也变得迟缓甚至停滞。

②煎膏的药味数仍不多，以1～4味为主。与前两个阶段相比，使用动物油脂赋形已较少见。从整体来看，煎方和煎膏方的发展以沿袭前人为主，但药方中对药物状态的描述更为细致，药末是"细末"，膏分稀稠，如"稠膏""稀饧"。只有个别膏方和煎方在制作工艺上往前迈了一小步——细致的取汁步骤、冷却工序、"滴水成珠"的收膏标准和以"一料"为单位。以上这些对明清的膏滋方发展有重要的意义。

③内服膏方可作药用和食疗。祛疾者，有治一切气、痰饮、小儿诸疾等，补虚者，有治诸虚、补精髓、延年益寿等。

四、膏滋为补渐成风（明清时期[1]）

明清时期是膏方分化和膏滋方诞生，快速成长，渐趋成熟的阶段。在这个时期，我们可以较为清晰地看到成药膏方、膏滋方、一般煎膏三者各自的特性。煎方的内涵在煎膏方中愈发显现，而"煎方"这一剂型则逐渐式微。

（一）成膏力大兼滋补

自唐以来，内服膏方（主要是成药膏方）从以疗疾为主往补益方向拓展；元代，膏方又进入了食疗的范围。及至明代，补益滋润正式被医家认为是膏方的疗效特点之一。

> 膏：熬成稠膏也。药分两须多，水煎熬宜久。渣滓复煎数次，绞聚浓汁，以熬成尔。去久病用之，取其如饴，力大滋补胶固，故曰：膏者，胶也。
>
> 可服之膏，或水、或酒随熬，滓犹酒煮饮之。可摩之膏，或油、或醋随熬，滓宜捣敷患处。此盖兼尽药力也。（《本草蒙筌·总论·五用》）[30]16

经过前面几个时期的发展，煎方的形态越发突显膏状特点。从陈嘉谟以上两段话不难看出，这应该是关于"煎膏"最早的描述，是膏方、煎方二者相互融合的重要标志。因此，我们认为，在《本草蒙筌》之后，膏是煎膏，能润泽与滋润，内服滋补养生、疗疾治病的功效和作用日益引起人们的重视。此书之后，内服膏方日益与猪脂（动物油脂）、糊状物，与按摩、外用膏方"划清界限"。

"熬成稠膏"指膏方的最终形态为浓稠膏状，而且是通过熬制而成。

---

1 指公元1368年（明太祖朱元璋登基）至公元1912年（清末代皇帝溥仪退位）。

  "药分两须多"可作两种解读：一指用药总量多，即中药味数可能不多，但每味饮片的分量须多。二指中药味数须多，药量亦数倍于常用剂量。总之，膏方用药量大是有别于其他方剂的特点之一。"水煎熬宜久"是在"药分两须多"的基础上延伸，正因为药量大，用水长时间熬制有助于药物有效成分充分析出。"煎熬久"在唐代《备急千金要方》用以养生的黄精膏方、茯苓膏方中已使用，至此才纳入到制膏之法中。"渣滓复煎数次，绞聚浓汁，以熬成尔"也是由于药量大，水煎一次不足以将有效成分完全提取，必须反复加水煎浓再合熬，以尽药效，以成膏形。先贤对药滓的利用早已有之，如《武威汉简》治百病膏药方条："其宰（滓）捣之，丸大如赤豆。心寒气胁下恳（痛），吞五丸，日三吞。"《本草经集注·序录上》："若是可服之膏，膏滓亦堪酒煮稍饮之。可摩之膏，膏滓即宜以薄病上。"《备急千金要方》的枸杞煎、地黄煎及《圣济总录》的天门冬煎方均三度研汁煎煮。"复煎数次"的提出，是工艺上的继承，更是经验上的总结。其后明代孙志宏[1]的《简明医彀》更为详细地说明何谓"渣滓复煎"，3次药汁的处理顺序和方法相当明确，能看出脱胎于宋金元时期煎方的三煎工艺。

  炼膏法 止嗽、益金诸膏，新砂锅煎首汁，滤渣煎二汁，再煎三汁；麻布绞去渣，滤第三汁，入锅煎减半，入二汁，又减半，下首汁熬。入糖蜜，慢火收稠，倾碗中，坐水内一周，每半杯，重汤顿温服。（《简明医彀·总论制度诸药法》）[31]23

---

1 孙志宏，明代医家。字克容，别号台石。钱塘（今浙江杭州）人，侨寓盐城（今属江苏）。祖萝椿、父桂岩皆以儒兼医，桂岩尤以医术著名于嘉靖、隆庆（1522—1572）年间。志宏幼业科举，长而专医。行医五十余年，临证审慎。晚年感于医籍纷繁，虽有纂本，每多挂漏，因搜辑古今方书，结合家传及所验心得，编撰《简明医彀》八卷（1629年）。现存崇祯三年（1630）刻本及多种明清版本，1984年人民卫生出版社出版点校本。

"取其如饴"，一方面是用饴糖形容稠膏黏着之状，由此亦可知如饴、如饧、如粥、如稠膏皆是对黏着之状的描述，在没办法用含水量测量的古代，以上具有"生活化"名词是古人对制剂的理解与体会；另一方面是用饴来说明具有补益之性。"久病"一可指病程长，疾病深入到经络、脏腑，大量损伤人体的气血津液（正气），造成虚弱；二可指体质状态，人体虽没有明显的不适，但体质却已有明显的偏颇。因此，"力大滋补胶固"的膏适合"去久病"，成起沉疴之功，达补虚损之用。从现代膏滋方的角度看，在方中起"滋补胶固"作用的，一是能补益的中药饮片；二是用于收膏的胶类；三是用于和味收膏的饴、糖、蜜；四是贵细药料。对照陈氏之论，关于组方的这4点尚未论及。因此，陈氏所指的"力大滋补胶固"，似更倾向于针对"膏"这一剂型的性状而阐发的。

上述数点合于一方，才能算得上具有补益功效的膏方。

"可服之膏，或水、或酒随熬……可摩之膏，或油、或醋随熬"，除了阐明内外膏方的溶剂辅料有所不同外，还将两者彻底清楚地分离。陶弘景《本草经集注》中"合膏"用油脂、苦酒，此处用油、醋煎熬的膏属于外用一类。内服膏用水、酒熬，配方用药必须要考虑利于药剂成形的问题。

陈嘉谟的《本草蒙筌》成书于明朝中叶（1559～1565年间），陈氏的这些观点，为后来的《寿世保元》《炮炙大法》《寿世青编》《先醒斋广医学笔记》《冯氏锦囊秘录》等所沿用。

两仪膏

【主治】精气大亏，诸药不应，或以克伐太过，耗损真阴。凡虚在阳分而气不化精者，宜参术膏；若虚在阴分而精不化气者，莫妙于此。其有未至大病而素觉阴虚者，用以调元，尤称神妙。

【处方】人参半斤（或四两） 大熟地一斤

【用法】上二味，用好甜水或长流水十五碗，浸一宿，以桑柴文武火煎取浓汁。若味有未尽，再用水数碗煎渣取汁，并熬稍浓，乃入磁罐，重汤熬成膏，入真白蜜四两或半斤收之，每以白汤点服。若劳损咳嗽多痰，加贝母四两亦可。(《景岳全书·卷五十一·补阵》) [32]1186-1187

　　参术膏

　　【主治】中气虚弱，诸药不应，或因用药失宜，耗伤元气，虚证蜂起，但用此药补其中气，诸证自愈。

　　【处方】人参　白术等分

　　【用法】用水煎膏，化服之。一方用白术一斤，人参四两，切片，以流水十五碗浸一宿，桑柴文武火煎取浓汁，再用重汤熬膏，入真白蜜收之，每以白汤点服。(《景岳全书·卷五十三·补阵》) [32]1244

　　除《景岳全书》外，《摄生总要》也记载了一些膏方，如龟鹿二仙膏[1]、十珍膏[2]、二冬膏[3]、杞圆膏[4]、参术膏[5]、玄及膏[6]等。在明代，此类成药膏方在数量上并不算多；均用相对大剂量的药制成，药味多则10味左右，少则只用1～2味；有清膏，亦有用蜜收膏；较少用胶；有用贵细药料如人参，与其他饮片一同煎煮或另处理再加入；疗效多有滋补治虚损，适应证相对单一，病证相符的人群可服用。另外，"去火毒"这一工序也传承下来，如《寿世保元》的天池膏："收入瓷罐

1　龟鹿二仙膏处方：鹿角、龟板、枸杞子、人参。主治：虚损精极者，梦泄遗精，瘦削少气，目视不明等证，久服大补精髓，益气养神。

2　十珍膏处方：生地、当归身、白芍、知母、牡丹皮、地骨皮、天冬、麦冬、人参、生甘草。主治：滋阴降火，养血清肝。

3　二冬膏处方：天冬、麦冬、蜜。主治：清心润肺，降火消痰。

4　杞圆膏处方：枸杞子、圆眼肉。主治：补脾养心，滋阴益阳。

5　参术膏处方：白术、人参、薏苡仁、莲肉、黄芪、白茯苓、神曲、泽泻、甘草。主治：虚弱之人，脾胃亏损或胀或泻。

6　玄及膏处方：五味子、白蜜。主治：火嗽梦遗精滑，更能强阴壮阳。

内，用水浸三日，去火毒。" [33]220-221

在清代，清宫医学文献中集中了一定量的膏方，主要是成膏和一般煎膏。如《清太医院配方》总收录425方，膏方37个，煎膏方13个，均是成药膏方，可作疗疾或补益之用，分属咳嗽门、妇科门、小儿门、补益门、杂治门，其中补益门有7方。

> 党参膏：此膏大补元气，开心益智，添精神，定惊悸，通血脉，破坚积，治虚劳内伤，身热心烦，头痛恶寒，懒言恶食，脉洪大而虚；或阳虚自汗，多梦纷纭，或气虚不能摄血；或泻痢脾虚，久不能愈，一切清阳下陷，元气不足之症，皆能治之，效难尽述。每服三、五钱，用白开水冲服，或合丸药，或入煎剂，随症加入皆可。[34]206
>
> 黄芪膏：此膏专主补中益气，调荣固卫，外止阳虚自汗，内托痈疽不起，四肢无力，气虚下陷，男子遗精便血，妇女崩漏带下，痰嗽虚喘，形体羸弱，妇老幼一切气虚不足之症，皆可常服；久服自然骨壮身强，添精益髓，虚症悉退，精神日增。或入煎剂，或用修合丸药，或单用白开水冲服俱可。[34]207
>
> 老鹳草膏：主治男妇一切风湿之症，筋骨不舒，手足疼痛，皮肤作痒，通经络，活血脉。用之或熬水熏洗，或和丸药入汤剂，或调入酒内服之皆可，其效尤速……用水煎透，炼蜜成膏。[34]267

这些药方再次体现了成药膏方使用的灵活性，既可单独使用（外用亦可），也可作为其他剂型的一种药料。

显然，无论是制作工艺还是用药考量，此时的内服膏方已经深深地打上了煎方的烙印，原本属于煎方的内涵已经融入到煎膏方当中。

（二）膏滋成熟具方略

明清时期，由于多个因素的共同作用，膏滋方在江南地区得以迅速发展。江南独特的风土地理、人文、经济等培育了适合膏方成长的土壤。一方面，江南是我国明清时期的经济"引擎"，经济发达，甚至还产生了资本主义萌芽。明末清初思想家、政论家唐甄在《潜书》中说："吴南诸乡，岁有百十万之益。是以虽赋重困穷，民未至于空虚。室庐舟楫之繁庶，胜于他所，此蚕之厚利也。"另一方面，江南地区四季相对分明，但凡手中有余钱，人们对于身体和健康的投资便不会少。一料膏滋无论是药量还是制作，所资必高于一般的膏汤散丸，富庶的地区经济也成了膏滋方发展的历史推手。

有研究者认为，膏滋方在江浙一带备受青睐是受儒门学说与医学结合的推动。明末清初在江浙一带兴起的命门学说及其流派，其思想源头是宋明理学对太极阴阳的阐发。"在谁为君主之官的论争（主心论和主肾论）中，命门逐渐占了上风，至少在宋代学说已经基本确立，明代后期正式移植于传统医学。"[35]元明时期，朱丹溪、薛己、赵献可、李中梓、张介宾、孙一奎等命门学说的创建者、推动者，长期行医于江浙一带，其学术思想也在江浙一带产生影响。"江南肾命学派的理论将《内经》的'秋冬养阴''肾藏精''藏于精者，春不病温'等观念融合到命门学说中，冬令进补的思想在命门学说的基础上得到深一层次的发挥；医家又将适宜滋养的膏状内服剂型应用于冬令进补，膏滋方由此兴起。"[13]膏滋方在冬令服用这一大特点，是成药膏方、一般煎膏所无的。

另外，中医很早就认识到动物药对人体有滋润补益的功效，经过历代临床实践和医学理论的深化，到了清代，众多医家对动物类药的补益功效更为推崇，常称其为"血肉有情之品"。如叶天士[1]在《临证指南医案》中提出阿胶是"血肉有

1　叶天士，生于清康熙五年（1666），卒于清乾隆十年（1745）。

情之品，滋补最甚"，吴鞠通[1]善用血肉有情之品治疗虚损性疾病。无论是从形态、凝练的精华物质还是补益滋养的角度，血肉有情之品中的胶类和动物脊髓类药与膏滋方正相宜。在清代的膏滋方中，胶类和动物脊髓类药虽不是必备药料，却也是常用药。

成药膏方的适用性相对较广，往往列于医方书中。而膏滋方是个性化的膏方，一方只合一人，所以更多见于医案著作。宋以前以搜辑方书为风，明代至清初，大量名医验案涌现，为膏滋方的经验积累打下了基础。

"膏滋"一词，最早殆见于康熙年间刊印的《冯氏锦囊秘录》[2]。

> 锦囊新定痨嗽膏滋药方：心肺脉俱洪大有力者，宜之。
>
> 熟地十两　生地五两　丹参三两　丹皮三两　薏苡仁六两　地骨皮二两　紫菀二两　款冬蕊二两　牛膝三两　麦冬四两　姜炭六钱，白蜜六两，另炼入药。以上用清水煎，取头汁，二汁，去渣，慢火炼成膏滋，入后药，并炼蜜，收入瓷器中藏贮。白茯苓三两，研净末川贝母去心，二两四钱，研净末二味并炼蜜，收入前膏，每食远，白汤化服五钱，日三服。（《冯氏锦囊秘录·杂症大小合参》）[36]319

我们对此方作如下解读：①此处明确提及"膏滋药"方，却未言明服用的季节。当然这可以有两种解释，一种是膏滋药有约定俗成的服用季节，当时的医

1　吴鞠通，生于清乾隆二十三年（1758），卒于道光一十六年（1836）。
2　作者冯兆张，字楚瞻，清代医家。浙江海盐人。13岁学医，从师访道10余载，以医名于两浙等地。冯氏历时30余年，汇选各家精要，结合己见，著成此书。冯氏在学术上继承明代薛立斋等温补学说，推崇赵献可之命门理论，且善于化裁古方。本书自清康熙年间问世以来，在国内广为流传，仅康熙年间便刊刻数次。本次整理选用清康熙四十一年壬午（1702）刻本为底本。

家、患者都知道，就不用写出来；另一种是膏滋药并没有固定的服用季节，在那个时候已经作为慢性病的调养剂型，为了减少疾病的复发、预防急性加重，便于长期服用。主治"痨嗽"，可见是针对久病慢性咳喘而设。②此膏滋药方包含贵细药料，如"川贝母，去心二两四钱，研净末"；包含中药饮片，如全方药料合计约16味；包含收膏、矫味药料，如"白蜜（六两）"。细料、饮片、收膏、矫味药料等现代膏滋方的主体成分基本齐全。③熟地、生地等11味中药饮片（细料、收膏、矫味药料除外）合计40两6钱，此方饮片约重2 kg[1]，用量上也与现代膏方相近。④"以上用清水煎，取头汁、二汁，去渣，慢火炼成膏滋""白茯苓三两，研净末，川贝母，去心二两四钱，研净末，二味并炼蜜，收入前膏"，这样的煎煮工序和现代膏滋方的制作已经大致相同。⑤"白蜜（六两）另炼入药"，对蜂蜜的加工处理，说明古人已经认识到糖类需要经过炼制方可入膏方，否则容易出现"返砂"的情况，影响膏方的品质和贮存。

清代医家孙廷问[2]、孙采邻[3]父子俩的医案中均记载了膏滋方，前者少而后者多，从一个侧面窥见膏滋方的临床应用不断增加，"膏滋"的含义在当时也并不唯一。

　　　汪道彰，左尺虚浮，肾阴不足，左关弦涩，肝阴亦亏。岂无津液？百脉之灌溉偏迟，非不持行一身之运动，实苦有时火浮于上而下独嫌寒，有时热郁于中而外反觉冷。阳无阴而何附？重补自在肝肾，阴非阳而不生，厚

1　按照1两=16钱，1钱=3 g换算，下同。

2　孙廷问（生于清雍正五年，即1727年，卒年不详），字雨香，号我舟，是一位活跃于乾隆、嘉庆年间的医家，著有《寸心知医案》一书。

3　孙采邻（生于清乾隆三十年，即1765年），字亮揆，又字竹亭，祖籍崇川（今江苏省南通市）。孙氏早年随父习医，后行医于苏州，虽卒年不详，但书中载其"寿登八秩"可知享寿80有余，是一位活跃于乾隆末年、嘉庆、道光、甚至是咸丰年间的医家，著有《竹亭医案》。

培又在脾胃。防党参_{四两}　於术_{四两土炒}　嫩黄芪_{四两}　大生地_{四两}　枸杞子_{三两}　山萸肉_{三两酒炒}　炒芡实_{三两}　归身_{三两酒炒}　杜仲_{三两炒}　续断_{三两炒}　砂仁肉_{两半}。诸药并和长流水浸一昼夜，照法煎三次，滤净取浓汁，另用猪脊髓_{六两}煮糜澜滤净汁，冲入药汁内搅极糊，文武火熬成膏滋，加炼蜜少许同收亦可。空心隔汤炖温五六钱，开水漱口。

上案是《寸心知医案》中唯一一个膏滋方医案，在煎服法处现"膏滋"一词，相关煎服法也与现代膏滋方制作有相似之处，兹分析如下：①脉案：此案约百字，重在医理分析和治法阐释而轻病证描写，"有时火浮于上而下独嫌寒，有时热郁于中而外反觉冷"，据此可知患者汪某常有上热下寒、内热外冷的情况，可并见怕冷、膝关节冷，口咽干苦、渴欲饮水等矛盾症候群。"左尺虚浮，肾阴不足，左关弦涩，肝阴亦亏"，据此可知患者的病机要点为肝肾阴虚。"重补自在肝肾，阴非阳而不生，厚培又在脾胃"，据此可知孙氏立法处方既着重于滋补肝肾也重视补益脾胃。②方药：此案以中药饮片为主，缺贵细药料，收膏药料为猪脊髓。"加炼蜜少许同收亦可"，据此可知炼蜜可做收膏药料之用，是否有矫味之能则存疑。中药饮片计11味，重35两8钱，换算后重约1.7 kg，此处用量较现代膏滋方为少，且药物多以单纯补益为主。③煎服法："诸药并和长流水浸一昼夜，照法煎三次，滤净取浓汁"，据此膏方需时间浸泡达24小时、反复煎煮达3次、过滤后得清膏的流程已清晰可见。"另用猪脊髓_{六两}煮糜澜滤净汁，冲入药汁内搅极糊，文武火熬成膏滋，加炼蜜少许同收亦可"，据此可知此案是以猪脊髓、炼蜜进行收膏。猪脊髓为血肉有情之品，既可以作收膏之用，又契合患者病机，能补益真阴。④此案末尾"膏滋"二字，既可作膏滋方解又可作剂型形态解。

《竹亭医案》为孙采邻所著，共九卷，其中内科杂病（包括少量外科病例）六卷，女科三卷，杂症六卷，共列医案471则。虽未专设膏方章节，但相关治验散见于上述各卷且多明言为膏滋方。在相关案例中，患者基本信息、脉案、方药、煎服法等内容甚至是随访反馈均十分详尽，是目前已知较早详细记录膏滋方治验的著作，较业界熟知的《张聿青医案》成书时间更早。仔细分析个中案例的共性，将有助于我们正确认识膏滋方。

内侄陆玉符[1]，年十八岁，丙寅冬[2]。风疹八载，不时举发，发则肤热燥痒，色红块现，头面遍身以及手足俱有，甚至小腹疠痛，脉象浮弦，治宜凉血疏风。小生地四钱　粉丹皮一钱半、酒炒　当归一钱　赤芍一钱半、炒　苍耳子一钱半、酒炒　秦艽一钱半　防风一钱半　白蒺藜四钱。[3]

膏滋方：脉右寸虚浮，左关、尺虚濡。卫气不固则易于冒风，营血不充则血热生风。外风与内风相召，肤热痛痒，风疹随起。所谓风独不利于血热之人者，良有以也。治宜固表养血，血行风自灭。生黄芪四两　制冬术三两　防风二两　大生地五两　元武板五两、炙　制首乌四两　丹皮二两、炒　黄明胶六两、熔化　白蒺藜二两、去刺、酒炒　苍耳子二两、酒炒，当归二两　荆芥穗二两　制香附三两　白芍药二两、炒。上药十四味，内黄明胶待膏将成时敲碎同煎熔化。其法用长流水如法煎膏，收膏时量加炼白蜜和匀，磁器收贮。每晨用五六钱，少加滚水调和，隔汤炖服。此方据述服二三料，风疹全瘥，多年未发。庚午秋复定膏方，记后八十五页内，可检阅。

内侄陆玉符膏方[4]。素有风疹，每发必腹痛，服余嘉庆丙寅年膏滋方颇合。今停药已久，而风疹偶发，来势甚轻，不过一潮即止，非向之发时坐卧不安可较也。今于庚午[5]九月五日复诊，案云：证脉合参，肝阴有亏，肾水

1　此案系《竹亭医案·卷二》案14。

2　清嘉庆十一年，即1806年。

3　余下数诊治验从略。

4　此案系《竹亭医案·卷二》案24。

5　清嘉庆十五年，即1810年。

不足，此风疹之所以有年也。宜以壮水以滋木，养血以润燥，而补气之品亦不可少也。益气有生血之能，血无扶气之力也，是又在乎用药者……西党参五两　生黄芪四两　大熟地六两　当归二两、酒洗　炙鳖甲五两　黄明胶六两　白蒺藜二两、酒炒　丹皮二两、酒炒　木瓜二两　云茯苓二两　炙甘草一两半　陈皮一两半。上药如常法煎膏，每服五钱，清晨隔汤炖服。如膏厚，稍和开水调服。此膏服后，风疹未发。[37]80-82, 92-93

就清代文献而言，《竹亭医案》虽不是最早提出"膏滋方"一说的专著，但其对于该剂型的记载是比较全面的。"膏滋方"一词见于此案正文处，并列脉案、方药、煎服法及随访反馈于后。以上两案分别为患者陆某在1806年、1810年2个诊次的就诊记录，兹分析如下：①据患者病史信息可知，其为年轻男性，罹患慢性荨麻疹多年，急性发作时可波及颜面与四肢，甚至还会出现腹痛。孙氏在先使用凉血疏风的汤药治疗取效后，后以膏滋方巩固疗效、减少复发。②脉案："卫气不固则易于冒风，营血不充则血热生风。外风与内风相召"，可知孙氏认为患者的病证特点为表里同病，卫气失于固护而表虚，血虚热盛而风邪内生，这是导致内外合病、诱发疾病的原因。"治宜固表养血，血行风自灭"，孙氏为膏滋方拟定益气固表、养血活血凉血的方法，较之汤剂的治法，更重视表虚卫弱对于患者病证的影响。③方药：前案的中药饮片（除收膏药料黄明胶、蜂蜜）计13味，重38两，换算后重约1.8 kg；后案为前案的续诊，饮片（除收膏药料黄明胶）计11味，重33两，换算后重约1.5 kg。两案荆芥穗、蒺藜、防风、苍耳子等药物的使用说明孙氏既重视益气养血也重视祛风止痒专药的使用，蕴含"托透""补托"之义，膏滋方虽能补益气血但并非只为滋补而设。后案使用陈皮达1两8钱，应为有助于膏滋方消化吸收而设。"内黄明胶待膏将成时敲碎同煎熔化"，黄明胶为血肉有情之品，上述两案既用之收膏又取滋阴养血之效。两案使用单胶收膏，均用6两，按上述规则换算后计288 g，用量与现代膏滋方相近。④煎服法："其法用长流水如法煎膏""内黄明胶待膏将成时敲碎同煎熔化""收膏时量加炼白蜜和匀",按照什么工序煎煮,如何使用胶和蜜,医者和药工、制作方之间已有一定的默契和规定。炼蜜酌情加入既是作调和诸药之用又是作收膏之用,至于是否具矫味之效仍无法确认。"每服五钱""每晨用五六钱",说明患者应在早晨服用膏方,每次量约15 g。⑤两案有脉案、方药及煎服法等核心信息,且患者姓名、病证、年龄、订膏时间等基本信息详尽。两诊脉案简短,均不足百字,重病机阐释与分析,轻症状描述;重治则治法,而无祝福语等信息。

> 煎膏加蜜成规:凡药一两,煎膏三钱。每膏一两,加白蜜二钱。此成规也,如少煎膏薄则药味不及,多煎则太过。蜜加或多或少又非所宜,取中和之道,庶与病相符。方内倘有现成胶(如阿胶、龟胶之类),不在此数内算之。嘉庆十八年[1]癸酉岁竹亭定。[37]661-662

孙氏专列"煎膏加蜜成规"一栏,于此处不仅谈了煎膏中的蜜用量,也谈及与膏方煎煮相关的一些问题:①"凡药一两,煎膏三钱。"孙氏应该是在与药工充分交流后提出,一两中药饮片约能产出三钱膏方,出膏率在20%上下;"每膏一两,加白蜜二钱。"一两煎膏约添加十分之一计重的蜂蜜用以和匀,加入蜂蜜应蕴含调和诸药、赋形收膏的作用,或也有矫味方面的考量。举例而言,膏方中如果饮片计重40两的话,约能产出8两的清膏,可酌情加入约1两的蜂蜜。②"如少煎膏薄则药味不及,多煎则太过。"膏方的煎煮次数对于主方、个中饮片功效的发挥具有重要的影响,对中药饮片反复煎煮3次、滤渣后进一步煎煮浓缩,先后合计煎煮4次已是那个时代医家间的共识。③"蜜加或多或少又非所宜,取中和之道,庶与病相符。"蜂蜜,虽能益气养阴、补益气血、滋养肺脾,又能

---

1 1813年。

调和诸药，但是入膏方的前提仍是与患者的病机、病证相符，如果滥用常会诱发新的问题。④"方内倘有现成胶（如阿胶、龟胶之类），不在此数内算之。"阿胶、龟甲胶、鹿角胶、黄明胶等胶类常在最后时加入，不经历多次反复煎煮和浓缩的过程，因此"不在此数内算之"。

　　海盐周玉如[1]，年二十岁。病起于嘉庆二十一[2]年冬间，楼下潮湿，睡处褥下俱湿。至次年春，移于楼上而卧，近于窗，又为风寒所侵。春间自觉胸前胀闷，已后心窝下，歧骨间[3]起一梗，如指粗，长约四寸，不动不痛，累月经年。至己卯春，天明胸前作胀，食后胸闷，闷则气紧，必得嗳气稍松。夜间侧睡于左则腹中时响，若睡于右则不响。病脉合参，脉象虚细兼滑，痰湿交阻，凝滞脘中，结郁成条，有时微疼，按之如长竿，似属伏梁之征也。症经三载，沉疴积岁，先议调中顺气治其标，再商治本，第匪朝伊夕之功也。西党参二钱　焦冬术一钱半　干姜七分　炙甘草六分　制首乌三钱　炙鳖甲三钱、炙　沉香六分、切片　淡茱萸三分　新会皮一钱半　广藿梗一钱半　加代赭石三钱。

　　三年之疾，药投四十余剂而收全功。继以膏滋方调理，兼治梦泄，最善。炙黄芪五两　西党参六两　大熟地八两　山药四两、炒　山萸肉三两　菟丝子三两　白茯苓二两　陈皮一两半　炙甘草一两半　广木香一两半　左牡蛎五两、块　砂仁一两半　益智仁二两。上药十三味，用常流水如法煎膏，先文后武，煎至滴水不散，收膏时入饴糖四两和匀，不可加蜜。每服六钱，清晨滚水烊化，燉热服之。膏成须退火气三日，服之可也。[37]471-475

　　上案解读如下：①患者周某深受湿邪所苦，迁延不愈逐渐形成了"痰湿交

1　此案系《竹亭医案·卷六》案5。

2　1816年。

3　人体解剖学上指两侧肋骨下缘与剑突形成的凹陷，俗名人字骨下。

阻，凝滞脘中"的病证困局。孙氏以"调中顺气"为法，给予理气化痰等汤药约40剂而使瘤疾得到明显缓解。此时不再使用汤药而以膏滋方固本培元，巩固疗效，兼治梦遗。②在膏滋方饮片中，既有黄芪、党参、熟地、山药、山萸肉、甘草等药物补益脾胃以绝痰湿，又有菟丝子、益智仁，牡蛎、木香等固精缩尿、化痰软坚等药物治疗梦遗和痰湿余邪。"不可加蜜"，此案明言不可使用蜂蜜，也未用阿胶、鳖甲胶等血肉有情之品，恐是为防痰湿复起。不难发现，此时熬制膏滋方，胶糖不是膏滋方中的固定项目，其用量也常需要视患者病情、病证、病机而酌定。③煎服法："先文后武，煎至滴水不散，收膏时入饴糖四两和匀。"饴糖是膏滋方中的收膏药料，需在浓缩至滴水不散的时候加入并搅拌均匀。④在宋金元时期已提到"去火毒"，是从道教炼丹术而来，而"膏成须退火气三日"，则承接了宋代的工序，也相当于现代膏滋方装膏、凉膏工序。明清以来，给膏方退火气有不同方式，亦不离前人之法，如坐水中、埋土中、悬井中数日等。

纵观《竹亭医案》中膏滋方有如下特点：

①药量大。如卷二案14，汤药处方："小生地四钱，粉丹皮一钱半、酒炒，当归一钱，赤芍一钱半、炒，苍耳子一钱半、酒炒，秦艽一钱半，防风一钱半，白蒺藜四钱。"含饮片8味，重约1两（16钱半），而膏滋处方："生黄芪四两，制冬术三两，防风二两，大生地五两，元武板五两、炙，制首乌四两，丹皮二两、炒，黄明胶六两、熔化，白蒺藜二两、去刺、酒炒，苍耳子二两、酒炒，当归二两，荆芥穗二两，制香附三两，白芍药二两、炒。"饮片（除黄明胶）计13味，计重38两，膏滋处方的用量是汤药处方的近40倍。再如卷六案5，汤药处方："西党参二钱，焦冬术一钱半，干姜七分，炙甘草六分，制首乌三钱，炙鳖甲三钱、炙，沉香六分、切片，淡茱萸三分，新会皮一钱半，广藿梗一钱半，加代赭石三钱。"饮片11味，重约1两（16钱6分），而膏滋处方："炙黄芪五两，西党参六两，大熟地八两，山药四两、炒，山萸肉三两，菟丝子三两，白茯苓二两，陈皮一两半，炙甘草一两半，广木香一两半，左牡蛎五两、块，砂仁一两半，益

智仁二两。"饮片（除饴糖）计13味，计重44两，膏滋处方的用量是汤药处方的40倍以上。由此可知，膏滋处方较之汤药处方药味多、用量大，重量更是汤方的数倍、十倍甚至数十倍。

②煎煮久。"如少煎膏薄则药味不及，多煎则太过""上药十三味，用常流水如法煎膏，先文后武，煎至滴水不散""其法用长流水如法煎膏"，据此可知膏滋方的煎煮常需要使用大量的水，即"长（常）流水"或"宽水"。反复煎煮的次数不能太少也不能太多，煎煮次数太少常无法充分发挥药物的功效，过多又容易造成不必要的浪费。借助文武阴阳二火相济、多次煎煮，达到滴水不散的程度方可。

③治久病。卷二案14、案24陆某，为慢性荨麻疹患者；卷六案5周某，系痰湿缠身3年、遗精常作的患者；卷三案18[37]150-154王兰谷太亲翁，是中风后遗症的患者；卷四案20[37]244张某，为罹患慢性胃肠炎已有3载的患者；卷五案45[37]378-380朱某，是慢性失眠的患者；卷六案32[37]505-506叶卓卿，乃祖梅坡翁系八十岁长者大病痊愈后，需要调理的患者；女科卷一案78[37]661-662张敬斋室人[1]，系久病不孕的患者；女科卷三案5[37]782-787郑惕庵乃室，系产后身热发厥危症康复期后的患者。据此可知孙氏常将膏滋方用于慢性病、危重症康复期的治疗。"继以膏滋方调理，兼治梦泄，最善"[37]244"诸证咸安，继以膏滋方调理收功"[37]150-154等文字无不说明膏滋方能扫荡余邪、固本培元，用以巩固疗效、减少复发尤为适宜。

④能补益。就卷二案14、案24而言，膏滋方中除蒺藜、荆芥穗、苍耳子等具有祛风止痒功效药物外，重用黄芪、党参，熟地、黄明胶、鳖甲、龟甲等益气养血、滋阴润燥之品，与脉案中"治宜固表养血，血行风自灭""宜以壮水以滋木，养血以润燥，而补气之品亦不可少也"等文字相呼应。就卷六案5而言，膏滋方中除木香、陈皮、砂仁等理气化痰祛湿的药物外，重用黄芪、党参、熟地、

1　室人，泛指家中的人，此处指妻妾。

山药、饴糖等补益脾肾气血的药物，应是从滋养脾肾以绝痰湿生化之源来考虑。综观书中相关膏滋治验，或益气，或养血，或气血同调，以此为基础，根据患者具体病证，体现"托补""补运"之法。

⑤促运化。除卷二案 14、女科卷一案 78 外，卷二案 24、卷三案 18、卷四案 20、卷五案 45、卷六案 5、卷六案 32、女科卷三案 5 等含膏滋方治验中均大量使用陈皮、砂仁。陈皮多注明为广陈皮或者新会皮，常用量为一两半，约 60 g，且多与阿胶、龟甲胶、黄明胶等胶类搭配使用，以健运脾胃，制胶类滋腻，达到促运化吸收、"补而勿滞"的目标。

⑥辨胶糖。案中"内黄明胶待膏将成时敲碎同煎熔化"（卷二案 14），"量加炼白蜜收膏"（卷三案 18），"再将龟、鹿二胶和入烊化调匀"（卷四案 20），"煎至滴水不散，收膏时入饴糖四两和匀"（卷六案 5），"阿胶打碎投入"（女科卷三案 5）等文字无不说明龟甲胶、鹿角胶、黄明胶、阿胶等胶类与蜂蜜、饴糖在膏滋方中作收膏之用，常在浓缩的时候加入，既可赋形收膏又能发挥补益功效。"取中和之道，庶与病相符"，胶糖无固定之范式，多辨证使用，酌情加入，这与现代膏滋方的用法有很大不同。

⑦三要素。在孙氏相关膏滋治验中，脉案、方药、煎服法等 3 部分内容为核心要素。其中，患者姓名、病证、年龄、订膏时间等信息写于脉案之前，脉案文字多言简意赅，重病机阐释与分析，轻症状罗列，说明对患者的情况已经十分了解，且复方需要长期服用，准确把握病机更有助于遣方用药；重立法原则，不赘祝福之语。方药多在 13～15 味之间，党参、黄芪、熟地、山药、山茱萸、首乌等为常用之品，据此可知孙氏在立法处方时重气血、重脾肾，多从这两个方面予以考量。煎服法由煎煮信息、服用方法等共同构成，如"上药十三味，用常流水如法煎膏""量加炼白蜜收膏""候膏将成，入玄武胶、脊髓再煎，至烊化和匀""先文后武，煎至滴水不散""用磁器收贮，置井水盆内退火气一宿"等文字为煎煮制膏信息，是反复煎煮、浓缩、收膏、凉膏等工序的体现。如"每晨空心

服五六钱""清晨滚水烊化，热服之""隔汤炖温服或和滚水冲服，橘饼汤过口亦可""服五六钱，冬至后或七八钱亦可"等文字则为服药医嘱信息，早晨、空腹、每次约 15 g，开水熔化后服用等信息已有明确的记载。值得注意的是，膏方在气温逐渐寒冷后，需逐渐加量服用，以及用橘饼汤送服等颇具特色的处理技巧，充分说明孙氏已经积累了一些与膏滋方相关的用药经验。

透过对《竹亭医案》的解读，我们不难看出，尽管"膏方""膏滋方"在此书中常出现混称的情况，但"膏滋方"一词已经作为专属名词出现。也就是说，无论医家、业界，还是患者、民间对于"膏滋方"已有相应的理解与认识。从医者、药工的角度来看，膏滋方常具有形式上的"三要素"，立法处方、遣方用药上的"药量大""能补益""促运化""治久病""辨胶糖"，煎煮工序上的"煎煮久"等特点；从患者及其家属的角度来看，该剂型能固本培元，有助于患者的康复，巩固疗效，预防复发。综上所述，我们推测最迟不晚于 18 世纪末（即清乾隆末年至嘉庆初年），膏滋方这一剂型已经在江浙地区尤其是苏州地区逐渐流行。

清末医家张乃修[1]所著的《张聿青医案·卷二十》为膏方医案专章，案例合计 27 则，除案 18 薛无标示外，共计左（男性）12 例，右（女性）14 例。下面选取个别医案详细解读。

> 王左　劳伤中气，火载血行，血从上溢，失血成杯而至。治以清理胃气，和营降火，血得循止。然一涉劳勘，又复带红，此络未坚固，中气未复，故一经火动，血即随之。拟益其中气，清其肺脏，补其肾水，中气足则火莫能犯，肺气清则木不妄动，肾水足则火有所制矣。炙绵芪二两　炙生地五两　茜草炭一两　赤白芍各八钱　泽泻二两　西潞党参三两　龟甲心刮去白，

<hr>

1　张乃修（1844—1905），字聿青，号且休馆主，江苏无锡人，活跃于清朝同治、光绪年间，曾在无锡行医 30 余年，后旅居上海 10 年。《张聿青医案》由其门人吴玉纯等收集整理编次而成，成书于清光绪二十三年（1897）。

炙，五钱　川石斛四两　炒黑丹皮一两　制西洋参二两　炒牛膝三两　生山药四两　生扁豆衣四两　炒麦冬二两　川贝母二钱　茯苓神各二两　真阿胶二两，溶化，冲入　上药共煎浓汁收膏，每晨服一调匙。[38]545-546

此案解读如下：①脉案："益其中气，清其肺脏，补其肾水。"点出立法处方针对气阴两虚、虚火灼肺而设。②方药：既有生地、茜草炭、赤芍、牡丹皮、牛膝等凉血之药，又有黄芪、党参、石斛、山药、西洋参等气阴双补之药，体现了剿抚兼施的原则。方药由饮片、阿胶组成，中药合计19味，重40两5钱，换算后约2 kg。阿胶与饮片之间的比例约为1∶20。③煎服法：煎法写的相对简略，"每晨服一调匙"与现代膏滋方的服法相一致。

鲍左　自幼即有哮咳，都由风寒袭肺，痰滞于肺络之中，所以隐之而数年若瘳，发之而累年不愈。今则日以益剧，每于酣睡之中，突然呛咳，由此而窹，窹而频咳，其咯吐之痰，却不甚多。夫所谓袭肺之邪者，风与寒之类也。痰者，有质而胶粘之物也。累年而咳不止，若积痰为患，何以交睫而痰生，白昼之时，痰独何往哉？则知阳入于阴则卧，阴出之阳则窹，久咳损肺，病则不能生水，水亏不能含阳，致阳气欲收反逆，逆射太阴，实有损乎本元之地矣。拟育阴以配其阳，使肺金无所凌犯，冀其降令得行耳。炒黄南沙参四两　炒松麦冬一两五钱　云茯苓四两　海蛤壳打，五钱　川贝母去心，二两　款冬花蜜炙　蜜炙橘红一两　炒香玉竹三两　蜜炙紫菀肉二两　甜杏仁五两，去皮尖，水浸打绞汁冲入　代赭石煅，四两　川石斛三两　牛膝炭二两　杜苏子五两，水浸打绞汁冲入　百部蜜炙，二两　共煎浓汁，用雪梨汁二斤，白蜜二两同入，徐徐收膏。[38]549

此案解读如下：①脉案："拟育阴以配其阳，使肺金无所凌犯，冀其降令得行耳。"治法应为滋阴润肺化痰。"自幼即有哮咳，都由风寒袭肺"，这应该是患者介绍自己的病情，显然，从下文脉案可知张氏并未拘泥于患者之说，相反给出了自己的判断和解释。②方药：以中药饮片、收膏、矫味药料为主，缺贵细药料，缺款冬花剂量，饮片计15味，重43两5钱，换算后重2079 g，约2 kg。雪梨汁、蜂蜜为收膏药料，取滋阴润肺化痰之效，既能契合患者病机，又能做收膏之用。③煎服法：相对简略。

> 王_左　肾为阴，主藏精，肝为阳，主疏泄，故肾之阴虚，则精不藏，肝之阳强，则气不固，所谓阳强者，即肝脏所寄之相火强耳。乙木之阳不潜藏，甲木之阳乃漂拔，怵惕恐怖，甚至遗精。进以滋阴八味，病之大势遂定，以阴中伏热，由此而泄耳。然诸恙虽平，而遗精数日必发，发必有梦。皆由病盛之时，肝阳相火内吸，致肾阴虚而真水不能上承，心气虚而心阳辄从下坠。阳性本上，宜使之下，阴性本下，宜使之上。今阳下而阴不上，遂令阳不能收，阴不能固，遗精之来，大率为此。拟补气以收心阳，壮水以升肾阴。即请正之。炙绵芪_{四两}　炙熟地_{三两}　鸡头子_{二两}　煅龙骨_{三两}　煅牡蛎_{四两}　台参须_{一两三钱，另煎，冲入}　炙生地_{四两}　生山药_{三两}　龟板胶_{化入，三两}　奎党参_{三两}　潼沙苑_{盐水炒，三两}　桑螵蛸_{炙，二两}　于潜术_{炒，二两}　茯苓神_{各一两五钱}　大天冬_{二两}　萸肉炭_{一两五钱}　柏子仁_{去油，二两}　甘杞子_{三两}　生熟草_{各四钱}　杭白芍_{酒炒，一两五钱}　清阿胶_{化，三两}　大麦冬_{去心，二两}　酸枣仁_{二两}　肥知母_{去毛，炒二两}　远志肉_{八钱}　益智仁_{一两}　龙眼肉_{三两}　上药共煎浓汁，入水再煎，连煎三次，去枯渣收膏，或加白冰糖三四两，熬至滴水成珠为度，每晨服一调羹，开水冲调。[38]551

此案解读如下：①脉案：患者的核心病机应为"心肾不交"，结合脉案细言之，应为心气阴两虚，肾阴虚不固。②方药：贵细药料、中药饮片、收膏、矫味药料齐全，饮片（含贵细药料）计25味，重60两3钱，换算后重约3 kg。龟甲胶、阿胶二胶联用，各3两，合计重288 g，与现代膏滋方中胶类用量相近。此处胶类应该更多的是作收膏之用。③煎服法：较前文煎服法有所拓展，"上药共煎浓汁，入水再煎，连煎三次，去枯渣收膏""熬至滴水成珠为度"，强调煎煮的频次，需要煎煮3次才能尽药效。在得到清膏后，加入冰糖熬至滴水成珠的程度方可。此案首次提及用冰糖作为收膏、矫味药料。

陈德春研读《张聿青医案》后指出，全卷合计用药（含重复，下同）669味，其中主方用药总数为628味，方后注明用于收膏的有41味，平均每案24.8味饮片。其中，案1蒋右16味，最少；案24沈右33味，最多。案1的用量接近2.5 kg。就方药组成而言，大体上呈现了贵细药料、中药饮片、收膏药料、矫味药料的膏滋方组成。胶、蜜、糖、梨等品作为收膏药料的，计24案；3案阙如，分别为案1蒋右（按：饮片中重用鳖甲、龟甲）、案2王左（按：饮片中有使用胶类）、案14刘左（按：饮片中有使用胶类），亦可视作27案均使用了胶类做收膏赋形之用。其中，阿胶遣用率最高，有15案（不含列于主方6案）；其次是冰糖（文冰）9案，龟甲胶7案；再次是白蜜4案，鹿角胶、鱼鳔胶各2案，雪梨汁、桑枝膏、白砂糖各1案。27例中，有13方注明晨服一调羹，有2方注明晨服一调匙（按：调匙与调羹，殆同物异名），有4方注明晨服若干钱，有1方但标"每日服一调匙"，有7方无注。27例中，唯第22例膏方有药名无药量[39]。

用药上同样讲究道地药材、炮制方法、煎煮先后，以及贵细药料或具芳香挥发性味药料另煎冲等特殊用法。张氏膏方有部分医案胶类列于主方，部分作收膏之用；收膏药料不只用蜜、糖、胶，尚有鱼鳔胶、梨汁等，收膏药料也非糖（蜜）、胶均用，与现代有别。张氏部分医案病因病机较为简单，膏方作单纯疗疾之用，算不上真正意义上的膏滋。有个别医案另附煎方，未能确认是否作"开路方"之用。

脉案方面，①患者基本信息：张氏以左、右区分男女性别，虽然是那个时代医家间约定俗成的书写习惯，但没有订膏时间、年龄，缺少相应的疾病信息，让人解读起来容易产生误会和模糊。②患者病证信息：舌象、脉象信息仅见于小部分膏方医案，且常常是单独出现；症状上往往只列主症，兼症信息较少涉及，常需要仔细阅读后予以推测。③脉案文化：重在从病机上道出患者症结所在，我们猜测当地民众具有一定的中医药知识，想从原因去了解自己所罹患的病证。脉案行文基本无"健康长寿"等祝福语，因未见手书原稿真迹，张氏的书法功底、膏方的方笺形式等不详。

《剑慧草堂医案》为清代医案，但具体的成书年代、作者的生平不可考，殊为遗憾。从用药分量、书写风格来看，作者大概率是生活在清末民国初年的医生。

红疹白㾦遍体密布，昨投芳香宣窍，清营泄热，神识依然乍清乍糊，厥渐不致举发，咳呛有痰，胁肋引痛，舌黄糙罩灰尖绛，脉弦小数。不固局势未定，尚在险途。甘中　黄翘心　郁金　远志　生地　天竺　黄知母　天花粉　净银花　钩钩　菖蒲　茯神　铁斛　光杏仁　石决　丝瓜络。改方去煅石膏、远志。

膏方　病后气阴未复，周以窒碍，时觉腿麻肢痪，脉小弦。冬藏投以滋补。党参三两　姜夏一两五钱　熟地五两，砂仁拌　归身二两　桑叶二两　甘杞二两　苡仁四两　冬术蒸，一两五钱　陈皮一两五钱　淮药二两　炙西芪二两　煅牡蛎四两　川断酒炒，三两　红枣二十枚　茯苓二两　制首乌三两　官桂五钱　良姜八钱　脊片二两　白蒺藜三两　吴萸五钱　炙草五钱　麦冬剖心，二两　白芍二两　沉香四钱　牛膝三两　柏皮八钱　加陈阿胶二两，冰糖八两收膏。

寒热不达，防生发痓，先以清透法。铁皮斛　牛蒡　生地　大豆卷　蒿叶　知母　橘红　连翘　荆芥　粉丹皮　黑山栀　益元锭　杏仁　车前[40]54

　　"寒热不达，防生发痦，先以清透法"，这可能是服用膏方前的开路方，用以清除体内余邪。冰糖的用量非常大，已达半斤之多。此书存膏方4首，其中3首含"冬藏投以滋补""作冬藏滋补""际斯冬藏，以备滋补"等字眼，说明服用的时间应为冬季，有滋补的功效，当属膏滋方无疑。其中2首均写明"留出川贝粉"，每首均写明"收膏"，均使用"冰糖"，结合方药，现代膏滋方中的主体（贵细药料、中药饮片、收膏、矫味药料）成分悉数齐全。其中2首明确用冰糖至半斤（八两），与现代江浙一带膏滋方用糖量几乎一致。每首膏方的用药味数均在30味上下，合计用量在3 kg上下，这与现代膏滋方的常规用量也是一致的。每首膏方均有使用胶类进行收膏，单用时为2两（约为90 g），联用时在3两上下（约为120 g），这与现代膏滋方中的胶类用量还是有较大差距。在中药加工、药物书写上与现代膏滋方脉案书写有相近之处，如元丹参（玄参、丹参）、青陈皮（青皮、陈皮）、潼白蒺藜［潼蒺藜（沙苑子）、白蒺藜)]、茯苓神（茯苓、茯神）等药物书写习惯常见于颜老等后世医家的脉案。

　　此书存在许多语焉不详的地方，如缺少患者的相关信息，脉案过于简短，煎服法书写过于简单，没有相关组方规则的解释，方药存在重复等，这些都使这本书的学术价值和参考作用受损。

　　《竹亭医案》的9个膏滋方，药味（糖、蜜、胶除外）数最多是16味，有7个方在15味以内。《张聿青医案》27个膏（滋）方有20个用药在20味以上，其中8个在26味以上。从清中期到晚期，膏滋方的药味数显著增加，体现出医家对大复方的组合运用积累了一定的心得。

　　另外，还有一些医家在著述中记录了自己的用膏心得，兹录如下，以作补充。

　　　　但昔人勤俭淡薄，故衣食得克，慎行守己，故心安神静，是以中气不伤。偶有疾病，多从外来，故用调治，宜散、宜宣。今人懒惰奢华，故衣食难克，越理妄作，故心劳神耗，是以中气有伤。凡有疾病，多从内起，故用

调治，宜滋、宜补。此古今时候有殊，而用药因异之大意也。(《冯氏锦囊秘录·杂症大小合参凡例》)[36]14

冯氏此论说明人体疾病来源与生活习惯的关系，调治内起之疾宜滋宜补，可引申出部分内起之疾与膏（滋）方的疗效堪可对应，对认识膏（滋）方的临床应用颇有启迪。

至于汤丸膏散，各有所宜……若急症须投煎剂，必食前多服顿服，始能达及下焦，治脾胃者惟宜散矣。盖诸物运化，皆仗脾胃……治五脏枯槁之病者，必仗膏滋，方能粘润填补，丸则太缓，煎则太速，散则质薄，均难见效也。(《冯氏锦囊秘录·杂症大小合参·卷二十》)[36]536

"盖煎熬药汁或脂液而所以营养五脏六腑之枯燥虚弱者也，故俗亦称膏滋药。"语出秦伯未所著《膏方大全》。而在200年前，冯氏对膏滋功效给出了自己的理解，并与其他剂型作对比。结合该书其他篇章所论的膏滋方，我们有理由相信，膏滋这一剂型和概念，在17世纪末、18世纪初已经在冯氏行医的两浙等地有一定的流传和基础。冯氏较之《本草蒙筌》中对膏方的定义，又进行了拓展和丰富。

至用药之法，须知用意……燥病当用膏滋，湿病当用丸散。(《医原·用药大要论》)[41]140

《医原》两卷，由清代江苏安东（今江苏省淮安市涟水县[1]）医家石芾南所撰，刊于清咸丰十一年（1861）。此间文字除讲述膏滋能润燥外，也说明膏滋这一概

---

1 涟水县地处苏北，距苏州、无锡等苏南地区相距约300 km。

念在石氏所在区域具有一定的基础。

从清朝中叶起,江浙医家对膏滋方作用与功效的认识,膏滋方的加工与制作、运用与推广等作出了突出的贡献,使之一度成为江浙医家相较于他域医家独有的特色技艺。

(三)一般煎膏主疗疾

一般煎膏在药物组成、糖胶用量、疗效等方面与前二者有一定差异。

> 肺居上焦,药力最为难到。凡嗽病当以膏剂频频挑化,以滋肺金。(《沈氏医案·杂案》)[42]70-71

> 温景侨制军饮伤脾胃,商善后之策……今病虽愈,而仓廪之官未得骤反清和之旧。计惟调养脾胃,以资运化。考古治病,有煎膏丸散之别,心肺病在上焦,宜用煎膏,肝肾病在下焦,宜用丸,脾胃病在中焦,宜用散,审其致疾之由,投药自中肯矣。(《杏轩医案·初集》)[43]119-120

沈璠[1]的《沈氏医案》所载膏方多为一般煎膏,并非膏滋,但从其用膏剂滋润上焦之肺金的观点,以及程文囿[2]所认为的"心肺病在上焦,宜用煎膏",可知古人认为煎膏这一剂型较散剂、丸剂治疗心肺等上焦疾病具有优势。

> 崇明范锡凡,内有郁痰郁火,外受风寒,遏于肺胃之间,不得发泄,外

---

1 沈璠,字鲁珍,上海南汇人,生于清顺治九年(1652),卒年不详。首案"肝火抑郁梦遗"案末有"雍正八年海上沈璠,时年七十有八"语,可知其成书不早于雍正八年(1730)。
2 程文囿,字观泉,号杏轩,清代乾隆至道光年间人,约生于乾隆26年(1761),卒年不详。医案初集约刊于清嘉庆十年(1805),书版旋毁于火。续录编成于道光六年(1826),但到道光九年(1829),于《医述》刻成之后,才合初、续集及辑录一并付刊。

邪触动胃中之痰火，上干肺家而为喘急，不得卧，嗽出黄痰，方得安枕，脉息左手沉弦，右手滑大有力。此乃肺胃中有郁痰郁火，纠结不清，稍有触动，即时窃发，此痰火之哮喘也，理宜豁痰降气清火之药为治，并忌醇酒厚味等物，胃中清爽而痰不生。一交春令，病蒂却矣。

半夏、广皮、苏子、杏仁、石膏、莱菔子、黄芩、桑皮、甘草、蒌仁、枳壳，加生姜。

膏方：即以煎方去桑皮、甘草、莱菔子，加梨汁、莱菔汁、地栗[1]汁、芦根汁、竹沥、姜汁，用饴糖四两，烊入收贮，炖热不时挑化。(《沈氏医案·嘈杂》)[42]54-55

《沈氏医案》计有7个膏方医案，均无剂量。上案"一交春令，病蒂却矣"，说明此膏方的服用季节是冬令，但就药物组成而言，此膏应是一般煎膏剂的可能性大，与清宫膏方、隋唐煎方相似，与当时的成药膏方、膏滋方相距甚远。此案将常用效方制成煎膏剂，有助于巩固疗效，治疗伏邪、久病。

徐　昔立斋治病，每定一方，令人服数十剂，非心精识果，乌能如此！然非病家信之真，任之专，亦乌能如此！林也不才，何敢妄希前哲。然审病既的，药当不谬。从此加鞭，以图进益。

天冬　麦冬　生地　熟地　怀山药　沙参　茯神　枣仁　牡蛎　白芍　洋参　阿胶　红枣　浮麦

此妇年三十四五，从未生育，因惊恐患怔忡头昏，耳鸣火升，发热汗出，食少便坚，将及百日。服此方三十帖见效。即将此方加重，煎膏常服，几及一年，全愈。后生一子。(《王旭高医案》)[44]118

1　地栗，即荸荠。

　　王旭高[1]的医案中载膏方不多，既有膏滋方，也有一般煎膏。此案为日常服有效汤方加重用量、改变煎煮工艺后的产物，重在取其形态便于常服，免去时时煎煮的麻烦。

　　清宫档案记载的膏方甚多，《清宫配方集成》全书载方约1300首，膏方约180首，内服膏方86首。如：

　　调荣膏……归身尾三钱　赤芍三钱　川芎三钱　三棱三钱　南红花三钱　莪术三钱　牛膝三钱　苏木三钱　生枳壳三钱　盐柏三钱　茅术三钱　茵陈三钱　胆南星三钱　旋覆三钱　共以水煎透，去渣，兑炼蜜黑糖各二两收膏，每早晚各用三钱，白开水送服。[45]285

　　治嘈膏……脉右关较昨虽大，而确无刚象，左关两尺俱弦缓，仍系水湿困脾，脾少输津于四肢，则身软发倦，水气化慢，积饮凝痰，难免眩冒，昨嘈不甚，睡亦未安，仍水未归源之现象。前治嘈小方改为熬膏，膏性与散性略别，应将戋分增改。谨照今日脉象拟方并增改膏方上呈。云茯苓一两，连皮用　生於术三钱，连梗用　上肉桂一钱三分，去皮　升甘草二钱　右药共用河甜水熬浓取汁，另加水熬，连取汁三次，一并熬收成膏，临用时酌兑白蜜开水服之，若便溏时不用白蜜，改用冰糖开水兑服。[45]164

　　资生健脾膏……党参二两　於术一两五钱，炒　广砂仁小粒一两，研　茯苓二两，研　陈皮一两二钱　柏子仁一两五钱，炒　三仙四两，炒黄　山药一两　紫姜朴一两　小枳实一两二钱，炒研　炙草五钱　共以水煎透，滤去渣，再熬浓，加炼蜜为膏，每用四钱，白水冲服。[45]168

1　王旭高，名泰林，旭高乃其字，号九龙山人，晚号退思居士。生于清嘉庆三年（1798），卒于清同治元年（1862）。江苏无锡人，清代著名医家。王旭高始为疡医，继精内科，对肝病研究最为系统。主要活跃于道光、咸丰及嘉庆年间，其一生医著颇丰，可惜晚年避乱乡间（因太平天国运动）时，著述大多散失。后人将其残存的著作收集整理、刊行于世。

以组方言，大致可分为3类：①经方（含加减方），包括膏方、散方、汤方的沿用或变化使用。②时方。③将药料（多为食材）捣烂，加蜜、油调和如膏状，此类并不算真正意义上的膏方。前两类方每味药的用量大都远少于膏滋方，与汤方的量相仿，或根据煎膏需要调整分量。药味数多在15味以内，未见大复方。

煎服法方面，"以水熬透，去渣，再熬浓"最为常见，尤其是每味药的分量在数钱到一两左右的药方，基本上都用此法。药量越多，熬煮次数也会相应增加，如治嘈膏。用蜜、糖不固定，如调荣膏用蜜和黑糖同兑，既可矫味、收膏，又可加强活血功效；治嘈膏制成清膏，服用时才加蜜或冰糖矫味调服。多数方子都写上蜜、糖的分量，但也有个别未记录，如扶元益阴膏、清热养肝和络膏。服法中写明服用分量、冲兑方法，但常常略去服用次数、时间。

就作用而言，亦有3种：①病后调理，补虚扶元，宜久服。如调肝和胃膏、和肝理脾膏。②疗疾为主，如理脾清热除湿膏、止咳抑火化湿膏、小儿羌活膏。③补治兼施，如养阴理气膏、白术膏、河车膏。

清代御医和从民间征召入宫的医生，其医德医术都经过严格考核。清宫治疗崇尚实效，不论学术流派，皇家对御医治病疗效好坏赏罚严明。然而，"御医辨证施方也常常受到皇帝的干涉。清代不少皇帝对医药抱有兴趣。姑且不论其水平如何，确常指挥御医辨证处方，而御医纵有高明的医术，仍得遵旨行事，倘有异议，皇帝便动以声色，从而给治疗增添不少困难。"[46]1-9 这也许就是尽管在清代早中期，膏滋方在民间已经有一定的使用基础，但到了清末，清宫膏方绝大多数还是一般煎膏以及少量成药膏方，鲜见如张聿青医案中的大复方的部分原因。

整体来说，疗疾是清宫膏方的主要作用，蜜或饴糖、冰糖多作矫味、收膏用，除了有补益类饮片、少量的胶类外，鲜用大量的糖类、胶类增强补益功效。

（四）煎方剂型近汤剂

煎方由于以工艺为名，视含水量的差异可制成汤、膏、丸、锭等药剂形态，长久以来未被规范。及至明清，随着内服膏方各个要素的规范确立，煎方的内涵和工艺分别往煎膏剂和汤剂两方面分化并确立。

明代如《景岳全书》的五君子煎、六气煎、六物煎、佐关煎、胃关煎、六味异功煎、九味异功煎、养中煎、理阴煎，《外科证治全书》的摄阴煎、《症因脉治》的参橘煎、《古今医鉴》的仓连煎；清代如《类证治裁》的益营煎、《柳州医话》的一贯煎、《温病条辨》的一甲煎、《医醇剩义》的玉液煎、玉华煎等。这些煎方都是用水煎饮片制成汤剂。上文曾引清代《冯氏锦囊秘录》："至于汤丸膏散，各有所宜……若急症须投煎剂，必食前多服顿服，始能达及下焦，治脾胃者惟宜散矣……治五脏枯槁之病者，必仗膏滋，方能黏润填补，丸则太缓，煎则太速，散则质薄，均难见效也。"此处"煎"已与"汤"同义。

由此可见，此时煎方已成为汤方的别称。

得益于明清时期流传下来的多种古籍，尤其是详细的医案，我们得以深度挖掘膏滋方的信息。明清时期，3种内服膏方在理论和实践的推动下迅速发展、渐趋成熟，成膏灵活，膏滋方大气稳重，一般煎膏轻巧。

综上所述，我们认为：

①成膏之前已作疗疾补益用，在明代强化了量大、久熬、力大、胶固的特性，剂型适宜治久病和滋补，针对固定单一证候使用，能与其他剂型搭配使用。

②虽然膏方分化、膏滋方诞生的确切时间，我们已无从稽考，但仍能透过许多医案发现，膏滋方理、法、方、药、形各个要素有机结合，在清代迅速成长乃至成熟，其发展在江南地区尤为突出。膏滋方的"滋"贯穿于剂型、药料、疗效，应对复杂的个体证候。中药饮片，胶类和脊髓等血肉有情之品，糖、蜜、果汁等辨证使用，贵细药料不常用。医家注重膏滋方的脉案、方药、煎服法、注意事项的记录，但不同医家的详略有差异。随着临床应用的经验积累，医家对大复方的遣用逐渐得心应手。从文献中不难看出，相较于今之膏滋方细料、饮片、

胶、糖等内容之齐备，无论是《竹亭医案》还是《张聿青医案》，方药组成均有不齐全的地方，留待后世医家的探索、发展。

③一般煎膏在清代也悄然兴起，在宫廷和民间流行起来，可视为一种个体疗疾的剂型，针对固定单一的证候，主要改善服药体验，或免去反复煎药的麻烦，并不使用大量滋补药料如胶类、贵细药料等。

④煎方中的煎膏内涵与膏方融为一体，汤的内涵使煎方这一名称成为汤剂的别称。

膏方，自有文献记载起，在两千多年间不断演变。膏滋方在无数中医药工作者智慧和心力的滋养下，经历了萌芽、孕育、停滞、诞生、成长等阶段，呈现出别开生面、欣欣向荣的局面。下一章，我们将进入膏滋方近百年发展历程，见证一门独立学问的诞生与传承。

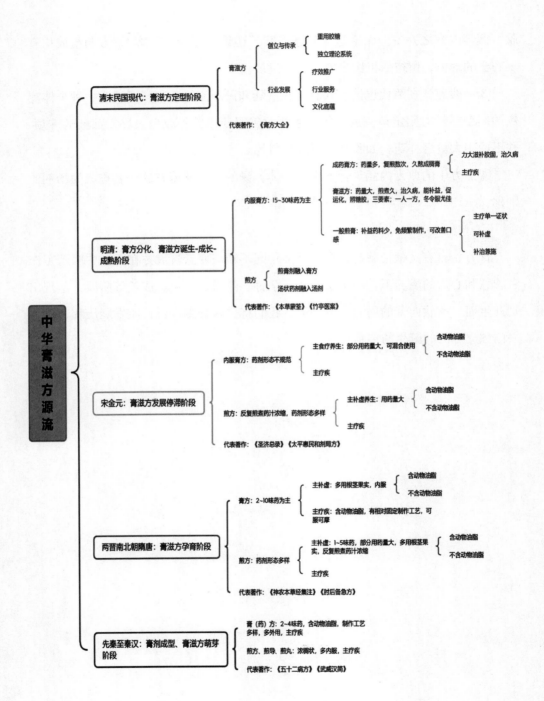

中华膏滋方源流

清末民国现代：膏滋方定型阶段
- 膏滋方
  - 创立与传承
    - 重用胶糖
    - 独立理论系统
  - 行业发展
    - 疗效推广
    - 行业服务
    - 文化底蕴
- 代表著作：《膏方大全》

明清：膏方分化、膏滋方诞生-成长-成熟阶段
- 内服膏方：15~30味药为主
  - 成药膏方：药量多，复煎数次，久熬成膈膏
    - 力大滋补胶固，治久病
    - 主疗疾
  - 膏滋方：药量大，煎煮久，治久病，能补益，促运化，辨糖胶，三要素；一人一方，冬令服尤佳
  - 一般煎膏：补益药料少，免频繁制作，可改善口感
    - 主疗单一证状
    - 可补虚
    - 补治兼施
- 煎方
  - 煎膏剂融入膏方
  - 汤状药剂融入汤剂
- 代表著作：《本草蒙荃》《竹亭医索》

宋金元：膏滋方发展停滞阶段
- 内服膏方：药剂形态不规范
  - 主食疗养生：部分用药量大，可混合使用
    - 含动物油脂
    - 不含动物油脂
  - 主疗疾
- 煎方：反复煎煮药汁浓缩，药剂形态多样
  - 主补虚养生：用药量大
    - 含动物油脂
    - 不含动物油脂
  - 主疗疾
- 代表著作：《圣济总录》《太平惠民和剂局方》

两晋南北朝隋唐：膏滋方孕育阶段
- 膏方：2~10味药为主
  - 主补虚：多用根茎果实，内服
    - 含动物油脂
    - 不含动物油脂
  - 主疗疾：含动物油脂，有相对固定制作工艺，可服可敷
- 煎方：药剂形态多样
  - 主补虚：1~5味药，部分用药量大，多用根茎果实，反复煎煮药汁浓缩
    - 含动物油脂
    - 不含动物油脂
  - 主疗疾
- 代表著作：《神农本草经集注》《时后备急方》

先秦至秦汉：膏剂成型、膏滋方萌芽阶段
- 膏（药）方：2~4味药，含动物油脂，制作工艺多样，多外用，主疗疾
- 煎方、煎导、煎丸：浓稠状，多内服，主疗疾
- 代表著作：《五十二病方》《武威汉简》

参考文献

[1]国家药典委员会.中华人民共和国药典：2020年版.四部.北京：中国医药科技出版社，2020：11，26-27

[2]（元）黄公绍，熊忠著；宁忌浮整理.古今韵会举要.北京：中华书局，2002

[3]张延昌.武威汉代医简注解.北京：中医古籍出版社，2006

[4]张雷.秦汉简牍医方集注.北京：中华书局，2018

[5]马继兴.马王堆古医书考释.长沙：湖南科学技术出版社，1992

[6]杨永杰，龚树全.黄帝内经.北京：线装书局，2009

[7]孙其斌，唐致霞.《武威汉代医简》中的推拿手法.兰州医学院学报，2002，28（2）：48-49

[8]（汉）许慎.说文解字.北京：中华书局，2013

[9]（汉）扬雄撰；（晋）郭璞注.方言.北京：中华书局，2016

[10]（南朝·梁）顾野王编；吕浩校对.大广益会玉篇（中国古代语言学基本典籍丛书·全3册）.北京：中华书局，2019

[11]马继兴.神农本草经辑注.北京：人民卫生出版社，2013

[12]黄兆胜.中药学.北京：人民卫生出版社，2002

[13]顾植山.膏滋方理论考源.中医药文化，2009，4（6）：16-18.

[14]（南朝·梁）陶弘景编；尚志钧，尚元胜辑校.本草经集注：辑校本.北京：人民卫生出版社，1994

[15]（晋）葛洪撰；汪剑，邹运国，罗思航整理.肘后备急方.北京：中国中医药出版社，2016

[16]（南北朝）陈延之撰；高文铸辑校注释.小品方.北京：中国中医药出版社，1995

[17]（唐）孙思邈撰；高文柱，沈澍农校注.中医必读百部名著——备急千金要方.北京：华夏出版社，2008

[18]（唐）王焘撰；高文铸校注.外台秘要方.北京：华夏出版社，1993

[19]（宋）洪遵著；宋咏梅，张云杰点校；（宋）陈文中撰；宋咏梅，林绍志点校.洪氏集验方.上海：上海科学技术出版社，2003

[20]（元）忽思慧撰；刘正书点校.饮膳正要.北京：人民卫生出版社，1986

[21]（宋）赵佶敕编；王振国，杨金萍主校.圣济总录　第1册.北京：中国中医药出版社，2018

[22]（宋）太平惠民和剂局编；刘景源点校.太平惠民和剂局方.北京：人民卫生出版社，1985

[23]（宋）赵佶敕编；王振国，杨金萍主校.圣济总录　第2册.北京：中国中医药出版社，2018

[24]（宋）赵佶敕编；王振国，杨金萍主校.圣济总录　第4册.北京：中国中医药出版社，2018

[25]中国农业百科全书编辑部.中国农业百科全书——养蜂卷.北京：中国农业出版社，1993

[26]张显运.宋代养蜂业探研.蜜蜂杂志，2007（5）：14

[27]（元）朱丹溪撰，田思胜校注.丹溪心法.北京：中国中医药出版社，2008

[28]（金）李杲撰；别玉龙点评.兰室秘藏.北京：中国医药科技出版社，2019

[29]丰云舒.金元时期方剂剂型的历史研究.中国中医科学院，2012

[30]（明）陈嘉谟.本草蒙筌.北京：人民卫生出版社，1988

[31]孙志宏撰；余瀛鳌点校.简明医彀.北京：人民卫生出版社，1984

[32]（明）张介宾.景岳全书（下）.上海：第二军医大学出版社，2006

[33]（明）龚廷贤.寿世保元精选.北京：科学技术文献出版社，1996

[34]河北省中医研究院.清太医院配方.石家庄：河北科学技术出版社，1997

[35]孟乃昌.命门学说新考——在两千年的争衡中形成.山西中医，1988，4（4）：24

[36]（清）冯兆张纂辑；王新华点校.冯氏锦囊秘录.北京：人民卫生出版社，1998

[37]（清）孙采邻撰，赵善祥点校.竹亭医案（上、下）.上海：上海科学技术出版社，2004

[38]（清）张聿青著.苏礼等整理.张聿青医案.北京：人民卫生出版社，2006

[39]陈德春.张聿青膏方赏析.中医药文化，2008，25（1）：26-28

[40]（清）卧云山人手录；包来发点校.剑慧草堂医案.上海：上海科学技术出版社，2004

[41]（清）石芾南.医话名著注释丛书——医原.上海：上海中医药大学出版社，2011

[42]沈璠.医案医话医论33沈氏医案.北京：中国中医药出版社，2016

[43]（清）程杏轩撰；储全根，李董男校注.新安医学杏轩医案.北京：中国中医药出版社，2009

[44]（清）王旭高.王旭高医案.上海：上海科学技术出版社，2010

[45]陈可冀，江幼李，周文泉，等.清宫配方集成.北京：北京大学医学出版社，2013

[46]陈可冀.清代宫廷医话.北京：人民卫生出版社，1987

（管桦桦，陆巧贤）

第二节　百年膏滋传薪火

清末以来，膏滋方逐渐成为了内服膏方的代表，走入了更多人的生活和视野。倏忽百年间，膏滋方从成熟迈向定型，组方基本确定了由中药饮片、贵细药料、收膏药料、矫味药料及溶剂辅料等五部分组成。成熟的另外一个标志就是方略的日渐清晰。方略，既是医者思维与谋略的集合，亦是个中理法方药之概称，它是一料膏滋的核心与灵魂。一张膏滋方的组成与内容为"形"，而方略与思维则为"神"。我们认为，形神兼备是膏滋方成熟定型的标志，而有这么一群人为此作出了相应的贡献。

1916年，丁甘仁与夏应堂、费访壶等人于沪上创立"上海中医专门学校"，培养了诸如程门雪、黄文东、秦伯未（以下简称秦老或秦氏）、陈存仁（以下简称陈氏或陈老）、章次公等一批优秀毕业生[1]。其后，王一仁、严苍山等人与秦、陈二人又在1927年创办"上海中国医学院"。秦氏、陈氏二人后逐渐成为上海国医界的风云人物并先后担任该校的教务主任一职，秦氏之《膏方大全》、陈氏之《膏方浅识》等两本书籍即创作于在该校任教期间。1935年，颜老入读该校，已有家学基础的他，多有聆听秦、陈二人教诲的机会，这样的经历对其日后成为

"膏方圣手"及撰写《颜德馨膏方真迹》《颜德馨膏方精华》多有裨益。

丁氏膏滋治验，无论是脉案行文还是膏滋组成，已经和现代膏滋方大体趋同。秦氏之《膏方大全》出版于20世纪30年代，上篇为膏方通识，从医者角度强调在订制膏方过程中需准确辨识、整体协调。陈氏之《膏方浅识》同时期刊行于《通俗医话》中，从普罗大众关注的角度对膏方进行普及宣传。颜老承先师秦氏之余绪，在《颜德馨膏方精华》中详列"制膏须知"，详述制膏原则、服用方法、膏方误区、膏方禁忌等内容。薪火相传，熠熠百年，我们将为大家继续打开时空之门，回顾膏滋方在百年间是如何从成熟走向定型以及先贤们的精华妙论。

一、重用胶糖造其形

丁甘仁（1866—1926），名泽周，字甘仁，江苏武进县孟河镇人（今江苏省常州市），清末民国初年著名医家、中医教育家，孟河医派的代表人物，与费伯雄、马培之、巢崇山并称为"孟河四大家"，更被誉为孟河医派之集大成者。其毕生致力于中医育人事业，桃李满门，遍及全国[2]2。我们认为，丁甘仁的膏方医案是膏滋方成型的早期代表。下面选取部分进行解读：

> 徐先生[1]精气神者，人身之三宝也。论先天之生化，则精生气，气生神；论后天之运用，则神役气，气役精。人身五脏，各有所藏，心藏神，肾藏精，精藏于肾，而主于心，心君泰然，肾精不动，是为平人。尊体气阴两亏，坎离失济，心虚易动，肾虚不藏，神动于中，精驰于下。此梦遗旧恙所由起也。递进膏滋，遗泄渐减，药能应手，未始无功。惟是补牢已晚，亡羊难复，久遗之后，肾阴大伤。肾者主骨，骨中有髓，肾之精也。腰为肾之外

1　此案为《丁甘仁医案》膏方案1。

候，脊乃肾之道路，肾精走失，骨髓空虚，脊痛腰酸，在所必见。肝为乙木，中寄阳魂，胆为甲木，内含相火。肾水既亏，岂能涵木，木失所养，水走火飞，相火不能潜藏。肝阳易于上亢，清空不空，则为头眩；清窍阻塞，则为耳鸣。阴虚于下，火浮于上，上实下虚，亦势所必然矣。症势各类，治本一途，挈要提纲，补精为重。补精必安其神，安神必益其气，治病必求其本也。壮水以涵其木，滋阴以潜其阳，子虚补母，乃古法也。仍宗前意，再订新方，补气安神，育阴固摄，仿乙癸同源之治，为坎离固济之谋，复入血肉有情，填益精髓，复元精之走失，补奇脉之空虚，为日就月将之功，作一劳永逸之计。是否有当，即正高明。

　　台参须一两五钱　潞党参三两　大熟地砂仁拌，六两　炙绵芪四两　炒淮药二两　朱茯神三两　酸枣仁三两　炙远志肉一两　清炙草六钱　明天冬二两　大麦冬二两　厚杜仲盐水炒，三两　甘杞子二两　川断肉盐水炒，二两　桑椹子三两　制首乌四两　陈广皮一两　仙半夏二两　北秫米炒，包，三两　宁子淡四两　煅牡蛎四两　紫贝齿四两　紫石英三两　胡桃肉盐水炒，去紫衣，二十枚　五味子六钱　金樱子包，一两　剪芡实三两　川黄柏一两　熟女贞二两　猪脊髓酒洗，二十条　红枣四两　鳔胶二两，溶化收膏

　　上药煎四次，取浓汁，加龟板胶四两，清阿胶四两，均用陈酒炖烊，再将鳔胶和入，白文冰半斤熔化收成膏。每早晚各服二匙，均用开水化服。如遇伤风停滞等症，暂缓再服可也。[3]288-289

此案解读如下：①脉案：脉案足470字，可分成3段，首段"精气神……是为平人"，重在讲述立论依据；次段"尊体气阴两亏……上实下虚，亦势所必然矣"，重在病证分析，讲述核心病机，其中"尊体气阴两亏，坎离失济"，可知患者的体质状态为气阴两虚，常有心肾不交的情况；而"阴虚于下，火浮于上，上实下虚，亦势所必然矣"，则可知患者的核心病机为"阴虚火旺"。末段"症势各

类，治本一途……是否有当，即正高明"，重在讲述立法处方。②方药：此案中药饮片、收膏、矫味药料齐全，但缺贵细药料。其中，鱼鳔胶、龟甲胶、阿胶、冰糖为收膏药料，三胶联用、量用至10两，换算后重约500 g；冰糖用量至半斤，即八两，换算后重约400 g。此处胶和糖的用量已经与现代膏滋方的用量相一致，与既往膏滋方在胶、糖用量上显示出了不同。中药饮片（除收膏、矫味药料）计31味，重约79两1钱，换算后约3.8 kg，除滋阴降火药物外，尚有重镇安神的牡蛎、龙齿、紫石英。③煎服法：比较详尽。"上药煎四次，取浓汁"，可以理解为先行煎煮3次合并药汁、去掉药渣滓、第4次为浓缩；"均用陈酒炖烊"，即用溶剂辅料黄酒辟除胶类的腥膻和增强其功效。"每早晚各服二匙，均用开水化服。"一日服用两次，每次2汤匙，用开水冲服。"如遇伤风停滞等症，暂缓再服可也。"丁氏指出当出现特殊情况时，可以先处理急症。

　　杨左[1] 目为肝之窍，赖精气以光明，四肢为脾之合，得阳气而温和。两目干涩，四肢尖冷，阳虚失运输之职，湿痰留恋，精少无上承之力，肝热有余也。当宜培益精气，以柔肝木；调理脾胃而化湿痰。

　　别直参另煎汁，收膏，一两　潞党参四两　云茯苓三两　米炒於术一两五钱　清炙草五钱　大生熟地（各）三两　山萸肉三两　白归身二两　大白芍二两　甘杞子三两　滁菊花一两五钱　怀山药三两　潼白蒺藜（各）一两五钱　熟女贞三两　制首乌三两　粉丹皮一两五钱　福泽泻一两五钱　制黄精三两　肥玉竹三两　血燕根三两　怀牛膝二两　仙半夏一两　广橘皮一两　厚杜仲三两　川断肉三两　稆豆衣三两　炙粟壳一两五钱　黑芝麻三两　杜狗脊三两　紫丹参二两　嫩桑枝四两　红枣四两　龟版胶（陈酒熔化）二两

　　上药煎四次，取浓汁，加清阿胶三两，鹿角胶二两，陈酒熔化，再入白冰

1　此案为《丁甘仁医案续编》卷五膏方案1。

糖半斤，烊化收膏。每早服三钱，伤风停滞，暂缓再服可也。[4]316-317

此案解读如下：①脉案：相较上案，此案约90字，仍按医理、病症分析、立法等三部分呈现。"阳虚失运输之职，湿痰留恋，精少无上承之力，肝热有余也"，据此可知患者的核心病机为"肝郁脾虚、痰湿内蕴"。"培益精气，以柔肝木；调理脾胃而化湿痰"，据此可知丁氏以疏肝运脾、祛湿化痰为具体治法。②方药：此案贵细药料、中药饮片、收膏、矫味药料齐全，其中，贵细药料为别直参（人参），量用至1两，另煎冲收膏兑入；龟甲胶、鹿角胶、阿胶、冰糖为收膏药料，三胶联合量用至7两，换算后重约340 g，冰糖量用至半斤，换算后重约400 g，与现代膏滋方用量大体一致。中药饮片（除细料、收膏、矫味药料）计33味，重约79两8钱，换算后重约3.8 kg。除外补益药物，尚有菊花、白蒺藜、丹参等药物。③煎服法：相对详尽，与前案同。

　　　　张左[1]脾弱生湿，肾虚生热，湿热下注大肠，大肠为传导之官，化物出矣。糟粕与湿热互郁曲肠，化物失司，以致痔疮便血，屡次举发。烦劳则头眩，阴亏于下，阳易上浮也。舌苔厚白，脉象弦细。当拟培养脾肾，清化湿热。

　　　　别直参另煎汁，收膏，一两　潞党参四两　炙黄芪三两　米炒於术一两五钱　清炙草五钱　云茯苓三两　怀山药三两　山萸肉三两　大生熟地（各）三两，砂仁末四钱拌　血燕根三两　潼蒺藜三两　熟女贞三两　左牡蛎四两　陈广皮一两　福泽泻一两五钱　全当归二两　生赤白芍（各）二两　甘杞子三两　厚杜仲三两　川断肉三两　槐花炭三两　制首乌三两　生苡仁三两　肥玉竹三两　炒黑荆芥八钱　侧柏炭一两　杜赤豆三两　柿饼四两　红枣四两　莲子四两

　　　　上药煎四次，取极浓汁，加龟版膏四两，清阿胶四两，均用陈酒炖化，白

1　此案为《丁甘仁医案续编》卷五膏方案2。

冰糖半斤熔化，收成膏。每早晚各服二匙，均用白开水冲服。如遇伤风停滞等症，暂缓再服可也。[4]317-318

此案解读如下：①脉案："脾弱生湿，肾虚生热，湿热下注大肠"，据此可知患者的核心病机为"脾肾两虚、湿热下注"。"培养脾肾，清化湿热"，据此可知丁氏以补益脾肾、清热化湿为法。脉案相对简略，约100字，也缺祝福语。②方药：此案贵细药料、中药饮片、收膏、矫味药料齐全。其中，龟甲胶、阿胶、冰糖为收膏药料，二胶联用、量至半斤，与现代膏滋方用量相同，较前人膏滋方为多；冰糖量用至半斤。贵细药料为别直参，另煎冲法与现代膏滋方使用同，用量1两较现代膏滋方为小。中药饮片（除贵细药料、收膏、矫味药料）计31味，用量重82两7钱，换算后重约4 kg，除补益药物外，尚有茯苓、陈皮、泽泻、赤芍、薏苡仁、赤小豆等清热化湿的药物。③从"舌苔厚白"可知患者湿盛的情况相当严重。开路方的信息不全，丁氏仍然敢这样使用胶糖，可谓"艺高人胆大"。

张右[1]女子以肝为先天，且肝为藏血之海，血虚不能养肝，肝气肝阳上升，肺失输布之权，胃乏坤顺之德，咳嗽已有数月，时轻时剧，动则气逆，脘中嘈杂。当此冬令收藏之时，宜滋养阴血，以柔肝木；崇土生金而化痰湿。

南北沙参(各)三两　白归身三两　潞党参三两　米炒於术一两五钱　抱茯神三两　怀山药三两　清炙草五钱　潼蒺藜三两　大白芍二两　川象贝(各)二两　瓜蒌皮三两　炙远志一两　甜光杏三两　仙半夏二两　炙款冬一两五钱　血燕根三两　肥玉竹三两　熟女贞三两　煅牡蛎四两　广橘白一两　冬瓜子三两　制首乌

1　此案为《丁甘仁医案续编》卷五膏方案4。

三两　　生苡仁三两　　北秫米(包)三两　　红枣四两　　核桃肉(去紫衣)四两

　　　上药煎四次，取极浓汁。加龟版膏四两，清阿胶四两，均用陈酒炖烊。入白冰糖半斤，熔化收膏。每早晚各服二匙，均用开水化服。如遇伤风停滞等症，暂缓再服可也。[4]319

　　此案解读如下：①脉案：脉案简短约90字，"血虚不能养肝，肝气肝阳上升，肺失输布之权，胃乏坤顺之德"，据此可知患者的核心病机在气血失和，突出表现为"气逆血虚"，与肝、肺、胃等脏腑密切相关。"宜滋养阴血，以柔肝木；崇土生金而化痰湿"，据此可知丁氏以"养血柔肝、运脾化痰"为法。"当此冬令收藏之时"，说明服用时令。整个脉案包含医理、主证、病机、治法等。②方药：此案缺贵细药料，中药饮片、收膏、矫味药料有。龟甲胶、阿胶、冰糖等为收膏药料，二胶联用，量用至8两；冰糖单用，量用至半斤。以上胶糖的用量均与现代膏滋方相一致，较前人膏方使用为多。矫味药料为冰糖，用量大。中药饮片（除收膏、矫味药料）计28味，重约72两15钱，换算后重约3.5 kg。除外补益药物，尚有贝母、瓜蒌皮、杏仁、半夏、款冬花、陈皮、冬瓜子、薏苡仁等祛湿化痰之药。③煎服法：相对详尽。

　　《丁甘仁医案》，又名《孟河丁甘仁先生医案》《思补山房医案》，全书共8卷，为丁氏去世后由其孙丁济万整理编著而成，成书于1927年[2]24-25。其中，卷八为外科医案和膏方，膏方医案3则，上徐先生案即为其中1则。《丁甘仁医案续编》，共5卷，此书由吴中泰据锡北名老中医、藏书家邹鹤瑜所珍藏的丁氏医案九册手抄本中分门别类、编辑整理而成，成书于1983年[2]24-25。书中大多数医案在《丁甘仁医案》中未有载录，其中膏方医案7则（实为8则，其中1则为丸方，故予以剔除），以上杨左、张左、张右案即在其中。

　　透过两本丁氏医案著作中的膏方医案，我们不难发现：①重视膏滋方的内容与组成，尤其是重视收膏药料——胶类和矫味药料——糖类的使用。其中，阿胶、鹿角胶、龟甲胶等为其所常用，二胶联用剂量的均值在 320 g，三胶联用剂量的均值在 345 g；冰糖也为其所常用，用量多是 400 g。②大复方的使用胸有成竹、得心应手，中药饮片（不含胶糖等辅料）的药味数均在 25 味以上，3 kg 左右的总剂重较前期相关治验也有明显地增加。③既重医理分析，又考究用药。在《丁甘仁医案》中，脉案洋洋洒洒，字数常在 300 字以上；而在《丁甘仁医案续编》中，脉案则言简意赅，字数多在 100 字以内。我们推测，若两书均确系丁氏医案无疑的话，那后者更像是门诊、出诊时的实录，而前者则多有后人的整理与发挥。两书既注重病证情况的医理分析，又重视遣方用药的立法原则阐述，说明医者对患者症状的掌握已十分详尽，无需赘言，而直言关键使患者安心服膏是脉案的重点。甘杞子、滁菊花、福泽泻、肥玉竹、厚杜仲、陈广皮等药物的书写，则体现了丁氏对药材道地、品质的考究。④每个脉案下均附服法，其中特别强调遇到急症需暂停服用，先行处理急症。

从表 1–1 的对照中我们不难发现，就清膏与胶、糖之间的绝对剂量和相对剂量（即比例）而言，《竹亭医案》8 案中只有 4 案使用了胶类，用量随证而定，没有固定的标准，而清膏与白蜜的比例则为 8：1[1]；《张聿青医案》中饮片与胶的相对剂量集中在 22：1～10：1 的区间，饮片总量与糖用量相对剂量在 25：1～22：1 这个范围；而在《丁甘仁医案·膏方》和《丁甘仁医案续编》中，胶已是其处方的必用药料，二胶、三胶联用剂量的均值已大于 300 g，冰糖更是其处方中的必用之物，用量约为 400 g，胶糖的用量已经相对固定，饮片总量分别与胶和糖相对比例都集中在 11：1～6：1 这个范围。

---

1 《竹亭医案·女科卷一》："自定煎膏加蜜法附后，煎膏加蜜成规：凡药一两，煎膏三钱。每膏一两，加白蜜二钱。此成规也，如少煎膏薄则药味不及，多煎则太过。蜜加或多或少又非所宜，取中和之道，庶与病相符。方内倘有现成胶（如阿胶、龟胶之类），不在此数内算之。"

表1-1　五医家膏滋方组方用量对照表

项目		《冯氏锦囊秘录》[5]	《王旭高医案》[6]	《竹亭医案》[7]	《张聿青医案·膏方》[8]	《丁甘仁医案·膏方》[3]、《丁甘仁医案续编》[4]
用药味数分布	11~15味	1		7	1	
	16~20味		1	1	6	
	21~25味				12	
	26~30味				8	6
	31味以上					4
饮片总量（不含收膏、矫味、贵细药料）		约2 kg	约2.7 kg	1.3~2.5 kg	1.6~3.7 kg	2.5~4.5 kg
胶用量	单胶			144~288 g	96~144 g	
	二胶			384 g	96~288 g	240~400 g
	三胶				264~400 g	190~500 g
蜜用量		约300 g	192 g		96 g	
糖用量				192 g	96~144 g	约400 g

*注：只统计有剂量的膏方

　　丁氏膏滋方中糖、胶用量的增加，我们认为可能有以下原因：①与饮片总量增加相适应。随着饮片量的增加，清膏量也相应增加，因此所需要的收膏、矫味药料也相应增加。②服食周期变长。在药量增加，服食量、频次大致不变的情况下，服食周期变长，重用糖类既可以防腐也可以矫味。综上我们认为，丁氏作为我国近代名医和著名的教育家，对推动现代膏滋方的发展作出了重要贡献，尤其是在收膏、矫味药料的使用方面，言其"重用胶糖铸其形"诚不为过也！

二、调理祛疾治百病

　　陈存仁（1908—1990）[9]，先于1921年考入南洋医科大学（东南医学院前身），因暑假罹患疾病经西医治疗乏效，转诊于丁甘仁处而痊愈。后于1922—

1927年就读于丁甘仁创办的上海中医专门学校，在校期间深受丁甘仁赏识，后又得丁氏后人垂青，未毕业便独立创办《康健报》，普及医药知识。1929年陈氏作为国医代表，向南京国民政府抗议"废止中医案"。陈氏代表作有《中国药学大辞典》《皇汉医学丛书》。

《膏方浅识》刊行于1939年，系陈存仁先生为普及中医文化和膏方知识所著专论。他提出膏方的适应证为虚弱各病，主要为阳虚、阴虚、妇女病及青年病，并指出膏方具有五大特点：穷本探源，治本为主；面面俱到，善治慢性复杂病症；因人而异，量体设方；其味可口，能耐常服；毒副作用小、常服无不良反应。

> 中国药物善治病之症结根源，不求肤浅捷功，以取效于一时，故以调理慢性复杂病症最为擅长；又因无副作用及剧毒质，故虽常服亦无反应后患；又能治理合并兼夹之症，故中医善治多方面之混合症，往往得心应手，标本同时痊愈。[9]146-153

陈存仁认为，膏方作为中医治病的手段，对各科内伤杂病、慢性病调理的作用缓和、疗效确切，常能实现标本兼治的目标，又因每日的服用量不多，在安全的范围内，符合药典规范，是一种值得推广与研究的中医剂型。

陈氏认为，呼吸、消化、妇人、男科、精神心理等各系统、各专科疾病均有使用膏滋方调理的机会，尤其是在各科杂病的早期与缓解期，常能达到未病先防、既病防变、愈后防复的"治未病"的效果。举例如下：

> 痰饮气喘：高年之辈，气血较为虚弱。阳气薄弱，所谓命门之火渐渐不济，犹之机器中之发火部分力量较少，全身皆感阳气不足，温运之能力减少，推行之能力较微，所进饮食水谷，往往因不能温运而致水分停聚，酝酿成痰……凡年达四十以上，一至冬日多有是症，名为痰饮症，其病病情皆

类上述，其病病源皆阳气衰微，温运无能，身中无火故耳。

治此病症全在壮火温阳之法，止喘润肺、化痰平咳，皆非治疗此症之根本方法……一至冬季，宜进服壮火温阳之膏滋药剂。就医诊治，求其订立此类药方，可服附子、肉桂、炮姜、麻黄、葶苈之属，始能根本治此。[9]146-153

常见呼吸系统疾患，如咳嗽、咯痰逐渐伴气短、呼吸困难，以白色清稀泡沫痰为主，咯出后，仍觉痰黏滞在咽喉、胸廓，整日喉中痰鸣，症状反复发作，迁延难愈，终至痼疾沉疴，每于秋冬或降温时诱发加重。慢性支气管炎、慢性阻塞性肺病、慢性肺源性心脏病、支气管哮喘、肺水肿、心源性哮喘等疾病常具有上述病证特点。陈氏认为，这类病证常见于中老年人，多责之命门火衰，肾阳亏虚，痰饮内停，阴邪僭越，治本之法当为"益火之源以消阴翳"，佐以止喘、化痰之法，切不可本末倒置，标本不分。笔者认为，金匮肾气丸、金水六君煎、温氏奔豚汤、破格救心汤、黑锡丹等方药可以酌情选用，作为相应膏方中的主要方剂。

世有多人，每晨天明之际，即需泄泻一次，皆系溏薄，体格日渐消瘦，精神不甚振作。如每晚应酬甚晚，不克早起时，早晨亦必泄泻，略迟即不能忍。此种病症，患者甚多，实为重大之阳虚证。凡肾部亏弱，体气虚寒，嗜酒好色，时进油腻之品，每易患此，其初尚无显明之损害，泄泻经年，则日形瘦削，肌肉消脱，伤身至烈。若不亟为治疗，则一经患外感病症，每易沉重内陷，致于不救，此乃鸡鸣泄泻者之必然结果，宜亟治之。治鸡鸣泄泻者，以温补脾肾为主要治法，平时治疗服药需数十剂，冬时服膏方，治之最为适宜。[9]146-153

腹泻是消化系统的常见症状，常因肠蠕动加速、肠分泌增多或吸收障碍所致，见于肠道疾病，亦可由精神因素和其他器官疾病所引起。①腹泻伴水样或糊状粪便，多见肠易激综合征，此类患者以中青年人为主，发病年龄多见于20～50岁，常与功能性消化不良并存伴发。腹泻多在晨起或餐后出现，无血便，伴腹部不适或腹痛，常在排气或排便后缓解。②腹泻伴脓、血、黏液便多提示结肠有炎症、溃疡或肿瘤，其中炎症性肠病（含溃疡性结肠炎和克罗恩病），多呈反复发作的慢性病程，常伴有衰弱和消瘦症状，发病高峰年龄为15～25岁。陈氏认为，先天禀赋不足，体质虚弱者多易罹患，酗酒、好女色、喜欢进食油腻辛辣者多易诱发加重。起初病程尚轻浅，若不及时调理，病邪逐渐入里，日久不醒成痨。上述病证，多责之"釜底"无火，脾肾阳气亏虚，水液代谢失调。冬令应服用膏方调理，可温补、涩补之法同用。笔者认为，四神丸、理中汤（丸）、参苓白术散、痛泻药方、补中益气汤、五苓散、真人养脏汤等方药可酌情选用，作为相应膏方中的主要方剂。

　　　　寒湿下注，每发疝气。近年流行一种白浊愈后之疝气，此症与平常发者不同，其人在白浊之际，必服檀香油丸剂而愈。阴寒余湿余毒潜伏，十九皆发为疝气。此种疝气与普通疝气微有不同，治法亦不同……平时治疗，饮药甚久，故以待至冬季，订服膏方为治疗良法。此症如用刀割之法，仍有复发之虞。寒气重而肾阳不振者，普通药方犹欠平淡，应酌用附块、炮姜之类。若久有此患而气虚下坠者，应酌用潞党、黄芪之类。

　　　　白浊……一经迁延，则愈久而酿成老白浊，非长期滋阴清理之中药剂治之……唯以治本之补益剂，始克奏效……治之之法，第一应先求肾部之强健，恢复膀胱之蒸化能力。育阴清化乃唯一治本之法，宜忌酒，少行路，每逢冬季，一面常服滋补膏滋药方，不求立时见效，但图肾部强健，则白浊发生之次数日益减少，身体日渐康强，则白浊发生之次数亦日益减少。[9]146-153

男科疾病的疼痛多发生于阴囊、阴茎、下腹部、会阴部、腹股沟及大腿内侧，疼痛可来自病变的所在处，也可以是放射性疼痛。①精索静脉曲张，可导致疼痛不适及进行性睾丸功能减退，是男性不育的常见原因之一，部分患者有立位时阴囊肿胀，局部持续或间歇坠胀疼痛感、隐痛和钝痛，可向下腹部，腹股沟区或后腰部放射，劳累或久站后及行走时症状加重，平卧休息后症状减轻或消失，多见于青壮年，发病率占正常男性人群的10%～15%。②上述部位疼痛，见排尿后或排尿时从尿道口滴出白色浊物和膀胱刺激症，常见于慢性细菌性前列腺炎、慢性非细菌性前列腺炎，其中非细菌性前列腺炎占90%，可伴有不同程度的性功能障碍，精神心理和人格特征改变，严重影响患者的工作和生活质量。陈氏认为，上述病证，若失治误治，多易转为痼疾沉疴，多责之病邪未尽、寒湿下注、肾阳亏虚，不再适宜清泻湿热的方法而应考虑育阴清化等以补益为主或攻补兼施的方法，旨在恢复肾和膀胱运化水湿的能力。冬季应服用膏方调理，我们认为，补中益气汤、无比山药丸、当归四逆加吴茱萸生姜汤、温氏奔豚汤、三阴寒湿方、猪苓汤、三仁汤等方剂可酌情选用，作为相应膏方中的主要方剂。

　　肝气症：肝气为妇女之通病……肝气之见证，为胸闷，饮食停顿，消化无能，少腹胀大，头晕耳鸣，头痛时作，胁部胀闷，胃部不舒，胃脘阻痛，喉头噫嗳不畅，尤以胃痛为多。肝气之症，女子患者独多，盖女子向来受种种束缚……郁积于怀。发为肝气之疾者，比比然也。然其病之根源，则多由血亏而生虚火，虚火盛则肝火旺，肝火旺则肝气甚，故治肝气，必从补血平肝着想。治疗肝气之关键，从标治之，无非疏肝畅气。若从根本治之，必须补血养阴……平时服药，当然因进药过久，令人生厌，故冬季膏方为适宜之剂，饮服一冬，功效彰彰。

　　肝阳症：所谓肝阳者，皆神经作用。必其人用心过细。动辄气郁，肝气阻塞，胸膺闷结，肝部胀大，胃纳艰少，泛恶酸水，胃部作痛，头常昏晕，甚则作痛，耳鸣目眩。久则虚火易升，面红颧红，晚间微热。此种现象，几为女子恒有之通病……肝阳一症，非小病也。当用大剂养阴之品，为订膏方，阴分充足，肝阳始无浮动上越之机缘，亦治本之道也。[9]146-153

女性以血为本，以血为用，易出现阴血不足的"血虚"之证，病理则有"经、带、胎、产"，即月经病、带下病、妊娠病、产后病以及杂病（肿瘤、不孕等）。妇人经孕产乳，多耗伤阴血，极易感受寒、热、湿邪。膏方是调治妇科慢性疾患的最佳剂型，尤宜于月经失调、带下病、盆腔炎、子宫肌瘤、卵巢囊肿、更年期综合征、早衰、不孕、滑胎、产后病、术后、放化疗后等疾病的调理。

妇人胸闷胁痛、胃脘不适、食欲欠佳、少腹胀满、头痛头晕、耳鸣目眩、心烦易怒等症状，重者经久难愈，往往影响生活、学习和工作，且常与多种妇科病并见，既可出现在青壮年也可见于围绝经期女性。经行前后出现的一系列证候，如头痛、乳房胀痛、发热、泄泻、烦躁、眩晕、浮肿等，因其与月经来潮有关，有月经前后诸症、经行前后诸症之名。自然绝经前后出现的一系列证候，如月经紊乱或绝止、烘热汗出、头昏耳鸣、烦躁不安、心情忧郁、心悸失眠、神疲乏力等症状，称之为绝经前后诸证。陈氏认为，此类病证与肝气（郁结）、肝阳（上亢）关系密切，病变涉及多个脏腑，亟当标本兼顾，治标当疏肝理气、调肝解郁，治本重在于养血柔肝、滋水涵木。冬季应服用膏方调理，笔者认为，逍遥散及其变方、六味地黄丸及其变方、四物汤及其变方、天王补心丹、滋水清肝饮等方药可酌情选用，作为相应膏方中的主要方剂。

月经之迟行者，大抵为月经将行之前，穿着单薄而受寒冷，或误食寒冷之品，如水果冷茶或冰类茶饮，逗留中脘，即使血液凝聚，阻止卵巢成熟，月经迟迟不行。大抵兼见腹痛骨楚，畏冷腰酸诸象，尤以腹痛为最显著，用温中散寒祛瘀之膏剂。月经迟至，亦有因身体虚弱，血分虚少，月经迟迟不至。行时其色淡白，为量甚少，其人面色惨白，心悸怔忡诸象。此证宜于

冬时调理，常服补血之膏方剂。[9]146-153

经行后期即月经周期延长7天以上，甚则两三个月一行。经行后期既是病名，又是症状，属于西医有排卵型功能失调性子宫出血范畴。此病病在冲任二脉，肾虚、血虚、血寒、瘀滞、痰湿等为病机要素。陈氏认为，月经推迟见穿着清凉、嗜瓜果生冷、怕风怕冷、痛经严重、腰酸腰痛者，多为寒凝血脉；有经量少而色淡、体质羸弱、面色无华、心慌心悸者，多为气血不足。二者订膏原则有所区别，前者强调温通，后者重在补益。冬令应服用膏方调理，我们认为少腹逐瘀汤、温经汤、当归四逆加吴茱萸生姜汤、归脾汤、四物汤加减方等方剂可酌情选用，作为膏方中的主要方剂。

神经衰弱者，其人多虑好忧，夜眠不宁，意志薄弱，多言无断，疑念不释……此即中医肾亏之证……国医书屡屡言此，神经衰弱或由于先天不足，禀赋薄弱，或由于思虑过度，操劳过度，纵欲过度及烟酒刺激过度所致。又有因花柳病及手淫而起者……其初心神不安，疑虑犹豫，精神恍惚，意与懒怠，倏然奋起，倏然百念俱灰，头目晕眩，不眠怔忡，常抱悲观，甚至恒怀自杀之念，且乐于狂嫖滥交。一面自悲环境之不良，恒求戒绝，一面乐此不疲……中医治此类病症，有天王补心丹、磁朱丸、杞菊地黄丸、黄连阿胶鸡子黄汤、归脾丸、孔圣枕中丹、酸枣仁汤等药方，随症施用。特至冬季，为治疗此症之唯一时机。盖将各项治疗药方，化为膏方，长期饮服，收效最宏。[9]146-153

双相情感障碍，指临床上既有躁狂或轻躁狂发作，又有抑郁发作的一类心境障碍。抑郁和躁狂可以交替发作或反复循环，也可以同时存在，大多数患者呈发作性病程。躁狂，如心境高涨、精力充沛及活动增加等；有时表现为抑郁，如心境低落、精力下降和活动减少等。几乎所有的双相患者都能从急性发作中康复，但长期预后并不乐观。陈氏认为，以双相障碍为代表的精神类疾病或以情绪波动、躯体化形式障碍为所急所苦的心身疾病，遗传因素、思虑劳累、纵情声色等因素是诱发、加重的原因。这类患者多以肾虚为核心要素，冬季应服用膏方调理，其中天王补心丹、磁朱丸、杞菊地黄丸、黄连阿胶鸡子黄汤、归脾丸、孔圣枕中丹、酸枣仁汤可酌情选用，作为膏方中的主要方剂。

三、辨识联系铸其神

秦伯未（1901—1970）[10]，名之济，号谦斋，出身于中医世家，三代均以儒医闻名。秦氏1918年就读于上海中医专门学校，为该校第二届毕业生中之高材生，亦系该校创办人丁甘仁之得意弟子。毕业后在沪执业，诊余博览群书，勤于著述，并先后在沪创办国医书局与中国医学院。新中国成立后奉调进京，担任卫生部中医顾问，毕生为发展中医事业及培养高层次中医人才作出了重要贡献。

颜德馨（1920—2017），是复圣颜子后裔，江苏丹阳人，其父颜亦鲁为江苏省名中医、孟河名家马培之再传弟子。颜老幼承家学，1939年毕业于上海中国医学院，建国后在上海铁路局中心医院工作。在其70余年医学生涯中，虽经历了种种坎坷，却始终刻苦钻研、汇通诸家。颜老弘扬气血学说，提出"久病怪病必有瘀"病机理论，首创衡法治则，用于疑难杂病治疗和抗衰老的理论与实践，并于2009年荣膺首届"国医大师"称号。颜老德艺双馨，为世人所敬仰，晚年编著有《颜德馨膏方真迹》《颜德馨膏方精华》等，享有"膏方圣手"之美誉。

（一）火眼金睛辨病机

秦氏在《膏方大全》指出，运用膏方调体、治病时需在辨识上遵循三要素，即"膏方补虚需深思""辨体用药视病根""膏方显效在识本",均强调辨识需准确。颜老则在先师经验的基础上,更立制膏原则与方法等内容以启发后学。

1.谨察阴阳需先行

(1)慎补虚:"就余经验所得,处外感方易,处内伤方难,而处补虚方尤难。若膏方则大剂补益,服饵必一二月,设非深思细虑,必使偾事,尤为难之又难。慎之慎之!"[11]311

(2)辨体质:"故膏方之选药,须视各个之体质而施以平补、温补、清补、涩补;亦须视各个之病根,而施以生津、益气、固精、养血。"[11]310

(3)识其本:"总之,治病之要,在求其本。所谓本者,即发病之主因也。能制其主因,则一切枝节不治自愈。而立膏方,尤须导其衰弱之根源与疾病之枢纽,则功效易著,遗患可免。《淮南子》曰:所以贵扁鹊者,知病之所以生也。王应震曰:见痰休治痰,见血休治血,无汗不发汗,有热莫攻热,喘生休耗气,精遗不涩泄。明得个中趣,方是医中杰。真知本之言也!"[11]315-316

(4)遵法度:"膏方属大方、复方范畴,且服用时间较长。因此,膏方之制定,必须遵循辨证论治法度,具备理、法、方、药之程序。"[12]2

(5)细辨识:"由于膏方不仅是滋补强壮的药品,更是治疗慢性疾病的最佳剂型,所以制方之时,应明察病者阴阳气血之偏胜,而用药物之偏胜来纠正。故医家应从病者错综复杂的症状中,分析其病因病位、正气盛衰、病邪深浅,来认真辨别病者的类别。"[12]2

秦伯未认为:①像膏滋这样的大复方,常需要服用1~2个月,需深思熟虑、辨证妥当后方可立法处方、交付熬制,否则极易出现纰漏,既无法让患者获益,也会使医者感到挫败,双方均遭损失。因为膏滋的遣方用药不同于汤药等其他剂型,所以既要在思想上重视这个事情又要在开具时思虑周全、尽可能做到面面俱到。②虽然膏滋方是以补益为主,但根据患者的体质与病证、病机,给予的补法也是有差别的。既有平补、温补、清补、涩补之分更有生津、益气、固精、养血之别。③以上王应震[1]之言无不说明辨证精当的重要性，患者痰多时不可一味治痰，从脾肾入手治疗也可收到效果；病家出血时不可一味止血，从清心肝火热入手也多能获效；患者无汗时不可一味发汗，养其营血、滋其津液也能汗出如涌；病家出现热象时不可一味清热泻火，需要留心是否存在真寒假热的情况，散其郁热、补中益气、破其虚寒均可热退身凉；患者气短喘促时不可一味宣肺解表、止咳化痰，这些方法常能耗散真气、并不适用于体虚及虚嗽、虚喘者，纳气归元、温补脾肾也能定喘止咳；病家出现遗精的时候不可一味的固涩，清除下注的湿热、无热扰精室的情况，遗精的问题也能迎刃而解。这也就不难理解，为什么在《淮南子》一书中如此称道扁鹊[2]，正是因为他辨证能"抽丝剥茧"、如"老吏断狱"。"治病必求于本"，准确的辨识有助于医者发现患者衰弱的根源与核心病机，制定出更具针对性、疗效更好、获益更大的膏滋方、避免和减少副作用。

颜老在充分认同秦氏观点的基础上，进一步强调：①膏滋方订制前需掌握患者阴阳、寒热、虚实状态，不仅要做到了然于胸，更要将相关法度、程序记录在脉案中，向患者娓娓道来。②膏滋方系草木、血肉有情之品的集合，用之以纠正人体体质偏颇、状态失衡时，医者需明察偏颇的属性特点，才能提升疗效，让患者获益，避免双方损失。③膏滋方订制尤能体现医者的智慧和功力，辨证—立法—遣方—用药等思维与步骤常一以贯之。

2.虚实不明则无功

秦氏在《膏方大全》中指出"从众进补徒增患""一叶障目助邪实""不知运

1　王应震：据《王应震要诀》一书前言页所载："王应震生平未详，仅知明末清初医家李中梓在《医宗必读》卷一中曾引用王应震曰：'见痰休治痰……明得个中趣，方是医中杰。'"推测其至少为与李氏同时代的医家。

2　扁鹊：《史记·扁鹊仓公列传》载："扁鹊者……舍客长桑君过，扁鹊独奇之，常谨遇之。长桑君亦知扁鹊非常人也……扁鹊以其言饮药三十日，视见垣一方人。以此视病，尽见五藏症结……"据此可知扁鹊能知疾病根源、症结所在。

化伤脾胃""拿捏不当寒热偏"等是导致进补与服膏无效或出现不适的常见原因。

（1）从众盲目："万不可认膏方为唯一补品，贸然进服，此其二。余习见中下之家，羡于膏方之效力，又嫌其价格之昂贵，辄自服黄芪、党参；次焉者，辄常饵黑枣、核桃。未能获益，抑且增患。"[11]310

（2）滋补浪投："然世人恒信膏方为补剂，并自馁身体为不足；医者亦不察隐情，听信片言，浪投滋补。因而增病者，数见不鲜。盖补益之品，施之于虚损则可；若邪气内蕴，当以除邪为先。譬之淤积流涸，必去其淤而流自通。否则实实之戒，其罪焉逭！"[11]311

（3）滋腻碍脾：膏方多滋腻，须时时顾及脾胃。"盖胃为水谷之海，脾为生化之源，五脏六腑实利赖之，使脾胃健全，消化迅速，则五谷化生之精微，皆为百骸无上之补品。不然，脾胃衰弱，纳减运迟，投以膏方，元气不胜药力，徒滞积为患耳。故于用药之时，宜有监制；而用量之间，尤须适当。"[11]312-313

（4）寒热偏颇："若有服膏方后，易于泄泻或胀满者，此必肠胃虚而滋阴之药太重，可酌加砂仁以救济之；易于口渴或目赤者，此必阴分虚而补阳之药太重，可以菊花茶冲服以救济之。"[11]314

（5）补不对证：进补不分虚实，盲目滥补。"如有些患者表现为纳差腹胀、舌苔厚腻等一派实证，竟然也在冬令进补，结果往往会加重原来症状，并出现胸闷恶心、口干口苦、腹痛腹泻等新的不适。其次，没有辨证进补，如阴虚者补阳，犹如火上浇油，使热者更热；阳虚者补阴，好比雪上加霜，使寒者更寒。"[12]6

（6）补不得法：补药过量也会产生副作用。"不少人认为，冬令进补就是'补'，如过度服用人参、黄芪等补气药，会导致腹胀等症状；过量服用红参、鹿茸、附子等补阳药，会出现大便秘结、烦躁、口干、血压升高等反应；过分使用阿胶、熟地、龟板、鳖甲、首乌等滋腻药物，会使胃纳下降、恶心、腹泻、舌苔腻浊。"[12]6

秦伯未认为：①如果患者在不清楚自身的体质特点与病证关键的情况下，从众进补、自行服用黄芪、党参、红枣、核桃等药食两用的滋补饮片，常有加重病情的风险。②许多患者常以疲劳、腰膝酸软为就诊主诉，医生若"一叶障目"，为患者的主诉、情绪、只言片语所迷惑，径直判为虚证，堆砌补药而犯"虚虚实实之戒"，加剧病情的情况并不少见。③医者订制膏滋方时尤其需要评估患者的脾胃功能，既要注意药物的用量，也应酌情使用陈皮、砂仁、苍术等药物加强脾胃运化，预防膏方滋腻碍脾。④若辨证不当，患者在服用膏滋方后，出现泄泻、腹胀满的情况，常为方中滋阴药过多而患者消化功能相对薄弱；患者在服用膏滋方后，出现口咽干苦、双目红赤的情况，常为方中温阳药太多而患者阴血相对不足。

颜老在秦氏观点的基础上，不吝笔墨以警示后学：①尽管不少患者对膏方"趋之若鹜"、以疲劳、腰背酸痛等为主诉欲膏方调理，但是凡见舌红、苔厚腻而干、腹胀纳差、脉滑数者不能服用膏方！虚证、或因虚致实者是膏滋方的适应证，实证则是其禁忌证。②虚损有气、血、阴、阳及各脏腑虚损之别，若对阴虚（火旺）者误施温阳方药，无异于"火上浇油""抱薪救火"；若对阳虚（虚寒）者误投滋阴方药，无异于"雪上加霜""落井下石"。③医者不可堆砌人参、黄芪、附子、鹿茸、阿胶、熟地、首乌、阿胶等滋补之品，上述药物既需要据证选用又需要充分评估患者的运化与吸收能力，避免过量、超量使用而产生不必要的副作用。

由此可知，医者为患者订制补膏，需先辨虚实，次别虚损，据证滋补、恰到好处，方可彰显效果。

（二）多点协同益整体

秦伯未在《膏方大全》中写道[11]310-311："盖一切衰弱怯损之病，全赖补益之品，收其全效。然而人参、阿胶等辈，同属补品，何以有服之功效不著，而必欲乞灵于膏方？则以人参、阿胶等辈，其滋补之点，仅限局部……不若膏方之集合多种药物，面面俱顾，一齐着力。故天下惟混合物最合于身体营养。""余尝治吐血重症及遗精重症数十人，病积数年，医易数人，且调养备至，终不能愈。余为立膏方，煎服数月，宿恙全捐，精神健旺。可以见其效力之伟大，实非他种所能埒矣。"

秦氏认为：尽管人们使用补益之品治疗虚损、衰弱疾病是理所当然的，但为什么有的人会出现"虚不受补"的状况，有的人则有"杯水车薪""石沉大海"的情况？又凭什么说膏滋方会比阿胶、人参这类补品更具优势和效果呢？是因为膏滋方属于大复方，由多个方子组成，所以能面面俱到。就阳虚体质怕冷易感冒病人而言，其膏滋方既有方药温补表里阳气，又有方药益气固表，尚有方药健运脾胃。若患者单独服用黄芪、党参等补中益气的药物，既无法兼顾助脾胃运化吸收，还可能会有"助火"之虞，又无法实现疏达阳气的效果而显效缓慢。越是证素多样、病机复杂的病证，越能体现出膏滋方这种大复方的优势和作用。秦老个人吐血、遗精等多个膏方治验，更力证膏滋方相较于汤剂等其他剂型疗效卓著与独特。

颜老上承秦氏之言，道出其对于膏滋疗效的理解[12]1-6："膏者，天之芳渥，犹美醽也；滋者，地之甘浆，犹琼汁也。""古贤有'诸涩枯涸，干劲皱揭，皆属于燥'之说，其义深远。涩者生道艰涩，枯者丽水断流，涸者泉渊将竭，干者火灼损津，劲者风火相煸，皱者肺热叶焦，揭者叶落皮剥。""是故《圣济经》云：五脏萎弱，营卫涸流，所以圣人设膏滋以润泽济之。""冬令进服膏滋，为补之道，一言以蔽之曰：助其生化。""人身阴阳，阴阳和则乾坤定，天地无有造偏，神有所归，精有所藏，气有所蕴，病安从来？"颜老认为：①玉液琼浆，本意为用美玉制成的浆液，后常借此比喻美酒或甘美的浆汁。颜老采用互文的写法，将膏滋比作醇厚的美酒、难得的仙露，旨在说明其具有滋养润泽、疗疾去病、延年益寿的功效和作用，是天地间不可多得的治病、养生手段。②"诸涩枯涸，干劲皱揭，皆属于燥"语出金元医家刘完素所著《素问玄机原病式》，所言涩、枯、涸、干、劲、皱、揭等情况实为五脏六腑虚损时的状态。这与大自然秋冬时节的景象十分相近，于人身则常有皮肤干燥、瘙痒，手足怯冷、爪甲不荣、皲裂，五官干涩、口燥咽干，食欲旺盛，大便秘结，胃肠食滞等情况。③民俗农谚常有"瑞雪兆丰年"之说，本意为适时的冬雪预示着来年是丰收之年，实有保暖土壤、积水利田、减少虫害的科学依据。秋冬季节以膏滋为调理首选，剂型特点能改善秋冬人体常见不适，而其内部组方又能调整人体失和状态，为来年的身体状态打下良好的基础，减少各类不适的发生。相较于"瑞雪兆丰年""冬令服膏、开春打虎"的民俗说法，颜老给出了中医学上的解释——"助其生化"，在滋润五脏六腑、潜藏阳气的同时，亦为阳气升发给予保障。④精气神为人身"三宝"，精是生命产生的本原，气是生命维系的动力，神是生命活动的体现与主宰，三者常相互依存、相互为用。膏滋方能滋润五脏六腑、葆养此"三宝"，使人体阴平阳秘、和态常有、身心健康。

在二位前辈看来，膏滋方卓越的疗效除因剂型特点、富含滋补及血肉有情药物外，尚需要重视"妙用时机益人体""燮理阴阳需联系""君臣配伍在协同""脾胃运化始全功"等多个因素才能更好地发挥作用和彰显疗效。

1.妙用时机益人体

《膏方大全》中指出[11]313："疾病之进退，每有视时令消长者。劳瘵危于春夏，痰饮笃于秋冬，其浅显易见者也。因是膏方与时令亦不可不研究。""夫膏方之施治在补益。补益之剂，宜静而戒动，宜藏而戒泄……秋为容平，冬为闭藏，主收摄者也。疏泄则阳气发越而人气浮外，收摄则阳气固密而人气伏内……故吾人服膏滋药剂，宜于秋冬而不宜于春夏，取其易于受纳，而得遂其营养之作用也。但怯弱证候，固不限于秋冬有之；则膏滋之方，于春夏时期亦未始不可施用，但终不若秋冬之获效伟大也。"

秦氏认为：①许多疾病的发生与季节、时间是有一定关系的，如《内科学》中指出，呼吸道感染好发于冬春季节，常引起咳嗽、咯痰等症状，严重时有发热、气短、呼吸困难、危及生命的情况。病证的发生、进展、复发、加重与否和时令的关系既显而易见又密不可分。既然膏滋方疗效卓越，能固本清源又可助力生化，从预防病证的角度来看，它与服用时令间的关系是值得关注与明确的。②大自然、人体阳气在秋冬季节呈现收敛并逐渐潜藏的运动特点。膏滋方属于滋补剂，以补益功效为主，属于"静药"，在药性上契合"勿扰阳气"、助力潜藏、养护的特点与功效。从天人相应的角度来看，它与人体阳气之间的关系值得关注与明确。③尽管虚弱、衰老的病证常不囿于秋冬季节，膏滋也能在秋冬以外的时间服用，但从疗效及作用发挥的角度来看，秋冬时令应是服用的最佳时间。

颜老在充分认同秦氏观点的基础上，进一步阐述道[12]1-6，"膏方充分利用自然界赐予的天然资源为'生物效价'，增添了附加值……膏方选择了冬季……就是把握了先机效应。"就其个人用膏经验而言，秋冬服膏常能达到"上工治未病"的效果和目的。

2. 燮理阴阳需联系

《膏方大全》中写道[11]315-316："第一，须识消长之机。夫人身不外气血，气血不外阴阳，阳盛则阴衰，阴盛则阳衰。故见阳衰之证即须推其何以阳衰，阴衰之证即须推其何以阴衰，施补庶能入彀。""第二，须识相互之机。气虚补气，血虚补血，绳墨也。然少火生气，气能摄血。故补气而不补火，补血而不补气，决难尽其能事。""第三，须识开阖之机。天地不外开阖，用药不外补泻。补正必兼泻邪，邪去补自得力。设或一味蛮补，终必酿成灾殃。""能悟上述三者之妙，临诊处方，自有左右逢源之药。余治刘姓妇白带，沈其纲痰饮，黄明玺胀满，人皆引数病无补法，而以服膏方为戒；然卒因以蠲除痼疾，盖能识其机也。"

秦氏认为：①应明白阴阳、气血、津液等物质在人体变化（增减和盛衰）的原因。就正邪关系而言，阳热盛则阴液亏虚，阴寒盛则阳气衰惫。如心火亢盛时，常有肝肾阴虚；如痰饮凌心时，多见脾肾阳虚。反之亦然。因此，每当患者以失眠、怕冷等症状求诊欲膏滋调理时，我们应弄清楚是什么原因造成这样正邪相争、"失和"的状态。②应重点关注与把握阴阳、气血、津液等物质在人体常会相互转化的事实。尽管气虚的时候应该补气，血虚的时候应该补血，但是气与火之间常可以相互转化，气也能摄血、摄津。因此，益气时既可能会兼顾养血，也可能会有"气有余便是火"的状况。这种转化对于医者订制膏方而言实际是一把"双刃剑"，一方面我们可以利用这种转化，从核心病机、证素入手，撬动整个局面，达到"四两拨千斤"的效果；另一方面，我们遣方用药绝不可堆砌药物，需恰到好处，避免矫枉过正而酿成其他问题。③开阖，既有开启与闭合、分散聚合的本意，又有权术、策略的引申义。以阳虚体质怕冷易感冒病人为例，在温补阳气的同时，应该注意疏达阳气、健运脾胃、化痰除湿，若是一味地堆砌温补药物，容易造成"虚不受补"的状况，并显现相关的副作用。因此，"补正必兼泻邪，邪去补自得力"，此说既为膏滋方应对因虚致实、虚实夹杂的病证提供了理论依据，又启后学"固本清源"之说。④如果能够很好地领悟与运用上述三者，订制膏方时便会得心应手、左右逢源。一如上文所述，刘姓妇人的带下病、沈某的痰饮病、黄某的腹胀痞满病等，许多人都认为这些案例不能用补法治疗，更不可以采用膏滋方治疗，秦氏何以能力排众议，最终以膏滋帮助患者缓解了症状，让多年的顽疾得到了治愈呢？这是因为对人身邪正消长之机的把握，遣方用药时强调补泻兼施，所以最终能出奇制胜。

颜老承秦氏"开阖论"之说，提出滋补需动静结合："膏方内多含补益气血阴阳的药物，其性黏腻难化，若纯补峻补，每每会妨气碍血，留邪内闭，与健康无益，故配方用药必须动静结合，至为关键。""补品为'静药'，必须配以辛香走窜之'动药'，动静结合，才能补而不滞。"[12]3

颜老认为陈皮、砂仁、附子、大黄、决明子、葛根、丹参、蒲黄等药物（"动药"）除能推动气血运行外，更能促进滋补药物（"静药"）的吸收。中老年人的心脑血管病多以虚实夹杂为特点，遣方用药时多需要"动静结合"，一味蛮补实是与气血为难，常会妨碍其运行，更对患者健康无益。医者临证时需辨证选用"动药"，如取附子温寒解凝，振奋心阳；大黄、决明子通腑排毒，降低血脂；

葛根、丹参活血化瘀，净化血液等。

颜老还承秦氏"相互论"之说，提出精气神足稳健康："肾者先天之本，封蛰藏精之地，补精必补肾；脾乃后天之资，五脏皆受气于兹，补脾健脾运脾，大有益于固本清源；心藏神，为五脏之主，神动则五脏六腑皆摇，补心即补神。"[12]

颜老认为，膏方的着力点在于心、脾、肾三脏，需从养生延年、长葆青春计，利用脏腑间协同制约关系以葆养人身精、气、神"三宝"。人体内环境的稳定，既是体能"生物效价"增值的基础，也是长寿与健康的关键。

3.君臣配伍在协同

《膏方大全》中写道[11]312："膏方之组织：君一臣二，奇之制也；君二臣四，偶之制也……君一臣三佐九，制之大也。是为方剂之组织法，膏方亦然。""惟膏方服时既久，其制势须扩大。大抵每方平均以三十药为准，外更酌加各项胶属。如阿胶、鹿角胶、龟板胶等，以便收炼成膏。普通更加纹冰，以制其苦味而便适口。其有不喜甘味，或不宜甘味者，则酌减之。亦有于收膏时加核桃肉、白莲肉、黑枣肉等者，但求体质相宜。初无定则也，抑有进者。""膏方之组织，近于复方，故余之主张，以选方为第一步。方选既决，然后就各方选药；药选既决，尚有不足，则就症补充。如此则药症自能丝丝入扣矣。"

秦氏认为：①《素问·至真要大论》中的组方原则为膏滋方遣方用药的依据。"君一臣三佐九，制之大也"，一方面膏滋药味多、组方复杂，为"大方"，常用于治疗复杂或严重的疾病；另一方面，主病之谓君、佐君之谓臣、应臣之谓使，因此膏滋又可视作由君方、臣方、使方等多个方剂共同构成。②因为膏滋方的服用时间较其他剂型为久，如在冬季服用常需要从一九服用到九九、历81天近3月之久，所以每料膏滋中的饮片需在30味上下。除此以外，还要酌情加入胶类、糖类，以及核桃、莲肉、枣肉等，既有助于加强滋补效果、收膏定型，也有助于改善口感、便于长期服用。整个膏滋方的结构、内容较其他中药剂型更为庞大与复杂。胶类、糖类，甚至核桃、枣肉等是否选取、能否使用、如何使用，并没有僵硬固化的条条框框，医者需酌情选取，力求与患者体质相合，服之获益！若能同时达到有助收膏、改善口感、增加补益等一举多得的效果，实有锦上添花、画龙点睛之妙。③于膏滋方中谈"组织"，实为讲求方药之间的联系与配合。就阳虚体质、怕冷易感冒的患者而言，除频繁易感冒、畏寒怕冷为主症外，多有疲劳，动辄汗出，痰多，口干不欲饮，脘腹冰冷，腰背酸痛，手足怯冷，大便溏薄等兼症，妇人更兼经行推迟、色淡或暗、量少、崩漏等不适。补中益气汤、四逆汤、金匮肾气丸等可作为膏滋中君方的选择，陈夏（香砂）六君子汤、玉屏风散、桂枝人参汤等作为臣方的选择，君臣二者既定则膏滋方的主体确立。妇人有月经不调者，需入调经之药；年老者酌加固肾填精之药；年轻者酌加疏达阳气之药；有腰背酸痛症状者、入补益肝肾之药。医者若能按照这样的"组织"流程，围绕病机—体质—症状拟定相应方药，便能更好地彰显膏滋疗效。

颜老承秦氏之言，进一步指出：

"膏方完全不同于一般的复方，是复方的大组合通常用到三十六味（具体到每一处方，或有上下），应天罡之数，是一种说法。"[12]

"我认为膏方的集约是三股力量，养生—保健—治疗形成一个矢力，而且它有明确的靶点，每个人量身订制，绝对是个性化设计。三股力量之间有合理搭配，有病者以治疗为主体、亚健康者以保健为核心、健康人以养生为重点，辨病与辨证相结合，体现中医辨证论治观点。"[12]

"当无证可辨时，要善于摄取潜在层面的信息，辨天候、辨体质同样重要，一年之岁运、体质之属性，也都决定某种疾病和某种证候类型的易感性及倾向性，把握住这些要素，具体到某一个人来说，即借本草之精华而最大限度地发挥药物的'生物效价'。"[12]

颜老认为：①膏滋方是多个复方的组合，药物常需要用到36味上下，这个数量的药物，总重量基本在3～5 kg之间，有助于膏滋的煎熬与产出。②医者订制膏滋时，通过调整方药，既可以使作用趋势在治疗、保健和养生等方向有所侧重，也能使之均衡。除传统辨证用药外，尚可酌情根据现代药理研究结果，加入针对专科专病颇具效验的药物，如丹参、海藻、地锦草等。③许多疾病早期常无明显不适，如许多2型糖尿病患者除超重、肥胖，血糖指标升高外，多无典型"三多一少"的症状，医者订制方药时，尚可从痰湿体质，从来年运气特点，从疾病进展趋势，从减重、促进脾胃运化吸收的治疗目标等多方面入手，更好地利用草木精华达到治疗的目的和效果。

4.脾胃运化终全功

《膏方大全》中写道[11]312-313："膏方多滋腻，须时时顾及脾胃。盖胃为水谷之海，脾为生化之源。五脏六腑实利赖之，使脾胃健全，消化迅速，则五谷化生之精微，皆为百骸无上之补品。不然，脾胃衰弱，纳减运迟，投以膏方，元气不胜药力，徒滞积为患耳。故于用药之时，宜有监制；而用量之间，尤须适当。此惟有经验者知之，而未可与语一般者也。""膏方之用量……恒依普通方剂，比例增加，其增加之率常以十倍，但亦有不耐久服者，则五倍、六倍酌量施用可也。"

秦氏认为：①脾胃为水谷之海、气血生化之源、后天之本，需时时保持健运。对患者而言，脾胃健运有助于膏滋的消化与吸收；于医生而言，订制膏滋时需充分评估脾胃的运化功能。这是能否让患者获益、避免医者受挫的关键环节。②膏滋方中的补益成分，如胶类、糖类、补益药物等均或多或少具有滋腻之性，如若脾胃运化功能衰弱，这类药物反而会造成积滞，引起副作用。③除外使用另外药物监制这种滋腻之性外，尚可通过调整药物的用量达到有益脾胃运化吸收的目的。

颜老承秦氏之言，进一步指出："制定膏方，总宜佐以运脾健胃之品：或取檀香拌炒麦芽，以醒脾开胃；或用桔梗、枳壳，一升一降，以升清降浊。苍术一味，其气辛香，为运脾要药，加入众多滋腻补品中，则能消除补药黏腻之性，而起赞助脾运吸收之功。""中医习惯在膏方进补前，服一些开路药，或祛除外邪，或消除宿滞，或运脾健胃，处处照顾脾胃的运化功能，确具至理。"[12]3

颜老认为：①"胃以喜为补""无过即是有功"，口服膏方后，脘腹、胃肠无胀满、疼痛、泄泻、便结等不适，是判断膏滋是否合适的基础。②檀香拌炒麦芽，可增加后者健脾醒胃之功；砂仁拌炒熟地，可制熟地滋腻之性存其养血益阴之功；蛤粉拌炒阿胶亦是此理。桔梗配伍枳壳，升降相合有健运脾胃之效；半夏配伍黄连，辛开苦降能消痞满亦有此效。再如苍术、陈皮、砂仁、木香等药，能监制补药的黏腻之性，助脾胃运化吸收。③膏滋需要现熬，常需 5～7 天加工制作的时间，医者可利用这段时间给予患者以汤药，或调理脾胃功能，或祛除体内病邪，为服用膏方做准备。

四、峥嵘岁月展新遒

膏滋方在这一百年来的发展之中，不仅有赖于医家的传承与推广，还受到相关医疗从业者、社会环境和人文风俗的影响。

（一）熬制技艺定成败

一料膏方"灵不灵"，除了靠医生的方子外，还得看熬制技艺。量体订方的过程中，每一道工艺都十分严谨，首先是药材品质的保障，药材选取应择季采收，确保应陈则陈，当鲜则鲜；其次是药材需要通过冷水长时间浸泡将个中精华充分泡发；最后则需药工们亲司炉台进行熬制。经过长时间的蒸发浓缩，饱含数十种道地药材的膏汁在经验丰富的熬膏师傅手中慢慢变得黏稠。长时间的熬膏过程需要极强的耐力与体力，为了保证品质，熬膏师傅们需耐住高温，在紫铜锅前随时观察药汁的状态，同时用竹板不停搅动药汁，防止其焦化。膏方制作的每道工序都不容懈怠，而最考验功夫的还属"收膏"，这是一道极其考验熬膏师傅水平的工序。他们在收膏时需自如运用竹板，更要把控力度；每一下的搅拌都要保持均衡的力度，周而复始地搅拌才能保证最终出来的膏细腻醇厚，这种体力、耐心和手感是在不断地练习中日积月累所形成的。

> 药剂之煎熬合法与否，与功效之巨细大有关系。如羚羊、犀角、石决等均须先煎，因其性不易出也；薄荷、蔻仁、钩藤等均须后入，因其气易消散也。他如人参等贵重之品，更须另煎冲服，免致耗费。其余膏方之煎熬，此等手续亦不可废。[13]

人工熬制膏方的每一道工序都非常繁复，一罐膏滋药需要耗费十几个小时才能完成。日复一日、耗时耗力地工作，不是每个人都能做到，也不是轻易能学到的。

（二）色味与格调相匹

清末、民国时期的上海有"十里洋场""远东第一大城市""东方巴黎"之称，各路人物龙蛇混杂，既暗含危机亦孕育财富。富人爱财惜命，上层社会攀比炫耀，一料膏方药量体大，熬制需时，价格不菲，服用者既要有一定的社会地位更要有相应的消费能力，能服用膏滋方绝对是"身份"的象征。同时，上海菜以浓油赤酱、醇厚鲜美为其特色，口味浓郁，甘腴甜润，每道菜多有油亮的酱汁浸润，而膏滋色泽光亮，口感醇厚，用大量蜜（糖）收膏，恰对上海人的口味偏好。另外，膏滋浓缩了数十味饮片精华，多含名贵药材，更以精美的器皿装盛，正符合当地人对精致的追求。彼时名医云集，又有冬令服膏的民俗基础，数者并存，扭合成推动膏滋方发展的动力。

新中国成立后，上海的膏方因大环境的变迁经历了一段时期的衰落。自改革开放以来，商品经济的浪潮让人们重新发掘膏方的市场价值，多家中医医院逐步恢复膏方门诊。20世纪90年代，老字号药业在市场经济飞速发展的契机下，凭借自身药工文化和道地药材的优势，拉升了膏方的销量，甚至一度超越医院的销量。进入21世纪，膏方向规范化、现代化发展，通过医企合作、文化宣传、学术研讨、工艺改良等运作，使贴有滋补养生、精制高档标签的膏滋方进一步走入普罗大众的生活。[14]

（三）诚信经营见品德

膏方熬制工艺复杂，需要经验老到的药工方能制成一料好膏，一般人家不能自制，江浙沪的不少药号可为病家熬膏。旧时监管不到位时，确实存在一些偷工减料、以次充好、利令智昏的行为，罔顾百姓健康，影响行业声誉。

> 然此等手续，药肆伙友焉能知之？而独怪世之服膏方者，恒完全付托于药肆伙友，在彼不失小节者多，而贪利图幸者，要亦不免。于是以为乱真者有之，以次充上者有之，及煎成者，各物混合，谁得而知之，又谁得而辨之？若此之类，尚有滋益之效乎？因其不效，遂障不疑服者之健康，更疑及医家之技拙。此实煎熬时所不容不注意者也。[13]

修合无人见，存心有天知。2006年，上海雷允上、蔡同德堂和童涵春堂3家老字号药业联合向社会承诺，并向同行发出加强行业自律、诚信经营、定制膏方贵重细料药渣一定还给顾客的倡议。"为了让消费者看得明白、吃得放心，在膏方熬制完成以后，我们会把药材原料，也就是药渣烘干让客人带走，真正让消费者感觉到你在药材上的诚意和值得信赖。"

（四）艺术共医术齐飞

中医是一门尤重实践与经验的学科，到明清时期，又具有趋向文学化的特征。清人脉案多见文笔秀美，或骈或散，尤其能体现医家的文学、史学修养。最早的膏方脉案与一般脉案没太大差别，常常不单独列举，并不起眼讲究。及后膏滋药广受青睐，其形式也相应向高端化发展。一张膏方脉案越趋华美，文辞典雅，医理明晰，书艺悦目，印章精致，装帧吉祥，都给人以美的感受，既使膏方衍生了新的艺术价值，又能使服膏者感到愉悦。

老一辈医家的膏方脉案书写多沿袭前贤。综观古今膏方脉案，名家们在书写膏方药物时，字里行间无不透露出一种讲究。其一，饮片需强调品质，以颜老为例，其在开具丹参、牛膝、郁金、陈皮、玉竹、黄连、白芍、莲子、人参、党参等药物时，大都写作"紫丹参""怀牛膝""广（川）郁金""新会（广）陈皮""肥玉竹""川雅连""杭白芍""湘莲肉""吉林参或野山参""潞党参"等名，道地药材及药材的等级、规格，为颜老所重视。其二，根据病证拣选药材，颜老常在开具蒲黄、地黄、麦芽、山楂、龙牡、橘皮、栀子等时注意区分"生熟"；在开具当归、荷莲、附子时予以区分"部位"。这些在书写上的缜密只为"丝丝入扣""药到病除"。可见，这种以"好药出靓膏"为核心的作风和书写传统，是医者间"不成文的规定与共识"。

《中华人民共和国非物质文化遗产法》规定：非物质文化遗产是指各族人民世代相传并视为其文化遗产组成部分的各种传统文化表现形式，以及与传统文化表现形式相关的实物和场所，其中，就包括传统技艺、医药和历法。2010年，江阴"致和堂膏滋药制作技艺"入围国家级非物质文化遗产名录；2016年，苏州"雷允上"膏方制作技艺入选江苏省非物质文化遗产项目。我们有理由相信，膏滋方是中华民族智慧的结晶，近百年来，丁甘仁、秦伯未、陈存仁、颜德馨等江浙沪名家及广大医药从业者用心血和实践铸其形神，使之独立成熟，并在在以上海为代表的江南地区兴盛繁荣，随着21世纪的到来，必将走向更广阔的天地！

参考文献

[1]张怀琼.海派中医流派传略图录.上海:上海科学技术出版社,2018:338-339

[2]马淑然.中医历代名家学术研究丛书——丁甘仁.北京:中国中医药出版社,2017

[3]丁甘仁.丁甘仁医案.上海:上海科学技术出版社,2001

[4]丁甘仁著,吴中泰整理.丁甘仁医案续编.上海:上海科学技术出版社,2001

[5](清)冯兆张纂辑,王新华点校.冯氏锦囊秘录.北京:人民卫生出版社,1998

[6](清)王旭高.王旭高医案.上海:上海科学技术出版社,2010

[7](清)孙采邻撰,赵善祥点校.竹亭医案(上、下).上海:上海科学技术出版社,2004

[8](清)张聿青著,苏礼等整理.张聿青医案.北京:人民卫生出版社,2006

[9]朱生梁.海派中医丁甘仁内科流派系列丛书——陈存仁学术经验集.北京:人民卫生出版社,2017

[10]陈丽云,孙增坤,严世芸.海派中医丁甘仁内科流派系列丛书——秦伯未学术经验集.北京:人民卫生出版社,2017:1-17

[11]秦伯未.医学大家秦伯未方药论著选.北京:中国中医药出版社,2016

[12]屠执中.颜德馨临床医学丛书——颜德馨膏方精华.北京:中国中医药出版社,2009

[13]秦伯未著;张玉萍,鲍健欣点校.秦伯未膏方集.福州:福建科学技术

出版社，2007：4-10

[14]龚鹏，朱抗美，余小萍，等.海派膏方兴盛成因与思考.中医药导报，2016年，22（20）：5-8

（管桦桦，陆巧贤）

第二章

岭南膏滋方源流

　　岭南本无膏滋方，我们今天所见的岭南膏滋方，实际上只有20来年的历史。与中华膏滋方的发展历程相比，20年似乎是不足挂齿，但对于岭南来说，这20年是膏滋方从无到有，从有到精的岁月印记。

　　岭南膏滋方源于江浙地区，经杨志敏向国医大师颜德馨拜师学艺，带到岭南生根、成长、壮大。岭南与江南在地域民俗文化、人群体质、膏滋方产业链等各个方面的差异，注定了膏滋方在岭南要独自闯出一条新路。

　　从上一章可知，膏滋方并非一般的滋补药，无论是立法、开方，还是煎制、服用，都有其"法"，其量又大，尤需谨慎，因此对医者要求较高。岭南膏滋方要经历人才和市场的培育才得以认可、传承和推广。接下来，我们将走进膏滋方的岭南时代，见证岭南膏滋方的发展历程。（需要说明的是：考虑到膏滋方已成为内服膏方的代表，膏滋方在后续文中均简称为"膏方"。）

—— 第一节　炎热蒸湿亦需养

　　岭南一域，地处五岭（大庾岭、骑田岭、都庞岭、萌渚岭、越城岭）以南，包括现今广东、香港、澳门、海南及广西部分（简称"三省二区"）。岭南居于中国东、南、西、北、中五大方域之正南，北枕五岭，南濒海洋，海岸线悠长，这些特殊的地理环境使该地域深受亚热带季风气候的影响。气温高、雨水充沛、空气湿度大，这些鲜明且与中原内地迥异的气候环境特点，对当地人群体质、民俗文化、易感病证，乃至对中医辨证施治、遣方用药，均有着重要影响。

　　"黄帝问曰：医之治病也，一病而治各不同，皆愈何也？岐伯对曰：地势使然也。"（《素问·异法方宜论》）由于居住地自然风土的不同，人们在体质上有其特殊性和差异性，即使病证的诊断相同，医生也需因地制宜采取不同的治疗方法。岭南民俗极其重视食治调养，凉茶与煲汤更是其养生文化的集中体现，民众、医者、商家从个体或群体的所苦所急出发，或口传心授，或记于文字，逐渐形成了一套以地域本草为主要内容，用以应对四时不适和瘥后防复的调养经验。

　　时移世易，岭南再也不是蛮荒偏远之地的代名词，广东珠三角一带、粤港澳大湾区不仅是岭南的政治、经济、文化与医学中心，还是中国乃至世界的区域节点，引领创新发展的风潮。那么，不妨让我们从中医的视野出发，去揭开这到底是一方怎样的沃土，这儿的百姓又有怎样的特点，风起云涌的新时代，人们又会用怎样的方法和技艺来守护健康呢？

一、岭南之风土人情

风土，本指一方的气候和土地；人情，有民情、民间风俗之意。言风土人情者，为地理环境与风俗习惯的合称。

（一）全年暖热恒为夏

从全年来说，岭南是我国拥有暖热能量最多的地域，集中体现在冬半年气温偏高。该地域在冬季所获取的太阳辐射能较我国其他地区明显为多。以珠江三角洲一带为例，即使时值冬季，太阳高度角也仍≥45°以上，接受阳光能量辐射较多，全年只有凉季而无冷季。"回南天"[1]多发的3、4月间，日间温度在17℃上下，较中原内地明显温暖。相较南昌、武汉、长沙、杭州、福州等"火炉城市"，珠三角许多城市在夏日极端高温上虽有所逊色，但岭南的炎热是胜在数量上而不是在高温极值上，即"人言南中炎暑，然暑非有甚也，但多时耳"（《五杂组》）。2011~2020年间，广州5月的高温平均为27~32℃，6~9月的高温平均为31~34℃，10月份则多为27~30℃。"广州风候，大抵三冬多暖，至春初乃有数日极寒，冬间寒不过二三日复暖。暖者岭南之常，寒乃其变""岭南之地，恣阳所积，暑湿所居"（《广东新语》），在明末清初著名学者屈大均看来，温暖炎热是岭南地域的特点与常态，一年中几乎没有气象学上严格意义的冬季存在。

---

1 回南天：是对我国南方地区一种天气现象的称呼，通常指每年春天时，气温开始回暖而湿度猛烈回升的现象。

由于全年高温时间长，岭南人历来便有饮用凉茶防病治病的习惯。凉茶，有的能苦寒泻火除湿、有的能甘凉除热、有的则可清热润燥，夏桑菊、茅根竹蔗水、癍痧、甘和茶、廿四味等便是其中的佼佼者，备受当地人的喜爱。广州街头多见凉茶铺，旧时常以一个大葫芦为标识，供以体力劳动为主的工人休息，过路行人歇脚。粤人能将草本所熬之物称之为"茶"，恰能说明人们善于利用其效能来缓解身心不适并以此作为日常所需之品。

（二）雨水充沛湿为患

岭南受海洋与大陆性气候的深刻影响，夏季受东南季风的影响，自5月份起开始进入台风活跃季节，常呈"来得早去得迟"的趋势。积雨云在南海西太平洋面孕育形成、发展增强，为该地域带来充沛的降雨和持久的炎热，每年7～9三个月后汛期的降水量可占年降水量的40%～50%，年平均相对湿度普遍在75%以上，岭南更因此成为我国著名的高湿地区。虽然这里日照充足，但云量也多，晴天日数为全国相对较少的区域，而阴天日数为我国之最。以广州为例，2011～2020年间，多云天气超过1200天，阴天超过1200天，雨天超过500天，3种天气合计约3000天，而晴天只有不到550天。

"晨夕雾昏，春夏淫雨，一岁之间，蒸湿过半，三伏之内，反不甚热，盛夏连雨，即复凄寒。饮食、衣服、药食之类，往往生醭。"（《岭南卫生方》）"寒热之毒，蕴积不散，雾露之气，易以伤人。"（《圣济总录》）岭南地域早晚雾重、春夏多雨，充沛的雨水让人大多数时候都会感到潮湿闷热。不过，若适逢连日阴雨，炎炎夏日也常让人感到寒冷，三伏天竟不是全年最热的时候。水气因丘陵栉比、山岚环绕而难以消散，弥漫于空气中既让人感到不适，又让饮品、食物、衣物、药物等物品极易发生霉变。现代气象医学的资料表明：当气温在15.5～26.5℃，静风时，不论相对湿度情况，人体感觉舒适；当气温在27.1～32℃，静风时，如果相对湿度超过70%，人体有湿热的不适感，如若有

2～3级以上的风，人体仍觉舒适；当气温在32.1～35℃，静风或微风时，如果相对湿度大于60%，人体就会感到闷热，小于60%则感到热；当气温在35.1℃以上，相对湿度大于60%，不论风速情况，人体均感闷热；38℃以上时为酷热，当相对湿度小于60%时，体感为炎热。

人居岭南之地多有一种闷热、潮湿、汗出不彻、黏腻不爽的身心体验，常伴有神疲乏力、皮肤瘙痒、头昏如裹、口干（苦）黏腻、食欲下降、小便黄短、大便不爽、下肢浮肿等不适，粤人形象地将这种体验表达为"小暑大暑，上蒸下煮"等民谚，域外人士对此地湿热的印象也是通过这些口口相传的民谚因袭而来。长时间处于高温和高湿的环境之下，人体除有上述不适外，更对健康有不利的影响。

俗语云：一方水土养一方人，而一方草药亦能疗一方病。在岭南生长的草木也多有化解湿热、解除滞腻的功效，如十大南药中的广藿香，具有化湿、解暑、止呕的功效，能用于湿滞中焦、暑湿及湿温证，目前市面常见的藿香正气水（丸）更以之为主药；新会陈皮具有理气健脾、燥湿化痰的功效，能用于脾胃气滞、痰湿壅滞证，在补益方药中加入此物，更能监制补品的滋腻，使得补而不腻、不滞，当地人则喜欢在汤水、甜品、菜肴中加入此物，既有益于脾胃的消化吸收，又能使菜肴香味独特而丰富。

（三）兼容并蓄取众长

自古以来，岭南的民风习俗与中原地区大相径庭。中原人因天灾战祸多次南迁，与当地的原住民且战且融，并将中原的文化和技术带入岭南。广州，岭南的代表之一，自唐代起便是海上丝绸之路的起点和重要节点。唐代名相张九龄开凿大庾岭，重修梅关古道，打通岭南与中原，连接内陆与海洋，使商旅往来更为便利安全。始建于唐朝的广州光塔路怀圣寺，周边一带曾为阿拉伯人远道而来聚居、做买卖的"蕃坊"[1]。珠水岸边的十三行，在清代是对外贸易的唯一口岸，彼

1　蕃坊，又作"番坊""蕃巷"，指中国唐宋时期阿拉伯、波斯穆斯林侨民在华聚居之处。

时商贾云集，洋船泊靠，享有"天子南库"的盛誉。内通内陆，外联世界，新事物的不断出现和不同文化间的碰撞交流，使岭南形成了独特的文化——兼容并包，博采众长。而最能体现这种地方文化的，莫过于人们的日常生活和艺术形式。如饮食，粤人不囿于原有的做法和食材，往往是海纳百川，借鉴外来为我所用，在保持粤菜核心要素"清、鲜、嫩、爽、滑"的基础上进行创新打磨。如音乐，广东音乐不限于民族乐器，夏威夷吉他、大提琴、萨克斯均可合奏，不同民族的乐曲都可以填词融入广东大戏。如绘画，富有革命精神的近代广东籍画家高剑父、高奇峰、陈树人主张"折衷中外，融合古今"，在发扬国画优良传统的基础上，博取诸家所长，主张写实与创新。而在中医界，19世纪出现的中西医汇通派当中，有不少就是岭南医家，如种痘先驱邱熺、一门三代的新会陈氏家族、"中西汇通四大家"之一的南海人朱沛文等，他们对中西医在理论探讨和临床实践上都做了大量的努力和尝试，由于时代的局限，汇通派虽未能形成体系，但也开启了以传统中医为本，吸收借鉴西医所长的新思路。岭南文化的包容基因使岭南人立足自身优势，敢于尝试，吸收他者之长化为己用，不生搬硬套，不盲目模仿，随时势而变，在变易中创新。

（四）厨医相济重膳食

厨（技）和医（术）自古就有渊源。相传，被誉为"中华厨祖"的伊尹，便是中医典籍《汤液经法》(已亡佚)的作者，载于书中、有"仲景群方之冠"美名的桂枝汤（桂皮、芍药、生姜、大枣、甘草），便是利用厨房中的香辛料与调味料组合而成，其中的桂、姜、枣、草既是食材，又是中药材。

粤人烹饪粥水、靓汤、糖水等各式料理时均有要求与讲究。明火白粥不是稀饭，它需要以武火烧开，用文火熬至水米相融起"胶"，如牛奶般黏稠丝滑，常添加陈皮有助吸收，更辅以腐竹、白果等配料点缀，方是本地人心目中的好粥；冲茶时，人们需要用到刚冒气泡的"虾眼水"，根据不同茶叶调整浸泡的时间和水温，方至"水滚茶靓"的境界；饮汤时，老广们觉得只有煲足时间的"老火靓汤"才够滋味。粥水、糖水与靓汤皆是水火交融的产物，"氵"为水为阴、"昜"为火为阳，水火共治而成之物方能别具滋味。

1.厨医相济巧纠偏

岭南地域的家庭无疑是更幸福的，医者的食养建议与告诫，常有位家中掌勺人予以落实。岭南百姓家的一家之"煮"多是"妈子"，这位掌勺人也是家中的半个医生。"春暖回南夏暑湿，秋风干燥冬寒冷"，她们总能根据四时气候特点挑选不同的食材，娴熟地运用各种烹饪技巧，炮制出菜肴、汤、羹、粥、糖水或茶饮等款式各异的料理，守护一家老幼的健康。如青红萝卜煲瘦肉清润下火，茅根甘蔗胡萝卜水养阴清热，咸猪骨煲粥养脾胃降火气，当归红枣枸杞炖乌鸡补气养血，青橄榄霸王花煲猪肺利咽喉、润肺气、止咳嗽等。

秋冬进补是粤人食养智慧中不可缺少的一环，与中医"冬令进补"的理念一致。食材名贵者有花胶、阿胶、参茸、虫草等，平常者有羊肉、乌鸡、排骨以及萝卜、粉葛、番薯、山药等植物根茎。如当归生姜羊肉汤，温中补血，散寒暖胃，可煲可炖，煲至1.5小时或炖3~4小时，使骨肉精华在慢火中充分渗入汤中，喝前再根据个人口味加盐调节，"老火靓汤"便由此而来。粤人认为，进补应根据当地的气候特点，一味蛮补、过食滋补之品极易引起下焦湿热、中焦积滞、上焦火热等"不受补"的情况，合理的食材搭配，方能达到补而不滞、补而不腻、补而不燥的效果。食欲旺盛、多吃少动是人们在冬季的常态，吃肉、脂类、油腻辛辣较多，肠胃容易积滞，导致水谷运化不良，家中掌勺人见此情形便以冬季正当时的大芥菜和再平常不过的番薯做成番薯煲大芥菜。新鲜的番薯和大芥菜都是易熟易软之物，大火滚起改文火半小时即可出锅。这款汤水甘苦中和，健胃生津，畅通肠胃，既简单易做又能缓解身体不畅。"妈子靓汤"虽不如"佛跳墙"鲜美与讲究，"家中黄绿"也不及专家教授的专业和严谨，却是家庭中最自然的润滑剂与最牢固的纽带。对想滋润进补却又怕麻烦或没时间做的街坊来说，街头常见的糖水汤品小店就是最好厨房。以食为补，以药为膳，不单为了充饥，更是滋养了脾胃，愉悦了身心。

粤地患者寻医问药，于诊疗即将结束时，必问"可有宜忌"，医者必答"某某不宜""何物可也"。中医治病强调以偏纠偏，即以本草之偏性纠正、调理人体寒热虚实状态。于医患眼中，万物既有功效更有偏性，因此，饮食宜忌常为中医所强调，也为百姓所恪守。岭南与其他地域迥异的气候环境特征、丰富的食材物产，使粤人在食治调养上具有更多民众性、自觉性和必要性。在炎热与蒸湿相伴的环境下，岭南民众主动运用中草药配合时令食材，根据四时环境的变化，以粥水、靓汤、糖水、凉茶、佳肴等为具体载体，实现人们养胃、祛湿、滋润、降火、清补等养生目标和"叹世界"的人生境界。这些经验代代相传，至今，岭南家家户户均能制作药膳饮食，这是中医药在该地域不断普及、熔铸于生活，南粤厨医文化根深叶茂的体现。

2.膳食讲究法自然

若论饮食讲究，两千年前的孔子便有垂范。其在《论语·乡党》中言："齐必变食，居必迁坐。食不厌精，脍不厌细。食饐而餲，鱼馁而肉败不食，色恶不食，臭恶不食，失饪不食，不时不食，割不正不食，不得其酱不食。"可见，古人对于饮食在选材、割烹、调味、配色甚至蘸酱等各个环节均有要求，"食不厌精""脍不厌细""不时不食"等饮膳要求，至今仍为岭南百姓所重视与遵循。

粤人于饮食，除了在火候（大小、时间）上有要求，在食材的选择上更显挑剔与讲究。

其一，食材应当季。名厨对于食材在一年四季中品质的变化是观察入微的，更有一年按八季划分者，不当造（自然出产的时期）不食的挑剔。"小满河歪（蚌）瘦鳖子，夏至鲫鱼空壳子，端午螃蟹虚架子""五月萝卜空心菜，六月韭菜老驴草""冬鲫夏鲤，秋鲈霜蟹""清明虾，贱过沙"，动植物在不同的生长周期内，口感会有明显的差异。当造者，产量丰富，肉质鲜美，口感一流；不当造者，因肉质、口感均无法满足食客的要求，常遭沽清。

其二，根据菜式拣选食材。相传，旧时知名酒家的主厨们，不仅厨艺了得，更对各种食材了如指掌，并有着极强的鉴别能力。以"鸡"为例，高明的厨师一眼就能分辨鸡的品种，多大的鸡宜于焖，何种鸡适合隔水蒸，何种宜白切，何种适合做豉油，皆了然于胸。

其三，根据食材定做法。一条瘦身大鲩鱼，经验丰富的厨师可用不同部位做出多种菜品——鱼头、鱼骨、鱼尾可煎焗、可做汤；鱼肉做成鱼片或鱼球，或蒸或炒或火锅或刺身；鱼腩可椒盐、可焖、可入粥……用不重复做法处理一条鱼，做出一桌佳肴。丰富的物产让粤人尽享大自然的恩赐，更让其延续了古人讲究饮食的文化。

粤人对饮食的讲究还在于意头和避讳。家庭、团体聚餐时，往往要有意头菜，脆皮乳猪代表老人家红皮赤壮、身体健康，白灼虾代表哈哈大笑，心情开朗，生菜（或发菜）蚝豉代表生财（发财）好事，一条完整的鱼代表年年有余。碗碟掉地上碎了，要说"落地开花，富贵荣华"或"岁岁平安"，转否为泰，语贵吉祥。喜庆日子一般不会点冬瓜、豆腐，因冬瓜、豆腐是旧时办丧事后解秽饭中常用的素菜，粤语中的"冬瓜豆腐"预示着不好的事情。珠三角入海口水网密布，以往疍家人[1]在船上生活、工作，形成了诸种忌讳，影响粤人在饭桌上的习惯，其中如吃鱼不能翻鱼骨，因为翻鱼骨像翻船。又放筷子时不能直插在碗中的米饭，因为这是给逝者的一种仪式。无论是意头还是忌讳，都代表着粤人对平安富足、健康快乐生活的向往。

1　疍家人，对中国东南沿海地区水上渔民的一个统称。他们以船为家，世代以打渔为生，形成了一些有别于陆上社会的习俗。

二、岭南族群之体质

"善言天者，必有验于人"（《素问·举痛论》），"人生其间，率皆半羸而不耐作苦……皆风气使然也"（《岭外代答》）。俗谚云：一方水土养一方人。古人认为，域内粤人与域外中原人相较，在体格、精力、耐力等方面多有逊色，处于相对劣势。"南方者，天地所长养，阳之所盛处也，其地下，水土弱，雾露之所聚也，其民嗜酸而食胕，故其民皆致理而赤色，其病挛痹"（《素问·异法方宜论》），南方一域，日照时长，气候炎热，为阳热充足之地；地势低洼，湿度较大，为雾露所聚之域。因为这里的人们偏嗜酸味，喜食带腥味（不芬芳）的鱼类，所以肌肤腠理致密而肤色红（黑），容易罹患筋脉拘急、肢体麻木等病证。

岭南暖热丰富、炎热与潮湿相伴等特有的气候风土对粤人的肤色、体格、精力、性格、禀赋、饮食行为等方面都有着深刻的影响。体质，是人类生命活动的一种重要表现形式，通过人体形态、机能、心理等各方面予以表现。不同个体其体质是有差异的，这种差异，既有因生存空间上存在自然地域性差异而形成的群体差异，又有在相同的生存空间因禀赋、生活方式、行为习惯的不同而形成的个体差异。

（一）上热中虚与下寒

"江东、岭南晚寒寒轻，令人阳气不伏，肾气弱，且冬月暖，熏于肌肤，腠理开疏而受邪湿，至春解阳气外泄，阴气倍盛于内，邪湿乘之，故多患上气、四支（肢）痿弱及温疟、发黄，多诸毒螫也"（《小品方》）。陈延之认为，江东、岭南地域冬天来得晚且受冷空气影响的持续时间短，易让人阳气不藏、肾气虚弱，更受外界温度感应，浮于肌表，疏松的肌肤腠理容易稽留湿邪，等到了春季，阳气呈现向外向上的运动趋势时，潜伏在身体的湿邪发病，人多有咳嗽（上气）、四支（肢）痿弱及温疟、发黄等不适，而形成类似古人所记载之"瘴病"的病候；

更言阳浮阴盛、肾气虚弱是内在的病理体质状态，直指要素在于"阳浮""肾虚"。

时至今日，虽岭南百姓、医者言"瘴"者稀少，疾病谱也发生了巨大的变化，但人们对于疾病的反应几乎是相同的，发热昏迷、咳嗽咯痰、腹痛腹泻、舌脉腹证等机体在疾病过程中的症状和体征，古人、今人是相近、甚至相同的。立足于"异病同治"的学术论点，当代岭南医学专家郑洪教授指出，前人的论断虽多就瘴病而发挥，但对了解粤人的体质状态亦有裨益。郑氏认可"阳浮阴闭，元气不固"之说，并结合相关资料对粤人传统体质状态作了如下论述。

1. 上焦浮热气不固

"阳燠既泄，则使人本气不坚，阳不下降，常浮而上，故病者多上脘郁闷，胸中虚烦"（《岭南卫生方》）。古人认为，人体阳气长期处于发散难藏的状态，则容易使人元气不固，它疏于潜降则浮越在上，因此人们多易有胸闷心烦、上腹胀满等不适。粤地百姓常将头面五官的红肿热痛，诸如口咽干苦、咽喉肿痛、目赤眼眵、头痛头昏、胸闷心烦等不适归咎为"上火"，喜以凉茶调理祛疾；医者虽知有"寒凝阳郁""实热上炎""阴虚火旺""土不伏火"等病机证型之异同，但亦多言"燥热"。如粤人今日膳食养生、寻医问药，仍喜言"上火""燥热"，即是最佳体现。

2. 中虚蕴湿脾胃虚

明代郑全望言："发瘴之地，其地多山，其土卑薄。方其晴明，天气热蒸，地下生水；及其阴雨，地下多湿。人生其间，常履于湿土之上。经曰谷气通于脾，湿伤脾内，故脾胃之虚，多由阳气浮于上，阴湿之气伤于下而然，非若内伤之主于饮食劳倦也。"岭南低洼的地势和炎热与潮湿的气候，使人长期处于"蒸湿"环境中并造成阳气浮于外和上，常能引起脾胃虚弱，湿浊内生停聚。人居其间，易于出现以四肢倦怠、脘腹胀满、疲劳气短、胃纳不佳、小便黄短、大便黏腻等脾（胃）虚湿（热）盛的病理状态，喜以靓汤祛湿（热）养（脾）胃。正如岭南民众寻医问药时，常在张口伸舌后问"系唔系好湿"（"是不是湿气很重"），即是"湿重"观念深入民心的明证。

3.下元寒湿体困重

"凡阳气常泄得疾者，虽身热而亦多内寒""阴湿之气常盛……人居其间，类多中湿，肢体重倦，又多脚气之疾，盖阴常偏盛而然……阴湿既盛，则使人下体多冷，阴不上腾，常沉而下，故病者多腰膝重痛，脚足寒厥""南方之地……人居其中，因寒湿之气盛，故下体重湿，生痰又多"（《岭南卫生方》）。人体阳气失于封藏，长期处于耗散状态，则容易导致肾气不足、元气不固，适值湿性趋下，则容易造成肢体尤其是下肢的沉重、酸软、痿弱，易有关节酸软、肌肤肿胀、皮肤瘙痒等不适，除祛湿靓汤外，百姓多适量饮（药）酒、二至（夏至和冬至）进补以应对寒湿痹痛。

正是"上焦多浮热、中虚多蕴湿、下元多寒湿"的体质，导致岭南人群常自称湿热、上火，同时又常有寒湿痹痛等不适。这般民俗，既是环境所致，又是民俗相袭，亦是体质相传。

（二）虚损湿浊多偏颇

时间如白驹过隙，沧海桑田间，旧时蛮荒的岭南地域，已跃升为当代中国的经济引擎，综合竞争力稳居全国前列，区内人口数量已逾1亿，密度为全国之最。岭南人群体质和旧时相较，又有怎样的变化和特点呢？

以国医大师王琦教授所提倡的中医体质学说为凭，体质可分为平和质与气虚质、阳虚质、阴虚质、湿热质、痰湿质、血瘀质、气郁质、特禀质等9种（体质可分）；不同个体的体质特征分别具有各自不同的遗传背景，它与许多特定疾病的产生有密切关系，体质状态反映正气强弱，决定发病与否；个体体质的差异性对某些致病因素有着易感性，或对某些疾病有着易罹性、倾向性，形成某些（类）疾病发生的背景或基础（体病相关）；体质的稳定性是相对的，每一个体在生长壮老的生命过程中，因受环境、精神、营养、锻炼、疾病等内外环境中诸多因素的影响，可使体质发生变化，从而使得体质只具有相对的稳定性，同时具有动态可变性（体质可调）。

　　自2009年4月中医体质分类与判定标准发布，10余年间，区域内多家机构的研究共同表明，气虚质占据偏颇体质的首位，阳虚质、痰湿质或湿热质为人群常见偏颇体质；体质间相互兼夹的现象是普遍存在，而且在体质的分布当中占有相当比例，性别、年龄等因素影响着体质的分布；亚健康状态与中医体质密切相关，偏颇体质是身心亚健康的危险因素，平和质是亚健康的保护因素；与现代生活、工作方式密切相关的一些习惯，诸如生活作息昼夜颠倒、缺乏运动、饮食无规律等是造成阳虚质的主要因素。

　　新近广东某地市的体质调研数据表明（结果待官方发布），截止2019年12月，逾10万社区人群接受了中医体质辨识，平均年龄为（50.12±16.97）岁，男性占61.43%，女性占38.57%，其中以平和质居多（39.8%），其次为气虚质（17.7%）、痰湿质（15.7%）、阳虚质（13.3%）和阴虚质（10.8%），而湿热质、气郁质、血瘀质和特禀质所占比例均不到1%。男性居民的偏颇体质以痰湿质、气虚质、阴虚质居多，女性则是以气虚质、阳虚质、痰湿质偏颇为多。血瘀质、阳虚质、阴虚质均以中青年女性居多，痰湿质则是中青年男性居多，可见中青年男女体质差异较大，老年男女体质则趋同。在兼夹体质方面，青年人常兼夹阳虚质，中、老年人常兼夹痰湿质。

　　无论是传统体质认识还是现代调研结果，炎热潮湿的岭南地域，人群体质并非以既往人们意向中的火热、湿热为主，相反过往难以想象的气虚、阳虚等偏颇体质却广泛存在。气虚、阳虚等偏颇体质既可由于先天禀赋更可因后天调摄不当所致；痰湿、湿热等湿性体质虽较上述体质稍减但亦不少见，更常作为兼夹者而出现。"阳浮阴闭、元气不固"，阳多指阳气，浮于上、稽留于外则多易为火热邪气；阴指津液，停聚于内或留着某处则多易为痰饮水湿等病邪。阳气、津液等皆归于正气、元气，出现上述情况则视作不固，久之必然造成脏腑虚损、身体羸弱。因此，四时不适、体质偏颇是岭南人重视食治调养的出发点和落脚点，而十余年来的中医体质普查为古人之说赋予了全新体质医学的数据与内涵。

　　岭南，独特的地理环境和悠久的历史文化，既孕育了丰富的物产，又养成了医厨相济、饮食讲究的生活习惯；既造就了虚损湿浊多偏颇的体质特点，又沉淀了兼容并包、敢闯敢创的性情。人们在与环境相处的漫长岁月里，逐渐了解、掌握了利用本草的力量用以缓解身心不适，衍生出凉茶、靓汤、粥水、粤菜、糖水等一系列具有医学元素和食养智慧的文化产物。调养，扎根于生活，离不开本草，在这片对中医药接受度如此之高的土地上，随着时代的变迁，还有怎样的新方法和技艺，能走进岭南，融入人们的生活呢?

参考文献

[1]郑洪.岭南医学与文化.广州：广东科技出版社，2009：259-260

[2]王琦.中医体质三论.北京中医药大学学报，2008，31（10）：653-655

[3]中华中医药学会.中医体质分类与判定（ZYYXH/T157—2009）.世界中西医结合杂志，2009，4（4）：303-304

[4]陈洁瑜，韩双双，颜文凯，等.广东地区亚健康状态与中医体质的相关性研究.中国中西医结合杂志，2019，39（11）：1340-1344

[5]杨道炬，何浩，梁惠陶，等.广州地区成年居民中医体质类型调查研究.新中医，2013，45（9）：47-49

[6]杨志敏，黄鹂，杨小波，等.亚健康人群的中医体质特点分析.广州中医药大学学报，2009，26（6）：589-592

[7]陈润东，杨志敏，林嬿钊，等.中医体质分型6525例调查分析.南京中医药大学学报，2009，25（2）：104-106

（陆巧贤，管桦桦）

第二节　颜师沪上倾囊授

　　直到20世纪末，内服膏方也仅流行于江浙沪一带，当地人们在整个冬季服膏调养，为来年开春阳气萌发打下基础。彼时，岭南地域绝大部分的医者对内服膏方可谓相当陌生，一不见实物，二未闻制法，三无师可学。时至今日，膏方已广为岭南医患知晓，不少病友体质有所改善，许多有养生抗衰老、亚健康和慢性病调理需求者，于其中更是受益匪浅。

　　"百姓日用而不知，故君子之道鲜矣。"膏方缘何而至岭南？何时而至？又是谁人继往开来？

　　颜老长居沪上，是赫赫有名的"膏方圣手"。从上海到广州，地理上相距约1500公里，成人步行约需一个月，而膏方从浦江之滨到珠水之畔，"走"了将近4年。首位将膏方从沪上引入岭南的正是杨志敏！

一、风起南粤遇颜师

　　杨志敏生于中医世家，其父杨兆庆是南海保愈堂的第八代传人，深谙岭南医派三昧。她自小跟随父亲出诊开方，见父亲忧患者之所忧，究医理之无穷，耳濡目染之下，当一名悬壶济世的中医师是她的不二之选。

在1998年之前，杨志敏和大部分中医同道一样，从见习、实习、住院医、进修，再到主治医师，一步一个脚印走来。当时，广东省中医院（以下简称"省中医院"）正在建设二沙岛分院，杨志敏从总院脑病科调到新开张的病区，约一年光景，时任副院长也是她的老师——刘茂才（全国名老中医）找到了她，说医院医教科（现医教处）缺人，希望她转到管理岗位上去。她感到为难，自己学医的初衷是像父亲一样，致力在临床一线医治患者，转岗难免会影响自己的学术成长。刘院长则语重心长劝勉她，管理岗位也能锻炼能力，还能接触更多的人，不妨先做一两年试试。就这样，杨志敏在1998年底调至了医教处。没想到，这一调动竟成为她日后拜师颜老的铺垫。

省中医院是中国近代史上最早的中医医院之一。20世纪80～90年代，临床医生基本以岭南医派的诊治方法和手段为主，相对封闭，缺少不同地域、不同流派间的争鸣和交融，导致医院的中医特色不够突出，医学理念和治疗手段单一，难以用纯中医的方法挑战及攻克更多的疑难杂病和危急重症。单靠自身无法解决短板，便要借助外部力量，正如人体积弱，体内运化停滞，需延医诊治，内调气血，外强体魄，方能再次焕发生机。国医大师邓铁涛先生（以下简称邓老）看到了医院在发展上的困境，为提升中医院特色与水平不辞辛劳，建言献策，给了医院及相关责任部门很大的支持和帮助。

来到新岗位后，杨志敏在吕玉波（时任省中医院院长）、罗云坚（时任省中医院副院长）的领导下工作。彼时，医院已将工作重心与建设方向调整到提升中医特色与凸显中医优势上来。为顺应医院的发展需要，邓老建议杨志敏等人到外面走走，去领略省外中医名家的风采。

1999年，首届全国名老中医专家临床经验高级讲习班在吉林省长春市召开，那是一次中医界的盛会，云集了任继学、颜德馨、朱良春等多位医术精湛的名医大家。邓老作为会议的主讲老师，将杨志敏、黄燕、吴焕林等省中医院一行人引荐给授课专家。除了"脾胃与肿瘤病的临床研究"《内经》脏腑功能与临床应用的系统思维""医学的目的与中医学术研究""气血辨证治疗疑难病""疑难病辨治思路与方法"等一系列精彩课程外，名师课下的风采与学识也让杨志敏和同伴们感受到强烈的冲击与震撼。他们如同走进了玲珑宝塔，恨不得立即把这众多中医"瑰宝"带回广州，让医院的同事们也开眼界，重新认识与运用中医药。

时不我待，坐言起行，杨志敏等人代表省中医院向每位授课专家均发出了邀请，邀请信由邓老和吕玉波院长共同署名，热切期盼诸位名医能早点来南粤传经送宝，福泽珠水。从2000年开始，23位名医大家先后来到省中医院授课、查房，他们的授课内容丰富、讲演妙语连珠，让医院骨干、青年才俊们如获至宝；他们的辨证思路、遣方用药，常常出其不意、效如桴鼓，让大伙大开眼界，极大地激发了学习热情。正是在这样的机缘下，促成了对医院，甚至对整个中医界都有着极其深远意义的大事——"名老中医师带徒"工程。"十年树木，百年树人"，从2001年"师承大会"的召开，名医与高徒们共同植下"名医树"（现省中医院二沙岛分院西二病区旁）至今，20年的时光里，老中医们的经验和技艺早已深根南粤，枝繁叶茂。

当时在医教处工作的杨志敏既是"名老中医师带徒"项目的组织者，更是该项目的受惠者。当时"师带徒"项目规定一位老师可以带两名学生，由学生自愿报名，老师自主选择。杨志敏原来的专业领域与颜老一致，均为中医药治疗心脑血管疾病和疑难杂症，于是她果断地在报名表上写上了颜老的名字。幸运的是，在众多报名者中，颜老选择了杨志敏和严夏，从此，颜老和杨志敏二人便结下了师徒之缘。

省中医院以"师带徒"项目为契机，在往后的每一年，围绕"如何体现中医特色与优势"提出了不同主题，如中医提高年、中医巩固年等，医生个人水平与医院中医氛围得到了提升。医院还打破地域界限，将全国的名医大家请到南粤授业带徒，以"集体带、带集体"的形式继承绝学，培育人才，开全国中医传承、问道岐黄的风气之先，引领了那个时代的潮流。

二、矢志膏方入岭南

膏方是颜老的"绝活"，无论是国家领导还是寻常百姓，都将他所开的膏方作为冬季调理身心、保健养生、治病疗疾的手段。杨志敏以之作为跟师学习的主攻方向，主要基于以下原因。

（一）膏为载体方学验

颜老学验俱丰，他认为，气血与生命、长寿相关，气虚血瘀是衰老的根本原因，益气化瘀是延缓衰老的可靠途径；强调疑难病辨证以"气为百病之长""血为百病之胎"为纲，点出"久病必瘀""怪病必瘀"的临证要旨；擅长使用"衡法"，疏其血气、令其条达而致和平等。这些学术思想与治验，常通过其膏方技艺得以充分体现。也就是说，杨志敏在学习颜老膏方这门技艺的同时可以兼顾老师学术体系的研究，做到有主有次，两不相误。

（二）膏方技艺亟传承

彼时全国中医院校教育还未设置与膏方相关的课程，岭南的年轻医生、莘莘学子对这一传统剂型及制作技艺更是一无所知，亟需让他们接触、认识和传承这项技艺，以作为岭南中医院校教学体系以外的重要补充，同时完善临床中药应用体系、丰富医师的治疗手段。

膏方亦称膏剂，为中医常用8种剂型——丸、散、膏、丹、酒、露、汤、锭之一。内服膏剂，广泛地应用于内、外、妇、儿等临床各科，有成药和个性化膏滋药之分，如传统的益母膏、二冬膏、枇杷叶膏、秋梨膏等属于成药膏方。膏滋药，经医生辨证分析，给予处方，将药浓煎后去渣取汁，浓缩，再根据不同病情需要，加入适量的冰糖、饴糖或蜂蜜，并配以驴皮胶、鹿角胶等收膏而成。

膏方又有荤、素之分，素膏由草药组成，不用动物类药物和动物胶质而以砂糖、蜜糖收膏，不易发霉，一年四季均可服用；荤膏中多使用动物类药物和动物胶质收膏，贮存环境不佳时，容易霉变生醭，因此有严格的时令和气温要求，一般宜在冬季服用。

（三）本草菁华复身心

岭南百姓和江浙人一样，也十分注重且擅长养生，而南方人更偏爱从日常膳食这一形式上着眼，比如在汤中加入不同药材或煲或炖。随着现代社会节奏越来越快，人们的休息时间尚且不足，遑论调养？许多患者既想养生调理又苦恼于熬药，而膏方在剂型上的优势、服用上的便宜，恰好能解决这个矛盾。

何谓膏？《正韵》曰，泽也。《博雅》曰，润泽也。膏方者，盖煎熬药汁成脂液，而所以营养五脏六腑之枯燥虚弱者也，故俗亦称膏滋药……膏方并非单纯之补剂，乃包含救偏却病之义。

膏方的主要作用为扶正补虚，其功用以调阴阳、补五脏、益气血、助正气为主，适当兼顾祛邪治病，体现中医寓攻于补、攻补兼施的特色。膏方集养生—保健—治疗之力，三股力量间相互协同，有病者以治疗为主体、亚健康者以保健为核心、健康人以养生为重点。

膏方的适应病证与人群

慢性虚弱性疾病：慢性病病程长，常有"虚实夹杂、气虚血瘀、阴亏阳弱"的临床表现，选择膏滋药冬季进补可以边施补边治病，这样对疾病的治疗和康复均有作用，且意义更大。常用于慢性支气管炎、肺气肿、支气管哮喘、高血压、冠心病、高脂血症、糖尿病、慢性胃炎、慢性肝炎、慢性肾炎、慢性泌尿系统感染、贫血、类风湿性关节炎、夜尿症、腰腿痛症、男子性功能障碍及精液病、女子月经不调及不孕症等。

病后、术后、产后的调理：此类病者，体质虚弱，全身机能减退，胃肠消化能力降低，需服调补药。选用滋补膏不仅营养丰富，而且容易吸收，又能补充能量，能使机体尽快康复。

亚健康者的进补：现代社会工作、生活压力和劳动强度很大，同时又有诸多的不良生活习惯。这些均可造成人体的各项正常生理功能的改变，使机体处于亚健康状态。其典型的症状是疲劳，与疲劳相伴的则是心理和生理的双重不适，通常可涉及两个以上的症状，非短期治疗、一针一药所能奏效，此时应选择服用膏方。

养生抗衰延年：中老年人的各项生理功能都趋向衰退，开始出现衰老，精气、肝肾、津血日益衰弱。抗衰非一朝一夕之事，采用膏方能够维持人体阴阳平衡，增强脏腑气血功能，起到增强体质、延缓衰老的作用。

儿童的调补：小儿根据生长需要可适当用膏方进补，尤其是有反复呼吸道感染及厌食、贫血等症的体虚患儿较为适宜。通过合理调补，能增强体质，增进食欲，助长发育。

膏方的服用与疗程：服用膏方，多由冬至"一九"开始，至"九九"而止，每晨一汤匙（15~20 g），开水溶化或嚼化，空腹服用，有时为了加强疗效，早晚各服一次。

颜老从医逾半个世纪，亲历中医由盛而衰，中医被边缘化日益严重、人才凋零。培养真正的中医人才，以纯中医治疗患者，打破门户之见，重建中医在生活中、在患者中、在医学界中应有的地位，是他最大的心愿。当她将这些想法和盘托出，颜老十分理解和支持。最初的一段时间，杨志敏主要从理论、方法、形式等方面学习如何开膏。

三、浦江寓所授真传

医者研学思辨之志，转益多师为博；传道济人之心，不以年岁而衰。

宋金元时期，名医罗知悌研习吸收刘完素、张从正、李杲等三位医学大家的学问，在耄耋之年收朱丹溪为徒，传其毕生所学，使丹溪翁成为金元四大家中的集大成者。清代名医叶天士师门深广，先后随17位名医学习，每次必待学成始归。

颜老有深厚的家学源渊，侍诊多位沪上名家，博采众长，经过长年累月的临床实践，成一己之"衡法"。颜老收杨志敏为徒时已是耄耋之年，名副其实的"八零后"。为了做好膏方教学，他特意把相熟的患者约到家里，从望闻问切到病史采集，从铺陈研墨到脉案书写，从方药法度到饮食宜忌等这些订膏时的要素都为杨志敏做了详尽的示范和解释。成名已久的他，仍然保持着医者的初心，谦逊、认真和严谨。他有很多厚厚的笔记本，里面满满当当地写着与患者相关的信息，如姓名、年龄、联系方式等基本信息，如工作环境、性格特点、情绪特征、饮食喜好、形体胖瘦等体质信息；如罹患疾病、刻诊证候、舌苔脉象等病证信息。由于需要详细了解和掌握患者情况，加上每料膏方用药味数多，需三思而后行，故颜老一天最多只请3位患者制定膏方。在患者服用膏方前，他总会先开几付汤药让患者煎煮，一来熬膏需要时间，二来可作为服用膏方前的开路药方，更有助于膏方的消化与吸收。

一日，颜老笑眯眯地问起杨志敏："你跟我学习也有一段时日了，能和我说说，你认为汤药与膏方有什么联系和区别吗？"面对突如其来的考题，她略作沉思，便从容不迫地回答道：

首先，汤药多作为膏方的"开路药"。膏方常由众多滋腻补药组成，性黏腻碍脾胃，易生湿碍运化。有些人素体脾胃运化功能较差或湿热之邪积聚（症见身重倦怠、胸胁痞闷、食欲较差、大便完谷不化、舌苔厚腻、脉滑等），此时服用膏方，不仅影响药物的消化吸收，反而会增加脾胃的负担，加重上述症状。因此，在服用膏方进补前，先服用具有运脾健胃、化浊祛湿功能的"开路药"，既兼顾脾胃的运化功能又及时祛除残留病邪，使膏方容易吸收，达到事半功倍的效果。

其次，汤药常为膏方的"清障药"。在服膏过程中，如遇急性疾病或突发特殊情况时，如外感发热、腹痛腹泻、肠胃积滞、情志不畅等，应立即停服膏方，避免"留邪内闭"。此时利用汤药起效快速、力专竣猛的特点，先用几剂汤药有针对性的驱邪外出，或理气止痛，或清瘀消滞，清除进补路上的障碍，尽快治愈急性疾病，表里相对协调后，再启用膏方调补。

还有，汤药常为膏方中的"君方"。医师在为患者订制膏方前，多对患者体质、病证等信息已胸有成竹，对某个或者某类方药的使用颇有心得，以之为膏方中的"君方"或者"臣方"，方能减少偏差，稳中取胜。

说罢，杨志敏略作停顿，颜老用殷切的目光示意她进一步说说二者之间的区别。她又从功效、适应证、药物组成、药味药量、加工制作、服用方法等方面一一阐释二者的区别。颜老欣慰地拍了拍她的肩头，由衷地感到"此子别具灵气和悟性"，岐黄之道不孤，中医后继有人。

饮食宜忌：在服用膏方期间，如误食所忌饮食，常使膏方的疗效降低，或引起不良反应。常规应忌食生冷、油腻、辛辣等不易消化及有特殊刺激性的食物；如服含有人参、黄芪等的膏方时，应忌食生萝卜；服含有首乌的膏方时，应忌食猪牛羊血和铁剂；服膏方时常规忌茶水冲服，茶叶中的鞣酸会影响药物的吸收，降低补药的功效，日常饮用咖啡和茶，应与服膏时间间隔

3~4小时以上。

膏方禁忌病证与人群：

新发各系统急症：如头痛鼻塞、咽痛咳嗽、恶寒发热等呼吸道疾病；如腹胀纳差、呕吐泛酸、腹痛腹泻等消化道疾病。

各系统慢病急性发作期：如胰腺炎、胆囊炎、胃脘痛、慢性阻塞性肺病、脑梗塞、心绞痛、高血压等病证。

女性处于怀孕与哺乳期。

肝炎、结核等传染病的活动期。

身体稚嫩、器官发育功能尚不健全的婴幼儿。

杨志敏每次去上海跟师学习，就近住在老师家旁边。当日侍诊颜老身旁，收集好患者病史信息后，颜老一般会让杨志敏先行回去思考，先学着拟定脉案与方药。翌日再去时，师徒二人一起分析昨日患者的特点，颜老指出立法处方的关键，她则撷要记录下来，尔后便是洗笔研墨、铺设宣纸，颜老则聚精会神、一气呵成地挥毫起来。颜老既是一位文人雅士，笔走龙蛇，笔随意转，字里行间，骈散相应，引经据典，娓娓道来，法度方药，丝丝入扣，人文关怀，情真意切，图章印记，庄雅兼备；又是一位运筹帷幄的将军，遣方用药有君臣佐使之配伍，用药如用兵，全看医者的率领与调配。写毕，他会让杨志敏把脉案、方药、煎服法等内容悉数朗声读出，此举既便于她熟悉业务，也促使其尽快熟悉老师的书法。

据杨志敏回忆，找颜老开膏方调理的患者，多有数种基础病，症状也较复杂，常本虚标实，既有脏腑虚损、气血阴阳的不足，又有痰湿水饮、浊毒瘀血。因此，颜老在订制膏方时尤其注重以下几点：一是诊断辨识上强调一以贯之。在制定膏方时必须有"一元论"的思想，尤忌"头痛医头、脚痛医脚"。二是认识病证时把握体病相关。在他的脉案中，常有"水亏木旺""气火""素体虚弱""产后"等描述，皆是对患者体质与状态的分析和把握，后学通过这样的描述往往可以读懂这位患者，他有怎样的性格，有怎样的行事风格，是夙兴夜寐还是积劳成疾，是披肝沥胆还是宵衣旰食等，这些对病家核心病机的判断都有着重要的参考价值。三是遣方用药时须知动静结合。颜老临床尤其喜用苍术一味，其气辛香，为运脾要药，加入众多滋腻补品中，则能消除补药黏腻之性，而起助脾胃运化吸收之功。其更言砂仁、陈皮等"广药"在膏方中尤为有用，用熟地黄多注明需砂仁拌炒。四是膏方养生旨在以平为期。只要患者在服用膏方的过程中没有特别的不适，能够很顺利地服用完 1～2 料（颜老称之"无过"），开春时便能拥有好的状态（颜老谓之"有功"），"无过便是有功"是一个细水长流而非一蹴而就的过程。

一元论：要求从纷繁复杂的诸多临床现象中用中医理论加以归纳分析，抓住本质，用一个统一思想指导辨治。根本特点就是从现象的不同组合来判断现象系统证候的特异性质。在诊疗过程中，仔细分析疾病发展过程及其在各阶段表现出的不同临床症状，包括自觉症状、客观检查、脉、舌的变化过程，确定治法和用药，以取得较好的疗效。同理，方剂的配伍组合以及加减化裁，要做到组方严密，首尾呼应，不能杂乱无章，要体现系统性。如在急症中运用清热解毒方药，要注意增效与减毒的问题，清热药可适时与通腑、凉血、养阴、醒脑药物并用，解毒则可协同活血、攻下、清营、透邪，但绝不能仅有"头痛加防风，腰痛加杜仲，脚痛加牛膝"等单一思想。

体病相关：重视体质辨证，认为其人素体状况往往对病机演变起到关键作用。因此临证制膏，有时尽管患者目前病机与其素体情况有所差异，甚至截然相反，颜教授在针对核心病机用药的同时，亦每每照顾其素体体质。如长期肺心病的患者，常常出现痰热壅肺的标证，而其阳气虚衰之象不显，此时颜教授制膏，必在清热肃肺化痰之余，根据患者阳虚程度而少佐温阳药以顾其本。盖膏方治病，疗程较长，每每出现标证渐去而本证渐显，若不顾其本证而一味治其标，恐效不显矣。

　　固本清源，以平为期：颜老提出进补必须识补，气血总以"气通血活"为贵，其着眼点在于"通"字，补之之法，亦需以通为补。其因气血亏虚而致病者故应"虚则补之"，而气血凝滞为病者则因视其病因或活血，或温经，或通络，总以"疏其血气，令其条达而致和平"为则。服用膏方者多为中老年人，颜师认为，脏腑功能逐渐衰损，气虚血瘀是其中重要的病理过程，应重视益气活血法在膏方中的应用。补品为"静药"，必须配以辛香走窜之"动药"，动静结合才能补而不滞，临床可针对中老年人常见的心脑血管病与糖脂代谢性疾病等，辨证选用"动药"，如附子温通散寒、振奋心阳；大黄、决明子通腑泻浊、化脂排毒；葛根、丹参活血化瘀、净化血液等。

　　颜老的言传身教，让她明白"进补须识补"，膏方补益的目的在于"助其生化""固本强基"，调动身体的自愈能力和修复力。若"中庸者，不偏不倚，无过不及"，扶正本体，立根有力，不必过度补益，自身运化得当，自然"正气内存，邪不可干"。

　　颜老在上海铁路医院的学生素知其治学授徒态度严谨，日常生活不苟言笑，而杨志敏眼中的颜老却是一位慈爱宽厚的长者。每次到上海，外出吃饭时都是由颜老尽地主之谊，哪里有好逛的，好吃的，好看的，他均为爱徒作出指引。她也知道，颜老喜穿西装，每次去沪跟诊必选购一款与恩师相宜的赠送。往来沪穗间，师徒情谊日益深厚。

　　2003年，突如其来的"非典"疫情打乱了杨志敏的求学计划。应香港医管局的邀请，医院派她和林琳赴港协助抗击"非典"。是时，香港并没有一家中医院，陌生的环境、在西医院里使用中医手段和遣方用药、面对犀利的港媒和全世界的目光……接踵而至的考验并不亚于病毒的威胁，让年轻的她感到焦虑和紧张。她经常晚上打电话向颜老和邓老求助和请教，两位老师总是知无不言、言无不尽，把自己诊治疫病的经验悉数告知。如颜老认为"湿、热、瘀、虚、毒"等为关键病机特征，知此便能对疾病的进展和变化做到心中有数。在她陷入迷茫时，颜老又总是鼓励她："没有中医拿不下来的病，有老师在，你怕什么？"给了她莫大的勇气和信心。有一次，杨志敏因为工作忙碌和身体不适有好几天没有联系颜老，颜老就主动来电询问，"为什么这么久没打电话报平安，是不是遇到什么困难啦？"杨志敏一时间语塞，颜老无不深情地说道："你不但是我的学生，也是我的闺女啊！"电话那头，杨志敏瞬间泣不成声。铿锵有力而又温暖的话语如定海神针，伴她走过那段艰难岁月，圆满完成了任务。

"老人常言：'一日为师终生为父。'现代人则云，尊师爱徒。学生与教师不是贸易，天地君亲师乃铁定关系。诚如我和您俩不论走到那（哪）里，大家都知道您俩是我的爱徒，赖也赖不掉。培养你们成才，不需任何支撑，天责也。土壤冬眠，种子总要发芽，耕耘者守土有责，遵天时而顺地利。既授以艺，更教以德，希不负所望。环境再变，我终究还是老师，您俩仍然是颜门子弟。颜氏身居陋巷，箪食瓢饮，不改其乐。希望您们学习这种苦学精神。今后来往，不要带礼品，家常便饭，树立样板。教人以仁义，站得高！莫彷徨！"颜老在给杨志敏和严夏的信中如是写道。可见，他教会杨志敏的，不仅是膏方技艺，更是医者的精气神。

四、青囊墨宝细体悟

杨志敏将一幅装裱好的颜老膏方真迹悬挂在办公室的墙上，以念先生诊证审慎之心，亦有闲时赏书，体悟其中人文气息之意。

范正文公曰："不为良相，便为良医。"御外干而治内安，是辅国者之职；祛邪气而扶正本，属医者之任。胸怀国民者，方能以百姓之命运为己之命运；心系苍生者，乃可感含灵之疾苦为己之疾苦。医有道术之分，中国传统琴棋书画、农事建筑、文学军事莫不如是，知一而可及其余。古之良医，大多莫不先是一名读书人，识字明理，受诗书经典、礼义廉耻的教养浸润，以孝为先，推己及人。

颜氏贤人为世所重，前有孔门弟子颜回，后有写下《颜氏家训》的颜之推，书法大家颜真卿，其"颜体"更有"忠臣体"之称。颜老深受其父颜亦鲁及名医大家秦伯未、程门雪等的影响，认为膏方不仅是医学技术，更是一门人文艺术。颜老幼承庭训，在父亲和私塾先生监督教授下习字读经，书以颜体为宗，经以十三经为学，14岁有较好的古文基础后，始读医书。诊余闲暇，读古人诗词、读帖临帖、看京剧更是他的最爱。

颜老认为，旧时医者的功夫直接反映在其书写上，医术高低，看药方上的字即心中有数。书法如其人，是医者气场与精气神的反映；脉案见其心，是医者表达能力和文字功底的体现；钤印点其睛，是医者审美的展示，兼备这些要素的膏方手稿常被人装裱起来加以收藏。足见一料好的膏方，方中本草能滋润脏腑，修复形神，而纸上墨迹能令人愉悦，倍感温暖。最高境界的膏方是形神兼备，医艺一体。无怪时人郑重在《颜德馨膏方真迹》中赞美道："膏滋心出，渥芳浆甘，翰墨处之，吐黄流丹，纵笔浩放，舞袖蹁跹，一料寿人，万家生佛，医书双美，何人能兼，唯吾德馨，气象万千。"

民国以降，医家们在书写时也常通过字里行间的祝福之语表达对患者的关切。颜老常在开具处方前、阐述清楚治则治法之后，会专门写上"以期早日安康""以冀来年病除体健""以冀健康长寿"等祝福之语，并在处方后详细指点服法与饮食宜忌等。此虽为医者的人文关怀，却与粤地风俗中的"口彩""意头"有着异曲同工之妙！

先严鲁公制膏方颇为严谨，纸作手摺状，封面由乡贤马相伯氏写"长寿"两字，庄雅兼备。侍诊时略知规范，后随秦师伯未游，亦有所悟，两大家所制膏方深具医艺精华，清灵不俗，可为师表，近世已不多见。余文技皆差，复拙于书，敢为此书之作，仅求此中医艺内涵得以延续而已。

虽然颜老的讲解十分细致，但他仍精挑了百余张往年的膏方墨宝给杨志敏学习。彼时扫描仪尚未普及，杨志敏先用相机拍摄下来，再录入到电脑中转换成电子版以保存和学习。颜老的膏方以颜体、行书为主，遇到看不懂的地方，杨志敏或自己琢磨，或向同事胡延滨求助，或把看不懂的集中起来向老师请教。转录的过程对杨志敏而言就是学习，了解膏方处方的结构、主次，通过反复阅读、参悟，杨志敏逐渐对膏方有了感觉和体会。

书法，是笔、墨、水、纸、手、心之间的相互调和，用笔过急，则墨不入纸，犹豫不决，则字无气韵。颜老开方，落笔一气呵成，力透纸背，无浮滑之病，是心中有数、沉稳自如的缘故，也是数十年来践行的缘故，正如陆游的《冬夜读书示子聿》："古人学问无遗力，少壮工夫老始成。纸上得来终觉浅，绝知此事要躬行。"用毛笔书写，便是修炼自己的体察之心。同样是写字，难道现代书写工具不比研墨开笔便捷吗？难道电脑不是更加方便？是的，因为想"便捷"，人们创造了很多方法直达"核心"，提高效率，唯快是用。"速成""捷径"成了越来越多人的追求，当快速成为习惯，人的心就不容易慢下来，沉静下来。中医传下来有很多对急症非常有效的疗法验方，其背后，无不是一代又一代医家用心钻研，临证诊治后的成果。"快"的背后凝结着无数的"慢"，没有经过"慢"的"快"，只是浮光掠影，雁过无痕。

自然界是一个大宇宙，人体是一个小宇宙，人体气息与自然相通，没有沉静下来的心，如何能细细体悟自然、体察自己、体察患者？世上唯有变化是恒久的，只有时时体察，时时调整，才能保持不偏不倚，恰到好处。中医用药一人一方，古代医家有随时观察患者用药后反应、随时调整用药的惯例。在膏方中详细记录患者的信息，是体察的一个重要内容，患者要治的是病，医者要看到的是不同生命状态的人。膏方中除了患者信息、药方、制法，还有对患者的祝福语，形式的背后，蕴藏着医者体察的"仁心"。要将颜老的学问和经验转化为己用，杨志敏深知是没有捷径，也是不能求快的。

　　多年后的今天，杨志敏已经开出了2000多张膏方，但让她无比遗憾的是，一直未能在颜老生前继承开方传统，用毛笔书写。道以术载，术以道正，矢志传承恩师绝学的杨志敏不敢忘记对颜老的许诺，在医院行政管理、骨干培训、带研究生、坐诊、学术会议等繁忙工作中，依然抽出时间学习传统文化，以期有朝一日能将膏方的道与术完整地保留好、传承好、发扬好。

参考文献

[1]胡建华.中医膏方经验选.北京：人民卫生出版社，2010：1，4

[2]屠执中.颜德馨膏方精华.北京：中国中医药出版社，2009：1，3-5

[3]秦伯未.医学大家秦伯未方药论著选.北京：中国中医药出版社，2016：310

[4]周端，陈昕琳.全国中医药行业高等教育"十三五"创新教材——中医膏方学.北京：中国中医药出版社，2019：10

[5]中华中医药学会.中医养生保健技术操作规范——膏方.北京：中国中医药出版社，2010：5

[6]上海中医药大学附属曙光医院.授业传薪集：曙光名医临证经验荟萃.上海：上海中医药大学出版社，2007：58-60

[7]施杞，李其忠.名师与高徒（二）.上海：上海中医药大学出版社，2007：113

（管桦桦，陆巧贤）

── 第三节　志扬绝学过五关

"良药一车，不如好膏一补""冬令进补，来年（开春）打虎"，这些民俗谚语、养生信条，自古便为江南一带居民所沿袭、传承。人们常在冬季服用膏方，借此调理辛劳整年、疲惫不堪的形神，借助本草的力量修复身心消耗，以期未来的健康。

> 颜子曰：膏者，天之芳渥，犹美醁也；滋者，地之甘浆，犹琼汁也。人身阴阳，阴阳和则乾坤定，天地无有造偏，神有所归，精有所藏，气有所蕴，病安从来……冬令进服膏滋，为补之道，一言以蔽之曰：助其生化。人之气禀，罕得其平，复其平衡，方为上医。

"橘生淮南则为橘，生于淮北则为枳"，江南的膏方若在岭南"生根"，会"水土不服"吗？能为岭南人所接受吗？

江南、岭南同为我国经济较发达的地区。从自然环境来看，两者河网密布、濒临海洋。江南四季分明，潮湿多集中在每年6～7月间的梅雨季节，而岭南四季不明、全年暖热、多雨高湿。从饮食口味来看，长三角一带的本帮菜以浓油赤酱、口味偏甜而闻名；珠三角一带的广府[1]菜则以清鲜嫩爽、口味清淡而蜚声。彼时，在杨志敏看来，江浙膏方也带着些许这样的"风情"，重糖以收膏矫味，重胶以收膏滋补，膏方价高，重金始得。

从风土民俗上来说，炎热潮湿的气候环境，粤人兼容并包的文化底蕴，敢于尝试的创新精神，对中医药的高度认可、普遍接受，医厨相济的饮食习惯，秋冬进补的身心需求，为膏方的岭南化和创新发展提供了土壤。从医学上来说，粤人常有气虚、阳虚等偏颇体质状态，为膏方移植、扎根岭南提供了基础。值得注意的是，粤人虽然中焦虚弱，气虚、阳虚体质者多见，但是痰湿、湿热体质或兼夹痰湿、湿热的情况也不少见。岭南常湿、多湿、空气湿度大，如何做好膏方的贮存，避免发霉生醭？中焦脾胃失于健运则易生湿化浊，如何用好膏方中的补益药、胶类、糖类，避免因服用这些甘温滋腻的药料而出现湿热上蒸、湿滞胃肠、湿热下注等副反应？膏方价格相对昂贵，如何让当地人认识到它的功效、作用和价值，接受这一新鲜事物……这些都是膏方岭南化过程中所必须面对和解决的问题。

一、首试膏方现难题

2001～2005年，杨志敏频繁往来于沪穗，就开具膏方的形式理论、法度方药、注意事项等诸多要点，虚心向颜老求教问道。在他的悉心指点下，她逐渐对这门技艺有了自己的理解和体会。正当她踌躇满志、跃跃欲试，想着膏方移植岭南、服务百姓指日可待时，颜老提出的问题和自己服用时出现的状况，又让她陷入了踟蹰与沉思。

1　广府，指岭南承载以粤语为母语的民系所在地。

颜老提到："虽然你已经学了膏方，但是你们不晓熬制，即便回去开好处方，目前也只能在上海加工。"这个问题深深地触动了杨志敏。与一般成品药、汤药不同，膏方属于个性化定制药品，不能预先做好，而熬膏更是个技术活，比煮药要复杂，技术的要点、难点在于收膏，收得好就成膏，收不好就成汤或成糊，几千块甚至上万块的药材一下子就会损失浪费掉，医患双方均会遭受损失。

2002年冬令是杨志敏尝试服膏的第1年。膏方处方为颜老所开具，在上海熬制加工好后装在一个重5 kg、西瓜大小的紫砂坛子里，她就这样抱着笨重的坛子回到广州。约服用了1个月，贮存在冰箱里的膏方便有了霉点、生醭长毛了。她连忙打电话向老师咨询，"这该如何是好呢？"老师则说："这是汤匙舀膏时带进了水分而出现了变质。"并教她挖掉霉变的部分，将其余膏体重新蒸腾，以便继续服用。这个意想不到的状况让她陷入了沉思：大众一般对发霉变质的食物、药品都不会再吃，虽然自己学习膏方，知道重新处理后还可以继续服用，但是普罗大众能接受吗？会不会造成服用者的心理负担，继而影响疗效以及百姓们对膏方的信任呢？岭南的冬天比江浙更短、气温更高、空气湿度也大，容易滋生细菌，有效防止霉变才能提升服膏体验。此外，杨志敏服膏方后觉得消化滞缓、脘宇不舒，有轻微的上火症状，她仔细一想，这可能是惯于清淡饮食的"广东胃"对江浙沪膏方重糖重胶的"虚不受补"。俗话说"巧妇难为无米之炊"，在穗膏方的制作则是有"米"而无"巧妇"。想要实现整体移植，杨志敏还必须在制剂工艺、组方疗效、宣传推广等方面作出努力，以期取得进展与突破。

二、制剂工艺需亲躬

膏方虽为中药，但在选材、火候、煎煮等加工步骤上，其与粥水、靓汤、糖水等各色广式料理一样，对每一道工序有着极高的要求。二者之间究竟有何异曲同工之妙呢？

制膏是一门技艺与学问，是医、药、工等多方面参与的成果和匠心的体现。"补不补在医生，灵不灵在制作"，医生主要负责评估、判断患者是否合适服用膏方；药师主要负责拣药，确保所拣选的药材应陈则陈、应鲜则鲜，验明入膏所用饮片品质的上乘与道地；药工主要负责加工制作，确保收膏功成，力争达到"其黑如漆、其亮如镜、入口即化"的上乘品质。多个步骤环环相扣，药工的熬制是膏方制作的最后一个环节，其技艺水准对膏方品质有着决定性作用。从这个意义上来说，只有把控好全流程、掌握住核心技艺才可能实现整体移植。

一料膏方在制作上需历"浸（药）、煎（汤）、榨（汁）、化（膏）、滤（渣）、熬（炼）、收（取）"等多个环节，任何一个环节出了问题，膏的品质都会下降。其中，在制膏过程中，如何把握水分、掌控好火候，既是成败的关键，也是学习的重点和难点。然而，制膏工艺是一家医院或药号的核心所在，个中细节或是只可意会不可言传，或是独门秘笈不能外传，如同"商业机密"，一旦公开难免会损害自身利益，杨志敏想要获取又谈何容易呢？

正当她感到一筹莫展的时候，颜老对她说："我这张老脸在上海还是有影响力的。"颜老的"老脸"是精湛的医术加上一颗重振中医事业的赤诚之心，他为中医奔走已是常事。他亲自出马，先后帮杨志敏联系了"蔡同德"与"雷允上"两家老字号药业，去学习制膏。每次出发去学习前，颜老总是语重心长地嘱咐她："一要谦虚好学，遇到不懂的地方，要及时向老师傅们请教，让他们感受到你是真心想学的，想要把膏方技艺发扬光大；二要善于发现和记录，用心记录制膏流程，遇到技术上的要点、难点要先仔细记录再用心钻研。"她在进入药号的制膏车间之前，总是悄悄地带上摄像机以便"偷师"。刚开始，她还有点局促和紧张，不敢"明目张胆"地拿出摄像机，只是厚着脸皮和师傅们搭讪，以缓解这种尴尬的氛围和紧张的心情。逐渐聊开后，到了一些关键环节，杨志敏就拿出摄像机说："师傅，我怕回去会忘记，学不会，掌握不住，能不能把这个过程拍一下？"碍于颜老的面子，他们也只好说："既然这样，那你就拍吧。"

挂旗：是在膏方制作过程中判断收膏效果的重要标准之一，是长期以来制膏行业中通用的约定俗称。指以搅拌棒蘸取药汁并水平提起，药汁沿棒边呈片状垂下或滴下，标志膏已形成。

滴水成珠：是在膏方制作过程中判断收膏效果的重要标准之一，是长期以来制膏行业中通用的约定俗称。指以搅拌棒蘸取药汁，滴入清水，药滴不会马上散开溶解，短时间内仍保持珠状，标志膏已形成。

翻云头：按传统经验，或观察膏体在加热时呈蜂窝状沸腾，习称"翻云头"，可作成膏的判断。

随着观摩学习的深入，杨志敏和陈燕芬（时任省中医院药学部制剂科主任）逐渐发现，老药工收膏的诀窍在于"耳聪目明"。一用眼睛观察水汽的蒸腾，开始时蒸汽弥漫，随着锅中水分的减少，汤液越发黏稠，蒸汽则越来越少；二用耳朵聆听竹扁（搅拌棒）与铜锅碰撞时所产生的声响，随着锅中水分的变化，搅拌所产生的声响也会有所不同；三用特制竹板检视锅中液体的形态，起初撩起、搅拌是顺滑的，随着锅中水分的变化，筷子插入取出后能在纸上"滴水成珠"，药液挂在竹板上不易滴下，夏日"挂旗"、冬日"挂丝"时，说明制备大功告成，静待冷却后便可成膏状。

"你们还是挺有悟性的，也观察到了。"师傅们的话等于承认了核心技术所在。恰到好处地收膏在于对水分的把握，收早了，膏方中的水分太多，难以成膏、日后容易霉变；收晚了，硬度就会增加，患者服用时难以舀取。学习制膏技术还让她们有了额外的收获。由于药材的质地不同，释出胶质的量不同，成膏的难易也有区别，开膏方时必须考虑成膏的效果。

杨志敏、陈燕芬和相关的技术团队虽然掌握了要点，但是熬膏师傅们在炉台前的耐力和体力，在铜锅前收放自如的搅拌经验和手感却是日积月累苦练而成的，省中医院制剂人员难以在短时间内复制与传承，唯有利用现代技艺，在收膏工艺的参数上下功夫，才能从根本上解决膏方的熬制问题，提升加工制作能力。

于是，陈燕芬率领团队展开攻关，历经多次实验，找到了相对密度、动力黏度和含水量等参数可作为收膏工艺的控制指标和提升出膏率的煎煮方式。"百尺竿头，更进一步"，在制剂上取得进展与突破后，杨志敏和她的团队又在膏方贮存和包装工艺上做了革新。膏方在岭南上线的第一年（2006年）便实现了小瓶分装，告别了以往紫砂大罐盛装完一料膏方的"笨重"，提升了服药的便携性和依从性，更大幅降低了因为反复舀取而出现霉变的机率，再辅以灭菌技术，使岭南膏方从那个时候起，已经至少可以保存1年，甚至更久。杨志敏自豪地说，现在，她家里至今还存有这些年甚至更早之前制作留下的样品。

> 相对密度、动力黏度和含水量等3项参数可作为膏滋浓缩收膏工艺的控制指标入膏饮片煎煮3次，第1次加水量为7倍，第2，3次加水量为5倍，每次煎煮时间为1小时，有益于提升出膏率，这是一般情况下相对最优的煎煮方式。

如今，岭南膏方已经普遍采用小玻璃罐（7～10天量）和真空包装袋（1天量）等2种分装形式，既往只可口传心授的制膏技艺被赋予了现代制剂的内涵。在膏方岭南化、本土化的过程中，省中医院及制剂室相关人员付出了智慧与努力，为膏方制剂工艺的传承和发展贡献了不可忽视的力量。

三、组方疗效唯缜密

> 如果不问虚实，不管辨证，盲目地冬令进补，就会出现种种副作用。

一料膏方，医者需详细审察患者病情和体质情况，通过望闻问切、四诊合参，辨析病因病机与病位病势，兼顾个体性别、年龄、职业、性格、季节、气候、地域、心理等多方面因素，辨清正邪、虚实、标本、寒热、阴阳间关系，确立有针对性的治疗原则，根据具体治则，精挑细选适宜方药，合理配伍，膏方略乃成。医生开具膏方时必须耐心询问、细心揣摩、权衡用药、沉心静气、一以贯之，方能不负患者所托。膏方一般由30～50味中药组成且服用时间较长，医者应力求平稳，谨遵理、法、方、药之程序，否则一旦稍有偏差，与病情不合，不能竟剂，医生与病家皆会遭受损失。

2004年，杨志敏首次在岭南独立开膏，第一料膏方是开给自己的。她诚惶诚恐地将脉案方药用传真发给颜老审阅，数日后，当她收到老师的批复时，惴惴不安的心情才得以平复。颜老肯定了学生给自己订制的治疗原则和方药法度，仅对脉案中的病情描述和个别药物作了调整。随着往来传真件的日益频繁，她开膏方的水平在颜老的修订和点拨中不断提高，直到某日，颜老告诉她："你不再需要我指导了，可以顺利出师了。"

沪穗往来数载，与颜老相处间，杨志敏早已把颜老的一言一行、一招一式、一方一药都深深地刻在了脑中、记录在了本子上，然而颜老的学术经验又岂是短短时日就能完全掌握？俗语云："师傅领进门，修行在个人。"学有所成的关键，在于弟子的勤奋好学与临床体悟。"学而不思则罔"，临证侍诊抄方不能仅停留在抄处方、转录处方，而应更进一步掌握颜老组方配伍的共性规律。杨志敏在侍诊之余思考揣摩，去掌握经验方剂在辨证时的加减变化，从加减变化中领悟颜老的学术经验。随颜老侍诊抄方的几大本笔记以及百余张膏方墨宝，成为杨志敏整理、掌握颜老学术思想和临证精髓的珍贵资料。

彼时来杨志敏门诊就医的患者大多数是中风后遗症、冠心病等心脑血管疾病伴高脂血症、高尿酸血症、高血压、高血糖、脂肪肝等糖脂代谢异常者，她详细四诊合参后，归纳出这类就诊者的基本病机皆为气血失和、虚实夹杂、本虚标实，而颜老的"衡法"正是治疗此类病证的中医"利器"，以颜老验方治疗更是得心应手，每每效如桴鼓，尤其是膏方固本清源的双重功效正是治疗此类慢性病的有效剂型。

诊余闲暇，杨志敏不断翻阅跟师笔记的内容，系统地整理和总结颜老"衡法"理论在膏方中的应用心得，以便更好地为患者排忧解难。颜老的临诊思路、辨证技巧，以及处方、用药特点，无不闪耀着智慧的火花。杨志敏对侍诊的案例进行分类整理，再归纳总结，发现颜老的膏方中灵活搭配应用"衡法"调理气血的治法就有10种之多。从气论治有5种方法：气滞者治以舒畅气机，气乱者治以升降气机，气逆治以降气平逆，气虚（气陷）治以补气升阳，寒凝者治以通补阳气；从血论治也有5种方法：血热瘀血者清热活血，阳虚阴凝者治以温经活血，出血者治以活血止血，脉络瘀阻者治以活血通络，痰瘀交困治以活血祛痰。尽管其中的活血止血法在膏方中应用较少，通补阳气法与温经活血法有相似之处，但常用的8种治法已基本涵盖了气血失衡的证候。在"衡法"的治则里，益气运脾、化痰祛瘀法常用到黄芪、蒲黄、苍术、桃仁、丹参、川芎等药物组合；益气健脾、活血化瘀法则以黄芪、当归、赤芍、红花、牛膝、枳壳、桔梗作为基础用药；附子、当归、枳壳、桔梗往往作为温阳活血、理气化瘀法的固定药物组合。上述规律的总结，让杨志敏深深体会到颜老经验的宝贵。

举一纲而万目张，解一卷而众篇明。摸索到了共性规律，进一步找出某种疾病的个性规律，就相对轻车熟路了。颜老运用膏方治疗高脂血症，常从补益肝肾、运脾化痰、气血双调三方面入手，重视祛瘀化浊、通气活血。颜老运用膏方治疗中风后遗症也有独到的经验与见解，即首要调和气血，次当升清降浊、化痰祛瘀、畅通脉络，同时要防止滋补太过壅塞血脉。

时光荏苒，出师不是师生情谊的结束，而是新的历练与征程的开始。杨志敏与颜老的合照，颜老亲笔修改的脉案，都饱含着颜老对杨志敏的鼓励和帮助、关照与爱护。"在往后的日子，将自己所学的知识融会贯通，将体会到的本领和经验付诸实践，学颜老者当超越之！"

万事开头难。自开始独立开膏方起到2008年，为了一料好膏，杨志敏白天处理繁重的行政工作与医疗诊务，待到夜深人静的时候，沉下心来依照颜老的订膏形式撰写膏方脉案，一张膏方斟酌下来常需半小时到45分钟不等。起初，囿于个人的水平和经验，膏方只是在亲朋戚友、相熟患者间的"小众产品"，大家都抱着"试一试"的心态，勉为其难地做起了"试验田""小白鼠"。

> 胶类包括阿胶、黄明胶、龟甲胶、鹿角胶等，是制作膏方的重要基质和赋形剂。胶类药在膏方中起着补益虚损的作用，同时有利于膏方制剂的固定成型。在组方配伍应用中，要根据病情、体质等特点，辨证选择使用某种胶类药或几种胶类药并用，灵活参变。在一料膏方中，胶类药的总用量通常为200～500g，以便保证收膏成型的要求。
>
> 糖类常用的有蜂蜜、冰糖、饴糖、红糖、白糖等，既可改善膏方的口感还有一定的和中补虚的作用，也有助于膏方的固定成形。每料膏方一般用量为250～500g，制膏前需做预加工，以避免返砂。

患者的服膏体验既促成了杨志敏的成长，也推动了岭南膏方的变革。江浙沪一带的膏方，糖量偏多，常用至500 g，除用以矫味、润燥、收膏外，与当地人饮食口味偏甜亦有关系。再如阿胶、鹿角胶、鳖甲胶、龟甲胶等胶类的用量也多，常用至400～600 g。实践证明，"照本宣科"套用江浙膏方胶糖的用量是不可取的，其过于滋补甜腻会影响脾胃的运化与吸收，许多岭南人服用按如此胶糖用量制定的膏方，极容易出现腹胀纳差、口舌生疮、牙龈肿痛、便秘或黏滞不爽等不适，亟需因地、因人制宜，对用量作出调整。通过多年的摸索，杨志敏发现，岭南膏方的用糖量在200 g左右，用胶量在180 g上下，既能满足收膏定型，又能降低因糖胶用量过大而产生的副作用。

由于个性化膏方大多由中医专家开具，其处方原则较切合个体，一般不会出现明显不良反应，但如果患者未做到服药禁忌，或过度服用，就可能会出现腹泻、便秘、消化不良、过敏、药效不佳等情况，这时只要立即暂停膏方，清淡饮食，纠正错误习惯一般就可恢复正常，反应较重者还需经由医师对症治疗一段时间方能再次服用膏方。

特殊情况处理：

消化缓慢：服用膏方几天后如出现不思饮食、腹胀、舌苔厚腻等胃纳不利，应暂停服用膏方，改服1~2周理气和胃消导药后，再恢复少量服用，逐步加量，调整胃肠功能。

内热过重：服用膏方几天后如出现齿浮口苦、鼻衄、头面发热、低热、大便秘结等状况，可用清热泻火、解毒通腑等药物煎煮取汁，放入膏方中一起服用，以纠偏差；或随时就诊，暂停服膏，以汤药调理。

肠道刺激：服用膏方几天后如出现大便溏薄甚至泄泻，应先暂时停服膏方，可用一些理气健脾的药物，配清淡易于消化的饮食，待脾胃功能恢复后，从少量开始恢复服用，再根据自身消化能力，逐步加量。

若遇感冒、急性胃肠炎等各系统急性病证，应先暂停服用，待病证痊愈或者病情缓解后再服膏方。

随着经验的积累、水平的精进，主动要求膏方调理的患者越来越多，早年间开膏的方式已难以满足患者的需求。于是，每年立冬前后，杨志敏会设立专门的膏方门诊，利用现代工具，提升开膏的效率，更好的服务南粤百姓。

四、协定膏方佑四时

俗话说：冬令进补，来年打虎。一般来说，服用一料对证而做的膏方后，不仅可以针对自身疾病进行治疗调理，常人还多会感到精神振奋、精力充沛、食欲旺盛、睡眠质量佳，感冒明显减少，即便感冒多数也能不药而愈或容易痊愈。部分患者原有的慢性病症状和指标多数都能有所改善。

杨志敏将膏方引入到省中医院后，经自己、吕院长及一众亲朋戚友的亲身试验后，结合几年来门诊患者的服药后反应和状态变化，以及相关项目研究的成果，她逐渐有了新的想法，开始思变……

"东南西北中，发财到广东"，这是我国改革开放初期的一句流行语。在广东工作生活的本地人和来自四面八方的"掘金人"，无论是贩夫走卒、工薪白领，还是经商创业者，长年日夜忙碌，或为温饱，或为理想。随着现代社会节奏的加快，望不尽的五光十色，过不完的漫漫长夜，越来越多人在本该休息的时间却疲不可歇，疲不愿歇。物不平则鸣，人不平则病，亚健康状态正是身体不平衡而欲病的"鸣声"。亚健康，是指人体处于健康和疾病之间的一种状态，表现为一定时间内的活力降低、功能和适应能力减退，躯体上可有疲倦乏力、肌肉及关节酸痛、头昏头痛、心悸胸闷、睡眠紊乱、胃肠功能紊乱、性功能减退、寒热调节紊乱、频繁易感冒、月经失调等；心理上常见情绪低落、心烦意乱、急躁易怒、恐惧胆怯、记忆力下降、注意力不能集中、反应迟钝等；工作、学习困难，不能正常地处理好人际关系，难以进行正常的社会交往，不能较好地承担相应的社会角色。

在"十一五"科技支撑计划中，杨志敏牵头承担了《亚健康状态辨识与分类研究》项目，对整个人群的健康状况进行摸底。研究表明：全国9个体检中心的8627例体检人群中，亚健康人群占60.6%，其中很多人的初期表现可归类为气虚，有部分人会逐渐向肾气虚发展，有的则向肝郁脾虚演变。他们多以中青年人为主，主要为专业技术人员、国家机关、企事业单位人员。从"平人"变成"患者"是一个很长的过程，是从量变累积到质变的过程。对亚健康、偏颇体质人群和慢性病患者而言，造成量变的原因常为日常外部压力大，思虑过多，饮食不规律、熬夜、嗜烟酒等不良生活习惯，缺乏运动或先天不足未及时诊治等，有些诱因是无法避免，有些诱因却是患者不愿避免。人们希望中医药能够解决这些所急所苦，这其中，有调理养生的需求，有调体防病的要求，有巩固疗效的愿望，但由于各种原因，花时间每天煎煮中药是一个"难以企及"的奢望。

按江浙一带服用膏方的习惯，是在立冬前后开始服膏至来年开春，调理劳累一年的身心。根据岭南地区患者的实际情况，"冬季限量版私人定制"膏方是不是也可以变成一年四时都适用的日常调理药品，以满足患者日益增长的预防疾病、滋补养生、巩固疗效的需求呢？协定膏方（以下简称成膏）由医院熬制分装好，患者舀取口服、无需煎煮，有助于提高服药的依从性。于是，针对岭南地区亚健康、偏颇体质人群和慢性病患者的不同需求，结合名老中医经验和临床实践、膏方随访系统的调研成果，杨志敏率团队研发了一系列成膏（类似于中成药），它们的处方药物大都来源于经典古方、古方间的合方或者名中医专家们用之有广泛效验的经验方，旨在为门诊常见亚健康状态人群、慢病人群、养生抗衰人群提供养生保健。

2010年，省中医院举办首届膏方节，针对岭南人群的10种成膏正式上线，杨志敏率领团队又分别在2015年和2018年发布了3款和2款成膏（除外健脾养胃膏有饴糖外，其他膏方均使用代糖），截至2020年，成膏的数量已有15款。这些膏方特别适合岭南地区工作繁忙而无暇兼顾健康的上班族，如针对气虚气郁的调肝健脾膏，针对长期压力大、精神疲惫、睡眠质量差人群的健脑颐神膏，针对痰湿体质的清脂化瘀膏，针对阴虚体质、女性处于围绝经期的更年滋养膏。在临床实践中，杨志敏还发现成膏可作为个性化膏方开具时的先导，一般能耐受成膏的人，吃个性化膏方则较少出现不耐受的情况。成膏的药味数比个人定制膏方的药物数要少，价格更为大众所接受。成膏的发布拓宽了膏方服用的季候和群体，越来越多人能知道并愿意尝试服用膏方。经过不断的跟踪和随访发现，成膏和个性化膏方均有益于身心不适的调治。

42岁的夏女士从事政府部门的文书工作，小孩马上要升初中了。她因为工作压力大，家庭琐事多，常常夜间失眠而白天精神不能集中，造成工作效率低继而压力增加的恶性循环，日常胃口不佳，心情多不舒畅，需要依赖药物来辅助睡眠，虽然夜晚能睡得长一点但白天依旧精神不振，心神恍惚。经亲友介绍，她向杨志敏求医问药。在充分了解其病证和汤药调理后，杨志敏以舒心安神膏为其巩固疗效。舒心安神膏具有温潜阳气、悦心安神的功效，对失眠久病伴有不同程度情绪障碍，有较好的疗效。坚持服用一段时间后，夏女士的睡眠质量明显提升，深度睡眠时间变长，白天精神充足，整个人神采焕发，脸色红润，肠胃问题亦得以改善。身在职场的中青年女性同时也是家庭的主心骨，常要"出得厅堂、入得厨房"，既要做好工作，也要照顾孩子的饮食、学业，拥有健康身心的女性，受惠的不单是自己的身体，还有个人事业和整个家庭。

20出头的胡小姐月事不调，每次月经期间都会痛经，逐渐减少的月经量更让她感到担忧。她学习舞蹈有些年头了，为了保持苗条的身材，一天三餐她都刻意地控制自己的饮食，同时又与大多数的年轻女性一样，喜欢喝冷饮，穿露脐装和短裙，即使在冬日也常常要"风度"而不要"温度"。这日，她终于肯为自己花时间去求医问药，希望医生能帮她解决月经的问题。杨志敏团队的医师在充分了解她的不适后，在起居上给予了针对性的调整建议，数个疗程的汤药调治后，接诊医师以温经养血膏为患者巩固疗效。此膏具有温经通络、养血调经的功效，尤其适用于女性证属血虚寒凝、症见痛经、经行头痛、四肢不温、月经量少者。如果说她的身体是火炉的话，膏方相当于给炉子里的小火堆添柴火和鼓风，使能量可以源源不断地向外输送，传遍整个房间。小胡坚持服用温经养血膏，同时遵医嘱减少喝冷饮，注意日常保暖，结果痛经好了，月经量逐渐增多，四肢温暖，连手掌皮肤也变得滋润、嫩白，面色也较往日红润。小胡欢欣雀跃地说，温经养血膏不但能调月经，还有嫩肤美手的作用。

服用膏方，贵在坚持，只有这样才能有质的改善和飞跃。58岁的张女士连续服膏6年。初诊时畏寒怕冷，四肢手脚冰凉，而且腹胀，时常感觉胃痛反酸，经胃镜检查显示慢性糜烂性胃炎。经过6年在省中医院膏方门诊的连续调理，患者从原来的阳虚质改变为平和体质，而且先前畏寒怕冷、手脚冰凉等症状明显改善，腹胀、胃痛反酸等不适也已基本消失。更让人可喜的事，连续服膏3个疗程后复查胃镜，结果显示已基本正常。

值得注意的是，成膏按不同体质、病证研发，适用于病机相对简单而不复杂的患者，即便如此，患者仍需在医者的指导下服用成膏，从而达到最优的效果。

五、推广传道入人心

自2010年起，省中医院的岭南膏方节在每年立冬前后举办，旨在让南粤百姓知晓秋冬除食疗进补之外，还能通过应时服膏来"删多余、补不足"和"治未病"。膏方节现场设有名医义诊、体质辨识、养生咨询、膏方试吃、科普图书签售、膏方大讲堂等活动，让大家能够从各个维度认识膏方和自己的身体。2018年是膏方节举办的第9个年头，有经验的"膏粉"在膏方节开始之前就已经开始提前"抢位"了。立冬当天早上8点半，省中医院各个院区已是人山人海，前来参加膏方节的市民早早地排起了队伍，先辨体质，咨询，再到品尝、购买膏方，都能一站式解决。现场有不少"老膏友"，还有因家人朋友推荐慕名而来的"新膏友"，各个年龄段的人都有，以长者居多。"吃了膏方，精神好了很多。以前我抽烟很厉害，老咳嗽，吃点膏方，舒服好多，咳嗽少了，烟瘾也小了，省下的钱都拿来买膏方了。"现场购买膏方的老广王叔感叹道。随着膏方节为大众所知，除了在粤人士外，还有很多香港、澳门、台湾等地的群众赶来参与。

杨志敏不只在膏方节中着力宣传，还在不同媒体向大众讲解养生保健知识，介绍和宣传岭南膏方。无论是电视、报纸等传统媒体，还是网站栏目、公众号等新媒体，都不乏她推广的身影。2015年11月中国中央电视台中文国际频道

（CCTV-4）《中华医药》栏目组邀请她录制了节目《一料好口感的膏方，卸掉大山压力，还您一身轻松》；2017年11月北京卫视（BTV）《养生堂》栏目组邀请她录制了节目《扶正纠偏，膏方进补》；2018年12月2日广东卫视《健康有道》栏目组邀请她录制了节目《广东名医大讲堂——巧用膏方抗衰老》。借助这些国内省内的知名媒体，岭南膏方的概念和内涵逐渐为人们所接受和认同，越来越多的人因为膏方而更热爱生活和中医。杨志敏说："我们的初衷是希望百姓们能够应用合理的方法养生保健，把膏方推广成像天灸一样为老广们所熟知的养生防病方法，让恩师的绝学惠及更多的岭南百姓。"

独木不成林，百花才是春。杏林春暖靠的不是一人之力，而是需要一众医学同道常怀普济之心，共传独到之学。杨志敏是将膏方引入岭南的第一人，但她却不想做岭南能开膏方的唯一人。每年一度的膏方节时间有限，如何让膏方在岭南发扬光大，让更多人懂膏方，享受膏方的益处，她毫不犹豫地扛起了这份责任。

首先，她在院内实施内部人才培养计划，组织院内副高及以上职称的医生进行培训，得以通过考试的医生才有资格开具膏方。此举使省中医院成为发展岭南膏方的薪火之源。再者，不少中医师找杨志敏拜师学艺，在医院的支持下，杨志敏每年举办一届膏方培训班，每次招收约200名学员。这些学员来自岭南各地的中医院或中医馆，他们如同火种，把膏方文化和技艺带到岭南更广阔更基层的地区，以补岭南医学无膏方的空白。她的学生也在各自的医院开展膏方节，立冬吃膏方从此成为岭南的一大盛事。另外，她还应邀到多个学术交流会、中医培训班中分享膏方的临床实践经验和心得。2014年8月应龙砂医学流派的邀请在江苏省无锡市进行《膏方在治未病领域的运用》的学术讲座；同年10月应香港浸会大学的邀请在中国香港特别行政区做《孟河医派调脾胃思想在膏方中的运用》的学术报告；2020年9月应中华中医药学会膏方专业委员会的邀请在线上作《岭南膏方特色临证方略》的学术报告，全国各地都有她宣讲岭南膏方的身影。

参考文献

[1]屠执中.颜德馨膏方精华.北京：中国中医药出版社，2009：引子，6

[2]中华中医药学会.中医养生保健技术操作规范——膏方.北京：中国中医药出版社，2010：2-3，6

[3]周端.中医膏方学.北京：中国中医药出版社，2014：18，23

[4]陈燕芬，陈丽娟，谢文健.出膏率在控制膏方煎煮方面的正交研究.中国实验方剂学杂志，2010，16（11）：11-12

[5]陈燕芬，陈丽娟，谢文健，等.控制膏滋浓缩收膏工艺的研究.时珍国医国药，2010，21（2）：415-416

[6]杨志敏，谢东平.颜德馨"衡法"在膏方中的应用.中医杂志，2005，46（9）：715-716

[7]杨志敏，谢东平，颜德馨.颜德馨膏方治疗高脂血症经验.上海中医药杂志，2005，39（12）：8-9

[8]杨志敏，周雯.师从颜德馨教授膏方治疗中风后遗症的经验体会//2009中国首届中医膏方高峰论坛暨第四届金陵名医高层论坛论文集.南京：中国首届中医膏方高峰论坛暨第四届金陵名医高层论坛，2009：82-84

[9]胡国华.江南中医妇科流派膏方精选.北京：中国中医药出版社，2014：25-26

（管桦桦，陆巧贤，罗劲娜）

—— 第四节 风靡岭南写新篇

21世纪初，杨志敏赴上海学习膏方并首将膏方引入岭南，至今，膏方已在岭南遍地开花，被越来越多医生纳入学习、研究的范畴，也被越来越多的患者知晓和接纳。每当杨志敏回忆起跟师经历、钻研膏方学问、畅想未来时，都不由得感慨，岭南中医乃至我中华医药，正如膏方一样，实由代代医者的心血浇筑而成；传承发扬膏方，既是作为颜门弟子的责任，更是每位中医人的责任。为此，杨志敏带领团队，对膏方的临床和理论开展了更深入的探索和研究。

一、现代技术助提升

现代，膏方的发展呈现出与新技术相融合的特点，借助现代科技手段既有助于解决临床疑问，也有利于膏方的可持续发展，助力岭南膏方进入全新阶段。

（一）数据挖掘寻规律

随着服膏患者的增多，许多患者关心的问题逐渐显现，诸如"杨院长，我觉得吃了您的膏方挺舒服的，但我又说不出好在哪里，这是为什么呢？""杨主任，请问膏方的功效和作用是什么呢，我也能吃吗？""杨医生，去年秋冬我已经吃了一料膏方，没什么特殊都挺好的，请问今年还要吃吗？"等问题，亟待杨志敏及其团队逐一明确。

　　考虑到已服用及想服用膏方的患者人数众多，且相当一部分患者所伴随的症状复杂多样，为服膏患者建立电子档案，有效、清晰、完整地记录他们服用膏方的效果、不良反应并进行随访登记，显得尤为重要。杨志敏开始着手研发"膏方管理系统"，以期围绕"辨病辨证–服膏–随访–评价–结局"这一主线，获取更多的信息以回答临床问题，为膏方的应用寻求更多的科学证据。杨志敏把这一想法告知颜老并把设计初稿交给他审阅。颜老肯定了杨志敏的这一做法，称赞"膏方观察表设计认真、严谨，考虑面广，总的感觉不错"，并提出了一些建议，譬如"在观察时间上可以宽松些，不要以'周'为单位，应该以'月'为期""对某些病证也不应束缚太紧，应该慎加思考"等。

　　规范与标准化，量化及可操作性一直是中医推广中的软肋，如何直击软肋、迎难而上，杨志敏把目光投向了现代科学的研究手段和分析方法上。目前世界卫生组织（WHO）对健康的定义包括身体、心理、社会功能三方面的完满状态。对患者疾病或预后的判断，不能单从望、闻、问、切四诊等纯中医手段进行判断，还要借助量表对他们的心理与社会功能进行测评，以期形成相对客观和可分析的数据。目前的主观测量工具主要有中医体质量表、中医健康量表、中医五脏问卷等。几经斟酌修改，最终杨志敏为膏方管理系统设置了三大主要功能板块：一是患者基本信息，包括姓名、性别、年龄、职业等人口学资料；二是病案基本信息，包括患者的不适症状、病史、四诊资料、处方等信息；三是量表评估工具，包括中医体质量表、疲劳量表（FS–14）、生存质量量表（SF–36）、心理量表（SCL–90）、简明心境量表（BPOMS）、抑郁自评量表（SDS）、特质应对方式量表等。采用前瞻性研究的方法，对服用膏方的患者进行病例管理与登记，不仅记录患者服膏前的情况及服膏后1、2、3个月的变化，还要跟踪随访患者停服膏后3个月和6个月的效果。每次采取由研究人员与患者一对一的模式，逐条进行询问并记录，按时点完成后由专人录入至管理系统中。

45岁的黄女士任职企业高管，业务繁忙，白天开会商议工作细节，晚上调整方案，加班更是"常态"，常常食无定时、睡眠不足，经年累月逐渐出现困倦乏力、烦躁易怒、月经紊乱的情况，熬夜次日更容易出现注意力难以集中、健忘、烦躁、工作效率低下等状况，令其十分苦恼。对应各重要器官的体检指标也无发现明显异常，而疲劳评定量表却高达12分，生存质量各个维度的得分则较低。她求助于杨志敏，经四诊合参，根据体质辨证给予汤药调治。服后疲劳症状明显改善，但苦于每天煎煮中药耗时甚多，难以坚持，杨志敏给她拟定了一料以参苓白术散、归脾汤、逍遥散为主方的膏方，立冬后开始服用。黄女士服用膏方1个月后感觉精神充足，工作活力恢复；服用3个月后，哪怕熬夜加班，次日也无困倦乏力之感，疲劳评定量表得分已下降为2分；直至停药后3个月，依然能维持这种良好的状态，生存质量各个维度的得分均比干预前高，活力增加。这种身体的改善让黄女士欣喜不已，于是，每当一料膏方服完便会抽空来找杨志敏开膏。

黄女士的情况并非个例，由于社会因素、工作和生活节奏的加快，亚健康状态越来越普遍存在，国内数据表明，约70%的人群处于亚健康状态。而持续的、难以恢复的疲劳是亚健康状态最主要、最典型的临床表现。膏方管理系统的数据显示，"疲劳"位居服膏患者不适症状的首位，疲劳的分类中又以躯体疲劳为主，作为一种慢性的不良状态，往往需要调理一段时间方能达到满意的效果，而具备"救偏却病"双重作用的膏方，药力缓和、稳定持久、服用方便、易存易携，是现代人调治疲劳状态的首选。对膏方管理系统信息进行挖掘与总结后发现，失眠、疲劳、易感冒者服用膏方的获益率超70%！大部分患者服用膏方1个月后显示出效果，服用3个月的效果最好、最稳定，这种良好的状态大多可以维持半年，连续服用达3年及以上者，精神、正气充足旺盛，情绪调控的能力明显改善，负性情绪明显减少。

管理系统中的数据显示，女性比例高于男性；年龄跨度从8~92岁，平均约46岁，30~50岁年龄段为服用的"主力军"。这显示出女性比男性更注重调体养生，同时因为女性特有的经、带、胎、产等生理特点，更容易伴气血不和的情况，因此该群体对膏方的需求更为明显。无论男女，30~50岁大多处于事业的"巅峰时刻"，亦是"上有老、下有小"需要奋斗、打拼的时期。这个年龄段的患者具有一定的经济储备，收入稳定，也有一定的养生知识积累。由于工作和生活的压力，他们在收入不断增长的同时，体重、血压、血糖、血脂、结节、囊肿、各类器官慢性炎症、月经失调等不适也在不断增多，亚健康状态及各类病前状态便是身体发出的"警报"。因此，与其他年龄段的患者相比，他们更具备保养意识和观念，也有能力在养生保健上进行投入。

运作了一段时间，杨志敏发现膏方管理系统在实际应用中存在不足。患者很多，而医生资源有限，传统采用文本记录、人工录入数据的方式，非常繁琐且又费时；仅通过门诊、电话随访不能及时掌握患者的最新情况，难以帮助患者解决实际存在的问题。她开始琢磨如何升级膏方管理系统。随着信息技术和大数据时代的到来和智能手机的广泛普及，她希望能把膏方管理构建成一个现代化和系统化的随访管理系统，既能使患者得到持续的关怀和专业的服膏指导，也便于医生对患者进行追踪观察。杨志敏团队经多番沟通，与科技公司合作研发了升级版的膏方管理系统，医患双方可以通过应用程序及群聊进行随访工作和沟通。升级后的膏方管理系统，分为医生电脑和手机端及患者手机端两大模块。除了保留原有的三大主要功能板块外，患者端增加了预约开膏、咨询服膏疑问、了解膏方知识等功能，让患者享受互联网和移动医疗为就诊带来的便捷，有疑问可立即询问医生，同时能学习养生科普知识，一改过往对中医就诊的刻板印象；相应地，医生端增加了预约开膏、回答患者咨询、数据导出等功能，让医生通过手机即可获取病例，与患者实时交流，及时给予患者指导和关怀。

膏方管理系统集数据管理、分析于一体，将信息技术引入膏方调理患者的健康管理当中，是膏方管理现代化和规范化的有力工具。运用信息化管理手段、数据挖掘、循证研究等方法，结合临床经验，杨志敏不断分析和总结，通过综合信息采集进行多维度评价，利用真实、客观的数据印证膏方的临床疗效，让更多的同道认可并参与进来，一起学膏方、用膏方。随着人工智能、大数据、移动互联网、物联网等新一代技术的综合运用和技术开发，将对促进岭南膏方的经验挖掘、传承发展，提高膏方诊疗的应用及科研水平起到巨大的推动作用。

（二）联盟协作推发展

岭南膏方宣传推广深入人心，冬至吃膏方已成为岭南的一大盛事，越来越多的医学同道懂膏方、开膏方、用膏方。处方决定了膏方的功效，而膏方制备工艺决定了膏方的质量，并直接影响其功效的发挥。目前，岭南地区很多地方医院、医馆并没有足够的条件制作膏方，这使杨志敏想起了当年颜老提出的问题："虽然你已经学了膏方，但是你们不晓熬制，即便回去开好方药，目前也只能在上海加工。"关键的制作工艺已经从上海学回来，如今的困境不会比当年再难，"米"有了，"巧妇"也有了，只是"炊具"和"巧妇"还不够，那就大家一起"合伙"，打造一个平台。2017年，由广东省中医院牵头，联合省内多家机构联动，成立"岭南膏方联盟"。2018年，"广东省中医药学会中医膏方专业委员会"成立，该学会积极团结组织广东省内中医药膏方行业专家学者，推动与中医药膏方相关的学术研究和实践探索。杨志敏希望通过学会与联盟进一步推广膏方文化，扩大膏方在调治疾病上的作用，为岭南地区人民提供优质的中医药养生服务，同时帮助更多的兄弟医院培养膏方人才。截至2020年，已有包括广东、江西、云南及海南等岭南地域相关省份的医疗机构和企业等近百家单位加入，服务患者量达百万余人次。

岭南膏方联盟的成立，打破了既往各单位孤立发展、资源受限、人才缺乏、经验不足等重重约束，实现了优势互补，资源共享，让岭南膏方更多地惠及多区域的群众，特别是基层地区群众，推动膏方事业的健康发展。岭南膏方联盟中各联盟单位可利用互联网，依托中医药企业生产加工膏方产品，通过智慧药房模式，统一配送，为广大医疗机构和患者提供四时膏方的加工定制服务，患者轻松在家即可候"膏"上门。彼时，康美智慧药房便是其中中医药企业的佼佼者。医生开好个性化膏方，处方经由互联网上传给康美药房，药房接收处方进行调配，对所有饮片及辅料复核，保证处方调配的准确性。在膏方制作的质量控制环节，按照中药膏方传统制备工艺，设置好浸泡时间、煎煮时间、收膏时间等关键参数，保证膏方质量的可控与稳定。制作完成后更以精美的包装直接快递至患者手中。在审方、调剂、复核、煎煮、打包、配送等各个环节，康美智慧药房已实现全程处方条码管理，一方一码，每一项操作都有记录并最后显示在提供给患者的成药包装上，保证患者的用药安全和可追溯。

个性化膏方质量控制的难点在于除生产工艺中涉及的浸泡、煎煮、浓缩、收膏、贮藏等五个环节变数较大外，还在于"一人一方"，药物的组成不一致、剂量不一致、加入的辅料（胶类、糖类）种类及用量不一致等，甚至采用煎煮浓缩收膏的容器、操作人员的熟练程度不同，均会导致膏方质量难以控制。因此，完善和统一的生产标准和质量标准，加强膏方制作的管理，才能切实保障膏方的质量，为人们的养生疗疾发挥更大的作用。岭南膏方联盟的成立，由康美等中医药企业牵头建立GMP认证的加工技艺，使膏方的熬制能够"守正创新"，即在坚持传统精华的基础上赋予现代制剂的内涵，采用道地药材，传承熬膏工艺精髓，改进升级现代化膏方制作设备，标准化生产，实时监控，精准追溯。这与传统手工作坊模式相较，规模化生产尽可能降低了人为因素对膏方制作的影响，减少泥沙俱下、良莠不齐的加工制作情况。对有意愿开展膏方项目的岭南医药机构而言，统一的代加工有助于降低人力、机器、场地等成本，从而有助于降低患者服用膏方的成本，提高性价比。

目前，岭南膏方联盟，将传统中医思想与现代科学技术、人工智能、大数据
等相结合，以互联网、物联网技术为传统中医药事业的发展注入新的力量，助推
岭南膏方的发展，使得膏方呈现标准化、多元化、精准化生产与服务为一体的新
特征，整体提升了膏方的质量和附加值。

二、十年磨剑铸新锋

得入颜老门下，在学习膏方这门技艺的同时，杨志敏还学习领悟颜老"衡
法"的学术思想和治验，对她来说，就像找到了一把钥匙，让她解锁进入中医的
崭新领域——中医治未病，从此开启中医健康领域的研究。

（一）率先进军治未病

健康，不仅是没有病和不虚弱，而是身体、心理和社会适应能力三方面的
完满状态。近年来出现的新名词"亚健康"，指处于健康与疾病之间的一种生理
功能低下、非健康非患病的中间状态。全世界真正健康者仅为5%，患病者20%，
而75%是以慢性疲劳综合征为主要表现的亚健康者。机体由健康向疾病转变是一
个非常漫长的过程，人在疾病发生即出现失衡状态，机体的代偿机制能让短暂的
失衡调整过来，但如果长期失衡，就会导致机体抵抗力下降，单纯靠机体的代偿
机制也无法恢复，就会产生疾病。以往的医学发展研究，主要以"疾病为中心"，
重点在于疾病的临床症状期与发生发展期。20世纪90年代一项WHO的全球调查
表明，对于人的健康和寿命来说，生活方式和行为起主导作用，占60%；环境因
素次之，占17%；遗传因素占15%；医疗服务仅占8%。随着医学的发展，理念
逐渐从"治病为本"转为"以人为本"，治疗模式从药物治疗逐渐转为生活方式
干预与药物相结合的多样化方式。中华文化自古便有"未雨绸缪"之说，中医更

早在两千年前便有"上工治未病"的理念。2006年,"治未病"被列入健康工程
中,健康中国行动战略部署从注重"治已病"向注重"治未病"转变。2007年,
敢为人先的广东省中医院成立了全国第一个治未病中心,杨志敏披甲上阵,成为
治未病中心的负责人。

1.研制工具寻特征

《黄帝内经》言:"圣人不治已病治未病,不治已乱治未乱。""治",为治理
管理的意思。"治未病"即采取相应的措施,防止疾病的发生发展。

那么,"治未病"目标人群有哪些?怎么"治未病"?中医能为"治未病"
提供怎样的服务?无数的问题一直萦绕在杨志敏的脑海中。没有现成的模式可
参考,没有对象可供借鉴,既然敢为人先,就得拿出尝试、探索、创新的胆识
和气魄。

杨志敏带领团队开展学术攻关,首先梳理了古代与现代文献,深入研究中
医治未病的理论内涵,构建起中医健康状态的理论架构。再者,针对中医健康状
态辨识,根据国家"十一五"科技支撑计划"亚健康状态辨识与分类研究"、国
家973计划"中医健康状态评估与健康促进"约2万人的全国流行病学调查结果,
建立健康状态辨识的有序诊断可操作化流程,研制出亚健康状态全国流行病学
调查工具——《个体身心健康调查量表》;建立起以主观感觉为基础、以数字化、
量化为特征的脏腑经络辨识法。

亚健康状态各个分类、分型与体质、中医证候、心理特征、生活方式、应对
方式、生活质量是否有关,关系如何?杨志敏团队的这些科研项目,就是在浩如
烟海的流行病学调查数据里面,删繁就简,抽丝剥茧,找到一根直抵治未病核心
的主线,从而摸索出亚健康人群特征等的分布规律。通过利用决策树模型构建、
关联关系、对应关系、多因素分析、聚类分析等数据挖掘技术,杨志敏发现,亚
健康状态的总体特征主要表现有失眠,持续或者难以恢复的身体和精神疲劳,以
及心理领域中的抑郁倾向,并且大多数亚健康状态的人都存在体质偏颇的情况。

2.调体防病创新膏

确定了治未病的目标人群，接下来，就是解决如何治未病，以及中医能为治未病提供怎样的服务等问题。杨志敏不断探索，在国家科技部的行业专项中，承担了国家中医药管理局的一项课题——中医药保健技术与产品研究，探讨膏方联合其他中医外治法干预慢性失眠、疲劳综合征、易感冒人群的疗效及安全性，形成一整套特色中医药特色综合干预该类人群的技术方案及操作规范。其中，膏方是整个技术体系的核心和最有特色者。

在开展治未病和亚健康干预研究中，针对不同体质类型人群的临床表现、易患疾病倾向等共性特点，杨志敏结合前期运用膏方进行健康调养、防病治病的经验，通过对颜老沪上膏方和既往膏方处方用药规律的挖掘分析，率先形成气虚体质调养膏方——参芪益气膏。在个性化膏方、亚健康状态调养、参芪益气膏服用经验积累及研究工作的基础上，杨志敏针对常见亚健康或疾病状态，根据岭南的地域、气候特征以及人群体质特点，研发出10余款岭南特色膏方，分别为调肝健脾膏、更年滋养膏、固阳葆真膏、健脾养胃膏、清脂化瘀膏、舒心安神膏、温经养血膏、益精固肾膏、益气固表膏、玉颜固发膏、养肺化痰膏、健脑颐神膏、益气润肠膏等，2019年又进一步研发出适应市场大众保健需求的固本益元膏和培元宁神膏。

（二）膏方干预成果丰

长期的医疗实践证实了膏方对调治亚健康具有显著优势，但客观、科学、合理的研究才是推动膏方发展的根基，也是推动中医药更好发展的动力。为此，杨志敏及其团队先后主持了广东省科技厅项目"膏方干预亚健康阳虚质疲劳状态的临床研究与疗效评价"及广东省中医药局项目"膏方调治阳虚型亚健康抑郁状态的临床研究"，着力推进膏方的临床研究，深入研究膏方的科学机制，通过循证医学的手段，阐释膏方在干预亚健康的作用与机制，多维度分析、探讨膏方应用的现代科学依据。

1. 亚健康疲劳状态

疲劳（包括躯体疲劳与心理疲劳）是亚健康状态最主要、最典型的一种表现。该状态在现代人中越发普遍，目前在中医药理论的指导下已采取多种方法对亚健康疲劳状态进行防治，而膏方作为中药的一种特殊剂型，具有成药和中药汤剂所无法比拟的优势。

非随机对照试验（non-RCT）是临床研究中的一种类型，这种研究方法的优点是方便、简单，减少或消除了选择性治疗和医德伦理问题，容易被医师和患者接受，依从性较高。在膏方的临床研究设计方面常使用非随机同期对照研究和自身前后对照研究。非随机同期对照研究是指试验组和对照组同期进行研究，但分组并不随机，而是根据研究者或患者意愿进行分组。自身前后对照研究则是指同一个体在前、后两个阶段，先接受一种处理因素，然后接受另一种处理因素，然后对其自身前后效果进行比较分析。

周雯、林淑娴均采用临床非随机对照试验，先后探索运用膏方治疗气虚、阳虚体质疲劳状态的疗效及安全性。周雯的研究以课题订立的统一标准，纳入符合亚健康疲劳状态及中医气虚质诊断的患者80例，分为成两组：对照组（空白组）40例依据健康调养咨询门诊所拟定的气虚质健康调养建议在情志、饮食、起居、运动等各方面进行调养；治疗组（膏方组）40例在对照组的基础上给予调治气虚质的协定膏方。林淑娴的研究纳入符合亚健康疲劳状态及中医阳虚质诊断的患者80例，分为成两组：对照组（空白组）30例依据健康调养咨询门诊所拟定的阳虚质健康调养建议进行调养；治疗组（膏方组）50例在对照组的基础上给予调治阳虚质的协定膏方。两项研究对被研究者干预3个月，通过门诊、电话的方式对他们进行随访。在干预前后通过FS-14、BPOMS、SF-36等量表进行疗效评估。结果显示针对气虚质、阳虚质的膏方均可显著降低亚健康疲劳状态患者的FS-14分值，改善亚健康疲劳状态，而且能够改善患者的心理状况以及全面改善患者的生存质量，效果优于对照组。

2.抑郁症

2008年，杨志敏承担了广东省中医药局的科研课题"膏方调治阳虚型亚健康抑郁状态的临床研究"，探究膏方调治抑郁状态的临床效果。团队成员张文敏以常见的抑郁症患者作为研究对象，采用自身前后对照研究的设计，对43例符合入组要求的患者给予按"温阳益气，行气开郁"法结合辨体质、辨证制定的膏方治疗。经膏方治疗3个月后，患者SDS的总分显著降低，以治疗后SDS总分较治疗前下降≥25%为有效，研究结果显示有效率达65%。膏方治疗不仅能减轻患者的抑郁程度，而且能够改善抑郁患者伴随的躯体不适及焦虑状态。

3.睡眠障碍

舒心安神膏是杨志敏基于失眠经典方药，根据多年临床和科研经验总结而成的协定膏方，在临床运用中广受好评。舒心安神膏能温通阳气、交通阴阳，有助于实现安定心神、补虚纠偏、调和气血的治疗目标。

徐福平是杨志敏团队的成员，临床与科研能力兼备，先后承担了广东省中医药局科研课题"舒心安神膏在阳虚质失眠的临床应用及毒性研究"、广东省科技计划项目"舒心安神膏治疗失眠的临床疗效评价及开发研究"，开展舒心安神膏调治失眠的临床和基础研究。在内科门诊，徐福平纳入符合失眠和中医阳虚体质诊断标准的40例患者作为研究对象，同样采用自身前后对照研究的设计，对研究对象予以舒心安神膏方治疗2个月，停药观察1个月。采用中医体质量表、匹兹堡睡眠指数量表、失眠严重指数、焦虑自评量表、SDS和世界卫生组织生活质量评定量表对患者的症状改善、体质变化情况，治疗前后负性情绪和生活质量变化情况进行评价。研究结果表明，舒心安神膏的有效率逐步提升至63.5%，起效时间在2～3个月，首先改善的是日间功能状态，夜间睡眠情况的起效相对缓慢，但疗效稳定。舒心安神膏对失眠症的疗效不仅体现在睡眠过程方面（睡眠质量、睡眠时间、入睡时间、睡眠效率等），而且能很好改善失眠症患者的生理领域、心理领域和情绪与日间功能状态。

　　徐福平等就舒心安神膏对睡眠的药理学及运动行为学影响做了多项基础研究。第一项研究是舒心安神膏的药效学研究，包括了两项主要实验，一是采用大鼠自发活动实验、戊巴比妥钠阈上剂量、阈下剂量和联合安定诱导大鼠睡眠实验，研究舒心安神膏的镇静催眠作用；二是采用转棒实验测定舒心安神膏对大鼠肌肉协调运动能力的影响。舒心安神膏对大鼠具有镇静催眠作用，而且不会影响大鼠的活动能力和肌肉协调性。第二项研究是了解舒心安神膏治疗失眠的神经递质方面作用机制，使用不同浓度的舒心安神膏对睡眠剥夺的大鼠模型灌胃给药，采用高效液相色谱－电化学法测定大鼠脑组织中单胺类神经递质含量的改变情况，与阳性药物地西泮的结果比较，发现舒心安神膏调治失眠作用可能与降低脑组织去甲肾上腺素（NE）水平有关，其对睡眠节律的调节可能是通过调节5-羟色胺（5-HT）、5-羟基吲哚乙酸（5-HIAA）与NE等神经递质的水平。

　　斑马鱼模式生物是研究失眠药物筛选的途径之一，斑马鱼鱼体透明，生理和行为具有明显的昼夜节律，生长周期快，繁殖时间短，易于饲养，其基因与人类的相似度达到87%。徐福平的另一项实验就是研究舒心安神膏对斑马鱼行为学的影响。实验将斑马鱼浸泡在不同浓度舒心安神膏和膏中各组分（拆分成药味组成简单的小方剂或药对）中药提取液的养殖水中，视频跟踪系统记录给药后斑马鱼的轨迹图、运动速度、运动长度、运动时间等，同时给予光周期刺激，观察斑马鱼的运动活性，发现舒心安神膏整体对斑马鱼的运动行为有抑制作用。而不同分组对于斑马鱼活性影响不尽相同，一些组成如龙骨牡蛎组、乌梅山茱萸组、四逆汤组对斑马鱼的活性有着促进作用，另一些组成如四逆汤组、桂枝甘草龙骨牡蛎组、干姜和砂仁可使斑马鱼的运动活性显著降低。

　　林立宇则采用非随机对照试验设计，纳入阳虚体质的原发性慢性失眠患者203例作为研究对象，分为两组，试验组103例给予舒心安神膏方口服治疗，对照组100例给予标准的团体失眠的认知行为疗法，两组疗程均为2个月，随访1

个月。采用主客观相结合的方法评价临床疗效，主观评价采用匹兹堡睡眠指数量表、焦虑自评量表、SDS、失眠症中医生存质量量表；客观评价使用多导睡眠图（PSG）参数为基准，对两组研究对象的睡眠潜伏期、睡眠效率、睡眠维持时间、睡眠期时间、清醒次数、觉醒次数、血氧浓度、心率、各期睡眠的持续时间及所占比例、呼吸暂停低通气指数、肢体运动等进行评估。研究发现，舒心安神膏对慢性失眠患者的主客观睡眠情况均有明显的改善作用，对日间功能的改善尤为突出，与西医常规的认知行为治疗比较疗效并无明显差异。对焦虑、抑郁情绪及生存质量具有明显的改善作用。

4.延缓衰老

延缓衰老是人类不断研究和探索的课题，中医"治未病"理论和实践对延缓衰老具有重要价值，抗衰老很自然成为杨志敏团队在中医治未病领域中的研究重点。

团队成员樊少仪探索了健脾养胃膏对衰弱的临床疗效，采用临床非随机对照试验设计，以63例衰弱老年人作为研究对象，治疗组予健脾养胃膏，对照组予中药膏方安慰剂。治疗8周后发现，健脾养胃膏对老年人的衰弱状态有明显的改善，能提高其躯体活动能力，改善抑郁和焦虑症状。

线虫的生命周期比较短，3周内即可观察到其整个生命历程，且其所有的基因，特别是关于衰老的基因，迄今为止研究得非常透彻，因此，线虫十分适合作为抗衰老实验的对象。杨志敏团队承担了一项广东省中医院院级课题《利用秀丽隐杆线虫模型评价健脾养胃膏抗衰老作用及其机制》，探讨膏方在抗衰老方面的作用机制。实验将野生型秀丽隐杆线虫N2虫分别放置在有或无健脾养胃膏的培养基中培养，进行寿命分析、抗氧化和耐热应激试验以及其他老化相关试验，结果提示，健脾养胃膏通过提高SOD活性和调节衰老相关基因的表达，延长了线虫的寿命，具有抗衰老作用，该研究成果发表在国际医学期刊《BMC Complementary and Alternative Medicine》上。

未来，杨志敏将进行更多的临床科研实验，推动膏方走向科学化、理论化、国际化。

三、岭南膏方自成体

膏方历史悠久，尤其自明清以来，江南地区更跃升成膏方文化的兴盛地，尤以苏州、上海等为代表，无论是在学术理论还是临床实践方面均独树一帜。从丰富的膏方方剂及海量的膏方医案亦可窥见其背后蔚为壮观的膏方服食人群，"膏方进补"是江南民众的养生信条！

岭南地区外用膏剂自古已有，然而纵观古籍，鲜有内服膏方的记载。岭南膏方虽然起步较晚，但非无本之木，其与沪上膏（滋）方一脉相承，学术特色与体系日渐成长，时至今日，其理法方药俱全，自成一体。

（一）岭南膏方源正宗

于岭南而言，在近现代膏方领域的重要人物谱系中，秦氏、颜老居于较突出的位置。作为膏方技艺的代表性传承人，杨志敏的医学修为，一方面受家学及院校教育的影响，更重要的则是得益于其对中医经典的热爱及师承的熏陶。从师承脉络来看，颜老师承其父颜亦鲁及膏方大家秦伯未；颜亦鲁师承贺季衡，贺季衡师承马培之；秦氏师承丁甘仁。从这条传承脉络上来看，杨志敏的学术治验受孟河医家的影响，而岭南膏方至少可上溯至丁甘仁。秦、颜二人膏方常具有如下特点：

1.病证互参分主次

"病"和"证"是互相关联、不可分割的因果关系，证候因疾病而生，疾病以证候反映病情，两者结合，方能明确诊断，提高疗效。膏方的制定，首当重视辨证辨病论治。治病之要，在求其本。"所谓本者，即发病之主因也。能制其主因，则一切枝节不治自愈。"秦氏辨证重视整体，对疾病的辨证从脏腑发病着手，根据对症状的分析，确定病位，再与八纲、气血津液辨证相结合，最后确定治疗方法，辨证过程中重视脏腑之间的相互影响，善用五行生克学说辨别脏腑传变；临床诊断考查病名，重视中西医的对立统一。创立"十四纲要辨证"，提出风、寒、暑、湿、燥、火、疫、痰、食、虫、精、神、气、血14个纲，每纲又设主症和兼症，并列出主症对应的治法及方药。他在临诊中善于抓取主症，搜罗兼症，以抓住疾病之症结。以主症为线索，以兼症作佐证和鉴别，全面分析综合。以"（病因＋病位）＋症状"的方式立论拟方。秦氏所开具的膏方，组方呈现出主次分明、层次清晰、结构严谨的特点。

颜老秉承秦氏学术经旨，临证十分重视病因辨证。现代研究揭示了很多中药的药理作用，为辨病选药、治疗靶向化提供了依据。颜老善于在辨证论治的基础上辨病选方用药，如高血压者选用天麻、钩藤、车前子、益母草，糖尿病者选用地锦草、天花粉，高血脂者选用决明子、海藻、虎杖。在实践中颜老还总结出一些专病专方，如高血脂者用颜氏降脂方。

2.气血阴阳衡为期

气血平衡是人体生理的基本条件，秦氏《膏方大全》曰："总挈之为二纲，一补气一补血。"认为："人身不外气血，气血不外阴阳，阳盛则阴衰，阴盛则阳衰。故见阳衰之证即须推其何以阳衰，阴衰之证即须推其何以阴衰。"故膏方调治首要"识消长之机"，辨清阴阳虚实的情况。其次"气虚补气，血虚补血，绳墨也。然少火生气，气能摄血。故补气而不补血，补血而不补气，决难尽其能事"。调治还要"识相互之机"，运用气血阴阳相生相长之法，补气同时兼补火，补血同时兼补气，使膏方发挥最大效力。

颜老提出"气为百病之长，血为百病之胎""久病必有瘀，怪病必有瘀"之说，指出气血失和是机体病变和脏腑失调的集中病理反映，疑难病证中瘀血为病尤为多见。颜老还创新性地提出了以调气活血为主的"衡法"治则，通过疏通调和气血来调整脏腑功能活动，平衡阴阳，从而祛除各种治病因子，使其从病理状态转至正常生理状态，从而达到"疏其血气，令其调达，而致和平"之目的。

3. 救偏却病泻亦补

秦氏见解独到，认为"膏方并非单纯之补药，乃包含救偏却病之义"，一味蛮补，终必酿成实殃。因而，膏方调治"须识开阖之机"。一者，在进补之外还应有补泻，"天地不外开阖，用药不外补泻。补正必兼泻邪，邪去补自得力"，攻补兼施更显功效；二者，"补益之品施之于虚损则可，若邪气内蕴，当以除邪为先，譬之淤积流涸，必去其淤而流自通。否则实实之戒，其罪焉逭"。在膏方之中合理运用通降、泻邪等方法，实亦有以通为补的作用。

颜老采撷秦氏之论，主张在制定膏方之时，对因虚致实、虚实夹杂的患者应采用攻补兼施、固本清源的方法。

4. 补益培本重脾肾

在制定膏方调补五脏时，一般重点在补益脾、肾二脏。肾为先天之本，补先天以充后天。补肾中之阴，可滋水涵木；补肾中之阳，则可补火暖土。脾为后天之本，补后天以养先天。秦氏在膏方调治中尤重顾护脾胃的生理功能，"膏方多滋腻，须时时顾及脾胃""盖胃为水谷之海，脾为生化之源。五脏六腑实利赖之，使脾胃健全，消化迅速，则五谷化生之精微，皆为百骸无上之补品"。脾胃为气机升降之枢，脾胃虚弱则无力消化运输水谷精微，易使水湿停聚而生痰浊，同时为防止补益药滋腻太过，他常于方中加入祛湿化痰之品，薏苡仁、白蔻仁、茯苓、泽泻等利湿化浊，贝母、瓜蒌、竹茹、半夏等化痰通络，方则以二陈汤、温胆汤加减为主。

颜老制定膏方常以益肾填精、补脾养胃为基本法则。他推崇清代沈金鳌的"脾统四脏"学说，治疗多从脾胃入手，善用苍术、白术，使湿去脾自健，脾健湿自去。若以二术为佐药则能消除补药黏腻之弊，助脾运吸收之功。除此，在膏方组方用药时还善用砂仁、炒鸡内金、陈皮、檀香拌炒谷麦芽以醒脾开胃，用枳壳、桔梗，一升一降以升清降浊。

5.经方为基妙化裁

经方分通治方和主治方，通治方有主病，治疗范围比较广泛；主治方专治一病。秦氏认为，运用通治方应分析主治、主药，认清所治病证的主因、主脏、主证之后，根据具体病情加减，即"将原因疗法密切结合症状，便能将通治方转变为主治方"。他认为选方的关键不在于主症相同，而在于病因和病位相符，如此才具有加减变化之基础。秦氏指出君、臣、佐、使是方剂的基本组方原则，也是膏方组方必须遵循的原则。

颜老深得秦氏膏方组方精髓，熟练掌握膏方君、臣、佐、使的组方规律。在膏方中，君方是指针对主病或虚损起主要治疗作用的方剂，其药力居方中之首，在整个膏方中起主导作用。颜老也常用经方作为膏方的君方，用于补气的君方有黄芪四君子汤、补中益气汤、参苓白术散等；用于补血的君方有四物汤、当归补血汤、归脾汤等；用于补阴的君方有六味地黄丸、左归丸、二至丸等；用于补阳的君方有肾气丸、右归丸等；用于气血双补的君方有八珍汤、当归补血汤等；用于阴阳并补的君方则有地黄饮子、龟鹿二仙汤之属；治疗血瘀兼证常以血府逐瘀汤为君方。

6.动静结合防滋腻

膏方内多含补益气血阴阳的药物，即"静药"，其性黏腻难化，每每妨气碍血，适当配以辛香走窜之"动药"，"通补相兼，动静结合"，才能使补而不滞。秦氏常于方中加入行气之品，如用枳壳、陈皮、香橼、薤白等宽胸理气，砂仁醒脾开胃。

颜老以顾护脾胃为基础建立起了更完备的"动静结合"用药体系。总结其膏方中"动药"作用有四：一是醒脾开胃，如配伍砂仁、鸡内金、陈皮、麦芽、山楂；二是疏通气血，如配伍丹参、大黄等活血化瘀之品；三是升清降浊，如配伍桔梗、枳壳升降结合；四是气化布津，如取附子温寒解凝，振奋心阳，苍术、白术健脾布津。

7. 善用药对巧配伍

在膏方用药上，秦氏善于组织药对。药对组合主要有三种类型，一为借两种性质相反或气味、功效不同的药物结合，如桔梗配枳壳，黄连配吴茱萸；二为以两种药物相辅而行，互相发挥所长，从而增强其作用，如苍术配厚朴，人参配附子；三为以性质与功效类似的两种药物同用，以加强药效或兼顾有关脏腑，如青皮配陈皮，龙骨配牡蛎。

颜老在运用药对方面有进一步的创新与发挥。颜老不仅善用药对，还创立了"衡法"治则的药物组合，如益气活血法的药组为黄芪、蒲黄、丹参、苍术、白术、炙甘草；益气运脾、化痰祛瘀法的药组为黄芪、蒲黄、苍术、桃仁、丹参、川芎；益气健脾、活血化瘀法的药组为黄芪、当归、赤芍、红花、牛膝、枳壳、桔梗；温阳活血、理气化瘀法的药组为附子、当归、枳壳、桔梗。

（二）承古融今成体系

早年，杨志敏对颜老的理论与膏方的结合钻研得尤为着力。气血的流畅、平衡是人体生理功能正常的基础。杨志敏等总结了气血"衡法"学说在膏方中的应用心得。气机失常者，其常见者有五，分别是气滞、气乱、气逆、气虚（气陷）及寒凝，据此分别提出舒畅气机法、升降气机法、障气平逆法、补气升阳法、通补阳气法。而血行失常者，其常见者也有五，分别是瘀热、寒凝、出血、络阻及痰瘀互结，也相应提出清热活血法、温经活血法、活血止血法、活血通络法、活血祛痰法。在临证应用时根据患者证候，灵活搭配应用上述10种治法。

杨志敏等还总结了颜老运用膏方治疗高脂血症、中风及心身疾病的经验。高脂血症临床上多表现为本虚标实之证，其"本"多为肝脾肾三脏之虚，调养以补肾、柔肝、健脾为贵，其中又尤为重视健脾，认为高脂血症"病涉五脏，独重于脾"；"标"者多为气滞、痰湿、血瘀三者，痰瘀交困是高脂血症的病理基础。在治疗高脂血症时，重视从补益肝肾、运脾化痰、气血双调三方面进行论治，并注重祛瘀化浊、通气活血。其经验方——颜氏降脂方，体现了颜老从脾虚、痰浊、瘀血三方面为主论治高脂血症的学术思想。颜老运用膏方治疗中风有以下几个特点：一是中风之辨治，首当调其气血，化痰祛瘀而通络通脉，慎补防壅；二是先天之本为肾，后天之本为脾，脾有阴阳，肾有水火，脾为生血之本，肾为化气之源，培脾土之气，养脾土之阴，益肾中之阳，则阳壮阴布，阳生阴长，生化自如；三是升降出入是人体脏腑经络、气血阴阳运行的基本过程，在中风后遗症患者中，当守"升清降浊、活血通络，先去其客，再则治本"之总则。气血失和是机体病变和脏腑失调的集中病理反映，心身疾病责之于情志不调，气机不舒，初病气分，延久及血，血凝成瘀。主要治法为调畅气机，疏其血气。从病源论治，立法多宗痰瘀郁；从病位论治，重在心肝兼胆腑；论治法，调气活血养心神，临床用于冠心病、糖脂异常代谢性疾病、睡眠障碍、卵巢早衰等慢性疾病的治疗。

就杨志敏所引领的岭南膏方而言，早期以颜老的学术思想为其内核，后逐渐形成以"一气周流、左升右降、中气斡旋"的圆运动学术思想为基础，融颜老、邓老、李可老、张学文老等名家特色于一炉，注重因年运的变化、生活地域的差异、体质的偏颇不同、心理状态的差异，生活方式不同等因素对人体的影响，使个性化膏方处方更加有理有据，多维辨识患者的整体病机。

在膏方调养临证方面，杨志敏分析岭南地区人群常见体质状态的成因及特点，总结出岭南膏方的应用特点为固本培元，温补脾肾；健运中焦，调畅气机；补泻兼施，祛湿化瘀。针对不同年龄人群的生理特点，膏方的调治思想各有偏重，青年人当温肾健脾，顺势而为；中年人需疏肝调气，平衡阴阳；老年人宜填精补肾，活血化瘀。岭南膏方是膏方学问结合岭南文化与地域气候、疾病谱、人群体质情况、地方用药特点，因人、因时、因地制宜的变通与运用的产物，其在理论体系、诊治特色、用药配伍、糖胶用量、制作包装等方面既具有岭南特色又具相对完整的学术体系。在后续研究中，她将进一步结合回顾性和前瞻性研究数据对其进行验证阐释，并深入探讨潜在的机制，完善具体的技术方法体系，为中医膏方体系的发展继续贡献智慧。

（三）十观六法致平和

　　杨志敏在继承前贤理论经验的基础上，为岭南膏方构建起"十观六法"的学术体系。"十观"即和态健康观、天人观、形神观、阴阳观、气血观、脏腑观、体病观、补泻观、扶阳观、化湿观；"六法"即固其精、通其滞、和其胃、升其陷、降其逆、温其气。而"十观"中的"和态健康观"，最能清楚、准确、科学地表达中医的健康观念，是上述"十观六法"之基础。

　　中华文化历来崇尚和谐，"和"文化深刻影响着我们的思维方式、行为态度、人文法则乃至医学理念。近十年来，杨志敏在国医大师王琦教授、陕西中医药大学张登本教授等专家的帮助下，通过国家"973计划"项目"中医原创思维研究"，对《黄帝内经》中的健康智慧进行了梳理，认为中医学理论体系的核心在于"和"，源于《内经》的"和态健康观"，才能清楚、准确、科学地表达中医关于健康的观念："和态"就是人体处于动态平衡而身体健康舒适的理想状态；"和态健康观"，就是血气和、志意和、寒温和，就是使脏腑经络机能调和、气血津液输布有序、精神心理活动正常、机体适应性良好的养生、预防、诊疗、康复等观念以及延伸的相关方法。

　　怎样才能让人体处于和态？杨志敏指出，"和"并非静止不动，而是在其变化过程中内外及其内部之间互相作用、不断发展，保持和谐有序的状态，强调人体本身内部脏器之间、人与社会、人与自然保持协调、和谐、统一。《灵枢·本脏》曰："人之血气精神者，所以奉生而周于性命者也。经脉者，所以行血气而营阴阳，濡筋骨，利关节者也。卫气者，所以温分肉，充皮肤，肥腠理，司关合者也。志意者，所以御精神，收魂魄，适寒温，和喜怒者也。是故血和则经脉流行，营覆阴阳，筋骨劲强，关节清利矣。卫气和则分肉解利，皮肤调柔，腠理致密矣。志意和则精神专直，魂魄不散，悔怒不起，五脏不受邪矣。寒温和则六府化谷，风痹不作，经脉通利，肢节得安矣。此人之常平也。"杨志敏认为，原文提到的四"和"（即"血和""卫气和""志意和""寒温和"），"血和""卫气和"可概括为"血气和"，即血气运行和畅，机体生理功能正常；"志意和"，即精神活动正常；"寒温和"，指能人能适应自然、社会条件。能达到血气和、志意和、寒温和这三者，即"人之常平"，达到了机体没有病痛，在形体、精神、机体上适应性良好的平人状态。同时，在维持和态的过程中，阳气盛衰是人体和态的重要评价标准：阳气健旺且升降出入有序，则人体处于血气和、志意和、寒温和的和态，而人体不病；阳气虚衰、逆乱，则血气不和、志意失衡、寒温不调而出现躯体、心理以及适应能力异常；阳气散逸、离绝，则血气离散、志意颠倒、寒温错乱而亡。

如何维持人体和态？杨志敏认为，需要两方面因素。

一是人体阳气充足。"万物生长靠太阳"，阳气是生命活动的动力，阳气具有温煦机体组织、抗御外邪侵袭、主持气化开合、维系机体平衡等多方面的重要功能。《内经》中的"阳气者，若天与日，失其所则折寿而不彰"，以太阳与天地万物的关系为喻，以及"凡阴阳之要，阳密乃固""阳强不能密，阴气乃绝""阴静阳躁"等强调以阳为主的记载，都是强调阳气重要性的最佳论述。明代医家张景岳更是把阳气的重要性提高到了无以复加的程度："凡阳气不充，则生意不广，而况无阳乎？故阳唯畏其衰，阴唯畏其盛，非阴能自盛也。凡万物之生由乎阳，万物之死亦由乎阳，非阳能死物也，阳来则生，阳去则死。"（《景岳全书》）明确指出：万物得阳气则生，万物失阳气则亡。

二是人体阳气升降出入有序。"春生、夏长、秋收、冬藏，天之正也，不可干而逆之……此天道，人君之大纲也。"（《鬼谷子·持枢》）"天覆地载，万物悉备，莫贵于人。人以天地之气生，四时之法成。"（《素问·宝命全形论》）"四时阴阳者，万物之根本也。所以圣人春夏养阳，秋冬养阴，以从其根，故与万物沉浮于生长之门。"(《素问·四气调神大论》)"五行有序,四时有分,相顺则治,相逆则乱。"(《灵枢·五乱》)上述原文提到的"四时",即春夏秋冬。按《圆运动的古中医学》中的"二十四节气圆运动简明图说"所载,春夏秋冬,分别对应阳气处于的升、浮、降、沉不同状态;"人以天地之气生,四时之法成",即人体需感应天地之气,经历气机的升降浮沉后,方能得天地之气全,而成为独立的个体;"春夏养阳,秋冬养阴",即是"圣人"顺应阳气升发和潜藏的养生之道。唯有如此,才能"从其根"("根"即"四时阴阳",阳气升降出入、升浮降沉的天地规律),与万物生长收藏的关键要素——阳气升降出入相顺应,才能真正的"天人相应"。

治未病乃至人类健康事业所追求的终极目标,就是"和"的健康状态;治未病的过程,就是恢复、维持人体"和态"的过程;于普罗大众而言,就是健康常驻、芳华永在、椿萱不老、长命百岁等朴素而务实的健康需求。膏方作为中医的传统剂型,与岭南地区特有的生草药凉茶、汤醴(煲汤、煲粥)等药膳模式一样,发挥着养生保健和防病治病的作用。膏方能滋补强身、抗衰延年、治病纠偏,与天人相应(天人观)、形神合一(形神观)、阴阳平衡(阴阳观)、气血和畅(气血观)、脏腑安和(脏腑观)等观点密不可分;组方补中寓治、治中寓补,而固其精、通其滞、和其胃、升其陷、降其逆、温其气是重要的治则治法,使人体恢复阳气充足且升降出入有序(扶阳观),则为安和无病的健康状态。

1.十观为纬洞人体

观,繁体书写作"觀",左"雚"为声,是一种有着大眼睛的鸟儿(猫头鹰);右"見"为形,表示看见。"观",字意为对事物的认识与看法,于膏方言,系医者诊断辨识思维、遣方用药等过程的概括。

(1)和态健康观:由"血气和"的躯体健康观、"志意和"的心理健康观、"寒温和"的适应能力健康观等构成。此观点植根于人体阴阳、气血、脏腑、津液及形神,是医者订制膏方时的归宿和患者服用膏方时的目标。

（2）天人观：自然环境的变化会直接或间接地影响人体的生命活动，当年秋冬、来年春夏的时令特点常会对人体产生影响。在订制膏方时关注年运、岁候对人体的影响，为提升疗效提供了更广阔的视野和途径。

（3）阴阳观：主要包括属性和本体两个层面，常指人体内相互关联的某些特定的物质及其机能对立双方属性的概括。根据患者的四诊信息，医者对阴阳证候属性及阴阳本体情况作出准确的判断。准确辨识有助于遣方用药，避免因误辨阴阳而导致"火上浇油""雪上加霜"等状况的发生。

（4）形神观：主要由"神为生命之主""形为生命之基""形神合一是生命存在"等基本特征组成。无论是广义的神还是狭义的神，医者均能根据四诊信息予以辨识，"心肝同调，解郁安神""补益心脾，养心安神""扶阳抑阴，益心安神"是常用治法。

（5）脏腑观：五脏六腑系统是人体的基础，每个脏腑既各司其职又彼此相互配合、相互协同制约。根据患者的四诊信息，医者一方面要确定是哪些脏腑机能失调并需细化至脏腑的精、气、血、津液、阴阳的层面，即作出"定位"诊断；另一方面需辨明寒、热、虚、实等病证性质，即作出"定性"诊断。准确辨识有助于遣方用药，避免因误辨而导致"石沉大海""眉毛胡子一把抓"等情况的发生。

（6）津液观：人体津液的吸收、敷布及排泄过程是多个脏腑在气化、气机的聚散、升降出入运动中协调、配合作用的结果。痰饮水湿则是津液代谢障碍的主要产物。岭南地域是我国的高湿地区，医者订制膏方时，一方面要根据四诊信息对相关脏腑作出"定位"诊断和分辨痰饮水湿的"定性"诊断，另一方面需重点关注胶糖及滋补药物对脾胃功能的影响，减少胶糖的用量及使用陈皮、砂仁等药物，常能减少生湿碍脾情况的发生。

（7）气血观：气是生命活动的基本物质、能量和动力，血是生命活动赖以存在的重要物质，气血是人体最根本的物质。气滞、气乱、气逆、气虚、气陷，血热瘀血、络脉瘀阻、痰瘀交困、阳虚阴凝，气滞血瘀、气虚血瘀等"气血失衡"是人体失和的常见形式。医者订制膏方时既需要燮理气血情况，又应注意各中药物的使用，避免与"气血为难"的情况出现。

（8）体病观：体质禀于先天、受后天影响，是在生命过程中所形成的与自然、社会环境相适应的相对稳定的人体个性特征。不同体质类型与疾病的发生有其内在联系，并影响着证候的类型与演变。医者订制膏方时，需重点关注体质，它是"衰弱之根源与疾病之枢纽"，膏方的疗效常需通过调体治病、防病来实现。

（9）扶阳观：人体阳气，能推动脏腑完成相关的机能活动，能促进精、气、血、津液的化生、输布与代谢，能推动生殖活动，同时也是人体卫外屏障的泉源。人体生命活动过程的每一阶段都不能离开阳气的作用，阳气的盛衰变化是生命周期的本质。"善补阳者，必于阴中求阳，则阳得阴助而生化无穷"，膏方能借助贵细药料、胶类、糖类等滋补药味实现温阳、通阳、潜阳、育阳等效果。

（10）补泻观：所谓"泻"者，即调气、祛湿、泄浊、化瘀之法，常能解气郁、水湿、瘀血等情况；"补"者，益气、生津、填精、养血之法，常能益气虚、津亏、血弱等情况。医者在订制膏方时，既需根据患者阴阳、气血、形神、脏腑、津液等情况，据证用药以复其和态为目的；更需以"元真通畅""和态健康"为目标，不可一味蛮补、堆砌补药。

2.六法为经复和态

法，繁体书写作"灋"，左"氵"从"水"，表示法律、法度；右"廌"，是一种能辨是非曲直的神兽。"法"，字意为方法、办法之义，于膏方言，则系遣方用药目标和效果的概括。

（1）温其气：是针对人体阳气虚损，不能温煦、推动、防御、固摄，而采用扶持阳气、温养阳气的手段，使阳气上述功能恢复正常的方法。维持人体处于和态，需要阳气健旺且升降出入有序，若阳气虚衰则阳气升降出入等活动也就无从谈起，故阳气健旺为人体安和的首要条件。岭南地区阳气常泄、阴湿常盛的地域特点，造成岭南人群上热、下寒、中湿的体质特征，加之现代损耗人体阳气的各种因素，使温其气治法在当代社会尤其是岭南地区能够广泛应用。

（2）固其精：是针对人体阳气因体内精、血、津、液缺失而见阳气不固、不敛的异常状态，而采用固涩精血、滋养津液的手段，恢复人体精微物质的充盈，使阳气升降出入有序的方法。"阴"以适用为平，"阳"以潜藏为贵，而膏方为滋润、潜藏、和缓之品，在膏方临证之中恰当融汇固其精之法，可使阴阳和而乾坤定，天地无有造偏，神有所归，精有所藏，气有所蕴。在冬令服用膏方，更是可起事半功倍之效。

（3）升其陷：是针对人体阳气的运行当中出现升发不足、阳气下陷的异常状态，而采用升提、扶持阳气的手段，从而恢复阳气升降出入有序的治疗方法。人身处处有阳气，人身无处不升降；阳气升降出入，一刻不停息。若阳气下陷、有降无升，则人体阳气圆运动失衡，而变生诸证。虽然岭南人群常自称"上火""湿重"，但虚损患者常有阳气不升之证，灵活运用"升其陷"的治法，不但不会出现上火的弊端，反而可获得四两拨千斤的良好效果。

（4）降其逆：是针对人体阳气的运行当中出现升发太过、阳气上逆的异常状态，而采用收涩、敛降阳气的手段，使逆乱的阳气得以归位，从而恢复阳气升降出入有序的方法。传统认为阳气上逆者不宜服用膏方，否则易出现咽喉肿痛、口腔溃疡、失眠多梦等"上火"不适。利用膏方滋润和缓的特性并正确运用降其逆治法，使逆上之阳气归位，可有助于纠正"易上火"体质，阳气周流而保安康。

（5）通其滞：是针对人体阳气的运行当中出现停滞不通而见气郁、火结、水停、血瘀的异常状态，而采用理气、除火、化饮、活血等等通达阳气的手段，使停滞的阳气得以恢复周流不息，从而恢复阳气升降出入有序的方法。膏方之妙并不在一味蛮补、呆补，而是通过药物气味的化合，使拥堵之脏腑经络得以疏利、通达、条畅，失衡之阳气得以温养、补充、升降出入如常，这样才能真正有益于人体。抓住"通其滞"的关键点，祛除影响阳气流通的因素，即可"五脏元真通畅，人即安和"。

（6）和其胃：是针对人体阳气因中焦枢转升降失常而见阳气上逆、下陷、停滞的异常状态，而采用枢转、调和中焦的手段，通过中焦枢转复常，而使阳气升降出入有序的方法。"五脏者皆禀气于胃；胃者，五脏之本。"（《素问·玉机真脏论》）调养脏腑功能，首要脾胃健运。现代人多工作劳累、饮食不节、思虑过多，劳倦、饱食、思虑均可导致胃气受损，和其胃是需要贯彻始终、不可忽视的。而岭南多湿，更是使在岭南膏方的使用中处处可见和其胃治法。

（四）胶糖合理利脾胃

脾胃的运化功能是膏方发挥效用的关键，而膏方效用的发挥将更有利于脾胃功能的实现，因此膏方的遣方用药离不开调理脾胃的思想与实践。杨志敏总结了孟河脾胃学术思想在膏方中的应用经验，指出颜老临证注重脾胃功能，提倡"治脾胃可安五脏"之至理，临床推崇"脾统四脏"之说，认为脾为后天之本，脾胃健旺，五脏六腑气机升降就有动力来源。

在收膏药料（胶类）及和味药料（糖类）的用量上，杨志敏明辨细微，斟酌取舍，结合患者的体质病情有针对地选择，颇有讲究，在继承传统的基础上改革创新，根据岭南人群的体质、口味特点以及在岭南地域临证开膏的不断实践，调整胶糖比例，总结出胶类总量控制在 150～225 g，糖类总量控制在 200～250 g，既有助于定型收膏又有助于南粤人群的脾胃吸收。

四、守正创新砥砺行

一种养生保健模式的盛行不是一朝一夕的事情，需要长期的培育和文化习俗的滋养。尽管地理和气候因素很大程度上决定了一个地方的饮食文化习俗和日常养生保健方式，但沪上膏方能移植至岭南并逐渐根深叶茂，除了得益于岭南地区民众对中医在保健领域独特优势的接纳和认可，更离不开杨志敏20年来坚守当年跟师学膏的初心，持续不断的浇灌和精心培育。

当前，岭南膏方需重点解决以下瓶颈：一是膏方质量评价体系、膏方脉案的写作规范亟待建立；二是科研能力和水平有待提高；三是岭南膏方学科骨干人才相对欠缺。岭南膏方联盟及广东省中医药学会中医膏方专业委员会的成立，为促进膏方学术的繁荣发展发挥了积极作用，专业委员会每年组织举办膏方节、膏方学习培训班，编写省内膏方规范，开展膏方行业调查，进行膏方科普宣传等。今后，仍需注重发挥膏方学术组织的作用，在医、教、研各方面更好地推动岭南膏方的繁荣与发展。

（一）膏方脉案待规范

膏方脉案是由医者将患者的症状、病因、脉象、舌象、病机、转归、治则等做概括简要的记述与分析，录下膏方处方、制作方法、服用方法等处理方案，从而形成的文字资料，是医者临床思维活动、辨证论治过程的记录，也是膏方理、法、方、药综合应用的具体反映。颜老谓"膏方的脉案，习用毛笔书写，它既是中华文化的艺术佳品，又能体现中医辨证论治的内涵"。清末民国初期，医家多有儒学功底，脉案以四六句式为主，对仗严谨，两两相对，讲究平仄和用韵，在修辞上注重藻饰和用典，不但反映其中医学术水平，又能体现其高雅的美学志趣。他们笔下的脉案，除医学内涵外，不乏可供赏鉴的元素，每被患者视若珍宝，装裱后什袭珍藏。

自古写医案、读医案是中医学传统的学习与研究方式之一，时至今日，医案仍是帮助医者提高临证水平的重要读物。学习膏方离不开研读膏方脉案。但医学不是文学，带有浓重文学色彩、过于艺术化的膏方脉案，由于年代久远，再加上言语习惯、词汇、语法、修辞及中医术语、病名等与现代语体存有相当大的差异，后学者往往难以准确地理解其中的意义，不利于其辨证论治能力的提高，更难以适应现代膏方的发展与研究。

　　在医疗文书日益规范化的今天，我们的建议是：作为记录临床诊治过程的膏方脉案也应与时俱进，回归医学本身，参照现代医学病案书写格式，规范中医术语，结合西医知识，在阐释膏方作用机制上下功夫，把膏方的临证使用、效果、价值讲清楚、说明白，减少理解上的歧义，从而更利于膏方的推广传播。脉案规范化，还利于后期对病例临床信息的采集整理、数据挖掘与分析利用，有利于膏方的临床研究。有余力者，可在做好医疗文书的基础上，仍可撰写脉案后予患者保存。

（二）著书传道育英才

　　在教学方面，目前虽已有全国统一的膏方学教材，但无地方性的膏方教材，已有的教材并不完全适合岭南地区；岭南地区中医药院校关于膏方的专门课程还为空白，膏方的科普、教育、继续教育体系尚未完善。院校教育是培养中医药人才的主阵地，杨志敏期望能编写出版一部独具岭南地域特色的膏方教材，以广州中医药大学为试点开设膏方的选修课，逐步向岭南其他地区的中医药院校辐射，将传统教育的精粹融入现代教育体系之中，构建适应新时代的岭南膏方教育体系，为岭南膏方的发展打下最坚实的人才之基，引领岭南膏方学科的发展壮大。

　　古有"宁看十病人，不开一膏方"之说，可见，膏方学是一门很深的学问。秦伯未指出："膏方则大剂补益，服饵必一二月，设非深思熟虑，必使偾事，尤为难之又难，慎之又慎。"开具一料辨证精准、配伍严谨的膏方，医生需要通过仔细询问、诊察，将望、闻、问、切四诊所得资料进行综合才能辨证处方，而不是"临床处方＋细料"的简单操作。杨志敏临床辨证和中药运用已臻炉火纯青之境，半天的普通门诊能开出30～40张汤剂处方，但同样的时间却仅能开出15张膏（滋）方处方，盲目"跑量"会导致膏方疗效打折。

　　据第九届全国中医膏方交流大会（2017年）的相关数据，上海医疗机构每年开具膏方量达30万料，且每年增幅为10%左右，足见开膏方医生数量之庞大。

与之相比，岭南膏方仍有很大的差距。振兴岭南膏方，关键在于人才，只有培养大量能开膏方、用膏方的人才，才能使服食膏方发展成岭南地域民众接受的养生方式，保证临床发展的需要，加速中医药事业的发展和繁荣。尽管现在每年开展膏方学习培训班，在中医师和中药师的培养上下足了功夫，但能开好膏方的专家仍然明显不足。开膏方专家大多集中在治未病、亚健康调养领域，专科专家的参与度相对较低，应采取措施，让具备一定年资的专科专家更多地参与到膏方培训之中，提高其开具膏方业务水平、服务能力和临床研究能力，经过考核持证上岗，积极打造高素质膏方人才队伍，强化学术引领，提升学术水平，进一步开拓岭南膏方在专科专病中的应用，扩大膏方的运用范围。

（三）科学研究促发展

目前，岭南膏方相关的高质量学术成果产出不少，但低水平重复的现象仍然存在。亚健康状态的膏方治疗研究已经具备一定的理论、机制及临床研究基础，在内科慢性疾病、妇科疾病方面也有相关临床研究并逐渐成为热点，仍然需要加强临床研究设计。由于膏方制作工艺复杂，口感无法完全复制，其安慰剂的色泽难以与真实药物相媲美，设盲对照的难度高，随机对照临床试验缺乏可靠安慰剂对照，这将是今后膏方临床研究的一个突破点。目前各研究机构独自开展研究的较多，鲜有合作，可采用大样本、多中心的临床研究，客观评价临床疗效，以及地域、体质差异。

膏方组成药物对膏方质量的影响，膏方作用机制、药效学比较等方面的深入研究仍有待提高。膏方制作工艺和质量控制虽已建立起相关质量的评测体系，但缺乏统一的质量控制指标，这也是今后需要努力的方向。

2019年10月习近平同志对中医药工作作出重要指示，指出："要遵循中医药发展规律，传承精华，守正创新，加快推进中医药现代化、产业化，坚持中西医并重，推动中医药和西医药相互补充、协调发展，推动中医药事业和产业高质量发展，推动中医药走向世界，充分发挥中医药防病治病的独特优势和作用，为建设健康中国、实现中华民族伟大复兴的中国梦贡献力量。"知常明变者赢，守正创新者进。守正，就是要溯本及源，梳理脉络，以古为鉴，强化中医药的主体意识，坚持中医思维模式，从中医临床实践和经典理论出发。岭南膏方需在20年来所取得成绩的基础上，将膏方的特色推广开来。创新，就是应用当代技术方法，努力提高解决问题的能力，更好地满足当代人的健康需求，提升膏方医疗、教学、科研等各领域的研究和应用水平，推动现代岭南膏方的可持续发展。

在中国传统文化中，二十是加冠之年，意味着成年，但体犹未壮。对于岭南膏方而言，20年成长亦是如此，从蹒跚起步，到行稳致远，一路挑战，一路成长。廿载风雨铸伟业，任重道远写新篇。走过风雨兼程的20年，岭南膏方站在了一个新的历史起点。未来，杨志敏仍肩负着守护健康的责任和使命，坚守初心，不断探索，为成长中的岭南膏方续写新的篇章。

参考文献

[1]周雯.膏方调治气虚型亚健康疲劳.广州：广州中医药大学，2009

[2]林淑娴.膏方干预亚健康阳虚质疲劳状态的临床研究.广州：广州中医药大学，2012

[3]张文敏.膏方调治抑郁症的临床观察.广州：广州中医药大学，2010

[4]徐福平.舒心安神膏治疗阳虚失眠的疗效观察及机制研究.广州：广州中医药大学，2014

[5]徐福平，黄鹂，原嘉民，等.舒心安神膏对睡眠剥夺大鼠脑组织中单胺类神经递质含量的影响.广东医学，2015，36（6）：828-831

[6]徐福平，蔡庆豪，裴中，等.舒心安神膏对斑马鱼运动行为的影响.中华

中医药杂志，2015，30（12）：4485-4488

[7]林立宇.舒心安神膏治疗原发性慢性失眠的同期非随机对照试.广州：广州中医药大学，2018

[8]樊少仪.广州地区老年人衰弱状况及健脾养胃膏的临床干预研究.广州：广州中医药大学，2020

[9]Zeng L, Yang Z, Yun T, et al.Antiaging effect of a Jianpi yangwei formula in Caenorhabditis elegans.BMC Complement Altern Med, 2019, 19（1）：313

[10]秦伯未著，张玉萍，鲍健欣点校.秦伯未膏方集[M].福州：福建科学技术出版社，2007

[11]赵非一，陈丽云，燕海霞.秦伯未临证运用膏滋方组方特色探讨.中国中医基础医学杂志，2016，22（5）：639-641，719

[12]吕章明，颜新，颜乾麟.颜氏内科"病因辨证"学术溯源与应用浅析.贵阳中医学院学报，2016，38（5）：59-62

[13]鲍健欣，袁久林，邸若虹，等.秦伯未膏方调治特色.中医文献杂志，2013，31（2）：49-51

[14]陈一凡，蒋萍，温雅璐，等.秦伯未应用膏方治疗脾胃病特点探析.武汉：第六届中国中医药信息大会，2019：866-870

[15]颜德馨.颜德馨临床经验辑.北京：中国医药科技出版社，2000：25

[16]颜乾麟，邢斌，许佳年，等.颜德馨教授应用膏方治疗老年病的经验.上海中医药杂志，2003，37（10）：9-10

[17]张琪.颜德馨膏方治则特色探析.中医杂志，2014，55（9）：736-738

[18]杨志敏，谢东平.颜德馨"衡法"在膏方中的应用.中医杂志，2005，46（9）：715-716

[19]杨志敏，谢东平，颜德馨.颜德馨膏方治疗高脂血症经验.上海中医药

杂志，2005，39（12）：8-9

[20]杨志敏，周雯.师从颜德馨教授膏方治疗中风后遗症的经验体会//2009中国首届中医膏方高峰论坛暨第四届金陵名医高层论坛论文集.南京：中国首届中医膏方高峰论坛暨第四届金陵名医高层论坛，2009：82-84

[21]杨志敏，徐福平，颜德馨.颜德馨"膏方"在心身疾病治疗中的应用.中国中医基础医学杂志，2015，21（2）：175-177

[22]何嘉慧，徐福平，管桦桦，等.杨志敏岭南膏方临证经验.中国中医基础医学杂志，2017，23（4）：580-581，591

[23]刘诗韵，樊少仪，徐福平，等.杨志敏教授对岭南不同年龄人群膏方调养临证体会.中医药导报，2018，24（20）：126-128

[24]杨志敏.论《黄帝内经》"和态健康观".中国中医基础医学杂志，2016，22（10）：1285-1287

[25]张晓轩，管桦桦，杨志敏.从"和"探讨中医治未病.广东医学，2017，38（11）：1632-1634

[26]杨志敏.孟河医派脾胃学术思想在膏方中的应用.中国中医基础医学杂志，2015，21（5）：606-608

[27]陈燕芬，陈丽娟，谢文健.出膏率在控制膏方煎煮方面的正交研究.中国实验方剂学杂志，2010，16（11）：11-12

[28]陈燕芬，陈丽娟，谢文健，等.控制膏滋浓缩收膏工艺的研究.时珍国医国药，2010，21（2）：415-416

（管桦桦，罗劲娜，陆巧贤）

岭南膏方方略

第三章

无论是秦氏的《膏方大全》，还是颜老的《颜德馨膏方精华》，均十分强调准确辨识和整体联系。就一料膏方而言，膏是其形、方是其神，如何让"形""神"二者相合，是对医者智慧与功力的考验。以秦、颜二老为代表的前辈们针对膏方方略已有论述。随着订膏经验的积累，杨志敏深感先贤之言仍有可完善与丰富的地方，如辨识什么、如何辨识，联系什么、如何联系等，医者也应重视与掌握，遂正式提出"十观六法"可为岭南膏方方略之主体，作提纲挈领之用！

方略，在《现代汉语词典》中解释为"全盘的计划和策略"。于膏方中谈及方略，既是医者思维与谋略的集合，亦是个中理法方药之概称。观，繁体书写作"觀"、左"雚"为声，是一种有着大眼睛的鸟儿（猫头鹰）；右"見"为形，表示看见；"观"字意为对事物的认识与看法，于膏方言"观"系医者诊断辨识思维、遣方用药原则等过程的概括。法，繁体书写作"灋"、左"氵"从"水"表示法律、法度；右"廌"是一种能辨是非曲直的一种神兽；"法"字意为方法、办法之义，于膏方言"法"系遣方用药目标和效果的概括。膏方若没有方略只能算作补药、补品的堆砌，而不能称之为膏方。

"谨察阴阳所在而调之，以平为期。"（《素问·至真要大论》）于医者而言，先需"察阴阳"辨识人体的状态，精准地掌握患者的情况，然后凭膏方这一手段，来调整人体偏颇、失和状态；而患者则借助草木、血肉有情之品的力量修复身心，达到恢复人体和态、维护健康的目的。

——第一节　十观

　　"十观"分而述之，即和态健康观、天人观、阴阳观、形神观、脏腑观、津液观、气血观、体病观、扶阳观、补泻观。

一、和态健康观

　　人们为什么需要、想要服用膏方呢？不同的人会有不同的答案。

　　秦氏认为，膏方既能"营养五脏六腑之枯燥虚弱者"，又因"膏方并非单纯之补剂，乃包含救偏却病之义"，其所蕴含滋润、补益脏腑的功效既能调整人体偏颇状态，又能达到治疗疾病的效果。颜老则言，"冬令进服膏滋，为补之道，一言以蔽之曰：助其生化"，又"膏方着力于肾、脾、心三脏，从养生延年、长葆青春计"，其功效通过滋润脏腑能达到葆养精气神"三宝"的作用。

　　而在百姓看来，体弱多病者常希冀服膏能调节免疫功能、达到增强抗病能力的目标；未病养生者与孩童希冀生长有序、智力提升；中青年希望生机勃勃、青春常驻；长者希冀衰老延缓、筋骨强健。

　　杨志敏认为，无论是医者的想法还是百姓的需求，都可以概括、凝练为"和态健康"。"和态"是中医治病调理的境界，"健康"是各个年龄段人们追求的目标。罹患各系统慢性病者，病后、术后、产后待康复者，亚健康偏颇状态者，未病人群欲养生抗衰老者，儿童反复呼吸道感染及胃肠功能紊乱者，以上这些膏方的适应人群或久病虚劳，或反复发作、迁延难愈，或虽无重疾、倍感疲惫，或年岁渐增、芳华不再，多有因虚致实、虚实夹杂等"失和""不平"的状况。由此可见，和态健康贯穿于各个年龄段的不同人群，它有怎样的内涵？包含了哪些内容？各个部分间又有怎样的联系呢？兹陈述如下。

（一）"和态健康观"的概念

　　"和态健康观"由"血气和、志意和、寒温和"构建而成，其理论源于《灵枢·本脏》中所载："人之血气精神者，所以奉生而周于性命者也。经脉者，所以行血气而营阴阳，濡筋骨，利关节者也。卫气者，所以温分肉，充皮肤，肥腠理，司关合者也。志意者，所以御精神，收魂魄，适寒温，和喜怒者也。是故血和则经脉流行，营覆阴阳，筋骨劲强，关节清利矣。卫气和则分肉解利，皮肤调柔，腠理致密矣。志意和则精神专直，魂魄不散，悔怒不起，五脏不受邪矣。寒温和则六府化谷，风痹不作，经脉通利，肢节得安矣。此人之常平也。"何谓"人之常平"？《灵枢·终始》曰："所谓平人者不病，不病者，脉口人迎应四时也，上下相应而俱往来也，六经之脉不结动也，本末之寒温之相守司也，形肉血气必相称也，是谓平人。"显然《内经》所说的"人之常平"，是指机体没有任何病痛，形体、精神、机体适应性良好的平人状态。

　　为何要以"和态"来评价"人之常平"的状态？首先，"和态"有和顺、和谐、有序、协调、适中、恰到好处之意，也特指"身体健康舒适"的状态，是对机体健康的界定和评价。其次，《灵枢·本脏》中所及四"和"，即"血和""卫气和""志意和""寒温和"。笔者认为，"血和""卫气和"可概括为"血气和"，即血气运行和畅，机体生理功能正常；"志意和"，即精神活动正常；"寒温和"，指人能适应自然、社会条件。"人之常平"者多能有血气和、志意和、寒温和的"三和"状态。

《内经》中虽无"健康"一词，但用"三和"清楚、准确、科学地表达了和态健康观，这一学术立场恰好与世界卫生组织提出的21世纪四维健康观念中的部分内容相近。可以这样理解，将血气和、志意和、寒温和这"三和"作为"人之常平"评价要素，既符合《内经》经文原意，也是科学合理的。

（二）"和态健康观"的内涵

1."血气和"的躯体健康观

（1）气和

"卫气和则分肉解利，皮肤调柔，腠理致密矣。"（《灵枢·本脏》）原文以"卫气和"为例，强调"气和"在维持人体健康中的重要意义。"和态健康观"中的"气和"包括以下内涵：

1）人气生成之"和"：人体之气是由禀受于父母的先天精气，以及靠自身吸入的自然界清气与饮食摄取的水谷精气在体内聚合而成，即人体之气是先后天之气和合而成的混元一气。依据混元一气所发挥的不同机能，又可区分为元气（或原气、真气）、宗气、营气、卫气等；依据其所作用之处，可分为经脉之气、脏腑之气，并进一步分为经气、络气、脉气、心气、肺气、脾气、肝气、肾气等。以上各种气虽然所在部位及发挥作用有异，但均属混元一气变化而成。唯有先后天之气能顺利和合而成混元一气，继而和谐有序生成各气，方能维持人体各种复杂的生理功能。

2）人气运动之"和"：气机是人体之气在体内的运动，其形式被概括为升、降、出、入。如果能用物理位移概括"气机"，其路线即《灵枢·经水》所描述的"内外相贯，如环无端"。气化则是气在体内不断运动过程之中完成各种复杂变化。如果"气机"相当于物理位移，那么"气化"则是气在体内运动过程之中发生着的种种复杂的化学变化，其过程即《素问·天元纪大论》所描述的"物生谓之化，物极谓之变"。气机、气化一旦失常，即表现为气滞、气闭、气脱、气陷等失和状态，亦是人体功能失常之时。唯有气机、气化能"和"，才能"如环无端"地滋养全身，产生各种变化，使人体机能活动有序。

（2）血和

《灵枢·本脏》曰："血和则经脉流行，营覆阴阳，筋骨劲强，关节清利矣。""血和"的内涵包括了血的生成与运行、血的生理功能和谐有序。

1）血的生成与运行之"和"：血主于心，藏于肝，统于脾，布于肺，根于肾，血的生成、循环运行皆与五脏机能密切相关，是五脏协同作用的结果。

①心主神明而生血："心主身之血脉。"（《素问·痿论》）是对心主血的高度概括。一方面，血奉心神而生，即水谷精微通过脾肺的作用后，复注于心所主的脉，需在心所主之神作用下才能化赤为血；另一方面，心所主之脉对血的固摄作用，能"壅遏营气"，即含有"营气"的血才能在脉中正常运行。

②肝主疏泄而藏血："春脉者，肝也，东方木也，万物之所以始生也。"（《素问·玉机真脏论》）肝气通于春，内藏生升之机，具升发条畅之性。肝能疏泄条畅气机，脾胃才能运化，如此方能化生气血。"肝藏血"（《素问·调经论》）"故人卧，血归于肝"（《素问·五脏生成》），当肝藏血功能发挥正常，才能达到"其充在筋，以生血气"（《素问·六节藏象论》）之效。

③脾主升而统血："脾……主裹血，温五脏。"（《难经·四十二难》）脾气主升，脾气旺盛则统摄血液有力，能够控制血液在脉内的正常循行；脾居于中焦，为后天之本，脾气健运则气血生化有源。故血统于脾有固摄、生化之内涵。

④肺主气而布血：肺主一身之气，气能生血摄血，气旺则生血摄血功能亦强。同时，肺朝百脉、主治节，从而辅助心脏推动和调节血的运行，最终使中焦

所化生的精微能 "上注于肺脉，乃化而为血"（《灵枢·营卫生会》）。

⑤肾藏精而化血：肝藏血，肾藏精，精血皆由水谷之精化生和充养，且能互相资生，故有 "肝肾同源" "乙癸同源" 之说；同时，肾经命门为 "原气之所系也"（《难经·第三十六难》），乃十二经之根、生化之源，也是温煦、促进血液生化的原动力，即 "血之源头在于肾"。另一方面，《素问·痿论》曰 "肾主身之骨髓"，《素问·生气通天论》又曰 "骨髓坚固，气血皆从"，唯有肾藏精之功能发挥正常，骨髓方能坚固，才能化生气血。

血液的生成与运行和五脏皆有密切关系，故有血 "盖其源源而来，生化于脾，总统于心，藏受于肝，宣布于肺，施泄于肾，灌溉一身，无所不及"（《景岳全书·血证》）之论。只有脏腑整体机能状态良好，才能确保血的循行处于 "和" 的有序状态。

2）血的生理功能之 "和"："血和则孙脉先满溢，乃注于络脉，皆盈，乃注于经脉，阴阳已张，因息乃行。"（《灵枢·痈疽》）《内经》此处以经络为例揭示 "血和" 的营养滋润功能；"故人卧，血归于肝，肝受血而能视，足受血而能步，掌受血而能握，指受血而能摄。"（《素问·五脏生成》）这里则以肝、足、掌、指为例揭示 "血和" 的营养滋润功能。唯有在 "血和" 的状态下，血对经络、脏腑的营养滋润功能才能正常发挥，亦即《难经·二十二难》中所言的 "血主濡之"。

（3）气血关系之 "和"

《灵枢·本脏》分别从 "血和" "气和" 论述躯体的健康状态。为何将两者归纳为血气和？《内经》认为，血与气两者来源相同，均有赖脾胃化生的水谷精微不断地补充，相互依存、渗透、促进、制约、转化、互用。故《内经》中有 "人之所有者，血与气耳"（《素问·调经论》）"血气正平，长有天命"（《素问·至真要大论》）"血气者，人之神"（《素问·八正神明论》）等多处以血气为并列关系的论述，亦即《灵枢·营卫生会》中 "夫血之与气，异名同类" 之意。若 "血气不和，百病乃变化而生"（《素问·调经论》），躯体即显现疾病状态。故将"血和""气和"归纳为"血气和"，并不违背《内经》原旨。同时，唯有在"血气和"的前提下，方能达到血、气各自的"和"。颜老即根据气血的相互关系，认为气血失衡则是诸种疾病的基本病机，治疗关键在于"疏其血气，令其调达，而致和平"（《素问·至真要大论》），恢复"血气和"的状态。

2."志意和"的心理健康观

《灵枢·本脏》曰："志意者，所以御精神，收魂魄，适寒温，和喜怒者也。"杨志敏认为此处"志意"并非"肾藏志""脾藏意"的简单叠加。参考"凡治病必察其下，适其脉，观其志意，与其病也"（《素问·五脏别论》）"精神不进，志意不治，故病不可愈"（《素问·汤液醪醴论》）以及"故神劳则魂魄散，志意乱"（《灵枢·大惑论》）当中的语意，《灵枢·本脏》中的"志意"应是指机体的心理活动、精神情感等方面的调控功能而言，其具体作用如下。

（1）调控心理活动

即"御精神、收魂魄"。"心藏神，肺藏魄，肝藏魂，脾藏意，肾藏精志也。"（《灵枢·九针论》）精、神、魂、魄分别为肾、心、肝、肺四脏所藏。杨志敏认为，"志意"能"御精神、收魂魄"，即是对上述四脏藏神功能进行调控，使上述四脏藏神功能正常，从而"精神专直，魂魄不散"。

（2）调控情绪

即"和喜怒"。"喜怒"泛指人的全部情绪活动。"志意"能使"喜怒"和调，调节人的心理活动并使之和谐有序，则"悔怒不起"。

（3）适应环境

即"适寒温"。《素问·生气通天论》曰："苍天之气，清净则志意治，顺之则阳气固，虽有贼邪，弗能害也，此因时之序。"指出唯有志意功能正常，人的阳气固密，机体才能防御寒温外邪侵袭，从而达到"适寒温"。

综上所述，"志意和"通过上述调控心理活动、调控情绪、适应环境的作用，最终达到"精神专直，魂魄不散，悔怒不起，五脏不受邪矣"（《灵枢·本脏》），是《黄帝内经》"和态健康观"中的心理健康部分。

3."寒温和"的适应能力健康观

《灵枢·本脏》曰："寒温和则六腑化谷，风痹不作，经脉通利，肢节得安矣。"杨志敏认为原文中"风痹"的含义与《灵枢·寿夭刚柔》中"病在阳者命曰风，病在阴者命曰痹，阴阳俱病，命曰风痹"相同，即病在外的称为"风"，病在内的称为"痹"，内外俱病的则为"风痹"，泛指内外一切致病因素。若寒温调和，则人体内在功能正常，一切致病因素也无法伤害人体，经脉中的气血流通畅达，躯体安然无病。此处"寒温"，应含有以下方面内容。

（1）外界气候

《素问·六元正纪大论》曰："观气寒温，以调其过。"《灵枢·岁露》中亦有"岁多贼风邪气，寒温不和，则民多病而死矣"的记载。此处"寒温"应是指外界气候。若气候变化剧烈，则百姓多有疾病或死亡。故医者应根据气候寒温的太过与不及而进行调整。

（2）饮食水谷温度及性质

《素问·阴阳应象大论》曰："水谷之寒热，感则害于六腑。"明确指出饮食水谷温度、性质过于偏颇，不能达到"寒温和"，则"六腑化谷"功能失司。《素问·脏气法时论》曰："病在心……禁温食热衣""病在脾……禁温食饱食、湿地濡衣""病在肺……禁寒饮食寒衣""病在肾……禁犯淬焠热食温炙衣"，五脏各有饮食所禁。《灵枢·师传》又曰："食饮者，热无灼灼，寒无沧沧。寒温中适，故气将持，乃不致邪僻也。"唯有饮食水谷的温度、性质适宜机体，正气才能内守，邪气才不能侵害人体。

综上所述，"寒温和"可概括为人体适应外界环境，包括饮食、气候以及自然、社会条件的能力，是《黄帝内经》"和态健康观"中的外界适应能力部分，也是"天人相应"思想的体现。

4.以血气和、志意和、寒温和为一体的和态健康观

"和态健康观"中的血气和、志意和、寒温和，既重视其自身及其内部关系的和谐，也强调三者关系的协调统一，三者互相支撑，共同构成以"和"为核心的健康观。

（1）"血气和"为"志意和""寒温和"提供物质基础

首先，"血气和"是人之神的物质基础，"血气和"则"志意和"。"志意"主导的心理活动正常，需要五脏正常发挥藏神的作用；五脏藏神其首要又在于血气调和，即"血气者，人之神，不可不谨养"（《素问·八正神明论》），"志意"所主导的心理活动才能不致偏颇。

其次，"血气和"是"司关合""温分肉"的前提，"血气和"则"寒温和"。《难经·三十二难》云："心者血，肺者气，血为营，气为卫，相随上下，谓之营卫。"营即血，卫即气；"卫气者，所以温分肉，充皮肤，肥腠理，司关合者也。"（《灵枢·本脏》）血气调和，卫气方能正常发挥"司关合""温分肉"的作用，最终达到"寒温和"。

血气调和，则人体脏腑经络得以充养，"志意和""寒温和"具备相应的物质基础，人体方能达到"人之血气，苟能若一，则天下为一矣，恶有乱者乎"的健康无病状态。

（2）"志意和"为"血气和""寒温和"提供精神支持

《灵枢·口问》提到："夫百病之始生也，皆生于风雨寒暑，阴阳喜怒，饮食居处，大惊卒恐，则血气分离……血气不次，乃失其常。"强调情志因素"大惊卒恐"是"血气分离"的原因之一。志意具有"御精神，收魂魄，适寒温，和喜怒"的情绪调节作用，使人免于"大惊卒恐"而"血气分离""百病始生"；同时志意和则能"适寒温"，使人体适应外界环境而"寒温和"。在"志意和"的调控下，"血气和""寒温和"正常发挥功能，人体方能安然无病。

（3）"寒温和"为"血气和""志意和"提供环境保障

唯有"寒温和"下六腑化谷，人之血与气方能禀水谷之气化生，从而达到"血气和"。同时，"寒温中适，故气将持，乃不致邪僻也"（《灵枢·师传》）。若寒温不和，则正气失养，神失所藏，"故神劳则魂魄散，志意乱"（《灵枢·大惑论》），志意功能亦随之失常。

可见，《灵枢·本脏》中的血气和、志意和、寒温和，三者紧密相扣、不可分割。一者不和，整体健康的和态健康结构也随之失衡。

（三）小结

膏方是中医补法的体现，常有滋补脏腑、燮理气血、修复形神等扶正补虚的功效，且能根据气滞、血瘀、痰湿、瘀浊等病理产物的兼夹情况佐以祛邪治病。尽管人们对于膏方的理解和需求不同，但均冀望其能让身体拥有好的状态和葆养健康。血气和、志意和、寒温和共同构成的和态健康观，强调人体本身内部脏器之间、人与社会、人与自然保持协调、和谐、统一，既是生命活动追求的最高境界，更是服用膏方的追求与目标。

二、天人观

天人观的雏形见于《膏方大全》，秦氏写道："故吾人服膏滋药剂，宜于秋冬而不宜于春夏，取其易于受纳，而得遂其营养之作用也。""则膏滋之方，于春夏时期亦未始不可施用，但终不若秋冬之获效伟大也。""劳瘵[1]危于春夏，痰饮笃

1　劳瘵，一种以阴虚火旺为特征的病症，既是脏腑亏损、元气虚弱而致的多种慢性消耗性病症的总称，又常指以慢性咳嗽咯痰为主要表现的病症。秦氏所著《家庭医药常识》中言："燕窝，大补肺阴，为调理虚损劳瘵之妙品"；《瘵病指南》则言："虚劳一症……无不由于内伤脏腑，故虚劳病……此五者皆能劳其精血，即皆能成为虚劳。"

于秋冬，其浅显易见者也。因是膏方与时令亦不可不研究。"颜老则在《颜德馨膏方精华》中写道："当无证可辨时，要善于摄取潜在层面的信息，辨天候、辨体质同样重要。"

杨志敏认为，天人观是中医整体观念、"天人合一"思想在膏方中的概括与运用。秋冬时节是服用膏方助阳气收藏、修复，为来年人体升发提供能量的最佳时节。自然环境的变化会直接或间接地影响人体的生命活动，当年秋冬、来年春夏的时令特点及运气特征常会对人体产生影响，这就要求我们在订制膏方时关注年运、岁候。"天人观"为医者订制膏方、提升疗效提供了更广阔的视野和途径。

下面就以气候变化规律的运用为线索，介绍杨志敏制膏方略思维中的"天人观"。

（一）运用气候变化规律阐述生理、病理现象

我国以黄河流域为中心的地区有明显四季气象特征的天文背景，《内经》不但对此有深刻的认识，而且以此为依据，在阴阳五行的哲学理论指导下，充分运用取象类比思维方式，探讨并解释相关的医学知识，形成了"天人相应"的医学理论，在临床实践中指导着疾病的诊断和治疗。

1.四季气象变化与五脏六腑

就五脏与四时气候变化的关系而言，四季气候变化影响了五脏的生理活动，五脏的生理活动必须与四季气候的活动规律相适应。在"五脏应四时，各有收受乎"（《素问·金匮真言论》）的影响下，古人认为"心者，生之本……为阳中之太阳，通于夏气""肺者气之本……为阳中之太阴，通于秋气""肾者，主蛰封藏之本，精之处也……为阴中之少阴，通于冬气""肝者，罢极之本……为阳中之少阳，通于春气""脾胃大肠小肠三焦膀胱者，仓廪之本，营之居也……此至阴之类，通于土气"（《素问·六节藏象论》），从而构建了《内经》特有的四时五

脏的"时脏"理论。

2.四季气象变化与经络气血

"春者，天气始开，地气始泄，冻解冰释，水行经通，故人气在脉；夏者，经满气溢，入孙络受血，皮肤充实；长夏者，经络皆盛，内溢肌中；秋者，天气始收，腠理闭塞，皮肤引急；冬者盖藏，血气在中，内著骨髓，通于五脏。"（《素问·四时刺逆从论》）《内经》还认为经络之气的运行分布也受四时气候变化的影响，产生相应的盛衰消长及沉浮升降运动。

3.四季气象变化与气血津液

《内经》还以四时气候的寒热变化为例，解释人体气、血、津液在不同季节气候条件下的消长变化及其分布状态。①就人体气血而言，"天温日明，则人血淖液而卫气浮，故血易泻，气易行；天寒日阴，则人血凝泣而卫气沉"（《素问·八正神明论》）。②就人体水液代谢和输布状态而言，"天暑衣厚则腠理开，故汗出……天寒则腠理闭，气湿不行，水下留于膀胱，则为溺与气"（《灵枢·五癃津液别》）。由此可见，人体气、血、津液在不同季节气候的寒热变化条件下，其分布部位与状态、运行及代谢状况会有明显的差异，呈现规律变化。

4.四季气候变化与病理

首先，就疾病的发生而言，《内经》认为不同的季节气候可以产生不同的致病邪气，可有不同的季节性多发病。人体不同的脏腑对不同气候的反应性不同，在四时不同气候的影响下，发病的脏腑及所产生的病症是有区别的，因此有"阳病发于冬，阴病发于夏"（《灵枢·九针论》）。就四季多发的具体病证而言，"春善病鼽衄，仲夏善病胸胁，长夏善病洞泄寒中，秋善病风疟，冬善病痹厥"（《素问·金匮真言论》）。

其次，四时气候还可影响脏腑功能但未立即发病，成为伏藏体内，随时可能诱发病证的"伏邪""故邪"。当人体因情志不遂，或者饮食劳逸，或者重新受到气候因素的影响，便会形成新感之邪与"故邪相袭""因加而发"的"伏气致病"。所谓"冬伤于寒，春必温病；春伤于风，夏生飧泄；夏伤于暑，秋必痎疟；秋伤于湿，冬生咳嗽"（《素问·阴阳应象大论》）即属于此。

再次，相同的致病邪气也可以因为季节气候的不同，引起不同的脏腑组织发病，以及发生不同性质类型的病证。例如同为风寒湿致痹邪气，若"以冬遇此者为骨痹，以春遇此者为筋痹，以夏遇此者为脉痹，以至阴遇此者为肌痹，以秋遇此者为皮痹"（《素问·痹论》）。

最后，《内经》还根据四季气候变化规律阐述脏腑病理变化特征。如在论证"五脏六腑皆令人咳"的重要观点时指出："五脏各以其时受病，非其时各传以与之。人与天地相参，故五脏各以治时，感于寒则受病……乘秋则肺先受邪，乘春则肝先受之，乘夏则心先受之，乘至阴则脾先受之，乘冬则肾先受之。"（《素问·咳论》）

自然环境主要包括自然气候和地理环境，古人以"天地"名之。人体会随季节气候的规律性变化而出现相应的适应性调节，当调节障碍时又会出现感邪发病及相应的不适。

（二）天人观在膏方中的运用

运气理论是人们在长期对天体、气象、物候，尤其是人体生命现象的反复观察、验证的基础上，在精气—阴阳—五行思想指导下，以干支甲子为推演工具和记录符号形成的。运气理论认为：①气候变化是有一定规律可循的，其变化规律与日、月、星、辰的运行有着十分密切的关系；②气候变化对生物体、尤其人类生命活动有着十分重要的作用；③不同年份、一年的不同时段，存在着气候变化的差异，不同的气候变化对人体的生理、病理有着不同的影响；④天体运行—气候变化—生命活动之间的变化规律是可以认识的，掌握这一规律，就可以更有效地指导生命科学相关问题的研究。

五运六气学者毛小妹提出"运气印记"之说，该学说认为：①依据天干推演的岁运太过与不及信息可推断其相对易病的3个脏腑，可确定病位所在。凡出生于岁运太过之年者，其相对应的脏腑功能较强，为强脏，故乘其所胜而薄所不胜，由此可建立岁运太过之年的"平衡三角"；凡出生于岁运不及之年者，其相对应的脏腑功能较弱，为弱脏，故其所乘妄行，所不胜薄之，由此可建立岁运不及之年的"平衡三角"。②依据地支推演的司天在泉属性，可推断人体病性特点。如生于子午卯酉之年者，病性偏于燥热；生于寅申巳亥之年者，病性偏于风火；生于辰戌丑未之年者，病性偏于寒湿。

杨志敏在认可毛氏之说的基础上，尤其强调临证使用运气理法时，需立足于"天人合一"之道，遵"合人形以法四时五行而治"之旨，依据脏腑强弱与运气胜复规律谨守病机，并通过药物四气五味的配伍化合，折其郁气，赞所不胜，从而执简驭繁，规避固守因循之弊。举验案2则以兹佐证。

案1 患者为女性，生于1951年4月14日，于2017年11月29日初次就诊。主诉为反复失眠10余年，症见入睡困难，眠浅梦多，夜寐时足心发热，夜尿频数。日间神萎乏力，双目干涩，口咽干燥，饮不解渴，皮肤干燥，易于感冒，不耐寒热，背部怕风，纳差胃胀，嗳气反酸，大便尚调。平素血压偏低，舌淡红，苔中后部白腻，中裂纹，脉细滑，尺弱。

杨志敏认为，患者出生于辛卯岁水不及之年，素禀阴亏火旺而木枯失润，今卯酉相合，司天阳明肃杀之气互交叠加，燥淫所胜，恐厥阴木郁更甚而致上逆下陷诸症递增。生时正值主气君火客气相火，二火必燔灼蔓延，浮越于外。适逢2017年小雪节气订膏，该季少阴君火加临太阳寒水，又处岭南湿热之地，冰泉涸、物焦槁，人之六气感于天地之六气，藏令不行，则火气更甚而少阴水火不交矣。故"入睡困难，眠浅梦多"等失眠痼疾反复。肾经起于足心涌泉，循二阴，今火旺而自伤肾水，是则夜间足心发热而小便频。太阳主表司开阖，为卫外之藩篱，今内热燔灼，气耗阴伤，津液在表不能固护温煦防御，故频发"感冒，不耐寒热，督脉怕风"等太阳表束诸症；少阳郁热循经上犯阳明，燥热内生，肺受不得行使清凉肃杀之气，故病"双目干涩，口咽干燥，饮不解渴，皮肤干燥"者，均为少阳亢火灼阳明肺金之证。

杨志敏以人参、乌梅、细辛、肉桂、生地黄、熟地黄、黄柏、知母、巴戟天、当归、白芍、仙鹤草、桑叶、北沙参、麦冬、百合、酸枣仁、蜜远志、五味子、山药、菟丝子、黄连、法半夏、玄参、狗脊、干姜、防风、陈皮、牡蛎、茯苓、白术、川芎、丹参、郁金、檀香、仙茅、淫羊藿、女贞子等中药饮片，以阿胶、鹿角胶、龟甲胶、白冰糖等为收膏、矫味药料，炼制膏方用以应对上述病机。

方以乌梅丸为基，折散岁运郁气，复厥阴升降之功；以百合固金汤合引火汤为楯，大滋肺肾之阴，引火归原以求金水相生；以菟丝煎合二仙汤为辅，荣经脉以运脾土，助后天精气化生；佐以防风、陈皮、郁金、川芎、檀香、肉桂等理六经之气，引诸药入脏而搜邪外出。服膏一料后，患者诉入睡好转，睡眠深度增加，诸症明显减轻。

案2 同为女性患者，生于1956年3月8日，于2017年11月29日初次就诊。主诉同为反复失眠10余年，既往有乳腺癌、甲状腺结节等手术史，症见失眠、梦多、神萎乏力，头目昏沉，忧思抑郁，不耐寒热，咽中痰多，平卧加重，咳喘频作。纳食尚可，咽干口燥，夜间尤甚，时发口疮咽痛，食生冷则胃脘不适，大便调。舌色淡红、质嫩、体胖大、中裂纹，苔薄白微腻，脉细滑。

杨志敏认为，乳腺癌之病，非一朝一夕所成也，然于花甲之岁突发，必先观乎出生时相与发病时相运气特征，再查其虚实寒热。患者出生于丙申年二之气，素体阳虚而风火较盛，木动风摇则疏泄太过；女子以肝为先天，脾胃为后天，乳房为厥阴、阳明之分野，适逢丙申花甲岁，人与天地之气运同，复合其象，恐加重五脏原有之盛衰，湿热互结，气血不能畅达，是以病作。术后五脏元真已虚，风火动于内外，气滞血瘀久则化生瘿瘤之疾。久病缠绵，忧思抑郁最损心脾，适逢寒水主令君火客气之时，水火不密，虚热内扰，更使心神不宁而昼夜难安；风火横犯脾土聚生痰湿，上逆阳明清降不行、肺气壅塞，故而"不耐寒热，咽中有痰，咳喘频作"；脾土本为弱脏，今风火疏泄妄动，土虚不能伏火，遂见"食生冷则胃脘不适，服温补则口疮咽痛"也；肾为水脏司封藏，今夜半阳不归阴，少阳相火循经下耗肾水，促使津伤更亏于子时，故"咽干口燥而夜间尤甚"。

杨志敏以人参、熟地黄、生地黄、山药、牡丹皮、泽泻、茯苓、白术、砂仁、五味子、麦冬、肉桂、莪术、丹参、干姜、当归、白芍、乌梅、菟丝子、女贞子、旱莲草、三七、川芎、防风、陈皮、仙茅、淫羊藿、知母、巴戟天、花椒、香附、延胡索、北沙参、玉竹、仙鹤草、白花蛇舌草、补骨脂、三棱等中药饮片，以阿胶、鹿角胶、龟甲胶、冰糖等为收膏、矫味药料炼制膏方，以应对上述病机。

方以金匮肾气丸、乌梅丸、二仙汤并合补益肝肾、柔肝理脾之品。药以牡丹皮、砂仁、香附、延胡索、川芎、防风等辛散厥阴之风，通利经脉；伍以菟丝子、女贞子、仙茅、淫羊藿、巴戟天、当归、补骨脂、熟地黄、生地黄等平补肝肾而定风，填精益髓；甘以山药、茯苓、白术等缓风木之急，培健脾土；酸以乌梅、五味子、白芍等敛散逸之神，柔肝荣木；苦以知母、泽泻、丹参等折降三焦郁火，通调水道；佐麦冬、北沙参、玉竹等补金生水，大滋肺肾之阴；辅以三七、三棱、莪术等行气消癥，以求血行风息；并取肉桂、花椒、干姜辛香走窜之性，温煦三阴真寒，以达除恶务尽之功；旱莲草、仙鹤草、白花蛇舌草等清利余热，扶正抗癌；阿胶、龟甲胶、鹿角胶等血肉有情之品同用，养血润燥又滋养形体百骸。是则三气周纪，升降复常，风息火谧则诸症悉除，五脏安和。

不难发现，上述两则医案均含乌梅丸、加减二仙汤以及沙参、麦冬等甘淡清润之品，似为重复、相近，实则乃依据制膏之时恰逢客气少阴君火加临主气太阳寒水，藏令不行、水火不交之运气理法所拟定。案1患者素体水运不及而燥热内盛，治宜"上苦小温，中苦和，下咸寒"，故方中配伍大量滋肾润肺之品，可达金水相生、壮水之主以制阳光之效。案2患者素体水运太过而同时风火相煽，火热伤血而使血凝为瘀，故治宜"上咸寒，中咸温，下辛凉"，方中在滋阴养血基础上配伍行气活血化瘀类药物，可达血行而瘀得散，阴生而阳得藏之效。二者所急所苦虽大致相同，就诊时间也一样，然体质禀赋各异，故处方相似而又有不同。

（三）小结

《素问·气交变大论》中言："善言天者，必应于人，善言古者，必验于今，善言气者，必彰于物，善言应者，同天地之化，善言化言变者，通神明之理，非夫子孰能言至道欤！"医者在临床订膏实践中若能熟练地运用运气理论，则可拓宽辨证思路和方法，为患者服膏获益增添多一份保障。

三、阴阳观

《膏方大全》中曰："膏方并非单纯之补剂，乃包含救偏却病之义""而立膏方，尤须导其衰弱之根源与疾病之枢纽，则功效易著，遗患可免。"阴阳观是什么，为什么医者订制膏方时需凭此观？

杨志敏认为，阴阳观是阴阳辨证在订制膏方过程中的概括与运用。进言之，阴阳是人体内相互关联的某些特定的物质及其机能对立双方属性的概括，既有属性又有本体层面。根据患者的四诊信息，医者需对阴阳证候属性及本体情况作出准确的判断。准确辨识阴阳有助于遣方用药，避免因误辨而导致"火上浇油""雪上加霜"等状况的发生。

（一）阴阳的内涵

阴阳学说（理论）是研究阴阳概念的基本内涵及其运动规律，并用以解释宇宙万物发生、发展和变化的哲学理论。在阴阳理论形成并被广泛运用的先秦至汉代，正是《内经》的医学理论构建时期，这一世界观和方法论被逐渐地引入医学领域，广泛地用以解释生命现象和相关的医学知识，并逐渐地与医药知识融为一体，成为中医理论的重要组成部分。

中医学的阴阳概念，既有生活常识、社会伦理的阴阳内涵，也有哲学、自然科学中医学层面的内涵，绝大多数情况下是指后两者。阴和阳，既可以标识自然界相互关联而又相互对立的事物或现象的属性，也可标识同一事物内部相互对立的两个方面，即所谓"阴阳者，一分为二也"（《类经·阴阳类》）。

《素问》中的"阴""阳"放置于人体，蕴涵生理、病理、诊治等3类逾30项不同的释义，从生命发生的自然条件四时寒暑、五运六气，到与人有关的男女、经络、五脏六腑，诸多现象均会使用阴阳表达。若从本体、属性两个维度加以理解，阴阳则具有如下内涵。

1.本体层面

对人体具有温煦、生化、推动、兴奋等作用的物质及其机能予以严格地规定，将其称为"阳"或"阳气"，此为"本体阳"；对人体具有滋养、濡润、凝聚、抑制等作用的物质及其机能予以严格地规定，将其称为"阴"或"阴气"，此为"本体阴"。阴阳两股力量的运动变化对于人体生、长、壮、老、已的生命过程具有重要的影响。

2.属性层面

用以指代具体的事物或现象。从生命发生的自然条件四时寒暑五运六气，到与人相关的男女、经络、五脏六腑、营卫气血、筋皮骨皆能用阴阳概括。尽管如此，医者临床使用最广泛的是对正、邪力量的概括。如畏寒、肢冷、面色苍白、倦怠乏力、大便溏薄、小便清长、脉虚迟弱等症状常被概括为阳虚阴（寒）盛。

正确认识属性阴阳、本体阴阳有助于我们理性看待学术上的热点与争论。明清以降，与"扶阳抑阴"相关的内容是学术上的热点，既有医家推崇备至，亦有医家嗤之以鼻。有医家以之为扶阳学术思想有悖阴阳平衡观的"罪证"，还有同道径直将扶阳思想等同于强调阳气而忽视阴气、阴精的重要性。虽然"火神派"开山宗师郑钦安尤倡"扶阳抑阴"之说，但其在著作中对阴阳的理解却毫不含糊，且已能从本体、属性两个层面看待二者。举例如下：

①"人自乾坤立命以来，二气合为一气，充塞周身，上下四旁，毫无偏倚。火盛则水盛，火衰则水衰，此正气自然之道，不作病论，亦无待于扶。""元阴元阳，今人之偏盛有兹；同盛同衰，一元之旨归不谬。"(《医法圆通·卷四》)郑钦安认为，在生理情况下，阴阳同为人体的正气，互根互用，同盛同衰，是为统一；而在病理情况下，两者一正一邪，火盛伤阴，阴寒盛伤阳，是为对立。

②"万古一阴阳耳。阴盛者，扶阳为急，阳盛者，扶阴为先……偏于阴者宜扶阳，是言阴邪之盛，不是言肾中之真阴偏盛也。偏于阳者，宜扶阴，是言邪火之盛，不是言肾中之真阳偏盛也。"或"仲景垂方，本祛邪以辅正……有余不足，都是邪踪；阴阳偏盛，据非正体。"(《医法圆通·卷四》)由此可知，"阳证似阴""阴证似阳""寒极似热""热极似寒"等与"阴阳真假""寒热真假"相关的判断，鉴别的是邪气的属性。

若从属性层面来看，此处所"抑"之"阴"，是指妨碍、影响人体阳气发挥作用的一切因素，包括外感之邪、七情、痰饮、瘀血、结石、食积、体内寄生虫，乃至医生用药失误而产生的"药邪"等。因此，"扶阳抑阴"治法中所"抑"之"阴"，绝不是人体正常状态下的"阴精""阴津""阴液""阴血""营阴"等。

(二) 阴阳观在岭南膏方中的运用

由于阴、阳分别代表事物相互对立的两个方面，故疾病的性质、临床的证候，一般都可归属于阴或阳的范畴，因而阴阳辨证是基本的辨证大法。《景岳全书·传忠录》言："凡诊病施治，必须先审阴阳，乃医道之大纲。阴阳无谬，治焉有差？医道虽繁，而可以一言蔽之者，曰阴阳而已。"因为阴阳是对各种病情从整体上作出最基本的概括，所以阴阳是证候分类的总纲，是辨证归类的最基本纲领。

1. 阴阳的辨识

《医理真传·卷四》中曰："无论一切上、中、下部诸病，不问男、妇、老、幼，但见舌青，满口津液，脉息无神，其人安静，唇口淡白，口不渴，即渴而喜热饮，二便自利者，即外现大热、身疼、头痛、目肿、口疮，一切诸症，一概不究，用药专在这先天立极真种子上治之，百发百中。若见舌苔干黄，津液枯槁，口渴饮冷，脉息有神，其人烦躁，即身冷如冰，一概不究，专在这先天立极之元阴上求之，百发百中。"

"人咸目予为姜附先生，不知予非专用姜、附者也，只因病当服此……予非爱姜、附，恶归、地，功夫全在阴阳上打算耳。学者苟能洞达阴阳之理，自然头头是道，又奚疑姜、附之不可用哉？"（《医法圆通·卷四》）郑氏享"姜附先生"的雅号，除擅长使用姜附剂外，更缘于其对于阴阳的理解与辨识有独到之处。

（1）真寒假热证（寒极似热）

指内有寒象而外现热象的证候。患者的临床表现是身热、口渴、面赤、脉大等，似可断为热证，但仔细观察，身虽热而反欲近衣被取暖，口渴但不欲饮、或喜少量热饮，面虽赤但颧红如妆、嫩红带白、游移不定，脉虽大却按之无力，同时还有四肢厥冷、小便清长、大便稀溏、精神萎靡、舌淡苔白等证候。此实为阴寒内盛，格阳于外，又称"阴盛格阳"。

（2）真热假寒证（热极似寒）

指内有热象而外现寒象的证候。患者的临床表现是四肢厥冷、脉沉等，似可断为寒证，但手足冷而身体灼热，不恶寒而反恶热；脉虽沉却数而有力；并见口渴喜冷饮、烦躁不安、大便干结、尿少色黄、舌红苔黄等证候。此实为内热炽盛、郁闭，不能外达所致，又称"阳盛格阴""阳厥""热厥"，且内热愈盛，则肢冷愈严重，即所谓"热深厥亦深"也。

（3）鉴别要点

首先，假象多出现在四肢、皮肤和面色等方面，而脏腑、气血阴阳等方面的内在表现则能如实反映疾病的本质。故辨证时应以里证、舌象、脉象等作为诊断的依据。如舌质的淡白与红绛、润与燥，口渴与否，脉之有力与否，小便清长与色黄量少等。其次，假象与真象的面赤和肢冷是有区别的。假热的面赤仅在颧颊上，颜色浅红而娇嫩，浮露于皮肤，时隐时现；真热的面赤是满面通红。假寒之肢冷却反不欲近衣被，并伴有胸腹热炽，按之灼手；真寒的肢冷可并见身体踡卧，欲加衣被。

2.阳虚的辨识

限于篇幅，仅以阳虚证为例，介绍其几种常见类型及常用的辨识抓手与细节，后学既可举一反三、触类旁通，又能实现对阳虚患者的精准订膏。

（1）单纯阳虚

面色㿠白、畏寒肢冷、大便溏薄、小便清长、脉沉微无力等皆是单纯阳虚的典型证候。一般说来，这类一派阴寒之象的患者，识别起来并不是很难，医者订膏时需注意脾胃运化功能及沉寒痼冷有所缓解后可能出现的热象，遣方用药时应注意拿捏，急功近利般的峻补多有未见其利、先见其害的风险。

（2）阳虚阳郁

这是一种阳虚并见阳郁的状态。这种情况常归咎于身体下元的肾气不足导致推动的力量有所欠缺、升发之性不足，甚至会造成郁而化热。除上述阳虚症状外，常并见情绪异常，或焦虑，或抑郁，或易激惹，或淡漠，神疲乏力，失眠，月经不调等不适。一般说来，这类患者需慎用疏肝解郁的药物，减少动气、耗气、破气之品的使用，而应以温扶肾气、暖水达木，温养肝木、疏达郁滞为主。

（3）阳虚火浮

这是一种阳虚并见上焦郁热的状态。这种情况常归咎于身体下元的肾气虚弱，脾胃升降功能失司，无法收敛、伏藏相火，常有寒热并见、上热下寒的情况。除外前述阳虚症状外，多有易作咽痛、口疮、面红如醉、粉刺痤疮、头目昏沉、口苦咽干等情况。一般说来，这种情况既不适用于苦寒直折的办法，也不宜采用滋阴降火的方法，需从温扶阳气、调理脾胃入手，并稍佐透解、清热之法。

（4）阴盛格阳

这是最严重的阳虚状态，多归咎于阴阳离决，常见于许多危急重症的各个阶段。一般说来，这类患者不宜采用膏方治疗，一来患者胃肠功能衰竭，常无法运化吸收药力；二来膏方药性绵长缓和不及汤药荡涤迅速，不利于病证的抢救。

3.辨识要点

杨志敏以当代名家张存悌先生的研究成果为纲，结合个人经验指出，掌握以下辨识细节，有助于医者更好地订制膏方。

（1）神

清代舒驰远在《伤寒集注·卷十一》中曰："目瞑嗜卧，声低息短，少气懒言，身重恶寒。"后世称此为"辨阴病（证）十六字诀"。可见，从望诊信息来看，凡神疲乏力、双目无神、声音低微、短气少言、身体困重、畏寒嗜卧等症状并见者，属阳虚证的可能性大。

（2）色

凡见面色唇口清白、爪甲不荣而青紫者，属阳虚证的可能性大。

（3）形

从形体、体型进行辨识，除身体困重、畏寒怕冷、腹痛囊缩外，若患者双膝、腰背及命门穴、小腹及关元穴等区域触之冰凉，或体型肥胖浮肿、触之松软、动辄汗出者，属阳虚证的可能性大。

（4）舌

凡见舌色暗淡、苔滑腻而不干燥者，属阳虚证的可能性大。尽管不少医师会认为这是一种瘀血的表现，但阳气总督一身气血津液的运行，从温阳化气、温通血脉入手常较单纯的活血化瘀更具优势。

（5）脉

若脉见浮空、细而无力者，属阳虚证的可能性大。

（6）口气

凡见口淡，口干而少饮、不欲饮，渴而喜热饮，饮后小便频、腹胀，口中痰涎盛者，属阳虚证的可能性大。

（7）二便

凡见小便多清长、大便多溏软者，属阳虚证的可能性大。

4.个人理解与发挥

杨志敏认为，膏方利用草木、血肉有情之品的特性，常有滋补、平补、清补、涩补、攻补兼施的作用趋势，因此，它是可以纠正人体偏颇状态和治疗病证的药物，而不是单纯的补品。订制膏方时尤其需要对人体衰老、虚弱、偏颇及疾病的根源予以识别，如此方可使效力易于发挥，并规避不必要的风险。

就膏方中的组成而言，其中的药料多具偏性，在贵细药料中，红参、鹿茸功偏温补，西洋参、石斛效偏滋阴；在收膏药料中，鹿角胶功偏温补，黄明胶、鳖甲胶等效偏滋阴；在矫味药料中，红糖、饴糖功偏温中散寒，冰糖、砂糖效偏滋阴润燥。考虑到上述药物的使用量较大，医者需仔细辨识患者阴阳、寒热的偏颇情况，既能使遣方用药"有的放矢""直中靶心"，又能避免因错辨阴阳寒热而使患者出现心慌胸闷、恶心呕吐、口咽干苦、腹胀腹泻、食欲减退等不适。

有部分订膏患者是在服用汤药取效后，为巩固疗效、提升服药依从性、节省时间与费用而选择膏方长期服用。一般说来，医生对这类患者多驾轻就熟，常不至于出现混淆阴阳、寒热不辨的情况。除此以外，尚有部分患者对服用膏方趋之若鹜，常需医者在数诊次内对阴阳、寒热情况做到了然于胸。一些亚健康患者，多有颜面痤疮粉刺、口疮频发、稍食煎炸辛辣便上火的不适，但舌色淡红，苔白滑腻，脉沉细，这类患者实系阳虚火浮，既有中焦虚弱亦有升降功能失司的情况，若贸然采用滋阴降火的治法，多有胸闷呕恶、腹胀腹泻、食欲减退等副作用。同理，一些患者常有疲倦乏力、腰背酸痛、早泄等主诉，但面红口臭、舌红苔腻，脉数，这类患者实系湿热中阻、阳热内闭，若径直采用温扶阳气的治法，不啻为"火上浇油""抱薪救火"，犯了"实实之戒"。

（三）小结

郑钦安言："用药一道，关系生死。原不可以执方，亦不可以执药，贵在认证之有实据耳。实据者何？阴阳虚实而已。"（《医法圆通·卷一》）"总之，用姜附亦必究其虚实，相其阴阳，观其神色，当凉则凉，当热则热，何拘以姜、附为咎哉？"（《伤寒恒论·外附》）秦伯未援引先贤之言，指出："见痰休治痰，见血休治血，无汗不发汗，有热莫攻热，喘生休耗气，精遗不涩泄。明得个中趣，方是医中杰。真知本之言也！"

据此我们可知：①辨证论治是中医的精髓，虽重视扶阳，但不应拘泥于姜附；尽管重视扶阳，但不应仅囿于温阳。每位医家都有自己的用药风格和经验，但决定遣方用药的应该是对阴阳、寒热、虚实情况的辨识而非对个人经验的固执！②阴阳的情况与属性是医者遣方用药的依据，不仅开具汤药时应详尽掌握，订制膏方时更需如此。膏方虽以补法为基础，但究竟是补阴、补阳还是阴阳并补，实需仔细拿捏，不可猛浪。③方略中的阴阳观要求医者需掌握阴阳的内涵与层次，在四诊信息搜集和鉴别上下功夫，掌握阴阳的状态和辨识细节，如此方能开出让患者服之舒适、用之获益的膏方。

四、形神观

形神观的雏形首见于民国医家陈存仁写于20世纪30年代的《膏方浅识》，其云："膏滋药方调治慢性诸病之适应证。"认为膏方能形神同调、身心同治，无论是服药疗效还是依从性都是形神同病的首选。颜老尝言，膏方着力于肾、脾、心三脏，注重精气神的葆养，是调理疲劳、紧张焦虑、失眠等亚健康状态的便捷途径。

杨志敏认为，形神观是"形神合一"理论在膏方中的概括与运用，该理论常用于说明心理与生理、精神与物质、本质与现象等的对立统一。所谓形，指形体，即肌肉、血脉、筋骨、脏腑等组织器官，是物质基础；所谓神，指情志、意识、思维为特点的心理活动现象，以及生命活动的全部外在表现，是功能作用。二者相互依存、相互影响，是密不可分的一个整体。医者常能借助四诊所获得的患者躯体、心理的不适，窥见其脏腑、气血精微的盛衰情况、平衡与否，正确辨识形与神之间所处的关系与状态，并通过燮理气血、调理脏腑等手段实现调神、治神的目标，对身心疾病多有裨益。

（一）形神相合铸健康

"形神合一观"发生的哲学基础是物质与精神的辩证统一理念，属于中国古代哲学领域的内容，早在先秦诸子时期，就有比较深刻的认识和论述。该观念为《黄帝内经》在构建生命科学知识体系时所高度重视，并将其引入中医学的学科知识体系中。

中医学中的形神观念主要有以下三方面的内涵：

一是神为生命之主。"形神合一"构成了人的生命，神是生命的主宰。人的生命活动概括起来可分为两大类：即以物质、能量代谢为主的生理性活动和精神性活动。在心神的统帅与调节下，生命活动才表现出各脏器、各组织的特性、功能和行为整齐、协调与规律，正如《素问·灵兰秘典论》所总结的那样："凡此十二官者，不得相失也。故主明则下安……主不明则十二官危，使道闭塞而不通，形乃大伤。"人体不但自身各部分之间保持着密切的相互协调关系，而且与外界环境（自然环境、社会环境）也有着密切的联系。保持机体内外环境的相对平衡协调，也需仰赖"神"的统筹协调，一如《灵枢·本脏》中所说的："志意者，所以御精神，收魂魄，适寒温，和喜怒者也。志意和则精神专直，魂魄不散，悔怒不起，五脏不受邪矣。寒温和则六腑化谷，风痹不作，经脉通利，肢节得安矣。"这正是神在机体卫外御邪机能中的作用体现。

生命活动的一切表现、灵明神气及思维活动，均可概括为"神"。"所以任物者谓之心，心有所忆谓之意，意之所存谓之志，因志而存变谓之思，因思而远慕谓之虑，因虑而处物谓之智。"（《灵枢·本神》）意、志、思、虑、智等精神、思维活动都是在"心"的基础上产生的，均是"神"的具体表现。

二是形为生命之基。神以形为物质基础，"形具"才能"神生"，即只有具备了人的形体结构，才能产生精神活动。"肝藏血，血舍魂""脾藏营，营舍意""心藏脉，脉舍神""肺藏气，气舍魄""肾藏精，精舍志"（《灵枢·本神》），这不仅阐明了精、气、营、血、脉是"五神"的物质基础，而且说明了五脏的生理功能与"五神"活动的关系。五脏藏精化气生神，神接受外界刺激而生情，神活动于内，情表现于外，这就是脏腑与神、情的密切关系。

精、气、营、卫、血、津液等人体精微，是"神"活动的物质基础。"积精"可以"全神"，精的盈亏关系到神的盛衰，精气足才能使神的活动健全。《素问·八正神明论》曰："血气者，人之神，不可不谨养。"《灵枢·平人绝谷》曰："血脉和利，精神乃居。"这些论述均强调血气精微是神活动的基础。人体的物质基础充盛，人之精神才能旺盛，故《素问·上古天真论》曰："形体不敝，精神不散。"因为精神思维活动需要大量的气血精微来供应，所以病理上劳神太过，则心血暗耗、神志不宁，进而表现出各种心理活动异常。

三是形神合一乃生命存在的基本特征。神生于形，神又主宰形，形与神是高度的和谐统一，就形成了人体生命这一有机统一的整体。因此《灵枢·天年》篇曰："血气已和，营卫已通，五脏已成，神气舍心，魂魄毕具，乃成为人。"人体只有血气、五脏、精神、魂魄毕具，才会表现出鲜活的生命力，才会是一个充满生机的人。此篇又曰："五脏皆虚，神气皆去，形骸独居而终矣。"明确地指出当

生命消逝时形神将会分离。可见，人体生命运动的特征，即是精神、生理活动的
总体概括。

（二）形神观在膏方中的运用

　　杨志敏认为，形体、躯体上的不适，常是患者就诊时的所急所苦，而这些诉
求一旦被患者过分关注，则容易产生焦虑、抑郁等情绪。此常与"神"相关，多
为"神""魂""魄""意""志"等"五神"在人体的反映与投射，医者常能通过
望、闻、问、切等四诊信息，辨识患者的形与神的状态，从而"见病知源"。

1. 细窥形体知神病

　　"神"，是人体生命活动的总称，为心所藏。广义的神，是指整个生命活动
的外在表现；狭义的神，专指人的精神活动。"黄帝问于岐伯曰：愿闻人之始生，
何气筑为基，何立而为楯，何失而死，何得而生？岐伯曰：以母为基，以父为
楯，失神者死，得神者生也。黄帝曰：何者为神？岐伯曰：血气已和，荣卫已
通，五脏已成，神气舍心，魂魄毕具，乃成为人。"（《灵枢·天年》）神所代表的
生命规律及现象，是父母生殖之精结合并发育而成的医学事实，它的产生与生
命同源、同步。"心藏脉，脉舍神"（《灵枢·本神》），且心主血脉，神寄居于血脉
之中并为之所养。"心者，君主之官也，神明出焉""故主明则下安""主不明则
十二官危"（《素问·灵兰秘典论》）。心藏之神是人体生命活动的调控中枢，其对
魂魄意志、五志七情、五脏六腑、形体官窍、骨节百骸乃至全部生命活动具有总
体调节和支配作用。

　　"魂"，是与生俱来的，与生命规律之广义神俱生俱灭、相伴始终，随着生
命活动而出现的知觉机能，与其他心理活动共同完成对人体各种功能的支配、调
节、控制，为肝所藏，以血为养。"随神往来者谓之魂""肝藏血，血舍魂"（《灵
枢·本神》）"肝者，将军之官，谋虑出焉"（《素问·灵兰秘典论》）。潘毅指出：
"魂为神所支配，生理上神动则魂应、魂动而神知；反之，凡神动而魂不应，或

魂动而神不知，均属于异常。""魂病"常见的状态有3种：①梦魂颠倒，多指梦魇、梦游、梦呓等非良性梦境；②恍惚，多指魂不守舍，失魂落魄，常有心烦意乱，六神无主的表现；③变幻，多指产生各种幻觉。

"魄"，是与生俱来的，与生命规律之广义神俱生俱灭、相伴始终，随着生命活动而出现的本能感觉和动作，如身体及五官的听觉、视觉、味觉、嗅觉、触觉，以及新生儿不经训练而会的吮吸、啼哭等，与其他心理活动共同完成对人体各种功能的支配、调节、控制，为肺所藏，以气为养。"并精而出入者谓之魄""肺藏气，气舍魄"（《灵枢·本神》）"肺者，相傅之官，治节出焉"（《素问·灵兰秘典论》）。潘毅指出："肺主一身之气，气足才能达各脏腑组织、形体官窍，而发挥目视、耳听、鼻嗅、舌辨、身触、知饥渴、新陈代谢、睡眠、记忆以及自然动作等功用。"进言之，"魄病"者多有人生起落，伴有晦暗情绪，常有目暗无神、视而不见，听而不闻，食之无味，饥渴不知，冷热不辨，形销骨立等"落魄"表现。

"意"，是指接受外界事物刺激并作出相应反应的器官所进行的思维活动，为脾所藏，为营血所养。"心有所忆谓之意""脾藏营，营舍意"（《灵枢·本神》）"脾者，谏议之官，知周出焉"（《素问·灵兰秘典论》）。脾为后天之本，是营血化生之源。脾运健旺，营血充足，则思虑周全，思路清晰，意念丰富；反之脾运不健，营血化源匮乏，则思虑能力降低，或思虑过多而执着、纠结。

"志"，是指对意念、意象等思维讯息所作出的记忆贮存与思考修正，为肾所藏，为精所养。"意之所存谓之志""肾藏精，精舍志"（《灵枢·本神》）。肾为先天之本，是脏腑精气汇聚之所。肾精充足，知识丰富，记忆力强，谓之"博闻强识"，反之肾精亏虚，精神不振，健忘痴呆，甚者如浑噩恍惚。

以不寐（非器质性睡眠障碍）为例，患者常以失眠为所急所苦而就诊，"神"病轻者，可仅见日间精力不济，甚者常过度关注睡眠问题，放大失眠损害，情绪易激惹，焦虑抑郁问题突出；"魂魄"同病轻者，常见局部怕风怕冷、麻木酸痛等躯体感觉的异常，甚者多疑神疑鬼、草木皆兵，失魂落魄如行尸走肉、有自残倾向或行为；至于思维能力、记忆力、注意力的下降，属于意、志为病，甚者多有浑浑噩噩、痴呆。五神异常常会引起脏腑、气机的功能紊乱，血气津精液等生成与代谢异常，久之更有气郁、血瘀、痰浊等病理产物为患作祟。

2. 调形治神复和态

"谨察阴阳所在而调之，以平为期。"（《素问·至真要大论》）杨志敏认为，精、气、营、卫、血、津液等人体精微，是"神"活动的物质基础，葆养、调治形神的订膏方略应从气血、脏腑立论立法和遣方用药，常用于亚健康疲劳状态，心悸、不寐、郁证、眩晕，胃痛、痞满、胃肠功能紊乱，月经不调、种子育嗣、绝经前后诸症等内科、妇科病证的调治。常见思路如下。

（1）心肝同调，解郁安神

各类情志因素，过度劳累及素体气郁、易于生湿化火者，常有气血不和，心神失养而出现情绪活动异常。此类患者就诊时望之多神态紧张、情绪焦虑，舌红、苔黄白干腻，切之脉滑数、兼具细弦，腹力触之适中或偏于充足。杨志敏在遣方用药时，常调畅气机、疏其血气，令其条达而致和平，逍遥散、柴胡疏肝散、大柴胡汤、小柴胡汤、柴胡加龙骨牡蛎汤是其常用方。兼夹血瘀者，常合血府逐瘀汤，更入郁金、丹参、蒲黄等品；兼夹湿热者，常加开中焦方[1]、泻心汤、黄连温胆汤，更入栀子、豆豉、薏苡仁、苍术、黄柏等药物。

（2）补益心脾，养心安神

各类情志因素、劳累过度及素体气虚、阳虚等，致使脾气亏损、气血生化乏源，累及主血藏神的"君主之官"而出现情绪活动异常。此类患者就诊时望之多面色萎黄、㿠白无华，舌色淡红或白、质嫩体胖大、苔水滑而腻，切之脉沉细芤

---

1 开中焦是一种重视健运中焦、强调疏利气机以治疗湿病（证）的治法；杨志敏以苍术、藿香、砂仁、法半夏、茯苓、陈皮、白豆蔻、山楂、桂枝、甘草组成开中焦方。

微，腹力触之偏软弱，多无胸胁苦满，心下、胃脘、脐周、少腹多触之疼痛、酸胀，甚者无抵抗感，按之不仁。杨志敏在遣方用药时，常补脾益心，健运中焦，气血双补而致平和，桂枝人参汤、黄芪桂枝五物汤、归脾汤、补阴益气煎是其常用方。兼夹肾虚精亏者，以菟丝煎为主方，又添山茱萸、山药、肉苁蓉等品；时值更年期，见虚热者，以二仙汤、酸枣仁汤为主方，佐以沙参、玉竹、麦冬、五味子等药；见痰湿水饮甚者，以桂枝甘草龙骨牡蛎汤、五苓散、茯苓饮为主方，佐以苍术、陈皮、砂仁等药物。

（3）扶阳抑阴，益心安神

各类情志因素、劳累过度及身心同病日久者，致使阴阳紊乱、脏腑失和、痰湿、水饮、瘀血为患作祟，阴邪窃据阳位，阻塞脏腑、经络、表里，阳气升降出入异常，浮越游离于外，无法敛降潜藏。此类患者就诊时多有滋阴清热、疏肝解郁等常规治法疗效不佳的病史特征，除外失眠，常有中至重度的情绪障碍，病证繁复，寒热错杂。杨志敏多在舌象、脉象、腹征及独处藏奸处作阴阳寒热的真假辨识。其遣方用药时，常温潜阳气，除盘踞阴邪而致平和，四逆汤合桂枝甘草龙骨牡蛎汤、温氏奔豚汤、破格救心汤是其常用方。兼见肾虚精亏者，以菟丝子、淫羊藿、枸杞子、巴戟天等"肾四味"为主出入加减；兼夹寒湿甚者，增益苓桂剂、五苓散等方药；见瘀血作祟，佐丹参、桃仁、红花、赤芍等品；中土虚弱、痰湿为患时，常合开中焦方，常用苍术、砂仁、陈皮、半夏等药物。

（三）小结

神、魂、魄、意、志等人之五神，为脏腑、气血津精液等所养，形神相合，成就躯体、心理、适应能力相协调的"和态健康"；形神失和，则常在躯体、心理、适应能力等方面出现不适，内、外、妇、儿、骨等各科疾病均会出现相关病证（症）。杨志敏认为，形神观有助于我们在订制膏方时能准确辨识形与神的状态，更有助于我们利用草木、血肉有情之品的菁华，达到调理气血、滋润脏腑、修复身心的目标。

五、脏腑观

　　脏腑观的雏形见于《膏方大全》："膏方者……而所以营养五脏六腑之枯燥虚弱者也。""膏方……乃包含救偏却病之义。亦须视各个之病根，而施以生津、益气、固精、养血。"又言："第一，须识消长之机……故见阳衰之证即须推其何以阳衰，阴衰之证即须推其何以阴衰，施补庶能入彀。""第二，须识相互之机……故补气而不补火，补血而不补气，决难尽其能事。"

　　杨志敏认为，脏腑观是脏腑辨证在膏方中的概括与运用。医者需据患者的四诊信息，对需要调整的脏腑作出"定位"诊断，并进一步细化至该脏腑的精、气、血、津液、阴阳的层面；同时需对脏腑病证性质的寒、热、虚、实，甚至寒热错杂、寒热真假、虚实夹杂、虚实真假等情况作出"定性"诊断。在洞悉脏腑情况的基础上，医者还可利用脏腑间的协同制约关系以提升疗效、让患者获益。

（一）辨脏腑

　　膏方应用中的"辨脏腑"，就是指在临床施用膏方调理时，务必先要对患者施以脏腑辨证，明白患者是何脏何腑功能活动发生了偏颇、失调，以及脏腑机能属于哪种失调状态，然后才能遣方用药，"有的放矢"。所谓的脏腑辨证，是指运用脏腑经络、气血津液阴阳及病因的相关理论，分析四诊所搜集的症状、体征等资料，以辨明疾病所在的脏腑部位、病因、性质以及邪正盛衰的一种辨证方法。

1.心与小肠病证的辨识

　　心居胸中，外有心包络裹护。心的主要生理功能是主血和藏神，开窍于舌，其华在面。心的病变主要表现为血液运行和神志活动的异常，因此心脏病的常见症状有心悸怔忡、胸（闷）痛、心烦、失眠、神昏、神志错乱等。心与小肠相表里，小肠主液，受盛化物，泌别清浊，故小肠病的常见症状为小便赤涩灼痛、尿血。上述内容就是心与小肠病证辨识的"定位"依据。心与小肠病证之性质，有寒热虚实之别，具体辨识如下。

（1）心气虚证

此证是指心气不足，鼓动无力所表现的证候，常由久病失养，或年高心气衰微所引起。此证辨识的要点：①以心气不足，鼓动无力为主要病机。②以心悸和气虚症状并见为辨证依据。③有身倦乏力、自汗、气短、面色淡白等气虚证的定性症状。④有心悸或怔忡、动则尤甚、脉虚弱或结代等心病的定位症状。

（2）心阴虚证

此证是指心阴耗损，虚热内扰所表现的证候，常由思虑劳神过度，暗耗心阴等所引起。此证的辨识要点：①以心阴耗损，虚热内扰心神为主要病机。②以心悸、心烦、失眠多梦和虚热症状并见为辨证依据。③有形体消瘦、口咽干燥、颧红盗汗、五心烦热、舌红少津、脉细数等虚热证的定性症状。④有心悸、心烦、失眠多梦等心病的定位症状。⑤心血虚证与心阴虚证的鉴别：两者都以心悸、失眠多梦、健忘为主症，而心血虚证有血虚证的一般表现，无虚热之象；心阴虚证则有虚热特点。

（3）心脉痹阻证

此证是指各种致病因素导致心脉痹阻不通，血行不畅所表现的证候，常由正气不足，瘀血、痰浊、阴寒、气滞等因素阻痹心脉所引起。此证的辨识要点：①以心脏脉络痹阻不通为主要病机。②以心悸怔忡、心胸憋闷疼痛的心病定位症状为辨证依据。③有舌紫暗或有瘀斑、瘀点、脉涩或结代等血瘀证的定性症状。④本证有不同类型，如因痰浊阻痹心脉所致者，可见心胸闷痛、体胖多痰、身重困倦、舌胖苔厚腻、脉沉滑；若因阴寒凝滞心脉所致者，可见心胸剧痛、得温痛减、畏寒肢冷、舌淡苔白润、脉沉迟或沉紧；若因气滞心脉痹阻者，可见心胸胀痛、喜太息，并因情志波动而诱发或加重，舌淡红或暗红、脉弦等。

心阳虚证、心血虚证、血虚兼夹痰（热）扰神者亦多有使用膏方治疗的空间，限于篇幅，在此不一一细述；至于心阳暴脱证（亡阳）多见于危急重症，膏方力缓不宜用。

2.肺与大肠病证的辨识

肺居胸中，上连气道，开窍于鼻，外合皮毛。肺的生理功能是主管呼吸，辅心行血，通调水道。肺病的常见症状有咳嗽、气喘、咯痰、胸痛、咯血、声音嘶哑、鼻塞流涕和水肿等。肺与大肠相表里，大肠为"传导之官"，能吸收水分，排泄糟粕。大肠病的主要症状有便秘、泄泻、便血等。上述内容就是肺与大肠病证辨识的"定位"依据。肺与大肠病证之性质，有寒热虚实之别，具体辨识如下。

（1）肺阴虚证

此证是指肺阴亏耗，虚热内扰，肺失清肃所表现的证候，常由久咳伤阴，痨虫袭肺等引起。此证的辨识要点：①以肺阴亏耗，虚热内扰为主要病机。②以干咳无痰或痰少而黏和虚热症状并见为辨证依据。③有五心烦热、颧红盗汗、口干咽燥、形体消瘦、舌红少苔或无苔、脉细而数等阴虚内热的定性症状。④有干咳、咯血、胸痛、音哑等肺病的定位症状。⑤若伴见气短、乏力、神疲倦怠，则为肺的气阴两虚证。

（2）痰湿阻肺证

此证是指痰浊阻塞于肺，以致肺气上逆所表现的证候。此证的辨识要点：①以痰湿阻塞于肺，肺气上逆为主要病机。②以咳嗽痰多色白，易咯出，而寒热之象不明显为辨证依据。③有咳嗽痰多、色白而黏、易于咯出、胸闷，甚则气喘痰鸣，舌淡苔白腻、脉滑等肺病的定位症状。对许多久病咳喘的患者而言，肺脾两虚或肺、脾、肾三脏皆虚并见痰湿内阻的情况亦常见。

（3）肠虚滑脱证

此证是指大肠阳气虚衰，失于固摄，以致大肠滑脱失禁所表现的证候。常由久泻、久痢伤及脾肾等引起。此证的辨识证要点：①以大肠阳衰，滑脱不禁为主要病机。②以泻下无度和虚寒之象并见为辨证依据。③有腹痛隐隐、喜温喜按、形寒肢冷、舌淡苔白滑、脉沉弱等虚寒证的定性症状。④有泻下无度，或大便滑脱失禁，甚则脱肛等大肠病的定位症状。

肺气虚证兼夹寒痰阻肺者，阴虚并见大肠湿热者，亦多有使用膏方治疗的空间，限于篇幅，在此不一一细述；至于风寒束肺证、风热犯肺证、燥邪犯肺证、热邪壅肺证等肺系病证当以解表为主，非膏方所宜，即所谓"发散不用膏"是也。

3.脾与胃病证的辨识

脾胃共处中焦，为表里关系。脾主运化水谷，胃主受纳腐熟，脾主升，胃主降，共同完成饮食物的消化、吸收与输布。脾为气血生化之源，又能统摄血液。脾的病变常见症状有腹胀腹痛、泄泻或便溏、浮肿、出血、肢体倦怠等；胃病常见的症状有胃脘疼痛、恶心、呕吐、呃逆、嗳气等。以上常作为脾与胃病证辨识的"定位"依据。脾与胃病证之性质有寒热虚实之别，具体辨识如下。

（1）脾气虚证

此证是指脾气不足，运化失常所表现的证候，常由饮食失调，劳累过度等伤脾耗气所引起。此证的辨识要点：①以脾气不足，运化失常为主要病机。②以纳少、腹胀、便溏和气虚症状并见为辨证依据。③有肢体倦怠、少气懒言、面色萎黄无华、舌淡苔白、脉缓弱等气虚证的定性症状。④有纳少、腹胀、便溏、消瘦、浮肿等脾病的定位症状。

（2）胃阴虚证

此证是指胃阴不足，胃失濡润，和降失常所表现的证候，常由温热病后期，胃阴耗伤，或气郁化火伤阴所引起。此证的辨识要点：①以胃阴不足，纳降失常为主要病机。②胃失和降与阴虚之象并见为辨证依据。③有口咽干燥、大便干结、小便短少、舌红少苔或无苔、脉细而数等阴虚证的定性症状。④有胃脘隐隐灼痛、饥不欲食，或食而甚少，或胃脘嘈杂、脘痞不舒，或干呕呃逆等胃失纳降的定位症状。

（3）胃腑血瘀证

此证是指瘀血积滞胃腑所表现的证候，常由寒凝、气滞等原因使血瘀于胃所引起。此证的辨识要点：①以胃腑血行瘀阻为主要病机。②以胃脘疼痛和瘀血之象并见为辨证依据。③有疼痛固定不移、痛处拒按、面色紫暗、舌紫暗，或有瘀斑、瘀点、脉涩等瘀血证的一般症状。④有胃脘疼痛如针刺、或如刀割，或者食少、消瘦，或吐血，或大便色黑等胃病定位症状。

其他如脾气下陷证、脾不统血证、脾阳虚证、脾阴虚证、脾胃阴虚兼夹湿热证、胃气虚证、胃阴虚证、胃阳虚证、阳虚并见寒湿困脾等证，亦多有使用膏方治疗的空间，限于篇幅，在此不一一细述；至于胃寒证、食滞胃肠证、胃腑气滞证、胃肠实热证等脾胃系病证当以行气通腑、攻下积滞为主，非膏方所宜，即所谓"通利不用膏"是也。

4.肝与胆病证的辨识

肝位于右胁，其生理功能为疏通全身气机和藏血。肝病常见的症状有胸胁、乳房、少腹胀痛或窜痛、头部胀痛、头晕目眩、情志抑郁，或急躁易怒、肢麻手颤、四肢抽搐、消化异常，以及目疾、月经不调、睾丸疼痛等。胆附于肝，为中精之府，其生理功能为贮藏胆汁，排泄胆汁，以助消化。胆病常见症状有口苦、黄疸、惊悸、胆怯等。上述肝胆病临床表现常作为肝与胆病证辨识的"定位"依据。肝与胆病证之性质，有寒热虚实之别，具体辨识如下。

（1）肝气郁结证

此证是指肝失疏泄，气机郁滞所表现的证候，常由精神刺激，情志不遂以致肝失疏泄所引起。辨识要点：①以肝失疏泄，气机郁滞为主要病机。②以情志抑郁、胸胁、少腹胀痛或窜痛、脉弦为辨证依据。③有胸胁、少腹胀痛或窜痛、胸闷善太息、情志抑郁或易怒、脉弦等肝病定位症状。④由于肝之疏泄气机功能涉及面广，故还可兼见胸闷善太息、咽喉如梗、瘿瘤，或气滞血瘀的妇女乳房胀痛、月经不调、痛经或经闭，血瘀胁下之癥块等症。

（2）肝阴虚证

此证是指肝阴不足，虚热内扰所表现的证候，常由久病伤阴或肾阴不足以致水不涵木所引起。辨识要点：①以肝阴不足，虚热内扰为主要病机。②以筋脉、头目失养和阴虚虚热症状并见为辨证依据。③有形体消瘦、五心烦热、口干咽燥、潮热盗汗、面部烘热、舌红少苔或无苔、脉细弦数等虚热证的定性症状。④有头昏耳鸣、两目干涩、胁肋灼痛，或手足蠕动等筋脉、头目失养等肝病定位症状。

（3）肝风内动证

此证是指以眩晕欲仆、抽搐、震颤等"动摇不定"症状为主要特征的一类证候，常由肝阳上亢、高热、阴虚、血虚等进一步发展所致。根据病因病性的不同，临床主要分为肝阳化风、热极生风、阴虚生风和血虚生风四种证型。其中阴虚生风证，是指阴液亏虚、筋脉失养所表现的动风证候，常由外感热病后期伤阴，或内伤久病，阴液耗伤所引起。辨识要点：①以阴液亏虚，筋脉失养而风动为主要病机。②以阴虚和动风之象并见为辨证依据。③有眩晕耳鸣、潮热颧红、口咽干燥、舌红无苔、脉细数等虚热的定性症状。④有手足蠕动等虚风内动的肝病定位症状。

诸如肝血虚证，阴虚并见肝火上炎，肝胆湿热、风阳上扰者，胆郁痰扰证者均有使用膏方治疗的空间，限于篇幅，在此不一一细述。

5.肾与膀胱病证的辨识

肾位于腰部，主管人体的生长发育与生殖，调节水液代谢，并有纳气功能。肾寓元阴元阳，为脏腑阴阳的根本。肾病的常见症状有腰膝酸软、头晕耳鸣、发脱齿摇、遗精早泄，或阳痿不育、浮肿、气喘、二便异常等。膀胱位于下腹部，与肾相表里，能贮尿排尿。膀胱病变的常见症状有尿频、尿急、尿痛、尿血、尿闭、遗尿，或小便失禁。以上临床表现常是肾与膀胱病证辨识的"定位"依据。肾与膀胱病证之性质，有寒热虚实之别，具体辨识如下。

（1）肾精不足证

此证是指肾精亏虚，生殖和生长发育机能低下所表现的证候，常由先天禀赋不足，或房室不节，过度耗伤肾精所引起。辨识要点：①以肾精亏虚，功能低下为主要病机。②以小儿发育迟缓，成人生殖机能低下及早衰之象为辨证依据。③有小儿发育迟缓，或成人早衰等肾精不足的表现，以及男子精少不育、女子经闭不孕、性机能减退等肾病定位症状。

（2）肾阳虚证

此证是指肾阳亏虚，温煦失职，气化失权所表现的证候，常由素体阳虚，或房劳过度，或久病伤阳所引起。辨识要点：①以肾阳亏虚，温煦、气化失常为主要病机。②以性与生殖机能减退与畏寒肢冷、腰膝酸冷等虚寒之象并见为辨证依据。③有面色淡白或黧黑、神疲乏力、舌淡胖苔白滑、脉沉迟无力等虚寒的定性表现。④有男子阳痿不举、精冷不育，女子宫寒不孕、性欲减退，小便清长、夜尿多、大便久泻不止、五更泄泻，浮肿、按之凹陷不起，甚则腹部胀满、心悸咳喘等肾病定位症状。

（3）肾气不固证

此证是指肾气不足，封藏固摄功能失职所表现的证候，常由先天禀赋不足，或久病劳损，伤及肾气所引起。辨识要点：①以肾气不足，固摄无力为主要病机。②以肾和膀胱不能固摄的症状为辨证依据。③有小便频数而清，或尿后余沥不尽，或夜尿多，或遗尿，或小便失禁，男子滑精、早泄，女子带下清稀、胎动易滑等肾病定位症状。④有神疲乏力、耳鸣、舌淡脉沉弱等气虚表现。

诸如肾阴虚证、肾不纳气证、阴虚并见膀胱湿热证，亦多有使用膏方治疗的空间，限于篇幅，在此不一一细述。

（二）知联系

张登本教授认为：机体各部分既有明确的分工，又有密切的合作，共同维持着生命活动的有序进行。如肝气的升发，能够制约肺气的清肃下降，反之肺气之下降能协调制约肝气之升发。心居上焦属火，肾位于下焦属水，心阳要不断下降以温肾脏，肾阴需不断上升，奉养心阴以制心火，心、肾之间的气机升降运动，既维持了心肾之间的相互交通、水火既济的关系，也协调了整体的阴阳平衡。心阳又能下降中焦以温脾胃，脾胃得心阳之温，方能纳运结合，升降相宜，消化正常，气血源源不断地化生，补充心血而养全身。心肺同居上焦，肺主一身之气，心"主身之血脉"，心肺之间的气机升降出入有序，才能完成"毛脉合精"以维持全身气血循环和充养作用。肺司呼吸，肾主纳气，肺肾气机升降出入正常，息道通利，呼吸均衡。肝肾同居下焦，精血互生，肝阳易亢浮动，需赖肾阴滋养潜降。

人体的脏腑在生理上是一个有机的整体，因而发生疾病时常可互相影响。凡两个或两个以上的脏器相继或同时发生疾病时，即为脏腑兼病。脏腑兼病在临床上甚为多见，其证候也较为复杂，兹列举如下。

1.气血虚

（1）心脾两虚证

此证是指心血不足，脾气虚弱所表现的证候，常由久病失调，或思虑过度耗伤心脾所引起。辨识要点：①以心血不足，脾气虚弱为主要病机。②以心悸、失眠多梦等心神失养的症状与纳差、腹胀、便溏等脾虚不运化症状共见为辨证依据。③有脾不统血之皮下出血，或妇女月经量少色淡、淋漓不尽等症。

（2）肺脾气虚证

此证是指肺脾两脏气虚，以气短咳喘，纳呆腹胀为主要表现的证候，常由久病咳喘，或劳倦伤脾所引起。辨识要点：①以肺脾之气不足，两脏功能减退为主要病机。②以咳喘、气短、腹胀便溏和气虚之象并见为辨证依据。③有神疲乏力、语声低微、自汗、面白无华、舌淡苔白滑、脉虚或弱等气虚症状。④有久咳不止、痰多稀白，或气短而喘，以及食欲不振、腹胀便溏、甚则面浮肢肿等肺脾功能减退的定位症状。

2. 阴阳虚

（1）肺肾阴虚证

此证是指肺肾两脏阴液亏损不足，虚热内扰所表现的证候，常由久咳伤肺，肺虚及肾，或虚痨久病，肾病及肺所引起。辨识要点：①以肺肾阴虚，虚热内扰为主要病机。②以肺肾常见症状与虚热之象并见为辨证依据。③有形体消瘦、颧红盗汗、潮热、五心烦热、口咽干燥、舌红无苔或少苔、脉细数等虚热证的定性症状。④有干咳无痰、痰少而黏，或痰中带血、或声音嘶哑、腰膝酸软、男子遗精、女子月经量少、经闭、崩漏等肺肾不足的定位症状。

（2）脾肾阳虚证

此证是指脾肾两脏阳气虚衰，以泄泻或水肿为主要表现的证候，常由久泻不止，或脾肾久病伤阳所引起。辨识要点：①以脾肾之阳不足，阴寒内盛为主要病机。②以泻痢浮肿、腰膝冷痛和虚寒症状并见为辨证依据。③有面色淡白、形寒肢冷、精神萎靡、舌质淡胖苔白滑、脉沉迟无力等虚寒证的定性症状。④有腰膝或下腹冷痛、久泻久痢不止，或五更泄泻、完谷不化、粪质清稀，或面浮肢肿、小便不利，甚则腹胀如鼓等脾肾不足的定位症状。

3. 气血失和

肝脾不调证，此证是指肝失疏泄，脾失健运所表现的证候，又称肝郁脾虚、肝气犯脾，常由情志不遂，郁怒伤肝犯脾，或劳倦伤脾侮肝所引起。辨识要点：①以肝失疏泄，脾失健运为主要病机。②以胸胁胀满、腹痛肠鸣、纳呆便溏、脉弦为辨证依据。③有胸胁胀闷窜痛、善太息、情志抑郁或急躁易怒和纳呆腹胀、便溏不爽、肠鸣矢气，或大便溏结不调，或腹痛欲泻、泻后痛减等肝郁脾虚的定位症状。

4. 阴阳失和

心肾不交证，此证是指心肾水火既济失调所表现的证候，常由思虑太过，久病伤阴，或房事不节伤肾所引起。辨识要点：①以肾阴不足，心火偏亢为主要病机。②以心烦不寐、遗精、腰膝酸软和虚热症状并见为辨证依据。③有五心烦热、潮热盗汗、健忘、头晕耳鸣、舌红无苔、脉细数等虚热证的定性症状。④有心烦不寐、心悸不安、口舌生疮及腰脊酸痛、遗精等心肾疾病的定位症状。⑤本证亦可兼见腰膝酸困、发凉等肾阳虚表现。

其他如心肺气虚证、心肝血虚证、心肾阳虚证、肝肾阴虚证、肝气犯胃证、肝火犯肺证亦多有使用膏方治疗的空间，限于篇幅，在此不一一细述。

人体的气化、气机活动是各脏腑综合作用的结果，同时又是维持脏腑间平衡的重要因素，正是脏腑及精微物质的气化，气机之聚散、升降出入运动，才构成了人体气化、气机活动的总画面。

（三）小结

脏腑观是膏方方略的核心，要求医者既要做到"定位"，又要做到"定性"，还需要判断兼夹情况。遣方用药时不仅需要针对一脏一腑的情况，还需要联系他脏、体质状态、整体情况予以通盘考量、全局把握。

需要注意的是，尽管临床上许多虚实夹杂、或以虚为主的病证都有使用膏方的空间，但若从汗、和、下、吐、消、温、清、补等"八法"来考量，需要用解表、攻下、催吐解决的脏腑病证常不宜或不必使用膏方，正如秦氏所指出的："发散不用膏，攻下不用膏，通利不用膏，涌吐不用膏。以此数者，非润泽所宜。"

六、津液观

津液观的雏形首见于《膏方大全》："余治刘姓妇白带，沈其纲痰饮，黄明玺胀满，人皆引数病无补法，而以服膏方为戒；然卒因以蠲除痼疾，盖能识其机也。"秦氏以膏方治疗上述病证，不仅缓解了病情，更使患者的痼疾沉疴得以痊愈，可知津液代谢障碍并非订膏的禁忌证。

杨志敏认为，津液观是津液辨证在膏方中的概括与运用。进言之，人体津液的吸收、敷布及排泄过程是多个脏腑在气化、气机的聚散、升降出入运动中协调、配合作用的结果。痰饮水湿则是津液代谢障碍的主要产物，医者订制膏方时，既要根据四诊信息对相关脏腑作出"定位"诊断以及痰饮水湿所属的"定性"诊断，也要重点关注胶、糖、贵细药料等收膏、矫味及滋补饮片对脾胃运化、胃肠吸收功能的影响，避免湿浊积滞的产生。

（一）气机、气化是人体津液代谢的核心

津液的吸收、敷布及排泄过程，就是多个脏腑在气化、气机的聚散、升降出入运动中协调、配合作用的结果。津液代谢是一个很复杂的过程，其基本方式是"聚合""离散"和"清升浊降"，以肺、脾、肾三脏为核心，主要分为三个阶段完成。

首先，中焦如沤。当饮食进入胃中，经胃初步消化为食糜，降于小肠进行精细消化，并大量吸收其中之"清"（包括津液和水谷精微）。津液经胃和小肠吸收后上输于脾，于是借助脾气主升之力，将津液"上归于肺"，而浊者则在胃和小肠的作用下输送至下焦，分别经肾传于膀胱和大肠。由于脾为"仓廪之官"，脾之升为胃及小肠的下降作用创造了条件。同时，胃肠的下降作用又有助于脾的升清。升与降相互影响，完成了以脾为中心的第一次"清升浊降"的气化、气机活动。

其次，上焦如雾。当津液"上归于肺"之后，经肺的宣发作用布于全身，组织利用后的浊液在肺气的肃降作用下，一部分从口、鼻、皮肤排出体外，另一部分则借其肃降之力"下输膀胱"。这是以肺（还有心）为主所进行的第二阶段气化、气机的"清升浊降"活动。

第三，下焦如渎。输送至下焦的浊渣在肾阳的蒸化作用下，"浊中之清"再由肾脏吸收并上输于心、肺后布散于全身，供脏腑器官再利用。"浊中之浊"则借助肾的气化作用，降入膀胱而后排出体外。这是以肾为中心所进行的第三阶段津液代谢活动。

此外，心、肝、大肠、三焦等脏腑在这一清升浊降的津液代谢运动中也发挥了各自作用。正如《素问·经脉别论》中所言："饮入于胃，游溢精气，上输于脾。脾气散精，上归于脾肺，通调水道，下输膀胱。水精四布，五经并行。"从中不难发现，人体一切生理活动的完成，一切物质的转化，均是在气化的聚散和气机运动的升降出入过程中完成的。同时，各脏腑间又在气化、气机的活动中保持着和谐、有序的关系。

在津液代谢过程中，气化的"聚""散"运动状态具有至关重要的作用。生理情况下，肺、脾、肾、三焦气化之"聚""散"对津液发挥着双向调节作用。"散"，可以使津液以无形之"气"的状态在人体表里内外输布，以发挥其濡润作用，此即所谓"上焦开发，宣五谷味，熏肤充身泽毛，若雾露之溉，是谓气"（《灵枢·决气》）之意。如果气化之"散"的作用不足，或者"聚"的作用太过，就会使津液凝聚为痰、饮、水、湿等病理产物。

（二）津液观在膏方中的运用

1.痰饮水湿的辨识

津液代谢障碍就会化生为痰、饮、水、湿等不同的病理产物，四者在形质、流动性、证候表现上有异有同，其形成常与肺、脾、肾等脏腑功能失调和对水液的气化失常有关。"湿"无明显形质可见而呈"汽态"，弥漫性大，以肢体闷重酸困等为主要表现；"水"质清稀为液态，流动性大，以水肿、少尿为主症；"饮"是一种较水浊而较痰稀的液态病理产物，常停聚于某些腔隙及胃肠，以停聚处的症状为主要表现；"痰"质地稠浊而黏，常呈半凝固乳胶状态，流动性小，多停于肺，但可随气流窜全身，见症复杂，一般有吐痰多的主症。由于湿、水、饮、痰本属一类，难以截然划分，且可相互转化、兼并，故又常互相通称，有痰饮、痰湿、水饮、水湿、湿饮、湿痰等名。四者虽然同源于气化机能滞碍，但其相互在性状、滞留部位、致病特点以及所致病证均有不同，见表3-1。

表3-1　不同病理产物的性状、滞留部位、致病特点及所致病

病理产物	性质	常见部位	常见症状	常见病名
痰	有形，质稠，半凝固状；无形，但见其症	内外表里，无处不到	咳喘咯痰，咽中如滞，呕恶脘痞，食欲下降，心悸眩晕，四肢倦怠等	喘咳，呕吐，痞满，泄泻，眩晕，嘈杂，怔忡，惊悸，癫狂，寒热，痈肿，痰核等
饮	较痰稀而比水稠，呈稀涎液状	体内脏腑	肠鸣，呕吐清水，脘腹痞胀，咳唾引痛，胸胁胀满，心悸胸闷，气喘，身重疼痛，肢体浮肿等	痰饮、悬饮、溢饮、支饮等
湿	类似气态、呈弥漫之状	内外表里，无处不到	身重酸楚，头重如裹，关节疼痛、屈伸不利，脘闷呕恶，尿浊，腹泻，带浊，皮肤糜烂、疮疡等	风湿、湿痹、黄疸、太阳中暍
水	比饮更为清稀，呈液态	低下或松弛部位，浸渍肌肤，泛滥全身	颈脉动，水肿、面肿、腹肿，喘息，大便溏，小便不利，气上冲咽	风水、皮水、正水、石水及黄汗

痰饮水湿滞留与气机气化滞碍相互影响，由此引发血行失常而淤堵，形成痰瘀互结。痰浊与瘀血相互搏结，以局部肿块刺痛，或肢体麻木，胸闷多痰，或痰中带紫暗血块，舌紫暗或有斑点、苔腻，脉弦涩等为常见的证候。颜老认为，高脂血症为血中之痰浊，协调肝脾、调畅中焦有益于该病的治疗。该病易引起心脑血管疾病，原因在于其病理产物痰瘀痹阻血脉、经络而成。若以膏方治疗该病时当以固本清源为原则，证见气虚痰湿血瘀者，可考虑使用颜氏降脂方为膏方中的君方。

2.个人理解与发挥

祛风胜湿法、芳香化湿、清热燥湿、运脾化湿、淡渗利湿、升阳化湿、养阴化湿、益气化湿、通泻湿浊、化瘀利湿等为颜老"治湿十法",其中,祛风胜湿法多用于风湿袭表,症见发热,四肢酸楚、浮肿瘙痒,关节容易肿胀、疼痛的患者,这类治法不常用于膏方。杨志敏临证较常使用的治法列举如下。

（1）运脾化湿法

此类患者多素体虚弱,以阳虚、气虚体质为主,脾胃虚寒、脾气亏虚导致湿邪内困中焦。脾失健运、痰湿内盛常可见纳呆腹胀、体倦身重、恶心欲吐、口腻不渴、大便溏薄、小便短少、苔白腻根厚、脉迟缓或虚等症状。二陈汤及相关加减方、平胃散等方剂为膏方中的常用方药,且苍、白二术常同用,运脾、补脾同施。此法常搭配淡渗利湿法,用茯苓、泽泻、车前子以分清泌浊,并可酌情配伍乌药、沉香以调整气机,即"气行则水行"。

（2）益气（升阳）化湿法

湿为阴邪,其性缠绵。素体虚弱者,久病克伐脾胃,多致"清阳不升,浊阴不降"、正虚湿盛的局面。患者既可出现面色萎黄或苍白,身倦乏力,舌淡、苔腻、脉弱等,又可见四肢困倦,精神减少,身热心烦,尿黄,口渴自汗,脉虚等。膏方中需酌情选用补中益气汤、益气聪明汤、薯蓣丸、东垣清暑益气汤为君方,五指毛桃、千斤拔、牛大力等岭南药材均有益气升阳、补虚除湿的功效,临证选药时亦应重视。

（3）养阴化湿法

素体虚弱,以阴虚、血虚、气阴两虚体质为主,脾胃阴虚亦可有湿浊停滞。这类需养阴化湿患者,多有素日酗酒、嗜烟的情况,常上有湿热、真阴下竭,既有心烦口苦、小溲短赤、大便或稀或溏、苔黄腻而燥、脉濡数等湿热症状,又有疲倦乏力、头晕、舌红、脉细数等阴虚症状。医者在祛湿的过程中需兼顾养阴,以"救阴而不助湿,治湿而不伤阴"为原则,常搭配清热燥湿法,选用连朴饮、猪苓汤，苍术、白术配玄参、麦冬、生地黄等。

（4）化瘀利湿法

有的老年人或久病的患者，水病及血，会有一个湿瘀互结的情况。眶周黧黑，巩膜瘀丝，但欲漱水不欲咽，舌紫脉涩，女性患者还可见经行不畅，色紫有块，肌肤甲错或闭经等。膏方可以控涎丹、桃红四物汤为君方，辅以益母草、泽兰、泽泻等药物。日久湿瘀互结与阳虚、气虚并见者，症见面色萎黄、灰暗，神萎或烦躁，畏寒，浮肿或有消瘦，腹水，胸闷，气促，腹胀，厌食，恶心呕吐，尿少或清长，便秘或腹泻，甚则神昏惊厥，舌质多见淡胖，苔薄白、白腻或黄腻，脉沉细等，多需联用通泻湿浊、温阳化湿法。

（三）小结

津液代谢，是多个脏腑在气化、气机的聚散、升降出入运动中协调、配合作用的结果。在这个过程中，一旦任何一个环节出现异常，导致气化之"散"的作用不足，或者"聚"的作用太过，就会使津液凝聚为痰、饮、水、湿等病理产物。湿病初起，适宜祛风胜湿、芳香化湿法治之者，并不适宜服用膏方，此即秦氏所谓"发散不用膏"；湿病日久、脏腑内伤，病机呈现虚实夹杂者，常可考虑使用膏方治疗。

七、气血观

气血观的雏形较早见于《膏方大全》："而总挈之为二纲：一补气，一补血；补气以四君子汤为主，补血以四物汤为主。"气、血两方面及益气养血法是秦氏在订制膏方时所关注和常用治法。颜老以"衡法"治则为指导来纠正患者阴阳气血的不平衡，更将此贯彻于膏方中，使之动静结合、补而不滞，既能消除补药黏腻之弊，又可充分发挥其补益之功，疏其血气，令其条达，而致阴阳平衡。

杨志敏认为，气血观主要是气血辨证、衡法在膏方中的概括与运用。进言之，医者订制膏方时，一方面需根据患者的四诊信息，分析、判断病证中有无气血亏损或运行障碍的状况存在；另一方面遣方用药时既要注意燮理气血，更要避免与"气血为难"的情况出现。

（一）气血理论

1.气是生命活动的基本物质、能量和动力

气是人体最具活力、运动不息、无形有征的精微物质，人体之气是以其重要生理功能和生命活力表现其存在的。

"上焦开发，宣五谷味，熏肤，充身泽毛，若雾露之溉，是谓气"（《灵枢·决气》）。张登本认为，其中"五谷"是指"气"发生的原始物质，来自于自然界；"上焦"是"气"发生和向全身布散的内脏和起点；"熏肤、充身泽毛"是指"气"在内脏作用下发生的"机械能"（推动、防御、固摄）和"化学能"（温煦、气化、营养作用）；"雾露"是对"气"在体内以肉眼难以窥探的细微物质性状的概括。

"天食人以五气，地食人以五味。五气入鼻，藏于心肺，上使五色修明，音声能彰。五味入口，藏于肠胃。味有所藏，以养五气。气和而生，津液相成，神乃自生。"（《素问·六节藏象论》）可见人体气的生成禀受于父母先天之精化生的元气，又有肺吸入的自然界新鲜空气，还有经过脾胃消化所吸收的饮食物中营养成分。

气有"弥散"和"聚合"两种状态，当气处于"弥散"状态时，由气所生成的器物便为"无形"的；当气处于"聚合"状态时，由气所生的器物便为"有形"的。气在不断进行着"弥散"和"聚合"状态双向可逆的转换过程中，表现为升、降、出、入四种不同的运动方式，这一过程又是以人身各个脏腑、经络、形体官窍为其存在和运动的处所，因此气的生成、运动、功能效应的发生，都必须通过

脏腑、经络、形体官窍的机能活动体现并存在。

气的特征之一，是运动不息。"气之不得无行也，如水之流，如日月之行不休……如环之无端，莫知其纪，终而复始。"(《灵枢·脉度》)强调了气的运动特性。人体的一切机能活动都是在气的升与降、出与入运动之中进行并完成的。"出入废则神机化灭，升降息则气立孤危。故非出入，则无以生长壮老已；非升降，则无以生长化收藏。是以升降出入，无器不有。"(《素问·六微旨大论》)

气的特征之二，虽无固定性状，但有征可寻。"善言气者，必彰于物。"(《素问·气交变大论》)指出了气在人体内是移动不居、没有固定形状、随着气流动所在内脏的不同而具有不同性质的功能特征，但是人体之气可以通过所在脏腑部位的各种机能活动，表现有相应的征象，可以通过这些表征察知气的存在及其活动规律。

综上所述，生命运动的发生与存在，都是以气的运动为前提的，气的运动一旦失常，即是"气机失调"，就成为人体发病的主要病变机理之一。因此有"百病皆生于气"(《素问·举痛论》)的说法。

2.血是生命活动赖以存在的重要物质

血液营养、濡润着全身各脏腑器官，还能运载体内的各种物质，如脾胃消化吸收的水谷精气、肺吸入自然界的清气、呼出体外代谢后产生的浊气等都是凭借血液的运载作用完成的。

"中焦受气取汁，变化而赤，是谓血。"(《灵枢·决气》)血和津液是在人体的消化活动中，以中焦为主综合作用的结果。中焦"受气者，泌糟粕，蒸津液，化其精微，上注于肺脉，乃化而为血，以奉生身，莫贵于此"(《灵枢·营卫生会》)，指出血液是依赖中焦脾胃消化并且吸收饮食物中精微和津液之后，在心肺的温煦作用下化生的具有营养作用的红色液体，是构成人体、维持人体生命活动的基本物质之一。同时也指出了胃肠吸收的水谷精微和津液是血液生成的主要原料，津液是血液的主要组成部分。

"夫脉者，血之府也。"(《素问·脉要精微论》) 指出了血脉是人身血液存在并运行的唯一场所和通道。在以心脏为主导，肺、脾、肝、肾多脏腑参与下，血液在经脉中"周而复始"地循环运行于全身，发挥其奉养生命的功能。

血能运载吸入的清气和脾胃运化的水谷精气于全身，气能生血，尤其是营气，它与渗入脉内的津液一同化生为血液，故有"营气者，泌其津液，注之于脉，化以为血，以荣四末，内注五脏六腑"(《灵枢·邪客》) 之论。气还能行血，尤其是宗气，因为"宗气积于胸中，出于喉咙，以贯心脉"(《灵枢·邪客》) 而助心行血，倘若"宗气不下，脉中之血，凝而留止"(《灵枢·刺节真邪》)，就会发生气滞血瘀，或者气虚血瘀的病理状态。如果因恼怒等原因而致气机上逆，就会发生"血之于气并走于上，则为大厥，厥则暴死，气复反则生，不反则死"(《素问·调经论》) 的急重危证。

（二）气血失和的常见形式及治法

颜老在"汗、和、下、吐、消、温、清、补"八法的基础上，通过临床观察，发现调气活血法能调整机体反应性，保持内环境稳定性，进而提出了"衡法"治则。"衡法"以益气、行气与活血化瘀药物组合而成，能够调畅气血，平衡阴阳，发挥扶正祛邪、固本清源的作用，适用于内、外、妇、儿科多种疾病属气血失和的病证，即"谨察阴阳所在而调之，以平为期"。

1. 从气论治

（1）舒畅气机法治气滞

肝主疏泄，斡旋周身阴阳气血，使人的精神活动、水谷运化、气血输布、三焦气化、水液代谢皆宣通条达，一旦肝失常度，则阴阳失调，气血乖违，于是气滞、血瘀、痰生、火起、风动，诸疾丛生。治郁先理气，气行郁自畅，故临床辨证用药，不论是补剂、攻剂，包括化痰、利湿、活血等方中，均配以疏畅气机之法，颜老常以逍遥散为膏方中的君方，兼胃纳差者，常檀香配生麦芽；见便秘者，常生紫菀配火麻仁；兼胸脘胁痛者，常青皮配延胡索。

（2）升降气机法治气乱

气机升降出入是维持人体内外环境动态平衡的保证，六淫七情可使脏气偏胜偏衰，偏盛则气机升降太过，偏衰则气机升降不及，气机升降不顺其常，当升反降，应降反升，导致脏腑之间升降紊乱，从而呈现症状错综复杂，病理虚实夹杂、清浊相干的状态。如脾胃气机升降异常，多见于慢性胃炎、胃下垂、胃肠功能紊乱、慢性肝炎、胆囊炎、胰腺炎等病证，颜老喜用苍术配升麻、桔梗配枳壳以复脾胃升降之功。如肝肺升降异常，肝气横逆者，颜老喜用天麻、钩藤、菊花平抑肝阳，同时佐以柴胡、川楝子等疏肝之品；对于肺失宣降者，颜老则喜用诸如枳壳、枯梗、辛夷花等，宣透通达，恢复肺的宣降本性，此法多用于慢性胃炎、慢性鼻炎、久咳、肺心病等疾病。

（3）补气升阳法治气虚、气陷

此法多用于治疗脾胃虚弱，清阳不升者，颜老临床则多用于冠心病、心肌疾病、胃病、肝胆病以及肾炎等疾病的治疗，喜用清暑益气汤、益气聪明汤、补中益气汤化裁。此外，颜老认为此法尚有引血上行、濡养脑窍的作用，常以本法为基础，辅以散风之类，如蔓荆子、葛根、细辛、白芷等，再加入川芎、赤芍、桃仁、红花等活血化瘀之品治疗脑动脉硬化、老年性痴呆等病证。

（4）降气平逆法治气逆

此法能使上逆之气得以平顺，所以又称平气、顺气法，多用于肺气上逆、肝气上逆等证。因呼吸系统的疑难病症多缘于肺失宣肃，对咳呛频繁、喘促胸闷、痰多气涌、头胀目眩等肺气上逆证，论治用药每参以葶苈子、紫苏子、旋覆花、枇杷叶等肃肺之品，以冀上逆之肺气得以肃降。此外，颜老根据《黄帝内经》"怒则气上"之说，认为精神系统的疑难病症与肝气上逆相关，对精神分裂症、癫痫、阿尔茨海默病、神经衰弱等难治病，多用金石药与介类药以重镇降气。

2. 从血论治

（1）清热活血法治血热瘀血

热毒内遏可熬血成瘀，瘀血郁结也可蕴热化毒，形成瘀热，治法上当取活血药与清热药同用。该证常见于创伤性炎症、病毒感染、慢性溃疡、变态反应性疾病及结缔组织疾病、出血性疾病、肿瘤等疑难疾病。颜老常以仙方活命饮、清营汤、犀泽汤、清宣瘀热汤等辨证化裁，或于清热解毒方中加入丹参、牡丹皮、桃仁、赤芍等化瘀之药。

（2）活血通络法治脉络瘀阻

外感六淫，内伤七情，饮食劳倦等均能致气血阻滞而伤人经络，经络中气血阻滞，运行不畅，当升不升，当降不降，可引起脏腑病变。初为气结在经，症见胀痛无形；久则血伤入络，症见刺痛有形，多见顽痛、癥积、疟母、内疳等疑难病症。颜老取活血药与通络之药同用，习用桂枝、小茴香、威灵仙、羌活、独活等辛温通络之品与活血药配伍，既能引诸药直达病灶而发挥药效，又能推动气血运行，促进脏腑功能活动，有利于气滞血瘀、瘀阻络脉等病证的消除。对络病日深，血液凝坚的沉疴痼疾则非一般辛温通络之品所能获效，则投以水蛭、全蝎、蜂房、虫等虫类药以搜剔络脉之瘀血，松动其病根。

（3）活血祛痰法治痰瘀交困

津血同源，若机体功能失其常度，则熬津为痰，凝血为瘀，以致痰瘀互结为患。颜老指出，临床所见的冠心病、高脂血症、脑血管病、阿尔茨海默病、尿结石、哮喘、类风湿关节炎、癫痫等疑难病症，均有痰瘀胶结之象。因此，颜老常取活血药与祛痰药同用，并根据痰瘀偏盛情况而遣方用药，偏于痰重者以黄连温胆汤为主，偏于血瘀者以血府逐瘀汤为主。

（4）温经活血法治阳虚阴凝

血之与气，实为一体，均喜温而恶寒，得温则流，得寒则凝。究其原因主要有两方面：若阳气亏衰，则血不温而凝滞，治法重在温补阳气；若因寒邪收引，阳气抑遏，血气为之凝滞而为瘀，治法则重在宣通阳气。颜老认为，充血性心力衰竭、病态窦房结综合征、冠心病心绞痛、慢性肾功能衰竭、肾上腺皮质功能减退症、顽固性哮喘、硬皮病、不育、不孕等心脑血管病及疑难病多有阳虚阴凝的状况，常以少腹逐瘀汤、化瘀赞育汤、温经汤、当归四逆加吴茱萸生姜汤、麻黄附子细辛汤为主方治疗。

3.气血同治

（1）理气活血法

气为血帅，血随气以周流百脉，气滞可以引起血瘀，血瘀也可导致气滞。凡六淫七情侵袭，气血阴阳乖违，或病久入络，血瘀气滞，皆使气血胶结不解，治当理气化瘀，宣畅气机。颜老常取活血药与理气药同用，并根据其所滞部位之不同，而选用相应的方药，如取丹参饮加味治慢性胃炎，膈下逐瘀汤治溃疡性结肠炎，身痛逐瘀汤治类风湿关节炎，癫狂梦醒汤治癫狂等。

（2）益气活血法

气盛则血流滑疾，百脉调达；若病久脏气受伐，气弱则血流迟缓，运行涩滞，乃至瘀血。颜老认为，若症见病痛绵绵，劳则尤甚，气短乏力，舌淡紫，脉涩无力者，需取活血药与补气药配伍，多用于心脑血管病、顽固性水肿、遗尿、肾结石等见上述气虚血瘀证候者，常用补阳还五汤、黄芪桂枝五物汤等方药。

（三）小结

杨志敏指出，"气血观"要求我们在订制膏方时做到以下几点：①辨识气血间的状态，以便明确究竟是从气论治，抑或从血论治，还是气血同调；②重视气血的生理特征，遣方用药时休与"气血为难"，以"气通血活""补而勿滞"作为燮理气血的目标和要点。

八、体病观

体病观的雏形较早见于《膏方大全》，秦伯未认为："须视各个之体质而施以平补、温补、清补、涩补；亦须视各个之病根，而施以生津、益气、固精、养血。"又言："而立膏方，尤须导其衰弱之根源与疾病之枢纽，则功效易著，遗患可免。"颜老则在《颜德馨膏方精华》中指出："体质每因年龄、性别等不同而异，故选方用药也不尽相同。""如老年人脏气衰退、气血运行迟缓，膏方中多佐活血行气之品；妇女以肝为先天，易于肝气郁滞，故宜辅以疏肝理气之药。"

杨志敏认为，体病观是体质学说在膏方中的概括与运用。体质禀于先天、受后天影响，是在生命过程中所形成的与自然、社会环境相适应的相对稳定的人体个性特征。不同体质类型与疾病的发生有其内在联系，并影响着证候的类型与演变。体质是相对稳定的，医者更能通过四诊信息予以把握，辨体用药有助于膏方作用的发挥、疗效的体现及副作用的避免。

（一）体质源流与内涵

1.源流与发展

所谓体质，是表述个体特性的专有名词。与体质相关的，在中医学文献中用于说明个体特性的术语曾先后有过几种不同的用语。《内经》常用"形""质"等表义，如《灵枢·阴阳二十五人》中的"五形之人"，《素问·厥论》中的"是人者质壮"等。其后，唐代孙思邈《千金要方》以"禀质"言之，宋代陈自明《妇人良方》称为"气质"，《小儿卫生总微论方》称之为"赋禀"，明代张介宾以"禀赋""气质"而论的同时，较早地运用"体质"术语，他在《景岳全书·杂证谟·饮食门》中说："矧体质贵贱尤有不同，凡藜藿壮夫，及新暴之病，自宜消伐。"明清时代也有医家称之为"气体""形质"等，如清代徐大椿将"气体""体质"并用，自清代叶桂、华岫云始直称"体质"，自此人们渐趋接受"体质"一词，普遍用它来表述不同个体的生理特殊性。

时至当代，在王琦教授的组织与推动下，《中医体质分类与判定标准》发布与刊行，后更细化与更新为《中医体质量表（成人版）》《中医体质量表（老年版）》颁行于世。王氏体质学说认为中国人体质可分为平和质、气虚质、阳虚质、阴虚质、痰湿质、湿热质、血瘀质、气郁质、特禀质等九种类型，并应用了流行病学、免疫学、分子生物学、遗传学、数理统计学等多学科交叉的方法，对国人中医体质予以研究。新近国人中医体质数据表明：就整体而言，平和质占比为28.98%，偏颇体质占比为71.02%，位于前3位的偏颇体质为阳虚质、气虚质、湿热质，分别占16.41%、13.18%和10.23%。15～64岁的人群，平和质占28.80%，偏颇体质占71.20%，位于前3位的偏颇体质为阳虚质、气虚质、湿热质，分别占16.75%、13.57%和11.30%；65岁及以上的老年人群中，平和质占30.25%，偏颇体质占69.75%，位于前3位的偏颇体质为阴虚质、阳虚质、痰湿质，分别占14.04%、13.97%和10.70%，气虚质的占比也比较高，达到10.39%。而2009年公布的体质数据则表明：在一般人群（未作成年人及老年人的区分）中，平和质占32.14%，偏颇体质占67.86%；位于前3位的偏颇体质是气虚质、湿热质、阳虚质，分别占13.42%、9.08%和9.04%。两次中医体质调研数据对比后表明：平和质构成比较2009年的数据降低，偏颇体质构成比上升，整体人群偏颇体质前3位较10年前排序发生变化。

2. 概念与内涵

体质的"体"，指具有生命活力的形体、躯体，"质"即指"特质""性质"。体质是指人类个体在生命过程中，由遗传性和获得性因素所决定的表现在形态结构、生理功能和心理活动等方面综合而成相对稳定的固有特性。换言之，体质是人群及人群中的个体禀受于先天，受后天影响，在其生长、发育和衰老的过程中所形成的与自然、社会环境相适应的相对稳定的人体个性特征。在生理上表现为机能、代谢以及对外界刺激反应等方面的个体差异，在病理上表现为对某些病因和疾病的易感性或易罹性，以及产生病变的类型与疾病传变转归中的某种倾向性。每个人都有自己的体质特点，人的体质特点或隐或显地体现于健康或疾病过程中。因此，体质实际上就是人群在生理共性的基础上，不同个体所具有的生理特殊性。

由于疾病过程中所表现出的种种差异，取决于个体的自身素质，体质的差异性在很大程度上决定着疾病的发生发展变化、转归预后上的差异及个体对治疗措施的不同反应性。因此，体质与病因、发病、病机、辨证、治疗及养生预防均有密切的关系，体质学说在临床诊疗中具有重要的应用价值。中医学强调的"因人制宜"就是体质学说在临床应用方面的体现，是个性化诊疗思想的反映。正因为如此，杨志敏在进行膏方调理时，对患者的体质辨识尤为重视，充分体现其不同药物组成膏方的个性化差异，这也是其每每获效的原因之一。

3.辨识的经验

如果说现代医学是治"人的病"，那么中医学主要是治"病的人"。这个"人"，是整体，是人在疾病中出现的全身性反应。自《黄帝内经》《伤寒杂病论》等古籍以降，古今中外的历代医家积累了对人群体质在辨识及分类上的丰富经验。

一是望形。《伤寒杂病论》中的"尊荣人""失精家""湿家""强人""羸人"等均有明显的外观特征。如"尊荣人""骨弱肌肤盛"（《金匮要略·血痹虚劳病脉证并治》），黄煌认为，缺少运动，肌肉松软，动辄汗出，恶风怕冷等信息是这类患者的体质特点。又如"失精家"（《金匮要略·血痹虚劳病脉证并治》），黄煌认为，多为男子，形体上常具有面色白，肌肤柔薄，瘦弱，脉大而无力等特征。而《黄帝内经》中有"膏人""脂人""肉人"之说（《灵枢·卫气失常》），仝小林指出，①"膏人"，脂肪主要集中在腹部，腹部突出较大，四肢、臀部均相对较细小，蜘蛛状体型，多见于老年人，大致与西医学中的"腹型肥胖"相似。
②"脂人"，全身脂肪均一分布，肩小，四肢匀称，骨骼较小，手小足小，皮肤
细腻致密，胡须、腋毛、汗毛等体毛较稀疏及男性第二性征不明显，体型呈上
窄下宽的梯形，脑力劳动者多见，介于膏人与肉人之间，与西医学中的"均一性
肥胖"相似。③"肉人"，肌肉较发达，脂肪较少，肩宽背厚，臀大腿粗，骨骼
偏大，手大足大，皮肤较粗糙，胡须、腋毛、汗毛等体毛较为浓密及第二性征明
显；女性：臀大腿粗，有部分第二性征偏男性化，与西医学中的"均一性肥胖"
有相似之处，其体重超标主要是体内肌肉过于发达所致，常见于重体力劳动者和
运动员等。形体及体貌上的特征常在一段时间内保持稳定，可作为判断体质的
依据。

二是切脉。《伤寒杂病论》中常有脉浮、脉沉、脉浮紧、脉滑实等脉象描述。
黄煌指出，这是患者全身所处状态的反映，如浮脉与出汗、出血有关；沉脉与腹
泻、过度发汗有关；脉浮紧，提示患者状态可使用强烈的发汗剂，脉滑实提示患
者可耐受泻下剂。

三是问所苦。如恶寒与恶热，口渴与口不渴，小便利与不利，不大便与下利
不止，能食与不能食、烦躁与但欲寐等以上信息反映患者的状态，是非特异性的
诊断指标，其作用主要是用于辨"病的人"。如在《中医体质分类与判定标准》
中，判断气虚质常依据疲乏、气短、心慌、易感冒、易汗出等症状的程度与频
次进行辨识；而判断湿热质则多依据头面油腻、易生痤疮或疮疖，口中不和（口
苦、口腔异味），二便不利等所苦的程度与频率进行识别。

四是验舌。清代杨云峰在《临症验舌法·卷上》中曰："故凡病属实者，其
舌必坚敛而兼苍老；病属虚者，其舌必浮胖而兼娇嫩。""阴虚阳盛者，其舌必
干；阳虚阴盛者，其舌必滑；阴虚阳盛而火旺者，其舌必干而燥；阳虚阴盛而火
衰者，其舌必滑而湿。"清代郑钦安在《医理真传·卷四》中载："但见舌青，满
口津液，脉息无神，其人安静，唇口淡白，口不渴，即渴而喜热饮，二便自利

者，即外现大热、身疼、头痛、目肿、口疮，一切诸症，一概不究，用药专在这先天立极真种子上治之，百发百中。"据此可知，杨氏、郑氏常根据舌象判断阴阳、寒热与虚实，据此既有助于我们判断证候属性也有助于明确患者的体质特点。研究表明：适宜服用麻黄细辛附子汤的咽痛患者，常具有舌色淡、苔白、质润滑的特点；进一步医案数据挖掘则说明，"面红热、小便多、舌体胖边有齿痕"宜选用姜附类方；"舌苔白"则宜选用麻桂类方。舌质诸如胖瘦、老嫩等情况常终生相伴，并影响证候的从化，可作为判断体质的依据。

五是诊腹。清代张振鉴在《厘正按摩要术》中言："胸腹者，五脏六腑之宫城，阴阳气血之发源，若欲知其脏腑如何，则莫如诊胸腹……诊胸腹，轻手循抚，自鸠尾至脐下，知皮肤之润燥，可以辨寒热。中手寻扪，问疼不疼者，以察邪气之有无。重手推按，更问疼否，以察脏腑之虚实。"可以这样认为，诊察胸腹有助于了解人体阴阳、气血及脏腑的状态，对未病、无病的人而言，完全可以作为辨体体质属性的依据。早在《伤寒杂病论》中便有关于诊腹信息的详细论述，如"虚劳腰痛，少腹拘急，小便不利者，八味肾气圆主之"（《金匮要略·血痹虚劳病脉证治》）"治脚气上入，少腹不仁"（《金匮要略·中风历节病脉证并治》）等，其中的"少腹拘急""少腹不仁"实为以下几种状态的描述：①小腹不仁：小腹，指腹部脐以下的领域；不仁，指内里不充实。即指该部位的腹壁紧张程度与其他部位相比，较为软弱，常常伴有表面知觉低下。②正中芯：多指在小腹脐下正中可触及到竖状（纵向）的条索状物，常伴有小腹不仁，脐上方也会出现类似条索状物。③小腹拘急：腹直肌在耻骨联合附着部附近出现的异常紧张或肌张力亢进。以上状态提示脾肾功能的虚弱，对使用肾气丸系列方药具有提示作用。

（二）体病观在膏方中的运用

国医大师王琦认为，"体病相关"，个体体质的差异性对某些致病因素有着易感性，或对某些疾病有着易罹性、倾向性，形成某些（类）疾病发生的背景或基础；"体质可调"，体质的稳定性是相对的，人们在生命过程中，因受环境、精神、营养、锻炼、疾病等内外环境中诸多因素的影响，而使体质发生变化，从而使得体质只具有相对的稳定性，同时具有动态可变性。

1.调体防病

（1）气虚质

气虚体质者以元气不足，疲乏、气短、自汗等气虚表现为主要特征。①形体上：肌肉松软不实。②临床常见表现：平素语音低弱，气短懒言，容易疲乏，精神不振，易出汗，舌淡红，舌边有齿痕，脉弱等。③心理特征：性格内向，不喜冒险。④发病倾向：此类人群较易罹患感冒、内脏下垂等病，而且病后康复缓慢等。⑤对外界环境适应能力：不耐受风、寒、暑、湿邪等。

杨志敏为该类体质患者订制膏方时，常选用四君子汤、补中益气汤、参苓白术散等为膏方中的君、臣方，再根据体质兼夹情况及病证特点用药，兼阴虚者，给予西洋参、生晒参、石斛等气阴双补；兼痰湿者，施以陈皮、砂仁、五指毛桃等健脾益气、化痰除湿。

（2）阳虚质

阳虚体质者以阳气不足，畏寒怕冷、手足不温等虚寒表现为主要特征。①形体上：肌肉松软不实。②临床常见表现：平素畏冷，手足不温，喜热饮食，精神不振，舌淡胖嫩，脉沉迟等。③心理特征：性格多沉静、内向。④发病倾向：此类人群容易罹患痰饮、肿胀、泄泻等病，以及感邪易从寒化的病理倾向。⑤对外界环境适应能力：耐夏不耐冬，易感风、寒、湿邪。

杨志敏为该类体质患者订制膏方时，常选用四逆汤、理中汤、金匮肾气丸、右归丸等为膏方中的君、臣方，再根据体质兼夹情况及病证特点用药，兼气虚者，给予黄芪、白术、党参等益气温阳；兼水饮、痰湿者，施以茯苓、桂枝、薏苡仁、陈皮、半夏等化湿通阳。

（3）阴虚质

阴虚体质者以阴液亏少，口燥咽干、手足心热等虚热表现为主要特征。①形体上：体型偏瘦。②临床常见表现：手足心热，口燥咽干，鼻微干，喜冷饮，大便干燥，舌红少津，脉细数等。③心理特征：性情急躁，外向好动、活泼。④发病倾向：此类人群易患虚劳、失精、不寐等病，以及感邪易从热化的病理倾向。⑤对外界环境适应能力：耐冬不耐夏，不耐受暑、热、燥邪。

杨志敏为该类体质患者订制膏方时，常选用左归丸、二至丸、六味地黄丸、大补阴丸、沙参麦冬汤、五仁丸、黄连阿胶汤等为膏方中的君、臣方，再根据体质兼夹情况及病证特点用药，兼虚火盛者，给予石斛、玉竹、知母等滋阴降火；兼脾虚胃弱者，施以砂仁、陈皮、白术等醒脾助运。

（4）湿热质

湿热体质者以湿热内蕴，面垢油光、口苦、苔黄腻等湿热表现为主要特征。①形体上：体型中等或偏瘦。②临床常见表现：面垢油光，易生痤疮，口苦口干，身重困倦，大便黏滞不畅或燥结，小便短黄，男性易阴囊潮湿，女性易带下增多，舌质偏红，苔黄腻，脉滑数等。③心理特征：心烦急躁。④发病倾向：易患疮疖、黄疸、热淋等病。⑤对外界环境适应能力：夏末秋初湿热气候，湿重或气温偏高环境较难适应。

杨志敏为该类患者订制膏方时，常选用半夏泻心汤、黄连温胆汤、八正散、茵陈五苓散、四妙丸等为膏方中的君、臣方，再根据体质兼夹情况及病证特点用药，兼夹血瘀者，给予桃仁、红花、郁金、泽兰等祛瘀化湿；兼夹痰浊者，施以半夏、车前子、大黄等泻浊除湿。

（5）血瘀质

血瘀体质者以血行不畅，肤色晦黯、舌质紫黯等血瘀表现为主要特征。①形体上：体型胖瘦均可见。②临床常见表现：肤色晦黯、色素沉着，容易出现瘀斑，口唇黯淡，舌黯或有瘀点，舌下络脉紫黯或增粗，脉涩等。③心理特征：

易烦躁、健忘。④发病倾向：易罹患癥瘕、痛证、血证等病证。⑤对外界环境适应能力：不耐受寒邪。

　　杨志敏为该类患者订制膏方时，常选用血府逐瘀汤、丹参饮、补阳还五汤、桂枝茯苓丸等为膏方中的君、臣方，再根据体质兼夹情况及病证特点用药，兼夹阳虚者，给予附子、桂枝、干姜、细辛等温经通络；兼夹阴虚者，给予当归、白芍、生地黄等养血祛瘀。

　　（6）气郁质

　　气郁体质者以气机郁滞，神情抑郁、忧虑脆弱等气郁表现为主要特征。①形体上：体型多偏瘦。②临床常见表现：神情抑郁，情感脆弱，烦闷不乐，舌淡红，苔薄白，脉弦等。③心理特征：性格内向不稳定、敏感多虑等。④发病倾向：易患脏躁、梅核气、百合病及郁证等病证。⑤对外界环境适应能力：精神刺激适应能力较差，也不适应阴雨天气。

　　杨志敏为该类患者订制膏方时，常选用柴胡疏肝散、逍遥散、甘麦大枣汤、半夏厚朴汤、四逆散等为膏方中的君、臣方，再根据体质兼夹情况及病证特点用药，兼夹血瘀者，给予桃仁、红花、香附等活血理气；兼夹痰湿者，施以陈皮、砂仁、白豆蔻、佛手等疏达气机、醒脾化湿。

　　（7）痰湿质

　　痰湿体质者以痰湿凝聚，形体肥胖、腹部肥满、口黏苔腻等痰湿表现为主要特征。①形体上：体型肥胖，腹部肥满松软。②临床常见表现：面部皮肤油脂较多，多汗且黏，胸闷，痰多，口中黏腻不和，喜食肥甘甜黏，苔腻，脉滑等。③心理特征：该类体质者，常具有性格偏温和、稳重，多善于忍耐等心理特征。④发病倾向：易患消渴、中风、胸痹等病证。⑤对外界环境适应能力：对梅雨季节及湿重环境适应能力差。

　　杨志敏为该类患者订制膏方时，常选用温胆汤、二陈汤、涤痰汤、小半夏汤、三子养亲汤等为膏方中的君、臣方，再根据体质兼夹情况及病证特点用药，兼夹阳虚者，给予附子、陈皮、砂仁、苍术等温阳化湿；兼夹血瘀者，施以牛膝、泽兰、桃仁等化瘀祛湿。

2.个人理解与发挥

教材、《中医体质分类与判定标准》是临床的基础和参考，在熟练掌握以上知识的情况下，若能对相关专家经验有所涉猎，既能让个人进益，也能让更多的患者受惠。再举数例如下。

（1）围绝经期的妇人

①病史及症状：常既有月经失调的问题，又受失眠的困扰，还因为岁月的侵袭，容颜日渐憔悴、皮肤日益暗沉而感到担忧。这类人群多年过40岁，俗务缠身，既要照顾家庭又要兼顾事业，严重者常集月经不规则、睡眠障碍、黄褐斑、湿疹等多种不适症状于一身。②体质方面：形体中等或消瘦；皮肤黄黯、缺乏光泽；口唇干燥、干瘪；手掌、脚掌干燥，容易皲裂或有毛刺，或疼痛或有发热感；腹部柔软，小腹部可有轻度抵抗及压痛；多舌红苔腻，脉细数。③杨志敏为这类患者订制膏方时，常以温经汤、二至丸为膏方中的君、臣方，再根据病证情况施以他药，不寐甚者，入酸枣仁汤、天王补心丹等方药；手足干燥、湿疹反复、唇炎迁延者，入鸡血藤、薏苡仁、牛膝等药；面色暗沉无华、色素沉着者，入菟丝子、白芷、桃仁、冬瓜仁等药。

（2）情绪障碍患者

①病史及症状：发病与气温骤然下降、过度惊恐、突发事件刺激、工作及生活压力过大有关，常有惊恐不安的表现，如遇事慌张、坐卧难安、心慌心悸等，常罹患创伤后应激障碍、焦虑症、强迫症等疾病，且多同时伴随慢性胃（肠）炎、慢性咽喉炎、睡眠障碍、心律失常、腰痛等疾病。②体质方面：形体多偏瘦或适中，眼神多飘忽不定；易惊恐、易出现幻觉，常有黑暗恐惧、恐高、宠物恐惧等，易胸闷、心悸、出汗，肌肉易抽动；易恶心，甚至呕吐，吐水或痰液，特别是在病证急性发作时出现。舌有涎线，苔多滑腻，脉多细滑。③杨志敏为这类

患者订制膏方时，常以（十味）温胆汤、茯苓饮、小柴胡汤、逍遥散等为膏方中的君、臣方，再根据病证情况施以他药，胸胁胀闷、脘宇不舒、脉弦者，入青皮、佛手、砂仁、绿萼梅、玫瑰花等药；便秘、大便溏薄或先硬后软者，入痛泻要方、薏苡仁等药。

（3）肿瘤患者

①病史及症状：患者罹患或肺癌，或肠癌，或胃癌，或乳腺癌等，常经历过手术、放疗、化疗等一种或联合治疗，接受上述治疗后常有食欲下降、消瘦、精神萎靡等表现，且常伴有不同程度的贫血，活动耐力下降，动辄气短、胸闷、汗出等。②体质方面：形体消瘦，皮肤干枯，面色无华，体重下降，皮肤松弛，呈现营养不良貌；容易感冒，容易咳嗽吐痰，或伴有低热；排便乏力、便溏薄难尽或便先硬后软，容易浮肿或体腔积液；脉细弱，舌淡嫩。③杨志敏为这类患者订制膏方时，常以薯蓣丸、补中益气汤、陈夏六君子汤、小建中汤等为膏方中的君、臣方，再根据病证情况施以他药，动辄气短、胸闷、汗出者，可入玉屏风散、桂枝汤、归脾汤等方药；腰背酸痛、膝软酸乏者，可入肾气丸、牛膝、薏苡仁、杜仲、续断等方药。

（三）小结

《膏方大全》中曰："处外感方易，处内伤方难，而处补虚方尤难。若膏方则大剂补益，服饵必一二月，设非深思细虑，必使偾事，尤为难之又难。"杨志敏认为，膏方中的"体病观"亦是中医整体观念在膏方运用中的体现，该观点要求我们做到：①尽可能详细地掌握患者的四诊信息，尤其是体貌、舌象、脉象、腹候、易有及常有的不适等；②对患者刻下病证、既往症情、缓解及发病等的情况均要做到了然于胸。如此开出的膏方才能让患者获益，实现调体、治病、防病！

九、扶阳观

扶阳观的雏形较早见于颜老："颜子曰：闭藏之旨勿扰乎阳……冬令进服膏滋，为补之道，一言以蔽之曰：助其生化。"杨志敏幼承家学，及长既得到国医大师颜德馨、张学文、邓铁涛，名老中医李可等亲炙，又私淑郑钦安、服膺于扶阳学术，勇扛岭南扶阳之旗帜。她更常在秋冬时节为患者开具膏方，以之滋养功效助人体阳气收藏、修复，为来年升发积蓄、储备能量。

杨志敏认为，扶阳观主要是阳气盛衰寿夭观在膏方中的概括和运用。人体阳气能推动脏腑完成相关的机能活动；促进精、气、血、津液的化生、输布与代谢；推动生殖活动；同时也是人体卫外屏障的泉源。人体的生命活动过程的每一阶段都不能离开阳气的作用，阳气的盛衰变化是生命周期的本质。"善补阳者，必于阴中求阳，则阳得阴助而生化无穷"，膏方能借助贵细药料、胶类、糖类等滋补药味实现温阳、通阳、潜阳、育阳等扶助阳气的功效。

（一）阳气源流与内涵

扶阳学术思想远绍先秦时期的太阳文化，经历代医家的发展，至清末在巴蜀地区形成了以郑钦安为开山宗师，在理论上推崇扶阳，强调人体以"火"立极，临证以经方为治病"利器"，善用附子、干姜（生姜）、桂枝等辛温辛热药物的年轻流派，始有"扶阳派""火神派"之名。随后，得郑氏亲传或私淑者，有卢铸之、吴佩衡、祝味菊、唐蓉生等人，"扶阳宗师""火神菩萨""某火神"之威名在四川、云南、上海等地为业界和群众所熟知。

1.太阳崇拜是阳气理论发生的源头

"万物生长靠太阳"，没有太阳就没有鲜活生动而富有生机的物质世界，也没有人类。先秦时期的阴阳家认为有"日"则为"陽"，无"日"则为"霒"（或会、

陰）。这既是"陽"和"黟"、阴阳两个概念发生的背景，又是"阳主阴从"这一
"重阳"理念的重要依据。

阴阳学说是中华民族传统文化的哲学基础，也是中国人的世界观和方法论，
还是中医理论发生及其构建的文化基因，《内经》的理论构建深受其影响。正因
为对太阳的崇拜，阴阳学说在中医理论构建的初始即浸润其中，所以阴阳学说及
"重阳"理念和五行、精气的哲学思想一样就必然成为中医理论传承的遗传密码。
立足于此，无论是金元时期的张元素、王好古等人还是明清时期的温补学派、火
神派，均携带着这样的印记。

2.《素问·生气通天论》开中医扶阳学术之先河

该篇首先指出："阳气者，若天与日，失其所则折寿而不彰。"据此我们可
知：①人体的阳气，要是丧失了它的本来作用，就会使人减损寿命。②此处以自
然界中人们所熟悉太阳的照耀温煦作用，来比喻阳气对人的作用。

进而论述了阳气的生理功能：①卫外固护："阳因而上，卫外者也""阳者卫
外而为固也"，说明人体的阳气具有轻清上浮，固护卫表，抗御外邪侵袭等重要
作用。此处卫气，就是阳气分布于体表的部分。②温养气化："阳气者，精则养
神，柔则养筋"，说明阳气中精微的部分既可温养神气，柔润筋脉，又能使人精
力充沛，保持正常的功能活动。

接着阐释阳气损伤、百病丛生，如寒邪、风邪、湿邪、暑邪等六淫之邪，以
及情志异常、饮食不节、劳逸失度等原因，在一定条件下，均可损伤人体阳气，
出现阳气不能固护于外，阻遏气机，饮食积聚，功能虚弱或偏亢等各种病变。除
此以外，还以太阳的昼夜活动作类比，论证了人体阳气昼夜的消长节律，并用以
指导养生和治疗。

文末"阴阳之要，阳密乃固"，则表明尽管阴阳二者的作用均需要重视，但
尤其强调阳气的作用，明确提出阳气致密乃固是阴阳的关键。

3.阳气内涵是解读扶阳学术的钥匙

当阴阳理论融入生命科学知识体系之后,其中的"阴阳"概念就具备了"哲学"和"自然科学"双重特性。因此,大凡涉及的中医药学知识体系中的"阴阳"之时,务必要对这两种特性有清醒的认识而不可稍有混淆。为了能够准确地认识阴阳的这两种特性,就必须对阴阳特性中的"严格规定性"有所了解。"阴阳的严格规定性"主要体现在以下两个方面:

一是事物阴阳属性的不可反称性。例如,就温度而言,温暖的、炎热的属性为阳,寒冷的、凉爽的属性为阴;就不同时间段而言,白昼、上午、春季、夏季的属性为阳,黑夜、下午、秋季、冬季的属性为阴;就物体存在的形状而言,气态的、无形的属性为阳,液态的、有形的属性为阴;就物体运动状态及运动趋向而言,凡是相对运动的、兴奋的、上升的、外出的、前进的、生长的属性为阳,凡是相对静止的、抑制的、下降的、内入的、后退的、衰退的属性为阴,等等。经阴阳理论对上述事物进行了属性的规定之后,如若划分其属性的前提没有改变,那么已经确定的"阴"或"阳"的属性就是不能改变的。就是说,不能将事物为"阳"的属性称为"阴",同样也不能将事物为"阴"属性称为"阳"。如以寒和热的阴阳属性为例,就不能将寒的属性称为"阳",同样也不能将热的属性称为"阴"。这就是事物阴阳属性规定中的"不可反称性"。

二是阴阳有属性层面和本体层面之分。中医药学根据学科自身的需要,将人体内凡是具有温煦、兴奋、推动、化气等作用的物质及其机能规定为"阳",或称为"阳气";而将人体内凡是具有滋润、凝聚、抑制、成形等作用的物质及其机能规定为"阴",或称为"阴气"。为了有别于属性层面的"阴阳",所以常将此处属于具体物质及其机能层面的"阴阳",分别称之为"阳本体"或"阴本体"。

立足于此,症状学中的发热、面赤、舌红、尿黄、大便干燥属阳,恶寒、面白、舌淡、尿清长、大便稀溏属阴;脉学中浮、大、洪、滑、数、实之脉为阳脉，沉、小、细、涩、迟、虚之脉为阴；表证、热证、实证为阳证，里证、寒证、虚证为阴证，以及阳证似阴、阴证似阳等。以上这些都属于"属性"层面的阴阳，而不是"本体"层面的阴阳。

可见，"阳气"（阳本体），可以简称为"阳"，但"阳"决不只指"阳气"。就"阳"而言，既有属性层面（属阳）的意义，也有"本体"（阳本体）层面的内涵。前者是指事物的属性，具有明显的抽象性；后者则是指具体的物质及其机能，具有明显的物质本体特征。前者只是给人们认知事物时指明方向，后者则能为人们解决问题时制定具体办法。因此，在扶阳学术思想中，尤其强调"扶阳抑阴"，扶助的是阳本体，抑制的是阴寒邪气，为属性阴。

（二）阳气与健康

清代郑钦安在其著作中指出："人身一团血肉之躯，阴也，全赖一团真气运于其中而立命。"（《医理真传·卷一》）"夫人之所以奉生而不死者，惟赖有此先天一点真气耳。真气在一日，人即活一日，真气立刻亡，人亦立刻亡。故曰人活一口气。气即阳也，火也。又曰：人非此火不生。"（《医法圆通·卷四》）。不难发现，阳气植根于人体，与表里、脏腑、气血息息相关，互相影响、相互调节，居于肌表、腠理的部分可称之为"卫气"，寄于命门、肾脏者有"元阳""真火""真阳"之说，遵循相应的路线及规律活动，对人体健康与相应的机能活动有重要的影响。

1.阳气的变化是生命周期的本质

人体的生命活动过程是指自从胎元形成到生命终结的全部历程，这一历程的每一阶段都不能离开阳气的作用。父母之精相互结合而形成胎元，并逐渐发育成可以脱离母体之成熟胎儿，《内经》将其概括为"人始生，先成精，精成而脑髓生，骨为干，脉为营，筋为刚，肉为墙，皮肤坚而毛发长"（《灵枢·经脉》）。这一过程完全要仰赖母体的阳气，以及在母体作用下胎儿自身所形成之先天元阳的推动下才能完成。

人类在出生以后的生命历程中，也必须是在阳气的推动作用下，完成各个年龄阶段的生理功能。在人的整个生命历程中，随着阳气的逐渐充盛，生理生机逐步强盛；当人至中年，机体阳气就会逐渐趋于衰退，动力减弱则生机亦随之衰退，机体也必然渐趋衰老。故而有"（女子）五七，阳明脉衰，面始焦，发始堕。六七，三阳脉衰于上，面皆焦，发始白……（丈夫）五八，肾气衰，发堕齿槁。六八，阳气衰竭于上，面焦，发鬓颁白"（《素问·上古天真论》）之论。这也是"失其所，则折寿而不彰"所言的内涵及其具体体现。可见，阳气盛衰变化决定着脏腑的机能状况，直接影响着人体的健康，因而脏腑机能活动可以作为评估阳气盛衰的依据。脏腑机能的盛衰，需依据与内脏密切相关的体、华、窍、液、志（情绪变化）予以判断。如"肾气衰"，可用"发堕齿槁""面焦，发鬓颁白"，乃至"精少"等来评价。

2. 阳气的推动是人体机能的保障

（1）推动脏腑完成相关的机能活动

脏腑的每一项机能活动都是在该脏腑阳气的推动下实现的。如在心阳推动下，心脏不停地收缩和舒张，才能将心血输布于全身，以发挥其相应的生理效应。至于肝主疏泄、藏血，脾主运化、升清、统血，肾主水、主藏精、主生殖，以及胃肠对饮食的消化、吸收，小肠的泌别清浊，大肠主津液、清除废渣，膀胱的储尿、排尿等机能的实现，无一不是在阳气的推动之下完成。因此，人体阳气充足，推动有力，各个脏腑在人体生命运动中就能够各司其职，完成各项生理功能。阳气的推动作用一旦受损，就会导致相关脏腑机能减退而产生病证。如心阳虚之心悸胸闷，脉微细等；脾阳虚之食少、便溏、水肿等；肾阳虚之腰膝酸软、小便不利、浮肿或阳痿遗精，不育不孕等。

（2）推动精、气、血、津液化生、输布与代谢

"人之血气精神者，所以奉生而周于性命者也。"（《灵枢·本脏》）"人之所

有者，血与气耳。"（《素问·调经论》）均指出精、气、血、津液是人体赖以生存的基本物质。同时，以上物质都是在各个脏腑阳气的推动作用下，相互配合，共同完成其化生、输布代谢的。举例而言，从输布过程来看，血、津液就是凭借着阳气的推动，保持其相应的运行，血液才能能够沿着脉道流行不止，环周不休，津液才能在全身表里上下得以布散。如若阳气虚弱，推动无力，脉中之血就会运行迟滞或瘀阻，津液不能输布就会化为痰湿水饮等而导致相关病证发生。

（3）生殖活动

无论男性还是女性的生殖活动，都是在人体阳气的推动下完成的，尤其是肾中阳气的作用至关重要。在肾阳的推动作用下，男女两性才能产生性兴奋以及性活动。男女青壮年时期是人体一生之中阳气最为旺盛阶段，因而这一时期的性功能以及生殖机能均处于最为活跃阶段。当人步入中年，阳气日渐衰减，性功能及生殖机能也随之减退。

3.阳气的卫外是人体屏障的泉源

所谓"温煦"，即是给人以热量，使人体确保一切生理功能活动所需的正常体温。"卫气者，所以温分肉，充皮肤，肥腠理，司开阖者也"（《灵枢·本脏》），就准确表达了阳气温煦作用的全部内涵。

（1）人体发挥"适寒温"机能的必须条件

阳气对人的体温寒热具有双向调节作用，这是通过"司开阖"的作用实现的。所谓"司开阖"，主要是指阳气能调控腠理、汗孔的开放和闭合。其温煦作用，确保在外界任何气温条件（尤其是严寒气温）下机体对热量的的需求，还通过控制腠理、汗孔的闭合（如不出汗），在外界气温低下时可使机体的温度不至于散失而达到保温效果。而当外环境气温太热或者体内温度过高时，阳气又能开放腠理、汗孔，通过排汗散热达到调节体温的作用。

（2）人体抵御外邪机能的核心

"正气存内，邪不可干"（《素问·刺法论》）"邪之所凑，其气必虚"（《素问·逆调论》）等经文，从发病和不发病方面强调阳气抵御外邪的机能，及其在确保人体健康和机体发病中的重要意义。阳气充足，能抗御外邪的入侵，即使（或）有致病因素存在，也不会伤人致病。否则，阳气不足，御邪能力减退，致病邪气会乘虚侵袭人体而发病。借助阳气的温煦作用，达到固护肌表、抵御外邪、驱邪外出、修复康复等方面的作用。

（三）小结

"善补阳者，必于阴中求阳，则阳得阴助而生化无穷。"膏方中贵细药料、胶类、糖类及补益药物，常能发挥阴阳并补，滋阴潜阳、助阳，固肾填精等功效，而其他非以补益为主的方药则多能疏达阳气，使之运行通畅。膏方作为大复方，其扶阳的维度是多样的，其对相关病证的效果也是值得关注的。

十、补泻观

《灵枢·经脉》曰："盛则泻之，虚则补之。"补虚泻实是中医治疗的基本原则。"精气夺则虚"（《素问·通评虚实论》），正气虚弱，需要扶助人体的正气，增强脏腑器官的功能，补益人体的阴阳气血以抗御疾病；"邪气盛则实"，邪气亢盛，需要通过驱逐邪气，以利于正气的恢复。补与泻虽是两种相对的治法，然其殊途同归，目的都是为了扶正却病，强身健体，延年养生。

疾病是一个复杂的发展过程，由于体质、治疗、护理等诸因素的影响，虚实常相互错杂、相互转化。如脾胃虚衰，失于运化，津液输布滞碍，气血循行受阻，可致留湿聚痰、血滞成瘀，此乃因虚致实；痰湿瘀血日久，又可阻遏气化气机，进一步影响脏腑功能，耗损正气，此乃因实致虚。单纯虚损而无兼夹实证者少之又少，单纯实证而无兼夹虚损者同样少见，虚实夹杂为临证最常见之证候；补泻结合、攻补兼施，则是临证最为常用的法则。

膏方的主要作用就是扶正补虚，即以调阴阳、补五脏、益气血为其主要功用，适当兼顾祛邪治病，体现中医寓攻于补、攻补兼施的特色。纵观历代善用膏方者，皆是善于补泻结合的大家。近代名医秦伯未在《膏方大全》中指出："膏方并非单纯之补剂，乃包含救偏却病之义。""若邪气内蕴，当以除邪为先，譬之瘀积流涸，必去其瘀而流自通。"颜老赞同"气血以通为贵"之论，主张"生命在于流动"而倡导气血衡法，提出"分析体质差异，量体用药""条畅气血阴阳，以衡为期""重视脾胃功能，以喜为补""组方动静结合，通补相兼"的制膏原则。所谓"泻"者，即调气、祛湿、泄浊、化瘀之法，气郁水湿瘀血得除，则"五脏元真通畅，人即安和"；所谓"补"者，即益气、生津、填精、养血之法，气虚津亏血弱得顾，则"流水不腐，户枢不蠹"。

（一）补泻法则

杨志敏深谙颜老衡法理论，基于和态与阳气之间的关系而倡和态健康观，在膏方中尤为重视虚与实、补与泻之关系，强调膏方功效并不在于一味蛮补、呆补，而是如何让逆乱失衡之阳气恢复升降出入之常态。其立法，首要明辨虚实孰多孰少，实多者宜根据"实"之表里寒热性质而予以发散、攻破、温通、清利，通过调气、祛湿、泄浊、化瘀之法，使气郁水湿瘀血得除，则"流水不腐，户枢不蠹"；虚甚者则宜根据"虚"之表里寒热性质而予以固表、收涩、温中、润降，通过益气、生津、填精、养血之法，使气虚津亏血弱得顾，则"五脏元真通畅，人即安和"。其次，应注意患者体质、外在环境、治疗方案等因素对虚实的影响。如湿热体质患者，当下虽有阳气不足之证候，治需以温其气为主，然阳气温养过度，易使阳气逆上而出现湿热之证候，故膏方之中宜掺入降其逆、通其滞之品，以求攻补兼施。总括而言，杨志敏在膏方临证中，常强调以下三点补泻法则。

1. 以气通血活为补

"人之所有者，血与气耳。"(《素问·调经论》)气血是形体、脏腑、经络、九窍等一切组织器官进行生理活动的物质基础，一旦"气血不和，百病乃变化而生"。颜老强调"气血以流通为贵""进补莫与气血为难"，针对气血运行不畅而呈虚实夹杂之病理状态，常以补药与祛瘀之桃仁、红花，破血之三棱、莪术，调气之降香、檀香，泄浊之决明、大黄等药配伍，动静结合，补而不滞，既能消除补药黏腻之弊，又可充分发挥其补益之功。杨志敏在膏方临证中，常以血府逐瘀汤、桃红四物汤、丹参饮、逍遥散、柴胡舒肝散等方通其滞，同时搭配补中益气汤、六味地黄丸、温经汤、左归丸、右归丸等方固其精，以使气通血活、气血安和。

2. 以三焦安和为补

"三焦者，原气之别使也，主通行三气，经历于五脏六腑。"(《难经》)正常状态下，"上焦如雾，中焦如沤，下焦如渎"，三焦协同发挥通行元气、疏通水道、运行水谷的生理作用；病理状态下，三焦不和，上焦不通、津液不下、胃气不和，气机升降痞塞而"清气在下，则生飧泄；浊气在上，则生䐜胀"(《素问·阴阳应象大论》)。如此时膏方忽视补泻有度、一味蛮补，易犯"虚虚实实"之戒，无益于阳气之气化、津液之敷布。岭南人群体质多湿，颜老常用之运脾要药苍术、升降药对桔梗与枳壳以及健脾理气消食之品陈皮、山楂、麦芽等，均是岭南膏方中常用之品；若湿阻气机、三焦痞塞甚，则常用可化湿醒脾、补土利水的经验方——温氏奔豚汤，方中沉香、砂仁、肉桂可条畅气机，使湿邪阴霾一扫而空，恢复三焦上下清浊之序，为膏方中安和三焦之常用方药。

3. 以祛邪达表为补

"若五脏元真通畅，人即安和。客气邪风，中人多死。千般疢难，不越三条：一者，经络受邪，入脏腑，为内所因也；二者，四肢九窍，血脉相传，壅塞不通，为外皮肤所中也；三者，房室、金刃、虫兽所伤，以此详之，病由都尽。"(《金匮要略·脏腑经络先后病脉证》)人体安和无病，需要"五脏元真通畅"；

"内所因"所致的"经络受邪，入脏腑"，"外皮肤所中"所致的"四肢九窍，血脉相传，壅塞不通"，以及"房室、金刃、虫兽所伤"，实际皆从表而来，继而导致"客气邪风"侵犯损伤肢体经脉。故《素问·阴阳应象大论》有云："善治者治皮毛。"祛邪达表，使里邪出表而病退，是恢复人体"五脏元真通畅"的重要治法。药王孙思邈一百岁时中风偏瘫，以续命煮散"十日十夜服之不绝"而得愈，即是以祛邪达表为补的最佳例子。李可老中医指出："凡久治不效、反复发作的重病、顽症、痼疾，或交节病作类疾病，必有六淫外邪深伏。"亦是以祛邪达表为补的经典论述。杨志敏在膏方中，对具有上述特点患者常用麻黄附子细辛汤、小青龙汤、当归四逆汤等方药以因势利导、扶正托透，多有神奇之功效。

（二）小结

当今之世，不少患者和医家崇尚滋补、滥用贵细，使膏方"救偏却病"之义蒙尘而成为贵药的堆砌。如忽略人体表里寒热虚实之状态，无视阳气升降出入是否和谐有序，抛弃辨证论治而一味补益，患者服膏后难免会出现咽痛、腹胀、便秘、口干苦、口腔溃疡等不适。"人参杀人无过，大黄救人无功"，虚实之辨，医者不可不察；补泻之道，医者不可不知。医者开膏需谨记"动静结合，通补相兼"的原则，方能发挥膏方的最大优势，使患者真正获益。

参考文献

[1]秦伯未.医学大家秦伯未方药论著选.北京：中国中医药出版社，2016

[2]屠执中.颜德馨临床医学丛书——颜德馨膏方精华.北京：中国中医药出版社，2009

[3]张登本.《内经》的思考.北京：中国中医药出版社，2006

[4] 张梦若，谭菲，张晓轩，等.运用运气理法并膏方辨治不寐医案2则.新中医，2021，53（24）：216-218

[5] 张继伟.《黄帝内经素问》"阴"、"阳"字义探寻.河南中医，2006，26（4）：12-13

[6] 方亚利，孙广仁.《内经》中"阴阳"语义解析.山东中医药大学学报，2007，31（3）：225-227

[7] 孙广仁.《内经》中阳气的概念及相关的几个问题.山东中医药大学学报，2005，29（2）：140-142

[8] 孙广仁.论"气分阴阳"对中医学气学理论的影响.南京中医药大学学报：社会科学版，2001，2（1）：11-13

[9] 孙广仁.《内经》中阴虚概念及相关的几个问题.山东中医药大学学报，2005，29（3）：221-223

[10] 孙广仁.《内经》中有关精气理论的几个核心概念的辨析.北京中医药大学学报，2007，30（4）：224-225

[11] 黄璐明.关于阳气概念内涵和层次的思考.中国中医基础医学杂志，2009，15（7）：487-488

[12] 管桦桦，杨志敏，老膺荣."扶阳抑阴"论据梳理与分析.江苏中医药，2016，48（2）：69-71

[13] 卢崇汉.扶阳论坛7.北京：中国中医药出版社，2021：109

[14] 张存悌.中医火神派探讨.北京：人民卫生出版社，2010：68-73

[15] 邓玉海，朱生樑.《膏方浅识》初探.中医杂志，2016，57（14）：1254-1257.

[16] 朱生樑.海派中医丁甘仁内科流派系列丛书——陈存仁学术经验集.北京：人民卫生出版社，2017：146-154

[17] 潘毅.寻回中医失落的元神2——象之篇.广州：广东科技出版社，

2013

[18]杨志敏，徐福平，颜德馨.颜德馨"膏方"在心身疾病治疗中的应用.中国中医基础医学杂志，2015，21（2）：175-177

[19]张登本.中医学基础.北京：中国中医药出版社，2003：242-262，262-267

[20]张登本.中医基础理论研究丛书——《黄帝内经》二十论.北京：中国中医药出版社，2017

[21]赵昊龙，沈芸，魏铁力，等.颜德馨辨治高脂血症的经验.辽宁中医杂志，2002，29（1）：6-7

[22]魏铁力.颜德馨治湿十法.中国医药学报，1992，7（5）：46-48

[23]颜乾麟，刘小雨.颜德馨临床医学丛书——颜德馨论衡法.北京：中国中医药出版社，2010：14

[24]颜乾麟，韩天雄.海派中医颜氏内科.上海：上海科学技术出版社，2015：82-86

[25]施杞，李其忠.名师与高徒.上海：上海中医药大学出版社，2007：104-113

[26]中华中医药学会.中医体质分类与判定标准.世界中西医结合杂志，2009，4（4）：303-304

[27]白明华，王济，郑燕飞，等.基于108 015例样本数据的中国人群中医体质类型分布特征分析.北京中医药大学学报，2020，43（6）：498-507

[28]王琦，朱燕波.中国一般人群中医体质流行病学调查——基于全国9省市21948例流行病学调查数据.中华中医药杂志，2009，24（1）：7-12

[29]黄煌.经方的魅力——黄煌谈中医.2版.北京：人民卫生出版社，2011：87-88

[30]仝小林.脾瘅新论——代谢综合征的中医认识及治疗.北京：中国中医

药出版社，2018：43-58，236-242

[31]何嘉慧，管桦桦，胡碧霞，等.麻黄细辛附子汤及其药物治疗阴证咽喉肿痛的适应证研究.中国中医急症，2016，25（5）：808-811

[32]管桦桦，蔡佑青，胡碧霞，等.阴证咽喉肿痛的四诊信息及其对应辛温方药应用特点研究.上海中医药杂志，2016，50（9）：23-27，51

[33]王琦.中医体质三论.北京中医药大学学报，2008，31（10）：653-655

[34]张登本.白话通解黄帝内经（第1卷）.西安：世界图书出版西安公司，2000：52-88

[35]张登本.中医学基础.2版.北京：中国中医药出版社，2012：15-16

[36]秦伯未著，张玉萍，鲍健欣点校.秦伯未膏方集[M].福州：福建科学技术出版社，2007：4

（杨志敏，管桦桦，张晓轩，张梦若，徐福平，原嘉民，黄遂和）

第二节　六法

"和态六法"，即"固其精，温其气，升其陷，降其逆，通其滞，和其胃"。"和态六法"可使人体恢复阳气充足且升降出入有序、处于安和无病的健康状态。

一、温其气

温其气是针对人体阳气虚损，不能温煦、推动、防御、固摄，采用扶持阳气、温养阳气的手段，使阳气功能恢复正常的方法。维持人体处于和态，需要阳气健旺且升降出入有序，若阳气虚衰，阳气升降出入等活动也就无从谈起，故阳气健旺为人体安和的首要条件。

（一）源流与发展

早在先秦时期，《易经》当中就有关于温其气之思想萌芽，及后《黄帝内经》对其理论作了进一步构建，又得医圣仲景实践而发展，经明代温补学派继承与发挥，至清代医家郑钦安创扶阳学派而日臻成熟。诸扶阳名家如祝味菊、卢崇汉以及李可等，以扶阳之法在临床上治疗各种急危重症、疑难疾病而力挽狂澜、屡建奇功。

春秋时期，以《周易》为首的先秦典籍即推崇"尚阳"的理论思维，强调阳尊阴卑、阳主阴从的哲学观点。《系辞·上》开宗明义道："天尊地卑，乾坤定矣；卑高以陈，贵贱位矣；动静有常，刚柔断矣……乾知大始，坤作成物；乾以易知，坤以简能。"又云："夫乾，天下之至健也。"以乾元象天，性刚健而类万物之阳之始，位尊为主导；"夫坤，天下之至顺也。"以坤元象地，性柔顺而类万物之阴之成，位卑为辅佐。盖坤地承乎乾天，阴柔顺于阳刚，即为最贞吉、亨顺的状态。

《内经》继承《易经》重视阳气的观点，提出"阳气者，若天与日，失其所，则折寿而不彰，故天运当以日光明"（《素问·生气通天论》），认为阳气是决定人类性命寿夭的重要因素，在人体生命活动过程中发挥关键的作用，是人体生命活动的原动力，是促进机体各项机能顺利完成的基础。除此之外，《内经》还指出："阳气者，精则养神，柔则养筋。"（《素问·生气通天论》）"阴阳者，天地之道也……阴静阳躁，阳生阴长，阳杀阴藏。"（《素问·阴阳应象大论》）"阴阳者，天地之道也……阴静阳躁，阳生阴长，阳杀阴藏。"（《素问·阴阳应象大论》）"阳者，卫外而为固也。"（《素问·生气通天论》），揭示阳气具有温煦、推动、防御、固摄作用。在此基础上，又进一步提出"清者温之""治清以温"（《素问·至真要大论》）以及"形不足者，温之以气；精不足者，补之以味"（《素问·阴阳应象大论》）"劳者温之……损者温之"（《素问·至真要大论》）等治疗方法，为后世针对寒性疾病、虚劳疾病用温热性质的药物进行治疗提供了基本法则。

东汉末年，医圣张仲景在寒疫频发的时代背景下对于阴阳关系进行深入探索，结合前人观点与自身临证实践而撰写《伤寒杂病论》。仲景对书名冠以"伤寒"二字，其中《伤寒论》所载113方，有34方用附子，43方用桂枝，24方用干姜，温扶宣通阳气之方药约占大半；还创制了四逆汤、白通汤等回阳救急、力挽三阴的温阳方剂，处处示人阳气至重而易伤，需时刻固护阳气。

明代赵献可、薛己及张景岳等温补派医家善用温补之法，使得温阳理论更臻成熟。如张氏强调"天之大宝只此一丸红日，人之大宝只此一息真阳""人是小乾坤，得阳则生，失阳则死""阳惟畏其衰，阴惟畏其盛。非阴能自胜也，阳衰则阴盛""凡万物之生由乎阳，万物之死亦由乎阳，非阳能死物业，阳来则生，阳去则死"，提出"益火之源，以消阴翳"，治法上主张"善补阳者，必欲阴中求阳，阳得阴助而生化无穷"，重视阳气的同时，注意利用肾阴以壮阳气，常以熟地黄为方中君药，创制了右归丸等温肾补阳方剂。

清代名医郑钦安崇扶阳学术思想而撰《医理真传》，始创扶阳学派。扶阳学派核心思想推崇以阴阳为纲而阐发人体生理、病理，并作为辨证论治的根本纲领；治法上注重扶阳抑阴、用阳化阴，在温、通、固、潜、扶等细则指导下，用姜、桂、附之品以"荡尽群阴，乾刚复振"，使"阳气流通，阴气无滞"。至近代，扶阳大家李可老中医推崇"扶阳是真理，八法不可废"，将"圆运动"的理念引入扶阳理论中，并带领一众弟子在岭南地域进行实践，并从理、法、方、药加以发扬与创新。

（二）温其气在膏方中的应用

岭南地区雾露蒸腾、风淫湿浸，人群向来以湿、热自居，然而"岭南既号炎方，而又濒海，地卑而土薄。炎方土薄，故阳燠之气常泄；濒海地卑，故阴湿之气常盛"（《岭南卫生方》）。其阳气常泄、阴湿常盛的地域特色，形成了岭南人群上热、下寒、中湿的体质特征，也使温扶阳气之法有了广阔的运用空间。

"温其气"之法组方简单、药少力宏，往往在膏方之中加入寥寥数味即可取得佳效；然而用之不慎，亦可"焦骨伤筋，血难复也"（《伤寒论》）。随着时代的发展，现代人生活方式有了显著变化，损耗人体阳气的因素远多于从前，如工作生活节奏紧张、压力大、长期透支导致烦劳太过而耗损阳气；过用空调、熬夜、恣食生冷及凉茶、房劳过度等不良生活方式而暗耗阳气；滥用抗生素、激素类药物及苦寒类中药损伤阳气等。加之岭南人群体质"下元多寒湿"，一定程度上促成了温其气治法在当代社会尤其是岭南地区能够广泛应用。

杨志敏在临证中深研扶阳学术思想，在膏方组方中尤其重视温其气治法。温其气看似简单，然而使用时需要以法统之，并非动辄使用干姜、附子、肉桂等温阳之品，即可称之"温其气"；片面强调温其气而忽视法度，爱姜附而恶归地，擅燃薪而远救水，易致变证蜂起，祸不旋踵。具体而言，温其气也需分温表阳与温里阳。

1.温表阳

温表阳者，温益卫气也。"卫气者，所以温分肉，充皮肤，肥腠理，司开阖者也。"（《灵枢·本脏》）"卫气者，本于命门，达于三焦，以温肌肉、筋骨、皮肤。"《读医随笔·气血精神论》）卫气行于脉外，达于肌肤，能护卫肌表，抵御外邪；相对营血，其性属阳；相对里阳，其位在表，故可称为表阳。表阳虚衰，阳气在表不能温煦、推动，则见肢冷、疲乏、肢体倦怠、"四肢微急""难以屈伸"，甚则"手足厥寒"；不能防御、固摄，则见恶风、喷嚏、涕泪俱多，甚则肢体浮肿。

膏方中的温表阳之法，杨志敏常喜用桂枝、黄芪、生姜。桂枝辛甘温，能发汗解表、温通经脉、通阳化气，为温表阳之第一要药，一旦有上述表阳亏虚之端倪者，即可用之。黄芪甘温，能补气升阳、固表止汗、托疮生肌、利水退肿，其表阳亏虚之证候较桂枝更甚，如喷嚏清涕、汗出恶风、肢体浮肿等风寒水湿不解证候，用之尤为合适。生姜辛温，能发汗解表、温中止呕，既能补益胃气，又能发散风寒。桂枝、黄芪、生姜均具有温养卫气之性，相较而言，桂枝长于温经通脉，生姜长于补益胃气，黄芪长于固表利水，三者可根据临床情况选而用之，如表阳亏虚较甚，亦可三者同用。膏方常用组方有桂枝汤、桂枝加黄芪汤、黄芪桂枝五物汤、桂甘龙牡汤、桂枝加龙骨牡蛎汤等。除上述三味以外，亦常旁参荆芥、防风、羌活、白芷、细辛、香薷等味，但这些药物气味大多芳香发散、走窜浓烈，一者与膏方缓图之性相悖，二者久用有导致气虚之弊，故用药用量不宜过多。

2.温里阳

温里阳者，温固真阳也。何谓真阳？"坎为水，属阴，血也，而真阳寓焉。中一爻，即天也。天一生水，在人身为肾，一点真阳，含于二阴之中，居于至阴之地，乃人立命之根，真种子也，诸书称为真阳"(《医理真传》)。真阳即肾中之阳，为一身阳气之根，为性命根源，虽潜于肾阴中，但其蒸腾气化的作用却是人体气机升降出入的根本。人身有此真阳，"死机便转成生机"。因真阳相对表阳而在里、在深、在内，故称里阳。里阳亏虚，不能温煦、推动，则见腹冷纳差、不耐生冷、完谷不化、肢冷倦怠等；不能防御、固摄，则见畏寒肢冷、大便溏烂、小便清长、白带清稀等。里阳亏虚日久，可见"下利清谷，里寒外热，手足厥逆，脉微欲绝"等戴阳、脱阳之证候，但此证在膏方门诊中少见。

膏方中的温里阳之法，杨志敏常喜用附子、干姜、肉桂。附子大辛大热，能温里散寒、回阳救逆、温补脾肾、逐风寒湿邪，为温里阳之第一要药，凡有上述真阳亏虚之端倪者，即可用之。干姜辛热，能温中回阳、温肺化饮，对里阳亏虚而伴见水饮运化失常之证尤为合适。肉桂辛甘大热，能补火助阳、引火归原、散寒止痛、活血通经，与桂枝均能温通经脉而其药势更为偏里，适合里阳亏虚而失于温煦、寒气冲逆而见奔豚寒疝、四末厥冷、心膈满胀等症者。附子、干姜、肉桂均具有温里散寒之性，相较而言，附子温里散寒之力最强，且能攻逐在表之风寒湿邪；干姜则长于温化水饮；肉桂则长于温经通脉、引火归原。除上述三者外，鹿角胶、沉香、砂仁、丁香、小茴香等亦为膏方温里阳之常用之品。其中鹿角胶性味甘平，功能补肾阳、生精血、托疮生肌，对于里阳亏虚的患者，杨志敏常喜在膏方中用之。沉香、砂仁与肉桂为李可老中医验方温氏奔豚汤之常用配伍，能直入肝肾、破沉寒痼冷。杨志敏临证体会，这三味药配伍使用，对里阳亏虚而寒湿阴霾弥漫、充斥表里上下者，药专力宏。另丁香、小茴香、吴茱萸等温热而入肝经之品，可温中理气、疏肝和胃，对里阳亏虚而伴有气滞疼痛者，用之多效。

（三）使用注意

当今业界，温阳之法颇受争议，赞美者誉姜附桂能力拔千斤、摧枯拉朽，可挽大厦于倾倒，但凡就医者必用之，且往往喜以大剂量为标榜；鄙弃者则视之如蛇蝎，不仅绝不越雷池半步，对处方有姜附而用之有不适者，多怪罪姜附之弊而忽视辨证之妥否，且常喜对用姜附者多加评议。杨志敏指出，人体阳气亏虚或升降出入失常而发为诸证，姜附桂等药不过有其偏性，药之偏性可纠人体失衡之偏，如用药有的放矢，又岂有诸证不适？诸药又岂有善恶对错？唯医者需慎思之、明辨之，即可避免上述之弊。杨志敏经验，驾驭温其气之治法与姜附桂诸药，有以下两个要点。

1.辨表阳虚与里阳虚之轻重

《伤寒论》第91条指出："伤寒，医下之，续得下利清谷不止，身疼痛者，急当救里；后身疼痛，清便自调者，急当救表。救里宜四逆汤，救表宜桂枝汤。"里阳虚者，需要四逆汤（附子、干姜）"急当救里"，若以桂枝汤（桂枝、黄芪、生姜）辛散阳气，则易致阳气亡失而发危证、脱证。表阳虚者，需以桂枝、黄芪、生姜等品温表阳，如妄投附子、干姜等温里阳，易致口苦、咽干、便秘、溺赤等里热充盛之证。

2.辨寒热之虚实真假

寒极生热，热极生寒。阳气升降逆乱极致之时，往往容易出现真寒假热、假热真寒之象。如《伤寒论》第317条："少阴病，下利清谷，里寒外热，手足厥逆，脉微欲绝，身反不恶寒，其人面色赤；或腹痛，或干呕，或咽痛，或利止脉不出者，通脉四逆汤主之。"第370条："下利清谷，里寒外热，汗出而厥者，通脉四逆汤主之。"虽为里寒外热，但不可用苦寒清热或辛温散热，只有急救回阳为正法。又如表寒里热之第335条："伤寒一二日至四五日，厥者必发热；前热者，后必厥。厥深者热亦深，厥微者热亦微。厥应下之，而反发汗者，必口伤烂赤。"第350条："伤寒脉滑而厥者，里有热，白虎汤主之。"虽有四肢厥冷等似为表阳虚之证，然实则为里热燔灼而导致营血在表不能温煦所致，如以辛温攻表，则"桂枝下咽，阳盛立弊"。明辨阳气之表里虚实真假，扶阳方可如理如法，开具之膏方可获佳效。

二、固其精

固其精是针对人体因精、血、津、液缺失出现阳气不固、不敛的异常状态，采用固涩精血、滋养津液的手段，恢复人体精微物质的充盈，使阳气升降出入有序的方法。

（一）源流与发展

固其精之法源于先秦文化，成于《黄帝内经》，发展于历代医家，经明清李中梓、张景岳等医家理论完善而得以成熟。自清末而来，固其精随膏方之风靡而得广泛应用。近数十年百姓生活水平日益提高，"秋冬进补，来年打虎"之说深入民心，冬令开膏以求进补之风更是日益盛行。然而现代人饮食俱足、好卧少动、久居室内，尤其是岭南人群具有"上焦多浮热、中虚多蕴湿、下元多寒湿"的特性，其体质是否适合补益，需医者细审明辨。部分医者为迎合患者进补心理而孟浪投以阿胶、鹿茸、山参、海马等补益之品，不顾患者之阳气盛衰周流情况而补其有余、实其所实，以致祸不旋踵。固其精之源流、法度亟待厘清。

以《周易》为首的先秦典籍推崇"尚阳"的理论思维，强调阳尊阴卑、阳主阴从的哲学观点，当中提到"大哉乾元，万物资始，乃统天；至哉坤元，万物资生，乃顺从天"(《系辞·上》)，指出阳气虽是一切万物肇始之源，但唯有阴精顺之、从之，方能万物资生而不息。《黄帝内经》以水火象阴阳，提出"相火之下，水气承之""君火之下，阴精承之"，又云"亢则害，承乃制"，认为人身君、相二火有赖体内水精等阴性物质的涵蕴承制，方能守其位而发挥其生理功能；同时指出"五八，肾气衰，发堕齿槁……肾者主水，受五脏六腑之精而藏之"(《素问·上古天真论》)"肾者主蛰，封藏之本，精之处也"(《素问·六节藏象论》)"生之来谓之精"(《灵枢·本神》)，认为精根源于先天而充养于后天，是构成人体和维持人体生命活动的精微物质。《难经》则指出："损其肾者，益其精。此治损之法也。"明确提出通过"益其精"的方法而治疗"损其肾"的状态，进一步明确肾与精之间的关系。

东汉名医张仲景的《伤寒杂病论》虽未明确提及固其精，但在《金匮要略》中首创名方肾气丸，用于"虚劳腰痛""消渴""转胞不得尿"等多种病证。方中在地黄、山茱萸、山药等补益之品的基础上加入桂枝、附子，可补益肾精、温阳化气，可谓开创补肾方剂之先河，为固其精之常用基础方。后世在金匮肾气丸的基础上化裁出六味地黄丸、益阴肾气丸、知柏地黄丸、杞菊地黄丸、七味丸、都气丸等一系列方剂，大大拓展了固其精的应用范畴。

金元时期，固其精之内涵在张元素、刘完素、朱震亨等医家发挥下有了更丰富的发展。张元素认为命门水火即肾中水火，提出著名的治法"壮水之主以制阳光"及"益火之源以消阴翳"，认为阴阳平衡乃治病之本。刘完素则提出"肾水本寒，虚则为热"，认为肾阴、肾精具有寒凉、滋润、潜降的作用，如肾阴、肾精不足，则可致火旺的证候。朱震亨则倡导"养阴论"，提出"火起于妄，变化莫测，无时不有，煎熬真阴，阴虚则病，阴绝则死"，认为人体"阳常有余而阴常不足"，而滋阴之本在于补养肾精真水；肾脏阴精亏耗是导致疾病和衰老的机理。其创制的多首补肾滋阴降火方剂，如大补阴丸、虎潜丸、青娥丸等，至今临床仍常用不衰。

明清时期是固其精理论的成熟及创新时期。赵献可为命门学说倡导者，他将肾命水火的关系广泛应用于临证。如辨治血证，其血不仅有其本身为血的特点，而且属水，故而肾中真水干涸，则真火势必上炎，血亦随火而上腾，治疗则以六味丸滋水降火，不降火而血自安。李中梓提出"先天之本在肾，肾应北方之水，水为天一之源"（《医宗必读·肾为先天之本》），补肾应"阴阳并需，而养阳在滋阴之上"。张景岳则提出"阴阳者，一分为二"，认为肾阴和肾阳都是肾中精气对立统一的两部分，属于阴的肾精为肾阴，又称元阴、真阴，可滋养濡润；属于阳的肾精为肾阳，又称元阳、真阳，可温煦推动。二者"阴平阳秘"，才能产生对生命的推动作用。同时，张景岳提出"补气生精，精以益气""阴中求阳，阳中求阴"的治法，创立大补元煎、左归饮、右归饮以及左归丸、右归丸等一系列培补肾中阴阳之方，深刻影响后世固其精之治法。

（二）固其精在膏方中的应用

杨志敏推崇"阳主阴从"之理，认为"阴"以适用为平，"阳"以潜藏为贵；从动静结合的角度看待生命，必须讲求"阳主阴从"的规律性与"阴平阳秘"的目的性二者之间的有序平衡。《圣济经》云："津液散为枯，五脏痿弱，营卫涸流，湿剂所以润之。"颜老曰："膏者，天之芳渥，犹美醽也；滋者，地之甘浆，犹琼汁也。"倡导顺应冬藏之令服用膏方，使阴阳和则乾坤定，天地无有造偏，神有所归，精有所藏，气有所蕴。杨志敏经验，膏方为滋润、潜藏、和缓之品，在膏方临证之中恰当融汇固其精之法，可起事半功倍之效。然而固其精治法，绝非一味地以阿胶、熟地黄、龟板等填精之品或六味地黄丸、左归丸、五子衍宗丸等补肾之方孟浪投之。杨志敏结合历代典籍之精华及个人临证经验，凝练固其精之治法。"精"，有广义与狭义之分：狭义之精为胚胎发育和生命功能的基础物质，来源于父母先天生殖之精，充养于后天水谷之精；广义之精泛指一切具有濡养、滋润、敛降作用的生命物质，如营血、津液以及阴精（狭义之精）等一切精微物质，皆属于广义之精。"固其精"所论之"精"为广义之精，可分为津液、营血、阴精三个层面。

1.津液

津液是人体一切正常水液的总称。在体内，除血液之外，其他所有正常的水液均属于津液范畴。人身内而脏腑筋骨，外而皮肤毫毛，莫不赖津液以濡养。津液亏虚者，可见口渴咽干、唇燥而裂、皮肤干燥、小便短少、大便干结等症状，诊查可见舌红少津或光剥无苔、脉细数；治宜生津润燥，膏方常用人参、麦冬、百合、石斛等甘寒之品，组方有生脉散、麦门冬汤、益胃汤等。

2.营血

营血是在脉道中循行之津液，是富有营养的液态物质。《难经·二十二难》谓"血主濡之"，全身各部（内脏、五官、九窍、四肢、百骸）均是在营血的濡养作用下而发挥功能。营血虚少者，病较津液亏虚更深，故在津液亏虚症状的基础上还可见面色萎黄、唇色淡白、爪甲苍白、头晕眼花、心悸失眠、手足麻木等表现，妇女可见经血量少色淡、经期错后或闭经，诊查可见舌淡苔白、脉细无力；治宜养营和血，膏方常用当归、生地黄、熟地黄、阿胶等甘温之品，组方有四物汤、温经汤、当归建中汤、归脾汤、胶姜汤等。

3.阴精

阴精是为胚胎发育和生命功能的基础物质。"饮食增则津液旺，自能充血生精也。"（《存存斋医话稿》）阴精来源于父母先天生殖之精，需要津液营血的滋养，津液营血虚少，病深日久则致阴精亏损，而成《金匮要略·血痹虚劳病脉证并治》所言之"失精"之候。因阴精亏损为津液亏虚、营血虚少的基础上发展而来，故除津液营血亏虚的症状外，还见肌肉薄弱、身体羸瘦、大骨陷下、目视不明、肢冷汗出、不耐寒热、梦遗失精、带下清稀、不孕不育等表现，诊查可见舌体瘦小或舌淡胖大、脉极虚芤迟或浮大散乱；治宜固精填精，膏方常用李可肾十味（枸杞子、菟丝子、补骨脂、淫羊藿、巴戟天、杜仲、骨碎补、续断、仙茅、沙苑子）以及鹿角胶、龟甲胶、鳖甲胶等甘咸之品，组方有二仙汤、傅山引火汤、龟鹿二仙膏、左归丸、右归丸、河车大造丸等。

（三）使用注意

　　津液与营血皆来源于水谷精微，其根源一致，可相互转换；而阴精的充养亦离不开津液营血的滋养。故固其精之法，病情轻浅者，以固护津液为要；病渐入里者，以养营和血为先；病渐深重者，以固精养精为急。在固其精具体运用过程中，需要注意以下要点。

1.明确固其精的人群特点

　　津液、营血、阴精三者关系层层递进，而皆属广义之精范畴。当广义之精的濡养、滋润、敛降作用下降时，可出现如下异常。

　　（1）调适能力异常

　　"藏于精者，春不病温。"（《素问·金匮真言论》）"阴者，藏精而起亟也，阳者卫外而为固也。"（《素问·生气通天论》）精对于人体适应能力具有调节与维护功能。精不足者多有免疫功能紊乱、低下的表现，常以感冒、咽痛、口疮、咳嗽等呼吸道炎症反复发作为主诉就诊，偶感外邪，或饮食不节等摄生不慎时便诱发相应不适；妇人堕胎小产频繁者、男子房劳甚者、女子新产者、劳累过度等耗损阴精者多见；多有容颜憔悴、外形崩塌的表现。

　　（2）情绪调节能力异常

　　据《灵枢·本神》中所描述，无论是"神伤则恐惧自失""意伤则悗乱"，还是"魂伤则狂忘不精，不精则不正当人""魄伤则狂，狂者意不存人""志伤则喜忘其前言"，均以机体的心理活动、精神情感等方面的调控机能障碍为主要表现。精不足者可有紧张不安，心情低落，烦躁易怒、情绪难以克制，头脑昏乱，无法正常思考与开展工作，对外界的刺激无动于衷、旁若无人，情绪心境持续低落，记忆力衰退等表现，常伴有失眠、记忆力下降、注意力难以集中、躯体疼痛等症状。

临证当中，如患者有上述异常之端倪，即可根据其津液、营血、阴精之多少而运用固其精之法。

2.注意与六法的其他治法合用

津液、营血、阴精之生成、敷布正常与功能发挥，与阳气的健旺与流通密切相关。故运用"固其精"方药时，需注意适当配合"温其气""升其陷"之方药，使"阴得阳升而泉源不竭"；搭配"和其胃""通其滞"之方药，使阳气在中焦"水精四布，五经并行"之功能得以正常发挥；搭配"降其逆"之方药，使因津液、营血、阴精亏虚而出现上逆之阳气得以潜藏，恢复"阴平阳秘"之和态。

3.避免滥补

颜老指出，膏方不仅是滋补强壮的药品，更是治疗慢性疾患的最佳剂型。所以制定膏方之时，应明察病者阴阳气血之偏胜，而用药物之偏胜来纠正，以求"阴平阳秘，精神乃治"；首当重视辨证论治，以"衡"为期，切莫迎合患者喜补心理，一律投以野山参、鹿茸之类。杨志敏指出，固其精如运用得法，可发挥膏方滋润和缓之最大功效。但岭南人群具有"上热、中虚、下寒"的体质特性，如固其精之法运用不当，亦会有呆滞中焦运化、阻碍阳气升降、加重上热下寒之弊。故运用时宜细察明辨，审其津液、营血、阴精亏损之轻重而治之。

三、升其陷

升其陷是针对人体阳气运行当中所出现的升发不足、阳气下陷异常状态，而采用升提、扶持阳气的手段，从而恢复阳气升降出入有序的治疗方法。

（一）源流与发展

升其陷之法来源于《黄帝内经》，发展于金元时期，成熟于近现代；张仲景、李东垣、张锡纯、彭子益以及李可等古今医家，都是善用升陷大法的佼佼者。

岭南人群具有上热、中湿（中虚）、下寒的体质特征，常自称"上火""湿重"，对升阳之法往往唯恐避之不及。杨志敏指出，阳气下陷之患者临床中并不少见，在诊治过程中只要明确阳气下陷的程度、部位以及兼夹情况，开具膏方时灵活运用"升其陷"的治法，不但不会出现上火的弊端，反而可获得事半功倍的良好效果。

"清阳为天，浊阴为地""清阳出上窍，浊阴出下窍；清阳发腠理，浊阴走五脏；清阳实四支，浊阴归六腑"（《素问·阴阳应象大论》），指出了升发、向上、向外是阳气的特性。如阳气不升，"清气在下，则生飧泄；浊气在上，则生䐜胀"。金元医家李东垣崇尚补土学说，提出"脾胃不足为百病之始""脾胃之气既伤，元气亦不能充，而诸病之所由生也"，脾胃虚弱乃百病之因，而"大抵脾胃虚弱，阳气不能生长，是春夏之令不行，五脏之气不升"；故其补土之法，不仅为健脾、运脾、补脾，更是善用升麻、柴胡、葛根、防风、羌活等"风药"，并创立补中益气汤、升阳散火汤、补脾胃泻阴火升阳汤、升阳除湿防风汤等一系列以升阳为主的方剂，以升举阳气、升发少阳春生之令。

民国名医张锡纯认为，"胸中大气，即上焦阳气"，无论外感内伤皆可致其下陷，"其证多得之力小任重或枵腹力作，或病后气力未复，勤于动作，或因泄泻日久，或服破气药太过，或气分虚极自下陷"，症状"有呼吸短气者，有心中怔忡者，有淋漓大汗者，有神昏健忘者，有声颤身动者，有寒热往来者，有胸中满闷者，有努力呼吸似喘者，有咽干作渴者，有常常呵欠者，有肢体痿废者，有食后易饥者，有二便不禁者，有癃闭身肿者，有张口呼气外出而气不上达，肛门突出者，在女子有下血不止者，更有经水逆行者"；治疗忌用开破之品，需根据兼夹之不同而予升陷汤、回阳升陷汤、醒脾升陷汤、理郁升陷汤等一系列方剂。民国白族医家彭子益倡圆运动升降理论而对气机下陷多有发挥。他认为，肝经木气乃生气，具有温暖滋润的作用，条达上升可化为心火；如"不温暖滋润，则肝阳下陷，生气下郁，而病寒焉"，推崇以当归生姜羊肉汤对治。

李可老中医继承张锡纯大气下陷说以及彭子益圆运动理论，对气陷一证所出现之急危重症、疑难奇病，运用升陷治法屡建奇功。其在"气陷怪症（瘫病）"中，提出"大气者聚于胸中，斡旋运转不息，五脏六腑出入升降各循常道，是为健康无病。此气一陷，肺失包举，肺气虚则燥，故悲伤欲哭而似甘麦大枣汤证；心失所养，神明无主，意志失常而见酸枣仁汤证；心气虚则恐，故时觉有人跟踪。肝失大气之斡旋而见喜怒无常，震颤抽搐"，指出气陷与情志病之关系，为失眠以及焦虑状态、抑郁状态等情志疾病从气陷论治提供思路与方法。

（二）升其陷在膏方中的应用

1. 阳气下陷的临床特点

"是以升降出入，无器不有。故器者生化之宇，器散则分之，生化息矣。故无不出入，无不升降。"（《素问·六微旨大论》）人身处处有阳气，人身无处不升降；阳气升降出入，一刻不停息。若阳气下陷、有降无升，则人体阳气圆运动失衡，而变生诸证。既往认为，阳气下陷多见于重症肌无力以及胃下垂、肾下垂、子宫脱垂等脏器下垂病证，常见倦怠乏力、脘腹坠胀、脱肛久痢等不适。杨志敏指出，阳气下陷之患者在临床中并不少见，阳气下陷程度轻微、时间短暂者，阳气升发虽有不足但整体的阳气圆运动仍能维持和态，可仅表现为胸闷气短、倦怠乏力、头晕昏沉、肢体沉重、记忆力下降、易感冒等亚健康疲劳状态；如阳气下陷进一步加重，阳气升降出入失常，血气和、志意和、寒温和失衡，可出现精神萎靡、耳鸣目眩、纳食不香、久痢久泻、腹部坠胀、脱肛或子宫脱垂、大便溏烂甚则随矢气而出、小便不利见频数、清长、余沥或尿不尽等症状以及兴趣减退或丧失、注意力不集中、喜怒无常等情绪异常状态。无论病深病浅、新病久病，阳气下陷都具有以下两个特征：①症状多在活动或言语后加重。《素问·举痛论》言："劳则气耗……劳则喘息汗出，外内皆越，故气耗矣。"人体气血被耗，阳气进一步下陷，症状更为突出。②多伴有双目无神、睁眼无力、精神低落、郁郁寡欢。"五脏六腑之精气，皆上注于目而为之精……目者，五脏六腑之精也，营卫魂魄之所常营也，神气之所生也。故神劳则魂魄散，志意乱……目者，心使也。心者，神之舍也，故神精乱而不转。"（《灵枢·大惑论》）心为神之舍，目为心之使，正常状态下阳气升降出入有序，人体健康无病，心神得养，则双目有神、清亮；阳气下陷，则五脏六腑之精、营卫魂魄之所营、神气之所生不能上注于目，而见双目无神、睁眼无力，同时亦可见精神低落、郁郁寡欢等心神失养症状。

2.升其陷在膏方辨治中的使用要点

杨志敏指出，压力过大、劳累过度、病后虚损等，都是现代人阳气下陷的常见诱因。患者通过汤剂调治后虽然症状大多能有所减轻，但因其阳气下陷的状态多与生活习惯、工作压力等密切相关，停药后往往易于反复。而岭南人群"上热、下寒、中湿（中虚）"的体质特征，更是导致兼夹繁多、缠绵难愈。膏方具有滋润和缓的特点，其组方可全面兼顾患者体质特性，最适宜此类人群服用，使下陷之阳气得以呵护、升发。杨志敏总结升其陷之治法在膏方辨治中有如下要点。

（1）根据阳气下陷程度之轻重而辨证使用升陷药物

升陷药物种类繁多，味辛甘、性温热的药物，具有宣散作用的药物，花、叶、枝类药物，大多具有升浮的作用，临证时可根据阳气下陷的程度、病情、病程分而用之。

阳气下陷程度轻微、病情轻浅、病程短暂者，可在膏方中选用菊花、鸡蛋花、玫瑰花等花类药材或荆芥、柴胡、防风、羌活、升麻、独活、藁本、蔓荆子、白芷、葛根、桔梗、威灵仙、川芎、天麻等"风药"。花类药材多具有升散效果。"风药"则大多味薄气淡，质清性浮，具灵动之性，味辛而具升、散、行特性，"以诸风药，升发阳气，以滋肝胆之用，是令阳气生"，具有条畅肝胆、升举阳气、升发少阳春生之令的作用。此外，柴胡尚可理气解郁，防风、羌活、独活可解表祛湿，藁本、蔓荆子可清利头目，可根据患者兼夹情况择而用之。李东垣的补脾胃泻阴火升阳汤、升阳除湿防风汤、补中益气汤、升阳散火汤等，以及张锡纯的升陷汤、来复汤，喻嘉言的败毒散，张景岳的补阴益气煎等，都是常用的"风药"代表方。需要注意的是，上述药材在膏方处方中药味不宜过多、用量不宜过大，一般以不超过5味、每味30~90 g为宜，否则"味厚则泄"，反易耗虚损之阳气。另外，风药中的细辛、麻黄、薄荷等药走窜发散之性较强，如非寒邪内伏而见慢性反复发作之顽病痼疾，一般不用。

阳气下陷程度较重、病情较深、病程日久者，则宜选用桂枝或黄芪。陶弘景提出："外感天行之病，经方之治，有二旦、六神、大小等汤。昔南阳张机，依此诸方，撰《伤寒论》一部，疗治明悉，后学咸尊奉之""阳旦者，升阳之方，以黄芪为主。"认为阴阳二旦体系是伤寒经方的根本。考究《辅行诀脏腑用药法要》与《伤寒杂病论》之论述，可发现小阳旦汤即桂枝汤，大阳旦汤即黄芪建中汤加人参，即桂枝和黄芪均为阳旦方之主药。桂枝性温、味辛甘，因辛甘能化阳而加之其性为温，故能发汗解表、温通经脉、通阳化气，适用于阳气下陷而见汗多怕风、气短懒言、体倦乏力、恶寒喜暖、面色㿠白、手足不温、舌淡质润、苔薄或白或水滑、脉弱无力者。黄芪性温、味甘，能"主治痈疽、久败疮，排脓止痛，大风癞疾，五痔，鼠瘘，补虚，小儿百病"（《神农本草经》），具有补气升阳、托疮生肌的功效，适用于阳气下陷更甚、卫气不能固护而见喷嚏清涕、易于感冒、肢体浮肿者。两者除具有温升阳气之功效外，又属于温其气中的温表阳治法。杨志敏在膏方临证中喜以黄芪与桂枝两者相配，选用黄芪桂枝五物汤、防己黄芪汤、黄芪建中汤、乌头汤等为主方，通过升阳固表、发散表邪，从而恢复卫气"温分肉"的作用，对于久病顽病而见阳气下陷者，常能立起沉疴。

（2）升其陷之法需要重视与其他五法合用

阳气下陷既可生寒，亦可化热；下陷日久，多有兼夹；稍有不慎，易致提脱[1]。阳气下陷生寒者，"肝经木气者，生气也。温暖滋润则生气充足，条达上升，而化心火。如不温暖滋润，则肝阳下陷，生气下郁，而病寒焉。"（《圆运动的古中医学》）木气为阳气之春生者，下陷日久，不能温暖滋润，可变生寒证，常见腹冷纳差、不耐生冷、完谷不化、肢冷倦怠、大便溏烂、小便清长、白带清稀、舌淡胖大、脉沉微细等阳气虚衰证候，治疗宜以升其陷之法为基础，搭配干姜、附子、肉桂、小茴香、吴茱萸等药物以温其气。阳气下陷而化热者，"肝主疏泄"，木气下陷不升，疏泄功能失常，又可郁而生热、冲逆而上；加之岭南人群"上焦多浮热"，在阳气下陷之证基础上而又有口苦口干、眠差梦多、急躁易怒、头目胀痛等阳气逆上的情况并不少见。因清热降逆之品有碍阳气升发，故如非实火实热突出者，尽量避而不用。治疗宜酸以敛之，常用山茱萸、乌梅、五味子、山楂等味酸之品。上述酸药，酸能收敛，可对治上逆之火热；酸味入肝，又可补益肝木之虚损而升发阳气。故为治疗阳气下陷又伴火热上逆之要药。上述药物宜选 2~3 味，剂量以 60~90 g 为宜。对于上逆较甚者，则酸药往往难以奏效，宜以"降其逆"之方药为主，"升其陷"之方药为辅，"降其逆"之药味剂量可为"升其陷"之 2~4 倍。

（三）使用注意

阳气下陷日久、病情深重者，多因运动不圆而致的脾胃虚衰以及阳气停滞所致的气郁、水停、血瘀、寒凝，此时则应辅以"和其胃""通其滞"治法。另一方面，治疗若升陷太过，亦易发提脱之证而虚阳外越，临证可见面色浮红如妆、口渴但不欲饮或喜热饮、咽痛而不红肿、脉浮大或数而按之无力、便秘而便质软

1　提脱，指出现阳气浮越的症状。

烂等。故在使用"升其陷"治法之时，需要注意搭配"固其精"治法，选择人参、沙参、五味子等益气生津药物或枸杞子、菟丝子、肉苁蓉等补益肝肾之品，使得升提之阳气得以濡养，亦即明代医家张景岳所言"善补阳者，必于阴中求阳，则阳得阴助而生化无穷"之理。

（四）小结

升其陷之法因易致上火、难以运用而常为临床医家所畏惧或轻视，但在膏方临证中，虚损患者中常有阳气不升之证，故常有使用之处。灵活运用升其陷之法，常可获四两拨千斤之效。

四、降其逆

降其逆是针对人体阳气运行当中出现升发太过、阳气上逆的异常状态，采用收涩、敛降阳气的手段，使逆乱的阳气得以归位，从而恢复阳气升降出入有序的方法。

（一）源流与发展

降其逆之法来源于《黄帝内经》，发展、实践于历代医家，在清代温病各家中得以成熟。杨志敏在多年开具膏方的过程中发现，因岭南人群存在"上焦多浮热、中虚多蕴湿、下元多寒湿"的体质共性，在出现"上热"之时使用清热降火治法，往往导致"中虚、下寒"更为突出，而针对"中虚下寒"运用温补之法，又容易加重"上热"。膏方具有的滋养膏润特性，如能灵活运用降其逆治法，可有助于纠正患者"易上火"的体质。

"逆"的古体字为"屰"，在甲骨文及金文中，"屰"象倒人之形，同时《说文解字》记载"屰，不顺也"，故"不顺"为"逆"的含义。因"厥"字同"瘚"，由"疒""欠""广"组成的"瘶"为具有气逆特点的病名，故在古代医籍中又常"厥""逆"并称。

"是以气多少，逆皆为厥。"(《素问·方盛衰论》)"阳气者，烦劳则张，精绝，辟积于夏，使人煎厥。"(《素问·生气通天论》)"寒气客于五脏，厥逆上泄，阴气竭，阳气未入，故卒然痛死不知人。"(《素问·举痛论》)。"阳气者，大怒则形气绝，而血菀于上，使人薄厥。"(《素问·生气通天论》)《内经》往往将寒热气血失衡所致的气机逆乱名之为"厥"，治疗宜遵循"盛则泻之，虚则补之，热则疾之，寒则留之，陷下则灸之，不盛不虚，以经取之"(《灵枢·经脉》)的原则，使内在气机条畅而不逆行，"气复返则生矣"(《素问·举痛论》)。

《伤寒论》中载有30多条有关"逆"的条文，其"逆"有错误治法(第6条"一逆尚引日，再逆促命期")、手足寒冷(第295条"手足逆冷")、气机上逆(第3条"呕逆")或病名(第74条"中风发热，六七日不解而烦，有表里证，渴欲饮水，水入则吐者，名曰水逆，五苓散主之")等含义。除此以外，书中还有大量如胃气上逆而见呕吐、呃逆、嗳气、吐酸、吐蛔、恶心欲吐、干呕，肾气上逆而见"气从少腹上冲心"，肝气上逆而见"气上撞心，心中疼热""干呕，吐涎沫，头痛"等气机上逆的症状及病机。对此，仲景构建六经辨证体系及方药，对治各类气机上逆之病证。如治疗呕哕，有少阳上焦郁热之小柴胡汤，热郁阳明之三承气汤，上热下寒之黄连汤、乌梅丸，寒热格拒之干姜黄芩黄连人参汤，脾胃虚寒之四逆汤类方，饮阻脾胃寒之干姜人参半夏丸等；治疗痞证，有胃虚痰阻气逆之泻心汤类方，邪火内炽、迫血妄行之大黄黄连泻心汤，寒热错杂之半夏泻心汤，胃虚痰阻气逆之旋覆代赭汤；治疗上逆而咳，有"心下有水气"、寒饮上冲之小青龙汤，悬饮内停、气机郁而上逆而见"心下痞硬满、引胁下痛、干呕、短气"的十枣汤，伤寒误下误吐后水气上冲而见"心下逆满，气上冲胸"的苓桂术甘汤，肺热逼迫气机上逆而见"汗出而喘"的麻杏石甘汤，以及寒饮射肺而见"咳而上气"的射干麻黄汤等。仲景根据气机上逆之病因"随证治之""以法治之"，可谓开降逆治法之先河。

清代温病学派对仲景治疗气机上逆之法加以发挥，使降逆之法日臻成熟。如叶天士针对胃虚痰阻气逆之泻心汤类方，结合湿邪致病的因素以及临证体会而提出"苦降能驱热除湿，辛通能开气宣浊""湿热非苦辛寒不解"，以泄热、扶中、舒展气机为要法，将泻心类方广泛地运用于湿热、暑湿、痰热阻痹等众多病证中。他还常在旋覆代赭汤中加入茯苓、陈皮、干姜，以甘平之茯苓，上降肺之逆、中通阳于胃、下通膀胱以利小便，斡旋气机之升降；用陈皮理中焦之气、畅肝肺之气，使升降相宜；以干姜温运脾阳，使上之气阻得散、下之湿浊得化。叶氏在《临证指南医案》中的降逆之法，大致可归纳为用于脾胃湿困、肝气不舒、郁而化火上逆之辛开苦降之法，用于肝阴不足、肝阳化火之酸苦清降法，用于胃阴不足、虚热上冲之甘寒润降法，以及用于外邪犯肺、郁而化火之轻苦微辛法。

杨志敏总结历代典籍关于气逆的观点，对气机上逆证候进行全面梳理，推崇以《金匮要略》所总结之水火气血四证而分类辨识。《金匮要略·奔豚气病脉证治》云："师曰：病有奔豚，有吐脓，有惊怖，有火邪，此四部病，皆从惊发得之。"篇中标题虽为"奔豚气"，但实则论述气逆之证，"惊"则阳气逆乱逆行，以阳气上冲上逆为主者，发为"奔豚"；素体阳气旺盛或营血、津液不足者，阳气上逆后易于变生火热冲逆，则发为"火邪"；"阳主阴从""气为血之帅"，阳气逆乱又可见津液、营血的运行异常，以水逆为主者则发为"吐脓"，以血逆为主者则发为"惊怖"。即阳气上逆可因个体的不同差异，而表现为人体水、火、气、血之不同表现。气逆者，常见咽喉不适、干咳痰少、胸闷心悸、嗳气频频、矢气不舒、脘腹痞胀等气机郁滞之证，查体常可见腹满膨隆、局部拒按；水逆者，常见喘满气急、痰涎壅盛、涕泪频作、反酸烧心、肠鸣便溏、小便过多或不利等水饮上冲或泛溢证候，查体可见颜面浮肿、肢体肿胀、舌胖大苔腻等；火逆者，多见有咽喉肿痛、口腔溃疡、口气臭秽、大便干结、小便黄赤、周身壮热等火热壅盛之证，查体可见皮肤红赤、颜面油腻、痈疽疮疡、舌红苔黄等；血逆者，常见衄血吐血、头胀昏沉、胸闷心悸、眠差梦多、女子月经不调等营血妄行之象，查体可见面色黧黑或潮红、肌肤甲错瘀斑、口唇爪甲紫暗、舌紫暗瘀斑等。因"气为动静之主"（《医学六要》），故气郁而化火、气滞而水停、气升则血升水火气血4种阳气上逆，又常以气逆为本；久病顽病之体，又可多证并发而症状纷繁。

（二）降其逆在膏方中的应用

岭南地区气候多雨炎热，空气湿度偏大，常"有春夏无秋冬"。清代岭南名家何梦瑶指出："岭南地卑土薄，土薄则阳气易泄，人居其地，腠理汗出，气多上壅。"（《医碥·卷六》）岭南人群受地域影响，易于出现阳气上逆之证。同时，岭南人群偏好生冷饮食，食材多为鱼、虾、蟹等寒凉之品，且喜好肥腻甘厚；又受现代丰富的物质条件影响，夏天多长时间置身于空调房内，喜冰镇饮料，而活动不足或欠缺。如此经年累月，外受湿侵、内伤饮食，进而湿困脾胃，致"六腑以通为用，以降为顺"的生理特性受影响，人体降机不利，阳气上逆之证可谓十分常见。

1.临床应用要点

有观点认为，膏方为滋腻补益之品，有碍脾胃运化，不宜用于阳气上逆之人群，否则易出现咽喉肿痛、口腔溃疡、失眠多梦等"上火"不适。杨志敏指出，在明确膏方适用人群的前提下，拟膏过程中对具有阳气上逆特点的人群恰当运用降其逆之治法，可起到事半功倍的效果。其运用有如下要点。

（1）明确膏方的适用人群

阳气上逆之水火气血四证突出者，并非膏方的最佳使用人群。此种人群实证、热证明显，与膏方滋养和缓之性相悖，若强行用之，往往适得其反，阳气上逆易于加重。对阳气逆乱而同时伴有畏寒肢冷、面色㿠白、体倦乏力、喜温喜按、小便清长、大便稀溏、舌淡胖大、下睑淡白等明显虚损证候，如口腔溃疡而不红不肿、大便干结而肠鸣腹凉、眠差梦多而口淡不渴等具有寒热错杂证候者，则是膏方的适用人群。临证之时，可先给予开路方降其逆、通其滞，同时膏方处方中需根据阳气上逆与阳气虚损、下陷之轻重而合用温其气、升其陷等法。

（2）治阳气上逆于萌芽之中

对有阳气上逆之征兆，或既往易于出现阳气上逆、但就诊时尚未出现典型症状者，降其逆之法可提前截断病势，是膏方中的常用法则。

2.降逆三法

膏方中常用的降其逆治法有以下3种。

（1）酸收降逆法

代表药物有乌梅、山楂、五味子、五倍子、山茱萸等。"酸能收能散也"（《汤液本草》），酸味具有敛降、散泄之双重特性。"辛散，酸收，甘缓，苦坚，咸䎖"（《素问·脏气法时论》），酸味能收敛，可敛降上逆之气血；"酸苦涌泄为阴"（《素问·至真要大论》），酸味搭配苦味后能涌泄，可涌散泄越有余之水火；酸甘又可化阴，可补益津液。故对上逆之势不显或病情轻浅者，酸收降逆药物最为合适，膏方之中宜根据患者情况选 2 ~ 3 味，剂量以 60 ~ 90 g 为宜。对有反酸烧心症状或消化道溃疡病史者，用量酌减。

（2）重镇降逆法

代表药物如龙骨、牡蛎、磁石、紫石英、石决明等。重镇降逆药物大多为金石药，传统理论认为，此类药物具有平肝息风、重镇安神的作用；如从气味的观点认识，则此类金石药具有气味俱薄的特性。"味厚则泄，薄则通；气薄则发泄，厚则发热"（《素问·阴阳应象大论》），故气味俱薄的金石药，不仅可收敛固涩精气，同时也能通泄发散邪气（如石决明既能平肝潜阳又能清热明目，牡蛎既能收敛固涩又能软坚散结），适用于阳气上逆后形成有形邪实，如痰涎壅盛、反酸烧心、淋巴结肿大等，但同时正气虚损、形体消瘦、体质羸弱、不堪攻伐者。膏方之中宜根据患者情况选 3 ~ 4 味，剂量以 45 ~ 90 g 为宜。

（3）甘寒降逆法

代表药物如桑叶、枇杷叶、竹叶、西洋参、麦冬、生地黄等。寒性能清、能泄，甘味能补益、和中，故甘寒药物多具有润降、生津的功效。对因体内津液不足而阳气上逆，见口干咽燥、干咳痰少、饮不解渴、肌肤甲错、舌红苔少者，甘寒降逆法尤宜。膏方处方中可根据患者之证型选用3～4味，体内津亏较甚者，亦可用大剂麦冬、生地黄，或选用麦门冬汤、清燥救肺汤、竹叶石膏汤等方。

（三）使用注意

降其逆三法之适应证各有侧重，临证之中视患者阳气上逆之轻重及特征，可单选一法，亦可多法合用，不必拘泥。在膏方使用中需要注意几点。

1. 酸收降逆法及重镇降逆法，或为味酸之品或为金石之品，大量用之，不仅口感欠佳，且出膏量不多，在开膏过程当中不宜大量使用。

2. 阳气上逆与湿困脾胃、降机不利密切相关，需要注意与和其胃、通其滞之法合用。

3. 如阳气上逆之水火气血四证突出，需要在降其逆三法基础上，配合通其滞之行气、散火、化饮、活血治法使用。利用膏方滋润和缓的特性并正确运用降其逆治法，使逆上之阳气归位，有助纠正"易上火"体质，使阳气周流而保安康。

五、通其滞

通其滞是针对人体阳气出现停滞不通而见气郁、火结、水停、血瘀的异常状态，采用理气、除火、化饮、活血等通达阳气的手段，使停滞的阳气得以恢复周流不息、升降出入有序的方法。

（一）源流与发展

通其滞之法来源于《黄帝内经》，发展、实践于医圣仲景，完善于金元时期，成熟于清代温病各家。《内经》云："上古之人，其知道者，法于阴阳，和于术数，食饮有节，起居有常，不妄作劳，故能形与神俱，而尽终其天年，度百岁乃去。今时之人不然也，以酒为浆，以妄为常，醉以入房，以欲竭其精，以耗散其真，不知持满，不时御神，务快其心，逆于生乐。"今日国人之状态与《内经》所云颇为相似。随着物质日益丰富，人们饮食上嗜食生冷、煎炸油腻、海鲜鱼虾，作息上日夜颠倒、熬夜劳作或娱乐，起居上久居室内、少见阳光、好坐懒动。诸种不良习惯，容易导致阳气停滞不通，气郁、火结、水停、血瘀夹杂的情况并不少见。加之部分医家或服膏者崇尚滋补、贵价的心理作祟，膏方组方以参茸贵细之品堆砌，不少人服用膏方后，容易见咽痛、腹胀、便秘、口干苦、口腔溃疡等不适。颜老所提出的动静结合、通补相兼的膏方组成原则，对杨志敏影响甚深。"人参杀人无过，大黄救人无功"，膏方之妙并不在一味蛮补、呆补，而是通过药物气味的化合，使壅堵之脏腑经络得以疏利、通达、条畅，失衡之阳气得以温养、补充、升降出入如常，才能真正有益于人体。血与津液是气的载体，"气以血为本，血以气为用"，气不通则血不行，可致血与水的凝结或停蓄；通其滞之行气、化饮、活血治法，使阳气通达、郁滞得除，这在杨志敏之膏方处方中，尤其是慢性病、疑难病的膏方中常常应用。

"通"，《说文解字》云"达也"，《易经》云"往来不穷谓之通""推而行之谓之通""天地交泰""穷则变，变则通，通则久"。"通"即流通、畅通之意，是自然界的正常现象，是天地万物长久的前提。"通"引申到人体，则指气血津液畅通、脏腑功能协调的人体正常生理状态。故《吕氏春秋·达郁》指出："血脉欲其通也。""滞"，《说文解字》云"凝也"，具有"凝积、不流通、不灵活"之意，引申到人体，则指外感六淫、内伤七情所导致的具有慢性、沉着性、顽固性的郁、堵、结、壅等病理状态。因此，"通其滞"不是单纯的某一种治法，凡能消除或缓解气血运行阻滞的治法，都属于"通其滞"。

《内经》针对"人之常平"的健康状态，认为："是故血和则经脉流行，营覆阴阳，筋骨劲强，关节清利矣。卫气和则分肉解利，皮肤调柔，腠理致密矣。志意和则精神专直，魂魄不散，悔怒不起，五脏不受邪矣。寒温和则六腑化谷，风痹不作，经脉通利，肢节得安矣。此人之常平也。"（《灵枢·本脏》），指出血气、经脉通利是"血气和""志意和""寒温和"的前提条件，如此才能人体安和。在治则上，《内经》提出了"和气之方，必通阴阳"（《灵枢·终始》）"谨守病机，各司其属……必先五胜，疏其血气，令其调达，而致和平"（《素问·至真要大论》）"血实宜决之，气虚宜导引之"（《素问·阴阳应象大论》）等观点，都体现了通法。

张仲景上承《内经》理念而贯彻通法于其中，其在《金匮要略·脏腑经络先后病脉证》中提到"若五脏元真通畅，人即安和"，指出"五脏元真通畅"是人体安和的前提条件，并针对湿、热、痰、瘀、滞的不同病理因素而立麻黄类方、白虎类方、承气类方、陷胸类方等各种通法方药，深刻影响了后代医家。

金元时期，通法在众多医家的实践下得以进一步完善。如攻邪派医家张子和常用汗、吐、下治法，"使上下无碍，气血宣通，并无壅滞""陈莝去而肠胃洁，癥瘕尽而营卫昌"（《儒门事亲》）；补土派医家李东垣针对饮和食所导致的滞提出不同的治则治法；寒凉派医家刘完素倡导宣通玄府法，针对不同病证选用辛苦之药，以辛开苦降、发散开郁，使郁结开通、气液得行、邪积自除，所创之防风通圣散更是流传至今；滋阴派医家朱丹溪创造性地提出"六郁"之说，指出"一有怫郁，诸病生焉。故人身诸病多生于郁"（《丹溪心法》），并以越鞠丸为主方而治六郁，同时又列六郁之加减法，开阔了后人使用通法的思路。

明清时期温疫流行，温病学派得以蓬勃发展，通法亦日臻成熟。如温病大家叶天士，创卫气营血辨证体系，善用苦泄与开泄之法治疗温病；同时在"络以通为用"的原则下，归纳出辛香甘温通络法、散寒化饮通络法、温阳宣行通络法、芳香开窍通络法、降气通络法、清肝通络法、涤痰通络法、搜邪通络法等通络法。温病大家吴鞠通在张仲景承气类方的基础上创制了宣白、导赤、牛黄、增液等诸承气汤，通下与扶正结合，大大发展了通下之法，丰富了通法内涵。

由上可见，"通法"不是单纯的某一种治法，更非只是"通下"，凡能缓解或消除气血运行阻滞的治法，都属于"通法"。"滞"，同样也不仅仅限于痰湿、瘀血、食积、结石、肿瘤等有形实邪，凡是影响阳气流通的因素，即是"滞"。"人之所有者，血与气耳。"（《素问·调经论》）阳气受阻停滞，则变生气郁，日久化火，则成火结；血（津）随气行，气停则血（津）停而变生水停、血瘀。气郁、火结、水停、血瘀足以囊括有形以及无形之"滞"。而食积、结石、肿瘤等有形之"滞"，其最根本的形成因素，仍和上述四者密切相关。若见食积则消食化积，见结石则散结排石，见肿瘤则攻癌消瘤，而忽略其根本原因，无视人体阳气停滞所致之气郁、火结、水停、血瘀以及阳气升降失序之异常，则未免舍本逐末。只有抓住"通其滞"的关键点，祛除影响阳气流通的因素，才可"五脏元真通畅，人即安和"。

（二）通其滞在膏方中的应用

颜老在长期临证过程中深感气血调和的重要性，赞誉《内经》"气血正平，长有天命"之论，认为气血的流畅和平衡是人体生理功能正常的基础，一旦气血不和，瘀血内生，则百病变化而生，即所谓"久病必有瘀，怪病必有瘀"。针对此种气血不和的情况，颜老首创"衡法"治则，即通过治气疗血达到平衡阴阳、扶正达邪的目的。在膏方临证中，颜老推崇清代名医徐灵胎《慎疾刍言》中"盖老年气血不甚流利，岂堪补住其邪，以与气血为难"的观点，提出"进补莫与气血为难"，其所开膏方除了补益之品外，还常可见到祛瘀之桃仁、红花，破血之三棱、莪术，调气之降香、檀香，泄浊之决明、大黄，更常以血府逐瘀汤为主方，将补药与活血调气药相配伍，动静结合，补而不滞，既能消除补药黏腻之弊，又可充分发挥其补益之功。

清代名医高世栻在《医学真传·心腹痛》中对通法有一段总结："通之之法，各有不同。调气以和血，调血以和气，通也；下逆者使之上行，中结者使之旁达，亦通也；虚者助之使通，寒者温之使通，无非通之之法也。"高度概括了通法之内涵。杨志敏深以为然，并以此为基础，参合前贤观点及自身实践，从气郁、火结、水停、血瘀4个方面总结、阐述"通其滞"治法的具体应用。

1.气郁

阳气被郁之情况有三：一者，阳气被寒邪困束在表，表现为恶寒、发热、口鼻呼气冷、无汗、头痛、全身关节疼痛、鼻塞、清涕、咽痒、咳嗽喘鸣、痰清稀、肢体浮肿者，可予麻黄、细辛、荆芥、防风等辛温发散宣通。此种情况临床宜以汤剂治之，并非膏方所宜。二者，阳气被热邪熏灼郁闭，表现为发热、微恶风寒、口鼻呼气热，或有汗、鼻塞喷嚏、稠涕、头痛、咽喉疼痛、咳嗽痰稠黄者，可予石膏、连翘、银花、升麻、葛根等辛凉宣散透表。此种情况治疗同样以汤剂为主，膏方甚少用之。三者，阳气在体内受阻，运行不利，见腹部胀满、时聚时散、攻窜不定，胸闷嗳气，喜长叹息，大便不畅，得嗳气、矢气则舒，遇烦恼郁怒则痛作或痛甚者，可予柴胡、枳壳、木香、佛手、砂仁、香橼、香附、乌药等理气导滞宣通，膏方常用组方有柴胡疏肝散、逍遥散、越鞠丸、半夏厚朴汤等。

2.火结

"气有余便是火"，阳气被郁日久，可出现各种热象；火热灼伤津血，日久而成各种结、燥。热、结、燥，统称之为火结。上焦火结，可表现为咳嗽胸痛、痰黄或稠黏、呼气灼热、身热面赤、烦渴喜饮等症状，宜以瓜蒌、浙贝、栀子等泻火散结，膏方常用组方有小陷胸汤、贝母瓜蒌散等；中焦火结，可表现为脘腹灼痛、喜冷恶热、得凉则舒、心烦易怒、泛酸嘈杂、口干口苦等症状，可予黄连、黄芩、知母等清热除烦，常用组方有黄连温胆汤等；下焦火结，则见腹部胀痛、痞满拒按、大便秘结或黏滞、小便短赤、带下黄稠瘙痒等症状，可予大黄苦寒直折其火，常用组方有大黄牡丹汤、承气类方等。

3.水停

"气行水亦行"（《血证论·阴阳水火气血论》），阳气受阻则津液停滞，水停上焦或泛溢肌表则咳逆倚息不得卧、胸闷气急、咯痰白稀、水肿渗液、畏寒恶风；水停中焦则纳呆胃胀，胸闷呕恶，饮后加重；水停下焦则肠鸣便溏，小便不利见或多或频或短少，带下量多。治疗宜根据部位分而治之。水停上焦或表位者，可宣散之，宜麻黄、细辛、桑白皮、紫苏子、葶苈子、防己等辛散宣通之品，膏方组方可予小青龙汤、三子养亲汤、防己黄芪汤、羌活胜湿汤等；水停中焦者，宜分消之，宜半夏、茯苓、白术、陈皮、厚朴、枳壳等燥湿渗泄之品，组方可予二陈汤、温胆汤、藿朴夏苓汤、温氏奔豚汤等；水停下焦者，宜渗利之，宜泽泻、泽兰、猪苓、竹叶之类，常用处方有五苓散、猪苓汤、真武汤等。

4.血瘀

"气为血之帅"，阳气受郁，则营血停而不行，留而为瘀。血瘀致病相当广泛，临床表现因瘀阻的部位和形成的原因不同而异，而其最显著特征是有唇口、舌体、颜面瘀暗黧黑以及下肢瘀络等体征。治血瘀之法多以桃红四物汤（桃仁、红花、赤芍、川芎、当归、地黄）为基本方，并随证选用王清任之五逐瘀汤加减。瘀血在胸膈以上者，可加柴胡、桔梗、枳壳，以逐瘀开胸；瘀血在膈下者，可加元胡、五灵脂、香附、枳壳，以逐瘀化癥；瘀血在少腹者，可加肉桂、茴香、蒲黄、五灵脂，以逐瘀温下；风寒湿侵袭筋脉关节，久而闭阻血气者，可予秦艽、羌活、地龙、牛膝，重则可予麻黄、附子、细辛等品，以逐瘀开痹。桃核承气汤、补阳还五汤、温经汤、丹参饮、桂枝茯苓丸等，同样也是临床常用之膏方组方。

（三）使用注意

1.通其滞之法宜综合运用

气郁而生火结，水停可致血瘀，气滞而水停，火炽而伤血，气郁、火结、水停、血瘀四者常缠绵纠结，相互影响，病难速愈。膏方处方时宜细察详审，条分缕析，全面兼顾。杨志敏经验，对于水火气血之郁滞兼具，而程度尚浅者，宜以越鞠丸加减；程度较甚而体质壮实者，可以五积散或防风通圣散为主方。以气滞血瘀为主要证候者，则常以柴胡疏肝散、血府逐瘀汤合用加减，宣通气机、通利血脉；以水血同病者，则常用当归芍药散、桂枝茯苓丸加减；气滞水停者，则以外台茯苓饮、半夏厚朴汤为主方。

2.注意适用人群，通其滞之药物剂量不宜过大

因膏方具有滋润和缓之特性，故采用通其滞之膏方适用于邪实正虚或正虚为主者，而对于气郁、火结、水停、血瘀明显而正气不虚者，则以其他剂型如汤剂、丸剂等进行调治更为合适。同时，通其滞之法中所用的药物，多为攻破之品，味多酸、苦、辛，出膏量少、口感较差，因此这类药物之剂量不宜超过整个膏方药物剂量的2/3，以免与膏方滋润和缓之特性相悖；对于平素体质较好、不易上火者，膏方中只要稍加理气通滞和胃之品即可。

（四）小结

颜老在学术上推崇"胃以喜为补"之说，认为脾胃为后天之本，脾胃气旺，则各脏自强，胃气一败，百药难施；恣食膏粱厚味，则加重脾胃负担，造成脂肪堆积，血管硬化，而百病丛生；制定膏方，总宜佐以运脾健胃之品，或取檀香拌炒麦芽以醒脾开胃，或用桔梗、枳壳以升清降浊，或以苍白术健脾运脾，"动静结合，通补相兼"。岭南人群"中虚多蕴湿"，易变生痰、瘀、热诸证，膏方中又需以胶类或糖类收膏，故更需重视通其滞之治法，方可起到"救偏却病"作用。

六、和其胃

"和其胃"是针对人体阳气因中焦枢转升降失常而见阳气上逆、下陷、停滞的异常状态，采用枢转、调和中焦的手段，通过中焦枢转复常，使阳气升降出入有序的方法。

（一）源流与发展

和其胃之法源于中土五行学说，发展实践于医圣仲景，经李东垣脾胃学说得以完善，又经温病大家叶天士之胃阴学说、清代名医黄元御的一气周流学说、民国名医彭子益的圆运动学说、郑钦安扶阳学术思想以及李可老中医学术思想而得以成熟。"和其胃"虽言胃，但实际上是包含脾、胃、土气、中气、中轴等内涵。颜老深谙孟河医派"抑木扶土、调营畅中、醒脾运湿、温补脾肾"等顾护脾胃的学术精髓，在膏方临证中，倡导"治脾胃可安五脏""动静结合、通补相兼"等治则，在治疗疑难杂病、慢性功能性疾病等方面疗效显著。杨志敏临证体会，"五脏者皆禀气于胃，胃者五脏之本也。"（《素问·玉机真脏论》）调养脏腑功能，首要是脾胃健运，现代人多工作劳累、饮食不节、思虑过多，均可导致胃气受损，和其胃是需要贯彻始终、不可忽视的。而岭南多湿，在膏方的使用中更是处处可见和其胃的治法。

"和其胃"治法源于古代哲学的中土五行学说。河图以顺时针旋转，为水生木、木生火、火生土、土生金、金生水的五行相生关系；洛书以逆时针旋转，为水克火、火克金、金克木、木克土、土克水的五行相克关系。土居中央，在河图和洛书的运转过程中，均需经中央土而行。两者既代表气机升降运动均以土为中心而运行，同时也表示"土"是五行相生相克程序中必不可少的环节。河图、洛书与阴阳五行相融合，形成中土五行，即土居中央而木火金水各位东南西北四方的五行模式，见图3-1、图3-2及图3-3。

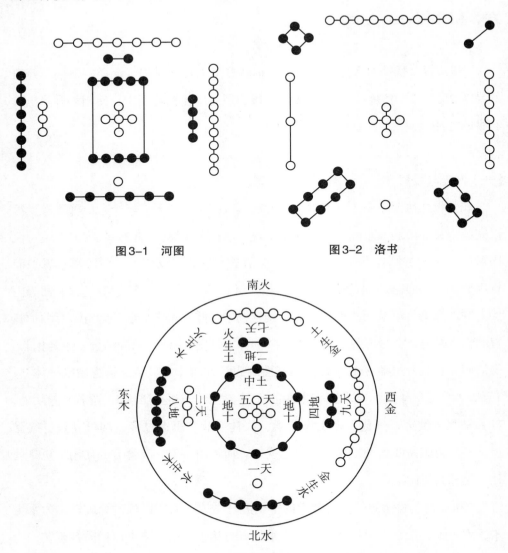

图3-1　河图　　　　　　　　　　　　图3-2　洛书

图3-3　中土五行模式示意图

《内经》遵中土五行学说，而尤重中土脾胃的作用。《内经》借助了中土五行
模式论述脾的生理功能，称中央脾土为"孤脏"，不"独主于时"，与四时四方无
配属，而四时之中皆有土气，土敦厚而生万物；在人体而言，脾属土而为精气血

津液的生化之源，长养四脏，充养全身；一年四季之中，任何脏腑在任何时令，都离不开脾土运化之水谷精气的滋养。后世医家将此总结为"一有此身，必资谷气，谷入于胃，洒陈于六腑而气至，和调于五脏而血生，而人资之以为生者，故曰后天之本在脾"（《医宗必读·肾为先天本脾为后天本论》）。

《伤寒论》中则将"保胃气"的临床法则贯穿始终。仲景常以胃气判断病情进退。如第71条："太阳病，发汗后，大汗出，胃中干，烦躁不得眠，欲得饮水者，少少与饮之，令胃气和则愈。"第230条："上焦得通，津液得下，胃气因和，身濈然汗出而解。"无不强调"胃气和"是病情向愈的前提。同时，组方也不忘顾护胃气。《伤寒论》113方，用顾护胃气之生姜、大枣、甘草配伍组成的方剂就有28首；在桂枝汤类方、小柴胡汤类方、泻心汤类方中，生姜、大枣、甘草均广泛应用，意在解表发汗、和解少阳、调和寒热、条畅升降的同时，滋脾胃之源，建中土之运，顾护后天之本。

金元时期，李东垣独重脾胃，提出"盖胃为水谷之海，饮食入胃，而精气先输脾归肺，上行春夏之令，以滋养周身，乃清气为天者也；升已而下输膀胱，行秋冬之令，为传化糟粕，转味而出，乃浊阴为地也"（《脾胃论·天地阴阳生杀之理在升降浮沉之间论》），强调"人以胃气为本""内伤脾胃，百病由生"，制定了补益脾胃、升发脾阳、泻阴火之大法，融汇中土五行的升降思想并应用于临床。

至清代，温病大家叶天士提出胃阴学说以及"脾升胃降"理论，认为"胃为阳土，宜凉宜润""阳明阳土，得阴则安""纳食主胃，运化主脾，脾宜升为健，胃宜降为和"。清末医家林佩琴在《类证治裁》中总结了叶氏从脾胃论治的经验："治胃阴虚，不饥不纳，用清补，如麦冬、沙参、玉竹、杏仁、白芍、石斛、茯神、粳米、麻仁、扁豆；治胃阳虚，食谷不化，用通补，如人参、益智、陈皮、厚朴、乌药、茯苓、生术、半夏、生姜；治脾阴虚，胸嘈便难，用甘润，如甘草、大麦仁、白芍、当归、杏仁、麻仁、红枣、白蜜；治脾阳虚，吞酸嗳腐，用香燥，如砂仁、丁香、炒术、神曲、谷芽、干姜……"阐明了叶氏脾胃分治、胃再分阴阳的具体论治法则。

清代医家黄元御倡导"一气周流",强调脏腑的生化、气血化生皆源自脾胃升降,而中土之病,又多在于湿,水寒则土湿,土湿则木郁,升发之气湮灭。因此脾胃升降失司则百病丛生,培中气、温中阳、利水湿、达木郁,是临床的治疗大法。清末民国初期著名医家彭子益体悟阳气升降圆运动,认为"中气为轴,经气为轮,轴运轮转,轴停轮止。三阳统于阳明,三阴统于太阴。阳明之燥热,永不敌太阴之寒湿",指出中土脾胃为轴,升降运动而产生中气。黄元御与彭子益的学说虽有不同,但其重视中土的理念却相似,对和其胃治法多有发挥。

现代名医李可,揉合彭子益的圆运动学说以及郑钦安的扶阳学术思想,倡"有胃气则生,无胃气则死,保得一分胃气,便有一线生机""火生土,土伏火,土生万物",对先天与后天、阳气与人体、太阴与少阴等关系以及人之生长壮老已规律进行了深刻阐述。颜老重视脾升胃降,善调脾胃气机,重视胃阳脾阴,主"脾统四脏",善于从脾论治。颜老在膏方的临证应用中,立论和缓平正,治法清润平稳,通过"抑木扶土、调营畅中、醒脾运湿、温补脾肾"等调理脾胃方法处处顾护脾胃中气,务求调气复平,同时在补脾、运脾、健脾基础之上,提出动静结合、通补相兼的治则。

(二) 和其胃在膏方中的应用

受历代医家以及李可、颜老等学术思想的影响,针对岭南人群"中虚多蕴湿"的体质特征,杨志敏在膏方临证实践中尤其重视和其胃治法。"和其胃"并非单纯的疏肝和胃、健脾和胃、理气和胃、降逆和胃、消导和胃,而是在辨明人体气机升降、正邪虚实、气血津液盛衰的基础上,通过"治中央"(枢转脾胃中土)而"灌四傍",协调阴阳、寒热、正邪、表里、气血、水火之关系。具体而言,和其胃可根据表里、寒热、虚实情况,分为补虚和胃法、枢转和胃法两大类。

1. 补虚和胃法

脾胃虚损为主、实邪不明显者，宜补虚和胃法，常用甘药。甘药即甘味之药，"甘和之药"，《灵枢·邪气脏腑病形》称："诸小者，阴阳形气俱不足，勿取以针而调以甘药。"《灵枢·终始》谓："少气者……阴阳俱不足，补阳则阴竭，泻阴则阳脱，如是者可将以甘药。"清代名医张志聪则在《本草崇原》中指出："甘药者，调胃之药，谓三阴三阳之气，本于中焦胃腑所生，宜补其生气之原。"细而言之，甘药又有甘温、甘寒、酸甘之区别。

（1）甘温补虚和胃者，以味甘性温入中焦之品补益胃气

对于胃气虚而见形体瘦弱、少气懒言、神疲乏力、头晕目眩、自汗，活动时诸症加剧，舌淡苔白、脉虚无力者，宜在膏方中用生姜、大枣、炙甘草、饴糖等补益胃气、温中和胃，代表方如《伤寒论》中的小建中汤，《金匮要略》中的生姜甘草汤。

（2）甘寒补虚和胃者，以味甘性凉入中焦之品补益胃津

对于胃津虚而见口燥咽干、饮不解渴、大便干结、小便量少、舌红少津、脉细数者，宜在膏方中用石斛、玉竹、沙参、麦冬、百合等甘寒之品补益胃津、润燥和胃，代表方如麦门冬汤、益胃汤、沙参玉竹汤。

（3）酸甘补虚和胃，以味酸甘而入中焦之品补益胃气、枢转脾胃

对于脾胃虚损而伴有寒热错杂证候，如痞满而胀满时减、喜温喜按，腹痛而时作时止、喜热恶冷，泄泻而气短肛坠、脘腹不温者，宜在膏方中加入乌梅、山楂、五味子、山茱萸、神曲、酸木瓜等酸味药，并搭配生姜、大枣、麦冬、石斛等甘温或甘寒之药。因酸温能透表、补虚、和胃，酸寒能降泄、理气、化湿，两者合用能上敛浮热、中辟秽浊、下温寒湿，故不仅适用于胃气虚弱而存在中焦阻滞者，对于"上焦多浮热、中虚多蕴湿、下元多寒湿"的岭南人群，亦是膏方常用之法度。

2.枢转和胃法

中焦寒热错杂，夹杂脾胃虚损，以邪实为主，宜枢转和胃法。患者常以脾胃的各种不适如腹胀、痞满、纳差、嗳气、泛酸等为主诉来诊，且口干口苦、饮不解渴、大便黏腻之实热证候与身倦乏力、少气懒言、四末不温、舌淡脉弱等虚寒证候并存，部分患者还有病深胶固、缠绵难愈之势。症状虽繁，然其病位在中焦脾胃，乃因其寒热虚实错杂而导致"中央土以灌四傍"之功能下降，四维升降失常，百病乃生。此种情况，若攻下、通利则虚寒更甚，补益、温中则实热加重，补虚和胃法又嫌调和寒热之力不足，而枢转和胃法通过枢转中焦、条畅气机以补益脾胃，可谓适宜对证之法，为杨志敏膏方中所常用。枢转和胃法在具体应用时，又可分为柴胡类方、前胡类方和泻心类方。

（1）柴胡类方

适用于中焦运化无力，同时热、结突出而兼有上焦或肢体不适者。《神农本草经》记载柴胡"味苦平，无毒。治心腹，去肠胃中结气，饮食积聚，寒热邪气，推陈致新"。对于胃肠的各种结、寒热、积聚，柴胡能起到推陈致新的作用，"久服轻身明目益精"。小柴胡汤原方由柴胡半斤（8两）、大枣12枚、半夏半升（折合4两）以及黄芩、人参、甘草、生姜（各3两）组成，方以柴胡为君，伍以固护胃气之生姜（干姜）、大枣、炙甘草、人参四味，使得柴胡在枢转中焦、"去肠胃中结气"的基础上，气血得以化生，"血弱气尽，腠理开，邪气因入"之正虚局面得以纠正；又辅以黄芩清火泄热、半夏降逆化饮，使清火热、理气机、和胃气并举。同时，《伤寒论》中又有大柴胡汤、柴胡加龙骨牡蛎汤、柴胡桂枝汤、柴胡桂枝干姜汤等柴胡类方，示后人需针对寒热虚实之多少、正邪之盛衰而加减进退，其组方精妙、法度严谨、理法圆融，值得在膏方配伍中借鉴用之。

（2）前胡类方

适用于中焦运化无力，同时水、寒突出而兼有上焦或肢体不适者。前胡"主疗痰满胸胁中痞，心腹结气，风头痛，去痰实，下气。治伤寒寒热，推陈致新，明目益精"（《名医别录》）"前胡，使，味甘、辛。能去热实，下气。主时气内外俱热。单煮服佳"（《开宝本草》）"能去热实、下气"，可见前胡具有与柴胡类似的疏利三焦功效，同时因兼甘、辛之味，辛能解表，甘能补益，特别适合中焦虚寒而兼表的证候。《本草图经》则指出前胡"气芳烈，味亦浓苦，疗痰下气最要"，其芳烈走窜且味兼甘辛，对热、结不宜，但却正好能温化水饮。对于虽为寒热错杂，但水证、寒证较火证、热证更突出，同时又兼有上焦或肢体不适的情况，需要解表、化饮、利水、疏利三焦兼具者，前胡较柴胡更为合适。代表方有小前胡汤（即小柴胡汤以前胡易柴胡，生姜增加为5两）、大前胡汤（即大柴胡汤以前胡易柴胡）、前胡建中汤等。

（3）泻心类方

即干姜、生姜与黄连、黄芩同用，适用于中焦运化无力，中焦寒热错杂，而无上焦或肢体不适者。对里位不安不和而无上焦或肢体不适，不宜以柴胡类方或前胡类方解表者，仲景常喜用干姜、生姜与黄连、黄芩之配伍，以调和里位的寒热，代表方为泻心汤类方、干姜黄芩黄连人参汤。其中，虚寒轻者用生姜，重者用干姜；实热灼伤营血者，以能入血分之黄芩治之；实热夹湿者，以能燥湿之黄连治之。同时辅以人参益气生津，大枣养营和血。膏方之中又常与通其滞、降其逆治法合用。

（三）小结

孙思邈曰："食能排邪而安脏腑，悦神爽志以资血气""若能用食平疴，释情遣疾者，可谓良工"，膏方兼具汤剂攻邪与食疗缓调之特性，而和其胃之法则为膏方协调扶正与祛邪之重要法则。因岭南人群"中虚多蕴湿"，膏方中又常含有胶类或糖类，故杨志敏在开具膏方时，尤为重视使用和其胃之法，常视患者正邪虚实之轻重、脾胃虚损之深浅而辨证使用补虚和胃、枢转和胃之药物，病浅者选

3～5味，病深者则用10余味，亦常径用古方为组方；情况复杂者，亦多法兼而用之。对于无明显中焦虚损、脾胃虚弱证候者，亦常用山药、莲子、芡实等性味平和、口感绵滑之品以时刻顾护患者胃气。在组方之中结合患者禀赋、体质以及气候、地域等影响因素，灵活运用和其胃法则，具有重要意义。

参考文献

[1]余天泰.论扶阳学派理论基础与核心思想.中医药通报，2011，10（1）：23-25

[2]刘国华，武青庭，马星雨，等.浅析古中医学派圆运动思想的沿革.湖南中医杂志，2018，34（5）：149-151

[3]屠执中.颜德馨临床医学丛书——颜德馨膏方精华.北京：中国中医药出版社，2009：11

[4]邢斌.膏方不唯"补"当以"衡"为期——颜德馨教授膏方新义.江苏中医药，2002，23（3）：8-9

[5]张真全.风药概论.光明中医，2019，34（4）：530-534

[6]王东军，俞屹婷，顾超，等.东垣"风药"钩玄.中华中医药杂志，2016，31（8）：3106-3108

[7]衣之镖，赵怀舟，衣玉品.辅行诀五脏用药法要校注讲疏.北京：学苑出版社，2009：211

[8]石镇东，林树元，徐玉，等.从阴阳二旦之方证对比探讨黄芩汤理法.中华中医药杂志，2017，32（4）：1531-1533

[9]李家庚.《伤寒论》"逆"字解.浙江中医学院学报，1983，7（5）：50

[10]谢丹.《临证指南医案》降气法应用规律研究.杭州：浙江中医药大学，2015：17-18

[11]颜乾麟，胡泉林，王宇锋.中国百年百名中医临床家丛书——颜德馨医案医话集.北京：中国中医药出版社，2010：140

[12]邢斌.膏方不唯"补"当以"衡"为期——颜德馨教授膏方新义.江苏中医药，2002，23（3）：8-9

[13]屠执中.颜德馨临床医学丛书——颜德馨膏方精华.北京：中国中医药出版社，2009：3

（杨志敏，张晓轩，管桦桦）

第四章

岭南膏方应用

第一节　心系疾病

　　心位于胸中，两肺之间，膈膜之上，开窍于舌，其华在面，在志为喜，为阳中之阳，在五行中对应火，通于夏气。心的生理功能在于"主血脉""主神明"。①主血脉："凡人周身百脉之血，发源于心，亦归宿于心，循环不已。"(《读医随笔·卷三》)心能推动气血循行，血液行于脉管需依赖心阳的温煦和心脏搏动的推动。心脏的正常搏动要依靠心气、心阳的推动和温煦，以及心血、心阴的营养和滋润，才能维持正常的心力、心率和心律，从而保障血液循环。②主神明："心者，君主之官，神明出焉。"(《素问·灵兰秘典论》)心能主管人的精神意识、思维情感等心理活动，脏腑、经络、形体、官窍等功能的发挥都必须在心神的主宰和调节下分工合作，共同完成整体生命活动，因此又有"心者，五脏六腑之大主也，精神之所舍也"(《灵枢·邪客》)一说。

　　就心与他脏的联系而言：①心与肾：心居上焦属火、肾在下焦属水，心阳要不断下降以温肾脏，肾阴需不断上升奉养心阴以制心火，水火既济的同时也协调了整体的阴阳平衡。②心与脾：心阳能下降中焦以暖脾胃，脾胃得心阳之温养、纳运正常的同时也使气血源源不断地化生、补充心血而营养全身。③心与肝：二者为母子关系，一方面心主行血而肝主藏血，人体在运动状态下，将心血输送全身；人体在安静状态时，将血液归藏于血海。另一方面心藏神而肝主疏泄、条畅情志，助力心燮理情志。④心与肺：心肺同居上焦，心肺之间的气机升降出入有序，能维持全身气血循环和充养作用。立足脏腑观，心之功能的正常发挥与阴阳气血、他脏等关系密切。

心之病理多责于阴阳、气血、津液乖违及其他脏腑病变影响，表现为心主血脉、心藏神二者功能失司。就虚实而言，气血阴阳亏损为虚；郁、痰、湿、热、瘀等丛生为实。心神不宁者多病心悸，阴阳不交者多病不寐，心脉痹阻者多病胸痹心痛，心失所养、清窍蒙蔽者多病痴呆、健忘，以上诸病初起多证素病机单一，迁延日久多虚实夹杂。心律失常、心肌炎、非器质性睡眠障碍、冠心病、血管性痴呆等心血管、神经、精神科疾病皆可从心辨治。

证型方面，就心本身而言，多为心阴阳气血的不足或亢盛，如心阴亏虚、心阳虚衰、心血不足、心火亢盛等证；或痰、饮、火、瘀等阻滞，如痰火扰心、水饮凌心、痰瘀痹阻等证；或虚实夹杂，如气虚血瘀、阴虚火旺、阳虚水泛等证。若涉及其他脏腑，则多见心肺气虚、心肝火旺、心脾两虚、心肾不交等。基于体病相关、体质从化的原则，疾病的发生、证型属性与患者的体质密切相关。气虚质、血瘀质、痰湿质、阳虚质为胸痹的易患体质；不寐多见于阴虚质、阳虚质、气郁质、气虚质人群；心悸则好发于痰湿质、血瘀质、气虚质、阳虚质人群。膏方相较汤药，具有固本清源、疗效持久、毒副作用小等特点与优势，以善治慢性复杂疾病而备受医家和患者的青睐，在慢性失眠、心梗术后、冠心病、心肌炎等心血管慢性疾病中得到广泛运用。

一、颜老对心系疾病的辨治经验

颜老自20世纪80年代以来长期从事心脑血管病的研究，在相关疾病的辨治中形成了自己独特的理论和治疗方法，常在膏方的辨治立法、遣方用药中有所体现。

（一）生理

在重视心"主血脉""主神明"的基础上，颜老极其强调气通血活的重要性，"阳气者，若天与日，失其所则折寿而不彰""宗气贯心脉而行气血"，既强调阳气、心阳、心气的重要性，也重视瘀血这一病理因素，称"瘀血为一身之大敌"。

（二）病理

①胸痹：颜老认为心阳一虚，则脏腑失其统帅温煦，脾虚生痰，肾虚水泛，水饮阴邪上袭阳位，痹阻心脉，发为胸痹；重视郁、瘀、痰、饮等病理产物，尤以瘀血为要，认为瘀血的形成与气机失常密切相关，气虚血瘀、气滞血瘀等气血乖违的情况十分常见。②不寐：尤其是一些顽固性失眠、久服安神药少效或罔效者，重视"气火"体质之说，多从肝胆入手，着重解决郁、热、痰、虚等病理因素。③健忘、痴呆：倡"清者灵、杂者钝"之说，常围绕瘀血予以辨治。

（三）治法

①胸痹：颜老多责之本虚标实，即阴阳、气血虚损是其本，血瘀、痰浊、气滞是其标，常用活血化瘀、扶正补益、通阳化浊、芳香开窍、回阳救逆等法，于膏方中多见活血、扶正、通阳、化浊等法联合使用。②不寐：颜老认为该病多有肝郁血瘀、肝火上炎、胆涎沃心、肝血虚弱的情况，常用调畅气血、清泄定魂、化痰除烦、养营开郁等法，上述诸法于膏方中常单独或联合使用。③痴呆、健忘：颜老多责之虚实夹杂，虚多见肾虚和气血亏虚，实多见是瘀血、痰火，常用补肾填精法、活血通窍法、益气养血法等，于膏方中常益肾、祛瘀、益气、通窍

等法联合使用。

（四）方剂

　　心系诸疾见气滞血瘀者多在（丹栀）逍遥散、柴胡疏肝散、血府逐瘀汤等方剂基础上调整；见气虚血瘀者多在补中益气汤、补阳还五汤、通窍活血汤等方药基础上加减；属胆涎沃心者，偏虚寒者多用温胆汤、十味温胆汤加减；偏实热者多在蒿芩清胆汤、黄连温胆汤的基础上调整；见气血两虚者，多用归脾汤、清暑益气汤、益气聪明汤等方剂加减。颜老在上述方药的基础上，更创立益心汤[1]、颜氏降脂方（衡法冲剂）[2]、活血复方[3]、醒脑复智冲剂[4]、稳斑护脉颗粒[5]、健脑散[6]等验方用于心系诸疾的治疗。

（五）中药

　　①黄芪：为颜老所重视，用于心系病证，取其益气养血之功，能使宗气健旺、气行血行，常在膏方中搭配活血、养血、行气药物使用，量多用至150～300 g。

1　益心汤，由黄芪、麦冬、丹参、天冬、黄精、枸杞子、党参、苏梗、五味子、三七粉等药物组成，具有益气养阴、活血通络的功效，主要用于心肌炎的治疗。
2　颜氏降脂方，由黄芪、生蒲黄、苍术、虎杖、桃仁、红花、丹参、川芎等药物组成，具有益气运脾、化痰祛瘀的功效，主要用于高脂血症的治疗。
3　活血复方，由黄芪、生蒲黄、降香、丹参、苍术、白术、炙甘草等药物组成，具有益气活血的功效，能治疗瘀血阻络而致血脉运行不畅。
4　醒脑复智冲剂，由黄芪、白术、丹参、生蒲黄、石菖蒲、远志、通天草等药组成，具有益气活血、开窍醒脑的功效，主要用于痴呆病、健忘病的治疗。
5　稳斑护脉颗粒，由附子、当归、生蒲黄、枳壳、桔梗等药物组成，具有温阳活血、理气化瘀的功效，主要用于冠心病的治疗。
6　健脑散，由红参、川芎、制马钱子、地鳖虫、当归、三七、枸杞子、地龙、全蝎、紫河车、鸡内金、血竭、甘草等药物组成，具有益肾填精、补益气血、养血祛瘀、化痰通络的功效，主要用于痴呆病、健忘病的治疗。

②丹参：能活血止痛，上行入脑、下行归心，常用于心脑病属气滞血瘀、痰瘀痹阻者；又味苦性寒，尚有清心之效，常可用于不寐病属心火夹瘀血，内扰心神者；此药常在膏方中搭配益气、养血、安神药物使用，量多用至90~150 g。③石菖蒲：辛苦而温、芳香而散，能辟秽恶而利清阳，化湿浊而开心窍，入心透脑，是归经入心、脑的开窍醒神之品，又兼豁痰、行气、活血、宁神、祛湿于一体，尚可引诸药入心窍或脑窍。颜老常在膏方中搭配运脾、补益、滋腻药物使用，量多用至90 g左右。④药对的应用：颜老常用龙骨、牡蛎相配伍，对治痰郁胸中而致心悸眩晕，取其化痰降逆之功；喜用半夏、夏枯草配伍治疗痰热内扰型失眠；在心阳不足、寒饮内停的胸痹急重症中，常用附子起颓振废，搭配生半夏相反以相激，布达阳和；习以石菖蒲、蒲黄相配伍，石菖蒲芳香开窍，蒲黄破血通络，二味同投，则有活血醒脑之功；常用水蛭配通天草，水蛭能搜剔入络，通天草轻清上扬，两者合用可直达颠顶而活血通窍。⑤颜老对活血药也多有讲究，气虚夹瘀或阳虚夹瘀者，多选用辛温活血药，如川芎、红花；血虚夹瘀者，多选用养血活血药，如当归、丹参；阴虚夹瘀者，多选用凉血活血药，如赤芍、牡丹皮。

二、杨志敏对心系疾病的辨治经验

杨志敏追随颜老学习多年，在充分继承颜老辨治精要的基础上，据岭南风土及"上热""中虚""下寒"的传统体质论断，在运用膏方治疗心系病证方面多有个人见解与心得。

（一）生理

"人身一团血肉之躯，阴也，全赖一团真气运于其中而立命。"（《医理真传·卷一》）"按人身立命，无非活一口真气，真气一足，万窍流通，一切阴邪，无从发起，真气一衰，寒湿痰邪顿生，阳虚为痰所扰。"(《医理真传·卷四》)；
"盖血中温气，化火之本，而温气之原，则根于坎中之阳。坎阳虚亏，不能生发
乙木，温气衰损，故木陷而血瘀。"(《四圣心源·卷四》) 杨志敏在充分继承颜老
气血观的基础上，融扶阳学术思想以及"一气周流"的圆运动理念于辨治中，重
视坎中元阳与命门真火对心之气、血、阴、阳的影响，重视肝之升发对心的作
用，强调精、气、血、津液等物质是在阳气的督促、协调下相互配合，完成其化
生、输布、代谢的过程。

（二）病理

①胸痹：在颜老观点的基础上，杨志敏进一步强调"阴踞阳位"之说，指出
许多冠心病合并多种代谢性疾病的患者，常以阳虚为本，郁、瘀、痰、湿、热等
多种病理产物则相互混杂，从扶阳学术思想切入常能执简驭繁、提升疗效，并凝
练出"阴阳观"以辨识矛盾证候群、"补泻观"以固本清源、扶正祛邪。②不寐：
在不寐属"营卫失和，阴阳失交"的病理基础上，融合阳气圆运动理论而倡"五
脏六腑不和皆能令人不寐"，指出肝火、痰热、阴虚火旺等因素可导致热扰心神
而不寐，即人体圆运动"左升右降"的右降失常；肝寒、水湿、阳虚火浮等阳气
虚损因素，亦可导致心失所养而不寐，即圆运动"左升右降"的左升不利。其中
左升不利而致不寐者属"阳虚阴盛"，即阳气不足、亏虚与不及，对人体阴津的
调控削弱，造成血虚寒凝、痰饮水湿、虚阳浮越等阴邪僭越从而影响营卫相和、
阴阳相交，在临床上亦需引起重视。

（三）治法

①胸痹、心悸："予意心血不足与心阳不足，皆宜专在下求之，何也？水火
互为其根，其实皆在坎也。真火旺则君火自旺，心阳不足自可愈，真气升则真水
亦升，心血不足亦能疗。其所以服参、枣等味而不愈者，是未知得火衰而水不

上升也。"（《医法圆通·卷一》）"土得火生而中气可复，火得土覆而火可久存。"（《医理真传·卷二》）除养血安神等常规治法之外，杨志敏或以补土伏火而从脾胃论治，或引火归原、潜镇虚阳而从元阳、命火论治，亦多有效验。②不寐：久病失眠、屡服安神药、经常规治法少效或罔效者，杨志敏多采用温潜法、温化（利）法、温补法等扶阳治法，进言之则为引火归原、温阳化湿、温经养血、固肾填精等法。

（四）方药

除运用颜氏方药之外，对心系诸疾属虚阳浮越、虚火上炎者常用四逆汤合桂枝甘草龙骨牡蛎汤、引火汤、破格救心汤等；属阳虚水停、痰湿水饮内盛者，多用温氏奔豚汤、五苓散、真武汤、肾气丸等；见厥阴肝寒、血虚寒凝者，多用当归四逆汤、温经汤、黄芪桂枝五物汤、炙甘草汤加味等；属肾精亏虚、元真不足者，多用菟丝煎、大补元煎、左归饮（丸）、右归饮（丸）等。附子，取其禀纯阳之质、走十二经而不守，常作温通阳气之用，其中熟附子、黑顺片在膏方中多用至 45～90 g，炮天雄则多用至 60～90 g。山茱萸，取其温肝肾、扶正而不敛邪的特点，在膏方中常用至 90～150 g；菟丝子、枸杞子、淫羊藿、补骨脂肾四味常作固肾填精、温补元阳之用，量多在 90 g 左右；陈皮、砂仁、巴戟天、五指毛桃、沉香等南药亦在治疗心系疾病中所常用，其中砂仁除可健运脾胃外，其纳气、引火归原的功效亦为杨志敏所重视，量多用至 60～90 g；陈皮、沉香则常用30～45 g；五指毛桃常与黄芪同用，量多在 150～300 g。

不难发现，气血观之外，扶阳观是杨志敏认知中医心脏系统的亮点。她常以阴阳观、津液观、脏腑观、扶阳观、形神观等观点对心系病证进行理解和辨识；温其气、固其精、和其胃则是其治疗该系病证的常用治法。以下共收集膏方医案16 个，主要涵盖心悸、胸痹、不寐等证。其中胸痹中第 5、6、7 案为颜老医案，此次编写对原按语进行了较大幅度的修订。

三、膏方医案

（一）心悸

1.气虚血少，心脾两虚案

方某，女，42岁。初诊：甲午年大雪后订膏。

职业女性，张罗内外，劳累思虑，身心俱惫。惊悸有时，疲劳气短，劳则尤甚。面黄无泽，晕眩时作，夜寐欠安。畏寒肢冷，腹胀便溏，腰酸欲折。经水量少，腹痛隐隐，带下淋漓。舌淡胖，苔薄腻，脉沉细。脾主气血生化，心主血脉，人之所有者唯气与血尔。心脾两虚、气血虚衰者可拟膏缓治，以补益心脾、益气养血为法，为来春树健康之基。

【提要】中年女性，心律失常、颈椎病、失眠病史，于2014年冬令订膏，欲解决心悸、失眠、腹胀便溏等不适。

【处方】红参150 g（另煎，冲），生晒参90 g（另煎，冲），砂仁60 g，玫瑰花90 g，法半夏90 g，核桃150 g，白术90 g，苍术90 g，淫羊藿90 g，黄芪300 g，泽泻90 g，仙茅90 g，当归150 g，九节菖蒲90 g，巴戟天90 g，远志60 g，天麻90 g，菟丝子90 g，龙眼肉150 g，莲子150 g，女贞子90 g，炙甘草90 g，艾叶90 g，枸杞子90 g，大枣300 g，桂枝90 g，沙苑子150 g，柴胡90 g，细辛60 g，麦冬90 g，升麻60 g，川芎90 g，熟地黄150 g，陈皮60 g，白芍90 g，牡蛎300 g，干姜150 g。

【煎服法】上药味，浓煎去渣取汁，文火熬糊，入阿胶90 g，鹿角胶90 g，红糖200 g，熔化收膏。每晨以沸水冲服一匙。

二诊：乙未年冬至后订膏。

去冬调治，顿有回春之感，心悸气短、头晕目眩、腰酸倦怠诸症渐减。尚不耐劳作，夜寐欠安，大便溏稀，畏寒怕冷，易于感冒。舌淡胖，苔薄腻，脉沉细。为图远效，值秋冬之季，再拟膏滋，续补心脾，以冀气血和合，重拾神采。

【提要】进膏后，诸症好转，于2015年二诊，随证调整膏方。

【处方】红参150 g（另煎，冲），生晒参90 g（另，煎冲），苍术90 g，核桃150 g，泽泻90 g，淫羊藿90 g，白术90 g，九节菖蒲90 g，仙茅90 g，黄芪300 g，天麻90 g，巴戟天90 g，当归90 g，莲子150 g，菟丝子180 g，龙眼肉150 g，艾叶90 g，女贞子90 g，炙甘草90 g，炮天雄90 g，枸杞子90 g，大枣300 g，桂枝90 g，沙苑子150 g，柴胡90 g，肉桂45 g，补骨脂120 g，升麻60 g，细辛45 g，麦冬90 g，陈皮60 g，川芎90 g，熟地黄150 g，干姜120 g，白芍90 g，牡蛎300 g，砂仁60 g，玫瑰花90 g，乌梅90 g，法半夏90 g。

【煎服法】上药味，浓煎去渣取汁，文火熬糊，入阿胶90 g，鹿角胶90 g，红糖200 g，熔化收膏。每晨以沸水冲服一匙。

【按语】心悸是指患者自觉心中悸动、惊惕不安，甚则不能自主的一种病证，临床多呈发作性，每因情志波动或劳累过度而发作，且常伴胸闷、气短、失眠、健忘、眩晕、耳鸣等症。"脾在志为思""心主神明"，患者为职业女性，操劳、思虑过度常损伤心脾气血。脾不运化，升清不足，而致纳呆腹胀，神疲便溏。"心主血脉""脾为后天之本、气血生化之源"，心脾受损，致气血耗伤，生化不足，血不养心，心神失摄，而见心悸、不寐；不荣头面，而见面黄、眩晕；不能温养四末，而见畏寒肢冷、宫寒腹痛。舌淡、脉沉细，经血量少亦为气血不足之象。故治疗当以健脾养心、补益气血为法。

杨志敏以归脾汤、补中益气汤为主方，作补益心脾、健运脾胃、益气养血之谋。《严氏济生方》载归脾汤能"治思虑过度，劳伤心脾，健忘怔忡"。核桃、淫羊藿、仙茅、巴戟天、菟丝子，女贞子、枸杞子、沙苑子、麦冬、熟地黄等药配伍，既能益肾填精、阴阳并补、助气血生化，又能缓解便溏、月经量少、带下淋漓的症状，还能提升膏方的出膏量和口感。艾叶、桂枝、细辛、川芎、白芍、玫瑰花等药联用，能养血活血、温经通络，有益于腰背酸痛、经行腹痛、月经量少等不适。干姜、砂仁、半夏、泽泻、石菖蒲、莲子等药合用，能健运脾胃、温化痰湿，能缓解腹胀、便溏、头晕等不适。

次诊虽诸症向愈但仍有畏寒怕冷等症，故宗前制，在原方基础上加用炮天雄、补骨脂、肉桂等暖下元、益肾精之药。

2.气阴两虚，心神不宁案

张某，女，56岁。初诊：癸巳年大雪后订膏。

气为血帅，血为气母。年近花甲，心悸不宁，心中蓦然跳跃，惕惕而动。畏寒背冷，夜寐欠安，神疲倦怠，不耐劳作，动则汗出，纳谷不馨，口干而淡，频饮温水，腑行日有而溏结交替，小便清长。舌色淡，脉芤细。虑为气血皆虚，心失所养。刻值冬藏亟需固本强基，法当暖下元、养心神，冀心平气和，安枕无忧。

【提要】中年女性，心律失常、围绝经期综合征病史，于2013年冬令订膏，欲解决心悸、失眠、怕冷等不适。

【处方】红参90g（另煎，冲），生晒参90g（另煎，冲），白芍150g，枸杞子90g，合欢皮150g，金樱子90g，熟地黄150g，茯苓90g，巴戟天90g，桂枝90g，茯神90g，山茱萸150g，麦冬120g，牡蛎300g，牛膝90g，大枣150g，乌梅90g，黄芪150g，炙甘草90g，沉香45g，麦芽150g，炮天雄90g，肉桂45g，砂仁90g，干姜90g，淫羊藿90g，枳壳60g，石斛90g，肉苁蓉300g，桔梗60g，柏子仁90g，菟丝子90g，紫菀150g，浮小麦300g。

【煎服法】上药味，浓煎去渣取汁，文火熬糊；入鹿角胶60g，阿胶60g，冰糖150g，熔化收膏。每晨以沸水冲服一匙。

二诊：甲午年霜降后订膏。

去冬调治，畏寒背冷、失眠心悸诸症渐减。尚见神疲口干，便黏不爽，小便清长。舌淡苔腻脉芤细。刻近冬藏之令，制膏缓图。宗前制，续拟益气补阴、暖下元、养心神，更资健脾祛湿，以冀气血和合，五脏安定。

【**提要**】进膏后，诸症好转，于2014年二诊，随证调整膏方。

【**处方**】红参150 g（另煎，冲），生晒参60 g（另煎，冲），茯苓90 g，杜仲150 g，茯神90 g，牛膝90 g，熟地黄150 g，牡蛎300 g，黄芪300 g，桂枝150 g，乌梅90 g，苍术90 g，麦冬90 g，沉香45 g，白术90 g，大枣150 g，肉桂45 g，麦芽150 g，炙甘草90 g，淫羊藿90 g，砂仁90 g，炮天雄90 g，肉苁蓉300 g，枳壳60 g，干姜90 g，菟丝子90 g，桔梗60 g，石斛90 g，枸杞子90 g，香附90 g，柏子仁90 g，金樱子90 g，清半夏90 g，白芍150 g，巴戟天90 g，秦艽90 g，合欢皮150 g，山茱萸150 g。

【**煎服法**】上药味，浓煎去渣取汁，文火熬糊；入鹿角胶60 g，阿胶90 g，冰糖150 g，熔化收膏。每晨以沸水冲服一匙。

三诊：乙未年冬至后订膏。

迭经膏方调治，背寒心悸乃减，神疲怕冷偶见，便先硬而后软。近有缠腰火丹之累，虽进汤药，疹褪而痒痛未减。舌淡红，苔薄白，脉沉细。虑为寒湿出表，阴病转阳之象，加以辛热开表，以冀祛寒外出，益寿延年。

【**提要**】进膏后，诸症好转，于2015年三诊，随证调整膏方。

【**处方**】红参150 g（另煎，冲），生晒参60 g（另煎，冲），乌梅90 g，杜仲150 g，五味子60 g，牛膝90 g，熟地黄150 g，沉香45 g，黄芪300 g，桂枝150 g，肉桂45 g，苍术90 g，麦冬90 g，细辛60 g，白术90 g，大枣150 g，吴茱萸60 g，麦芽150 g，炙甘草90 g，延胡索120 g，砂仁90 g，炮天雄90 g，淫羊藿90 g，枳壳60 g，干姜90 g，肉苁蓉300 g，桔梗60 g，白芍150 g，菟丝子90 g，香附90 g，茯苓90 g，金樱子90 g，清半夏90 g，茯神90 g，巴戟天90 g，秦艽90 g，牡蛎300 g，山茱萸150 g。

【**煎服法**】上药味，浓煎去渣取汁，文火熬糊；入鹿角胶60 g，阿胶90 g，红糖225 g，熔化收膏。每晨以沸水冲服一匙。

【**按语**】心主血脉，心气推动血液运行于脉中，流注全身、循环不休，发挥营养和濡润作用，故养血益心安神是医家治疗心悸的常用治法。然而，心气充沛，心阴与心阳协调，才能使心脏搏动有力，频率适中，节律均匀，也就是说，协调好阴阳、气血对治疗心悸也有着重要的作用。患者以心慌心悸为主诉，既有舌淡、脉细芤、夜寐欠安等阴血不足、心神失养的情况，更有畏寒背冷、神疲倦怠、动则汗出、口干喜热饮、小便清长等一派阳虚、虚寒的特点。

清代郑钦安在《医法圆通·卷一》"心病不安"篇中写道："予意心血不足与心阳不足，皆宜专在下求之，何也？水火互为其根，其实皆在坎也。真火旺则君火自旺，心阳不足自可愈，真气升则真水亦升，心血不足亦能疗。其所以服参、枣等味而不愈者，是未知得火衰而水不上升也。"郑氏主张治疗心悸可心肾同治，常规益气养血外还应扶助肾阳。"血气者，喜温而恶寒，寒则泣不能流，温则消而去之。"（《素问·调经论》）《内经》专家张登本教授认为：古人以观察实践，论证了人体精、气、血、津液犹如河水一样，具有"寒则凝，温则行"的特征，并进一步解释血凭借阳气的推动，才能沿着脉道流行不止，环周不休。

杨志敏以炙甘草汤、四逆汤为主方，作益气养阴、通阳复脉、宁心定悸之谋。石斛、柏子仁、浮小麦、白芍、合欢皮、茯苓、茯神、牡蛎等药合用，有滋阴养血安神之效；肉苁蓉、菟丝子、枸杞子、金樱子、巴戟天、淫羊藿、沉香、肉桂等药联用，能固肾精、益元阳；黄芪、桔梗、枳壳、牛膝、砂仁、麦芽等药联合，既能益气通脉，又能调理气机，还能助膏方运化吸收，有动静相宜、补而勿滞之功。

次诊患者背寒、心悸等诸症渐减，而见大便黏腻、舌苔腻等脾虚湿阻之象，故在原方基础上增加半夏及苍术、白术等增强运脾化湿之功。三诊患者仍有怕冷神疲的问题，且冬至后出现带状疱疹，遗留瘙痒灼痛的症状，考虑患者素为阳虚之体，经两冬膏方调治后体内阴寒湿气渐出，遂加吴茱萸、细辛等辛温药物以驱寒透邪。

（二）胸痹

1.痰湿瘀滞，心脉痹阻案

陈某，女，58岁。初诊：癸巳年小雪后订膏。

年近六秩，形体丰腴，胸痹有年。每因情绪起伏而致胸闷如窒、难以接续，时辛苦劳作而有气短疲惫、甚时喘促。面色暗沉，唇色偏暗，口干喜热饮，晨起口干苦，多泛酸而呃，耳鸣腰痛，怕风畏寒，腹部尤甚，健忘目瞀，大便始干结而后溏软，小便清长而夜尿多，舌色暗红、胖大白滑，脉沉弦而涩。当知，阳气虚衰于下，浊阴僭越于上，法当扶助阳气、温化浊阴，阳得其所必益寿而彰、病体回春。

【提要】中年女性，冠心病、慢性胃炎、抑郁症等病史，于2013年冬令订膏，欲解决胸闷痛、气短、疲劳等不适。

【处方】红参150 g（另煎，冲），山药300 g，白术120 g，丹参150 g，茯苓300 g，莲子150 g，檀香30 g，泽泻90 g，麦冬90 g，砂仁45 g，牛膝90 g，玉竹150 g，当归90 g，吴茱萸45 g，山茱萸150 g，桂枝90 g，黄连30 g，肉苁蓉90 g，白芍90 g，干姜120 g，金樱子90 g，通草60 g，陈皮90 g，菟丝子90 g，细辛45 g，厚朴60 g，淫羊藿90 g，大枣150 g，山楂150 g，制远志60 g，炮天雄90 g，降香30 g，牡蛎300 g，肉桂45 g，木瓜90 g，乌梅120 g，沉香30 g，苍术120 g。

【煎服法】上药味，浓煎去渣取汁，文火熬糊；入阿胶60 g，龟甲胶60 g，冰糖150 g，熔化收膏。每晨以沸水冲服一匙。

二诊：甲午年大雪后订膏。

经膏滋调治，焦虑得舒，心悸渐减，口苦反酸亦未见，乃肝木敷和之征。尚有头晕，耳鸣腰痛，大便溏薄，舌淡红苔薄，脉弦紧。此乃阳气仍虚，浊阴余孽，续予温阳健运以化阴浊。

【提要】进膏1年后，诸症好转，于2014年二诊，随证调整膏方。

【处方】红参150 g（另煎，冲），茯苓300 g，苍术120 g，丹参150 g，泽泻90 g，白术120 g，檀香30 g，牛膝90 g，莲子150 g，砂仁60 g，吴茱萸45 g，麦冬90 g，当归90 g，黄连30 g，玉竹150 g，桂枝90 g，干姜120 g，山茱萸150 g，白芍90 g，陈皮90 g，巴戟天150 g，通草60 g，柴胡90 g，金樱子90 g，细辛60 g，香附90 g，菟丝子90 g，大枣150 g，山楂150 g，淫羊藿90 g，炮天雄90 g，降香30 g，制远志60 g，肉桂45 g，藿香90 g，牡蛎300 g，沉香30 g，羌活90 g，乌梅120 g，山药300 g。

【煎服法】上药味，浓煎去渣取汁，文火熬糊；入阿胶60 g，鹿角胶90 g，冰糖150 g，熔化收膏。每晨以沸水冲服一匙。

【按语】冠心病是指由于冠状动脉粥样硬化引起管腔狭窄或闭塞，导致心肌缺血缺氧或坏死而引起的心脏病，主要临床类型包括慢性稳定型心绞痛和急性冠脉综合征。该病隶属于中医学"胸痹""心痛""真心痛"等范畴，总属本虚标实、虚实夹杂之证，病理因素涉及气滞、血瘀、痰浊、寒凝等。中医证候学调研表明，该病在疾病早期以痰湿之象为突出；血瘀证是急性冠脉综合征的典型中医临床特征之一；痰瘀互结是冠心病（胸痹心痛病）的基本病机且贯穿始终。

患者体型肥胖，面色、唇色暗沉，舌色暗红，可知痰湿瘀血已为患，弥漫三焦。在上痹阻心肺，见胸闷气促；居中妨碍运化，见口咽干苦、呃逆泛酸；流注下焦，见大便排泄异常。"阳气者若天与日，失其所则折寿而不彰"（《素问·生气通天论》）"人身一团血肉之躯，阴也，全赖一团真气运于其中而立命。"（《医理真传·卷一》）"按人身立命，无非活一口真气，真气一足，万窍流通，一切阴邪，无从发起，真气一衰，寒湿痰邪顿生，阳虚为痰所扰。"（《医理真传·卷四》）郑钦安结合经典，对人体阳气尤为重视，认为阳气总督人之精气血津液的运行，而其虚衰、协调和约束功能下降，精气血津液则将成为寒湿、痰浊、瘀血等病理产物，又会妨害阳气的运行与收藏。该患者兼见痰瘀、虚寒、郁热之象，结合其舌脉、症状，当知本为下元虚寒，标为郁、瘀、痰、湿相互搏结，治当固本清源、剿抚兼施，既需要辨明阴阳真假，又不可孟浪滋补。

杨志敏以温氏奔豚汤、当归四逆汤、丹参饮、左金丸为主方，三焦同调，标本兼治，共奏暖下元、泻寒湿、温经脉、祛瘀血、消痞结之功。苍术、陈皮、厚朴、山楂、降香等药联合，能通调气血、理气化痰、活血祛瘀；麦冬、玉竹、山茱萸、肉苁蓉、金樱子、菟丝子、淫羊藿、莲子、白术等药配伍，共奏暖下元、益肾精之功，助温氏奔豚汤发挥效用。患者服膏后，诸症较前已有所改善，二诊仍宗前法而制，入藿香以加强化湿之力，入柴胡、香附强燮理气血之功，增砂仁用量以行气化浊。

值得注意的是，以上郑氏之观点并非"曲高和寡"，当代名老中医李可先生亦常言："不管你的表里内外，四肢关节，五官九窍，五脏六腑，不管哪一个地方，只要阳气不到位那就是病。"而国医大师周仲瑛秉"五脏痰瘀"的观点，认为气血津液运行失常则五脏皆可生痰生瘀，既相关同病，又有所侧重。肺为贮痰之器，脾为生痰之源，肾为生痰之本，故肺、脾、肾三脏痰瘀多以痰为主；"瘀血不离乎心""恶血必归于肝"，故心、肝二脏痰瘀多以瘀为主。二老观点实与郑氏之说有异曲同工之妙，值得在临证订膏中细细体悟。

2.脾肾虚寒，心脉痹阻案

石某，男，70岁。初诊：庚寅年大雪后订膏。

罹患胸痹心痛有年，经介入手术与西药治疗后仍作。心胸不适、闷痛时发，甚则大汗淋漓。五官上火，口疮迭起、牙龈肿痛，素喜清热泻火药以解之。头昏目眩，颜面潮红。不耐瓜果，食之易腹痛腹泻，大便溏薄，常感腹中阴寒。双足怯冷、冬日为甚，夜寐鼾声隆隆，日间精神萎顿，汗多气短，腰背酸痛。舌胖大且瘀点密布，左脉细软无力、右脉弦紧而涩。盖升降出入，无器不有，脾肾虚寒、阴邪内盛、阻隔升降为害气血，法当温补脾肾、燮理气血，以冀脏腑阴阳各司其职，必当益寿安康。

【提要】老年男性，冠心病支架植入术后、高血压、睡眠呼吸暂停综合征病史，于2010年冬令订膏，欲解决胸痛、易上火、疲劳等不适。

【处方】红参120 g（另煎，冲），西洋参60 g（另煎，冲），牛膝120 g，肉苁蓉150 g，砂仁90 g，女贞子90 g，熟附子90 g，炒黄柏60 g，菟丝子90 g，干姜120 g，丹参200 g，补骨脂90 g，炙甘草90 g，檀香30 g，巴戟天90 g，山茱萸240 g，黄芪300 g，莲子300 g，牡蛎300 g，葛根150 g，白术150 g，磁石300 g，川芎90 g，壁虎60 g，肉桂30 g，赤芍120 g，瓜蒌皮150 g，沉香30 g，石菖蒲90 g，法半夏90 g，山药300 g，降香30 g，桃仁90 g，茯苓150 g，金樱子150 g，当归90 g，泽泻90 g，杜仲150 g，三七60 g。

【煎服法】上药味，浓煎去渣取汁，文火熬糊；入鹿角胶90 g，龟甲胶60 g，甜蜜素5 g，熔化收膏。每晨以沸水冲服一匙。

二诊：甲午年小雪后订膏。

迭经膏方调治，获意料之效，心痛胸闷渐愈，口疮亦折。尚余动则汗出，头部尤甚，遇寒则喷嚏清涕连连。夜寐鼾声，夜尿频数。舌淡暗瘀胖大，苔白厚，脉浮滑大、重取无力。刻近冬藏之令，制膏缓图，拟温肾补脾，化痰祛瘀，以冀五脏安定，长有天命。

【提要】进膏多年后，血脂血压稳定，诸症好转，2014年求诊，随证调整膏方。

【处方】红参150 g（另煎，冲），西洋参60 g（另煎，冲），丹参200 g，白术90 g，檀香45 g，瓜蒌皮150 g，熟附子90 g，黄芪300 g，法半夏90 g，干姜120 g，川芎90 g，陈皮60 g，炙甘草90 g，赤芍120 g，炒神曲90 g，山茱萸240 g，炒山楂300 g，苏梗90 g，牡蛎300 g，金樱子150 g，佩兰90 g，肉桂45 g，杜仲150 g，白豆蔻60 g，沉香30 g，女贞子90 g，当归90 g，山药300 g，菟丝子300 g，三七

90 g，茯苓 150 g，莲子 300 g，桂枝 90 g，泽泻 90 g，芡实 150 g，糯稻根 300 g，牛膝 120 g，苍术 90 g，石斛 90 g，砂仁 60 g。

【煎服法】上药味，浓煎去渣取汁，文火熬糊；入鹿角胶 90 g，龟甲胶 60 g，甜蜜素 5 g，熔化收膏。每晨以沸水冲服一匙。

三诊：丙申年小雪后订膏。

连年以膏调治，诸症随减，胸阳渐复，胸痛得缓。刻下汗多，汗后畏风，鼻塞喷嚏偶见，头晕时作。纳馨眠香，夜寐鼾声，夜尿时频。舌淡瘀胖大，苔黄偏腻，关脉滑。宗前制，续拟温肾补脾，益气化瘀，健运中土，活血化痰，而致和平。

【提要】进膏后，诸症好转，2016 年求诊，随证调整膏方。

【处方】红参 150 g（另煎，冲），西洋参 60 g（另煎，冲），丹参 200 g，瓜蒌皮 90 g，檀香 45 g，法半夏 90 g，熟附子 90 g，黄芪 300 g，陈皮 60 g，干姜 90 g，川芎 90 g，炒神曲 90 g，炙甘草 90 g，赤芍 120 g，佩兰 90 g，山茱萸 240 g，炒山楂 300 g，白豆蔻 60 g，牡蛎 300 g，金樱子 150 g，荷叶 90 g，肉桂 45 g，杜仲 150 g，当归 90 g，沉香 30 g，菟丝子 300 g，三七 90 g，山药 300 g，莲子 300 g，红景天 60 g，茯苓 150 g，苍术 150 g，桂枝 90 g，泽泻 90 g，白术 150 g，石斛 90 g，牛膝 90 g，苦杏仁 150 g，菊花 90 g，砂仁 60 g。

【煎服法】上药味，浓煎去渣取汁，文火熬糊；入鹿角胶 90 g，龟甲胶 60 g，甜蜜素 5 g，熔化收膏。每晨以沸水冲服一匙。

【按语】经皮冠状动脉介入术（PCI）及冠状动脉旁路移植术（CABG）是治疗冠心病的重要方法，在急性冠脉综合征发生时能抢救心肌，迅速恢复冠脉血流而挽救生命。然而，越来越多的研究表明，上述介入或手术方式并非一劳永逸，术后并发症及其康复之路任重而道远。20%～34% 的血运重建术后患者，虽然血管狭窄得到解决，但西医标准药物治疗下仍反复见心绞痛发作，可能与血栓形成、冠脉痉挛、支架再狭窄、未处理的血管狭窄、冠脉微血管病变及心理因素等相关。其中，PCI手术前后患者的抑郁、焦虑等心理障碍，日益引起临床关注。

立足于中医学的视野，以上情况的发生与人体气机息息相关。人体各脏腑均有自身的升降出入，故有"五脏元真通畅人即安和"一说。其中，中焦脾胃是人体气机的枢纽，有赖于肝的疏泄和肾的温煦。就本案患者而言，情志刺激与年老阳衰是影响脾胃功能的重要因素。胸闷痛、五官炎症、鼾声隆隆、大便溏薄等诸症说明热、郁、瘀、（痰）湿等象已具，不耐瓜果生冷、自觉腹中阴冷、多汗少气等表现说明虚寒之象亦不能忽视。

清代黄元御云："胃主降浊，脾主升清，湿则中气不运，升降反作，清阳下陷，浊阴上逆，人之衰老病死，莫不由此，以故医家之药，首在中气……扶阳抑阴，使中气轮转，清浊复位，却病延年之法，莫妙于此矣。"（《四圣心源·卷四》），清代郑钦安曰："土得火生而中气可复，火得土覆而火可久存。"（《医理真传·卷二》）二人均强调脾胃中气的重要性，指出脾胃中气既能燮理气机，还能协调水火阴阳，不使阴阳反作。杨志敏以之为据，结合患者舌脉，辨患者为脾肾虚寒所引起的气血乖违，热、郁、瘀、湿等病理产物随之而生，而中气失常所致的水火阴阳逆乱则为其主要病因。

本案以破格救心汤、温氏奔豚汤、封髓丹、益心汤、丹参饮为主方，共奏温补脾肾、潜镇虚阳、燮理气血之功。其中，益心汤为颜老治疗心血管疾病的验方，由黄芪、葛根、川芎、丹参、赤芍、降香等药物组成，以神疲懒言、动则汗出，舌淡而胖、有瘀斑或瘀点等症状为用方依据。壁虎、瓜蒌皮、半夏、桃仁、当归、三七等药联合，助益心汤、丹参饮二方燮理气血，共奏理气化痰、活血祛瘀之功。金樱子、杜仲、肉苁蓉、女贞子、菟丝子、补骨脂、巴戟天、莲子、白术等药相配伍，能益肾填精、温补脾肾、助气血生化。二诊患者诸症缓解，效不更方，仍宗前制，加神曲、苏梗、佩兰、陈皮等运脾化湿之药，稍减滋补之药。三诊仍大体宗前制，加红景天具有益气活血之功，能改善心脑血管血供；牛膝、苍白术、瓜蒌皮等药物酌情减量。

此案尚有以下用药经验值得关注，①山茱萸：《医学衷中参西录》载："山萸肉味酸胜温，大能收敛元气，振作精神，固涩滑脱……且敛正气而不敛邪气，与他酸敛之药不同，是以《本经》谓其逐寒湿痹也。"杨志敏重用该药至240 g，即取该药能补益肝肾、逐寒湿且不敛邪气的性能特点。②壁虎：别名守宫、天龙，《中药大辞典》载："咸，寒，有小毒。祛风，定惊，散结，解毒。治中风瘫痪，历节风痛，风痰惊痫，瘰疬，恶疮。"杨志敏常取其化痰之功，治疗睡眠呼吸暂停综合征属痰瘀互结者。

3.脾肾亏虚，心脉痰瘀案

缪某，男，79岁。初诊：庚寅年立冬后订膏。

杖朝之年，罹患胸痹有年，生活故我，嗜食肥甘厚味不减。虽迭经理气健脾、祛痰化湿方药治疗，然诸恙如油入面尚需假以时日。心胸闷痛，疾行气短，头晕倦怠，眼皮重坠，口苦黏腻，易咳痰多，胃脘痞闷，多食易滞、多饮则胀，大便溏黏、排出不尽，小便频急、色多偏黄，夜寐欠安、时需如厕，腰膝酸软。舌色暗红而体胖大，苔黄厚腻而脉浊滑。此乃脏腑渐虚，气血乖违，痰湿、瘀血、郁热丛生，法当健运中焦、祛瘀化浊，剿抚兼施，以冀气血通调、益寿延年。

【提要】老年男性，冠心病、支气管扩张、糖尿病等病史，于2010年冬令订膏，欲解决胸闷痛、气短、头晕、腹胀等不适。

【处方】红参90 g（另煎，冲），西洋参90 g（另煎，冲），黄芪150 g，熟附子60 g，九节菖蒲90 g，山药300 g，丹参200 g，浙贝母150 g，熟地黄150 g，檀香45 g，炒麦芽300 g，菟丝子150 g，砂仁60 g，薏苡仁150 g，杜仲150 g，苍术150 g，炒薏苡仁150 g，淫羊藿90 g，藿香60 g，泽泻90 g，仙茅90 g，山楂300 g，苏梗90 g，桑寄生90 g，陈皮90 g，厚朴60 g，制首乌150 g，茯苓150 g，川芎90 g，女贞子90 g，法半夏90 g，三七60 g，牡蛎300 g，天麻90 g，莪术90 g，牛

羊草结 150 g，白术 150 g，黄连 30 g，桑叶 90 g，桔梗 60 g，肉桂 45 g。

【煎服法】上药味，浓煎去渣取汁，文火熬糊；入鹿角胶 60 g，龟甲胶 60 g，甜蜜素 5 g，熔化收膏。每晨以沸水冲服一匙。

二诊：丁酉年小雪后订膏。

迭年服膏，已臻正平之境，唯每遇季节变更胸痞气仄，咽痒咳嗽，夜寐欠酣，频起夜尿，腑行易溏。舌暗红，苔薄黄腻，脉象和缓。仍步前韵，趁冬藏及时调治，以冀去病延年。

【提要】进膏多年后，诸症好转，于 2017 年随证调整膏方。

【处方】红参 90 g（另煎，冲），鹿茸 60 g（另煎，冲），黄芪 300 g，芡实 150 g，九节菖蒲 90 g，麦冬 90 g，丹参 150 g，泽泻 90 g，菟丝子 150 g，檀香 45 g，橘核 60 g，杜仲 150 g，砂仁 60 g，紫菀 90 g，淫羊藿 90 g，苍术 150 g，川芎 90 g，仙茅 90 g，藿香 60 g，三七 60 g，制首乌 150 g，山楂 300 g，当归 90 g，女贞子 90 g，陈皮 90 g，沉香 30 g，补骨脂 150 g，茯苓 150 g，肉桂 45 g，黄精 150 g，法半夏 90 g，熟附子 90 g，巴戟天 90 g，天麻 90 g，山药 300 g，山茱萸 150 g，白术 150 g，熟地黄 150 g，牡蛎 150 g，柴胡 60 g，莲子 150 g，海蛤壳 150 g，升麻 60 g。

【煎服法】上药味，浓煎去渣取汁，文火熬糊；入鹿角胶 90 g，龟甲胶 90 g，甜蜜素 5 g，熔化收膏。每晨以沸水冲服一匙。

【按语】当代中医研究指出，冠心病痰湿证常需要依据临床症状、舌象、脉象进行判断，而此三者的权重比例分别为 45%、45%、10%。其中，舌胖、苔腻为主要指标，胸闷、脉滑为次要指标，肢体困重、口黏、大便黏滞、脘腹痞满、嗜睡、纳呆等为其他指标。兼夹血瘀，即痰瘀互结者，在主要指标上常有舌质色紫或暗。研究表明，冠心病稳定型心绞痛者以痰浊（湿）证（58.6%）和阳虚证（26.8%）为特征且比例高于其他阶段，而介入术后 3 个月以内，血瘀证比例显著下降。立足于此，我们可以这样认为，痰浊（湿）是冠心病慢性稳定期的常见证型与体质状态。

本案患者确诊冠心病已有多年，往日服用理气健脾、祛痰化湿方药已有显效，然湿邪缠绵、症状反复。此种情况与年龄、病程、饮食及身体状态密切相关，常难毕其功于一役。"五脏之病，虽俱能生痰，然无不由乎脾肾。盖脾主湿，湿动则为痰，肾主水，水泛亦为痰，故痰之化无不在脾，而痰之本无不在肾，所以凡是痰证，非此则彼，必与二脏有涉……又若古人所云湿痰、郁痰、寒痰、热痰之类，虽其在上在下，或寒或热，各有不同，然其化生之源，又安能外此二脏……故凡欲治痰，而不知所源者，总惟猜摸而已耳。"(《景岳全书·卷之三十·痰饮》)治疗需重视"治病必求于本"，宜采取固本清源、剿抚兼施之法，而非一味地见痰治痰、见瘀化瘀，方可改善体质、扭转病势。

本案以开中焦方、半夏白术天麻汤、丹参饮为主方，作健运脾胃、理气化痰、活血化瘀之谋。半夏白术天麻汤方出清代程钟龄《医学心悟》，由半夏、天麻、茯苓、橘红（本案以陈皮替代）、白术、甘草等药组成，能治湿痰壅遏者。辅以桔梗、苏梗、菖蒲、麦芽、泽泻、厚朴、黄芪，川芎、三七、莪术等药既能协助主方发挥上述功效，又能达到补而不滞的效果，有益于膏方的消化吸收。稍佐黄连，取其既能燥湿又能除湿郁所化之热的功效，与法半夏等药合用还有"辛开苦降"消痞满之效。熟附子、杜仲、淫羊藿、仙茅、山药、熟地黄、菟丝子、桑寄生、制首乌、女贞子等药相配伍，一方面能补益肾中阴阳，另一方面能固肾填精以洁生痰之本。二诊时患者诸症已有好转，黄腻苔较前消退，舌色较前已有转变，诸症减，仍有胸闷气短、腑行溏软、夜尿频等不适，入升麻、柴胡，与其他方药成补中益气汤，加入橘核、紫菀有助于顺气化痰，更增沉香、鹿茸、黄精等固肾填精之品，总体治疗方案仍与首诊时相近似，仅部分药物予以调整。

本案一诊膏方中的牛羊草结，别名羊嚼子、毛草蛋，为颜老之经验用药。《本草纲目》称该药为"羊脬子"，载曰："羊脬子乃羊腹内积块也。主治翻胃。"

系牛、羊在吃食过程中，食进不易消化的纤维状物，在胃中逐渐形成的毛草结团块。动物资源丰富，但药材形成较少。此药材呈圆球形、椭圆形或扁圆形，直径2～7 cm，味淡，性微温，归胃经，具有降逆止呕、镇静的功效，用于治疗噎膈反胃、晕车、晕船呕吐。杨志敏在此案中用之，取其化痰止眩的功效。

4.肝脾失和，痰湿扰心案

刘某，女，56岁。初诊：丙戌年冬至后订膏。

素体脾虚肝旺，咽痛易作，感冒难愈。胸闷心悸时作，多于餐后加重。胃脘胀痛、胁肋不适，嗳气则舒。遇事紧张，多有情绪波动，做事追求完美、易有相处失和。心烦眠差有年，晨起口咽干苦，四末冬日不温，劳累易遍身疼痛。大便溏软、难以畅爽，不耐瓜果生冷及油腻辛辣，易致咽喉不适。苔白而腻，脉弦细而沉。此乃肝脾失和、气滞血瘀、痰湿内阻，亟当健脾疏肝、燮理气血、祛湿化痰，藉草木有情之品，以求气通血活，身心舒畅，安枕无忧。

【提要】中年女性，风湿性心脏病、慢性胆囊炎、血脂异常等病史，于2006年冬令订膏，欲解决心悸胸闷、上腹胀满、失眠、便溏等不适。

【处方】生晒参90 g（另煎，冲），西洋参60 g（另煎，冲），木香90 g，山药300 g，大枣90 g，淫羊藿150 g，黄连30 g，干姜90 g，仙茅150 g，法半夏150 g，苍术90 g，补骨脂90 g，姜竹茹90 g，麦芽300 g，菟丝子90 g，陈皮45 g，山楂150 g，骨碎补90 g，炙甘草150 g，鸡内金90 g，紫河车90 g，茯苓150 g，青皮45 g，山茱萸90 g，柴胡90 g，丹参200 g，柏子仁150 g，枳壳90 g，川芎150 g，灵芝90 g，白芍150 g，川楝子60 g，桂枝90 g，党参150 g，郁金90 g，防风90 g，白术90 g，黄芪300 g，海螵蛸90 g，砂仁90 g，五指毛桃300 g。

【煎服法】上药味，浓煎去渣取汁，文火熬糊；入鹿角胶60 g，阿胶60 g，冰糖300 g，熔化收膏。每晨以沸水冲服一匙。

二诊：己丑年冬至后订膏。

经两冬膏方调治，胸闷心悸、胃脘胀痛、易发咽痛等诸症得减。唯思虑劳心，夜寐欠安，大便溏黏，小便频数，四末不温。舌淡红苔薄白，脉细。亟为健脾益气，养血安神，据胜复之理，树健康之基。

【提要】进膏多年后，诸症好转，于2009年复诊，随证调整膏方。

【处方】生晒参150 g（另煎，冲），西洋参60 g（另煎，冲），冬虫夏草50 g（另煎，冲），泽泻90 g，黄精150 g，山楂300 g，熟地黄150 g，丹参200 g，制首乌150 g，法半夏150 g，川芎150 g，山茱萸90 g，陈皮60 g，郁金90 g，牡蛎300 g，炙甘草150 g，黄芪300 g，乌梅90 g，茯苓150 g，五指毛桃300 g，金樱子150 g，枳壳90 g，山药300 g，夜交藤300 g，白芍150 g，淫羊藿150 g，合欢皮150 g，白术90 g，仙茅150 g，灵芝150 g，砂仁90 g，补骨脂90 g，桂枝90 g，肉桂45 g，菟丝子150 g，防风90 g，大枣90 g，紫河车90 g，沙参90 g，干姜150 g，海马10对，桑叶90 g，苍术90 g。

【煎服法】上药味，浓煎去渣取汁，文火熬糊；入鹿角胶90 g，阿胶90 g，甜蜜素5 g，熔化收膏。每晨以沸水冲服一匙。

【按语】胆心综合征，是由于胆道疾患引起心脏活动失调，导致冠状动脉供血不足、心绞痛发作或多种心电图异常的临床综合征。该病的严重程度与胆道疾病病情常呈正相关，常伴胆道疾病的急性发作而发生，胆病缓解后多能自动消失。常见类型有2种：①既有胆道疾病，又有心脏疾病。当胆道疾病发作时，原狭窄的冠状动脉痉挛，心脏缺血而出现心绞痛、胸闷、气短、心慌心悸等症状。此种类型中老年人多见；②存在胆道疾病而心脏无疾病，胆道疾病发作时可引起心绞痛、心律失常，此类型多见于中青年人。

肝主疏泄而脾主运化，二者不和易致气血乖违，痰湿、水饮、瘀血内生，停滞体内。此案患者罹患慢性胆囊炎及风湿性心脏病，每因饱食后诱发胸闷心悸，除以上所急所苦外，更兼有胃脘、胁肋胀痛，情绪波动、心烦眠差、大便溏软、不耐寒凉油腻等情况，结合舌脉、体质，当断为肝郁脾虚所致的气滞血瘀、痰湿内停，而晨起口咽干苦、心烦眠差等情况则说明患者存在一定程度的郁热。

杨志敏以黄连温胆汤、四逆散、香砂六君子汤为主方，作疏肝健脾、燮理气血、化痰除湿之谋。温胆汤首载于我国南北朝时期的《集验方》，宋代陈无择在原方基础上加茯苓而载于《三因极一病证方论》为后世所熟知。原文载："治大病后，虚烦不得眠，此胆寒故也，此药主之。又治惊悸。"温胆汤的衍生方众多，较为常见的为黄连温胆汤、十味温胆汤、柴芩温胆汤等。不少资料认为，此方的主治在脾胃而非胆，通过调理脾胃、祛其痰浊，以使胆气调达，复其温和、升发之性。黄芪、五指毛桃、麦芽、山楂、鸡内金、青皮，丹参、川芎、八月札、川楝子、郁金等药配伍，协助主方燮理气血，助膏方消化与吸收。山药、淫羊藿、仙茅、补骨脂、菟丝子、骨碎补、紫河车、山茱萸等药合用，既能益精固肾、助气血生化，又能提升膏方的出膏量和品相。次诊时，患者胃脘、胁肋胀痛等诸症较前已有明显缓解，故去青皮、川楝子、海螵蛸、八月札等疏肝理气之品，疲倦气短、咳嗽迁延、夜寐欠安、大便溏黏、腰背酸痛等诸症突出，故增冬虫夏草、黄精、熟地等药强化补肾填精、固本培源之效。患者每年冬季均来开膏调理，随访十载有余，情况稳定。

5.痰瘀热结，心脉痹阻案[1]

许某，男，67岁。初诊：己卯年冬订膏方。

迭经汤药调理，肝家气火已平。心主血之运行，客邪而袭，遂致痰瘀交困，血脉流而不畅，心脉痹阻，劳则胸痞、甚则作痛，食入运迟，喉间黏痰，便干溲频，夜寐难安。脉弦数，苔薄腻。此乃心肝火盛，气血乖违，痰瘀内阻。今拟清

1　此为颜老医案，原载于《颜德馨"膏方"在心身疾病治疗中的应用》(《中国中医基础医学杂志》2015年第21卷第2期），现结合颜老学术思想，予重订后收录。

热泻火、燮理气血之法，庶达气血正平、长有天命之最佳境地。

【提要】老年男性，既往冠心病、便秘病史，于1999年冬令订膏，欲解决胸闷痛、胃肠功能紊乱、眠差等不适。

【处方】西洋参90g（另煎，冲），冬虫夏草30g（另煎，冲），桔梗45g，佛手45g，甘草45g，青皮45g，牡丹皮90g，黄芪300g，陈皮45g，栀子90g，山楂150g，香橼皮90g，柴胡90g，决明子300g，法半夏90g，白术90g，石菖蒲90g，虎杖150g，茯苓90g，降香30g，蒲黄150g（包煎），当归90g，丹参150g，三棱90g，红花90g，檀香15g，莪术90g，桃仁90g，莲子芯45g，鸡内金90g，川芎90g，黄连24g，香附90g，赤芍90g，郁金（矾水炒）90g，炙鳖甲150g，生地黄300g，苍术90g，玉竹150g，牛膝90g，麦芽300g，苦杏仁90g，炒枳壳60g。

【煎服法】上药味，浓煎去渣取汁，文火熬糊；入鳖甲胶90g，阿胶90g，冰糖500g，熔化收膏。每晨以沸水冲饮一匙。

【按语】"肝家气火"一词常见于旧时苏南[1]一带医家的医案，是根据"气有余便是火"的理论对人群体质的一种描述和划分。这类人群常有情绪急躁易怒（烦劳而张），舌红脉弦数、面红目瞀、头痛眩晕、口咽干苦、大便干、小便黄等特点，易发心脑血管疾病，与王琦9种体质中的湿热质、阴虚质及气郁质有一定的相近之处。此案患者以胸闷痛为所急所苦，伴纳差、痰黏、大便秘结、小便不利、眠差等症，均为气血乖违，酿生火热、痰湿、瘀血，进而影响上、中、下三焦及脏腑之表现。"人之所有者，血与气耳。"（《素问·调经论》）"五脏元真通畅，人即安和。"（《金匮要略·脏腑经络先后病脉证》）气血皆为人体元真，其升降出入运动对人体各脏腑功能的发挥有着重要的意义，每当气血乖违必会产生水湿痰饮、瘀血等病理产物。本案患者之"肝家气火"，即是因气血失和引起。

1　苏南是江苏省南部简称，现包括南京、无锡、常州、苏州和镇江5个城市。

　　"衡法"为颜老所倡，常以益气、行气与活血化瘀药物组合而成，能疏通气血，调节气机升降，平衡阴阳，改善机体内在环境，使瘀血去，血脉流，从而改善局部以至全身的血液循环，达到"气通血活""气血正平"的状态，既适用于内、外、妇、儿科多种疾病，又可调体防病、延年益寿。此案颜老以丹栀逍遥散、血府逐瘀汤、丹参饮、益心汤为主方，作调气活血、祛瘀、泻浊、化痰之谋。血府逐瘀汤首载于清代王清任《医林改错》，可视作由四逆散、桃红四物汤等两方构成，具有理气活血之功。虎杖、蒲黄、三棱、莪术、山楂、香附等药联用，助上述主方发挥活血祛瘀之功；西洋参、莲子芯、黄连、郁金等药相配，具有清心肝火热、宁心安神之功，有助于提升睡眠质量；苍术、麦芽、佛手、青皮、陈皮、香橼皮、半夏、鸡内金等药相伍，共奏疏肝理气、健运脾胃、化痰除湿之功，既有助于缓解肝郁脾虚的病证，又有助于膏方在体内的运化与吸收，达到"补而勿滞""补而勿腻"的效果。

　　本案膏方中的几个用药经验值得总结、借鉴：①重用黄芪：黄芪是颜老验方益心汤中的重要药物，用之能培补宗气，搭配活血、祛瘀、泻浊药物，有固本清源之效，俾心脉充实而血液畅行，用于冠心病心绞痛颇有效验。本案重用黄芪的目的即在于培补宗气、推动血行、祛除瘀血。本案于大队活血化瘀、行气消滞、清热泻火等药物中加入一味温补之药，为颜老仿效清代王清任补阳还五汤重用黄芪之意，而黄芪助火之弊又为他药所监制。②丹参的使用：颜老认为，"古有'一味丹参，功同四物'之说……临证体会，本品补血力稍逊，而偏于活血止痛，上行入脑，下行归心，常用于心脑病属气滞血瘀者。如与檀香、砂仁、降香、川芎、红花配伍，治疗气滞血瘀、络道不和的胸痹、胸胁胀痛诸症……味苦性寒，尚有清心之功，临床配黄连、生地黄、柏子仁，清血热以安神，泻心火除烦之力益彰"。③香橼皮的使用：香橼皮即柚皮，清代王孟英《随息居饮食谱》载："酸寒……俗呼大者为香脬，小者为香圆。柚皮：辛苦而甘。消食化痰，散愤懑之气，陈久者良。"此处取该药疏肝理气、消食化痰之功。④肝家气火与柴胡等疏散药之关系：苏南医家普遍认为柴胡疏利能助火劫肝阴，那么为什么此案中又广泛使用这类药物呢？首先，颜老已言"迭经汤药调理、肝家气火已平"，说明经过前期调理后，患者肝火盛的情况已大为缓解，开具膏方时应以肝气郁滞为主；其次，颜老重用生地黄至300 g，即为了防范助火劫阴情况的发生。

6. 气血两虚，心脉痹阻案[1]

钟某，女，56岁。初诊：己卯年冬至前订膏方。

年近花甲，罹患胸痹有年，时觉心痛而闷，迁延未及正治，渐至气虚血瘀。面色无华，神萎形怯，四肢怯冷、冬日尤甚，时觉心悸，纳食不馨，脘腹隐痛，夜寐欠安，腑行难畅、先干后溏、多日一行，脉沉细涩，舌淡而胖。血气者，喜温而恶寒，寒则泣不能流。法当温经散寒，益气养血，祛瘀通络，时值冬令，亟拟草木有情之品，以膏代煎，复气血流通、祛病延年。

【提要】中年女性，冠心病、缺铁性贫血病史，于1999年冬令订膏，欲解决胸痛、心悸、便秘等不适。

【处方】红参90 g（另煎，冲），生姜90 g，红花90 g，当归90 g，龙眼肉90 g，丹参150 g，桂枝90 g，茯苓150 g，蒲黄90 g（包煎），白芍90 g，白术90 g，五灵脂90 g，赤芍90 g，苍术90 g，熟附子90 g，细辛90 g，木香45 g，菟丝子90 g，炙甘草45 g，枳壳90 g，补骨脂90 g，大枣90 g，青皮45 g，巴戟天90 g，党参150 g，陈皮45 g，丁香24 g，川芎90 g，三七30 g（研，冲），山药150 g，熟地黄300 g，血竭15 g（研，冲），玉竹150 g，炙黄芪300 g，桃仁90 g。

【煎服法】上药味，浓煎去渣取汁，文火熬糊；入龟甲胶150 g，鹿角胶150 g，麦芽糖500 g，熔化收膏。每晨以沸水冲服一匙。

1　此为颜老医案，原载于《颜德馨教授"衡法"在膏方中的应用》（2009中国首届中医膏方高峰论坛暨第四届金陵名医高层论坛），现结合颜老学术思想，予重订后收录。

【按语】麝香保心丸为北宋时期名方苏合香丸的变方，由人工麝香、苏合香、人参、人工牛黄、蟾酥、冰片、肉桂等7味中药所组成，适用于气滞血瘀所致的胸痹，症见心前区疼痛、固定不移，心肌缺血所致的心绞痛、心肌梗死见上述证候者。复方丹参滴丸，由丹参、三七、冰片等3味中药所组成，具有活血化瘀、理气止痛的功效，用于气滞血瘀、阻塞心脉所致的胸痹，症见胸前闷痛，或猝然心痛如绞，痛有定处，甚则胸痛彻背、背痛彻胸，舌紫黯或有瘀斑，脉弦涩或结代，冠心病心绞痛见上述证候者。两方均针对冠心病气滞血瘀型而设，但对冠心病其他证型的疗效未必能尽如人意，本案患者便是此例。患者确诊胸痹后，常根据亲朋好友的推荐服用药物，虽然能短暂缓解，但时间日久常会产生耐药及药效下降的情况。

"近来市习，心胃莫分，一味行气破滞并不察究阴阳，往往误事。"清代郑钦安在《医法圆通·卷二》心痛病篇中专门指出，许多约定俗称的常规治法只适用于一部分患者而非全部。"用药一道，关系生死。原不可以执方，亦不可以执药，贵在认证之有实据耳。实据者何？阴阳虚实而已。"（《医法圆通·卷一》）郑氏认为，辨清阴阳真假、分清寒热虚实才能有助于遣方用药的精准。本案患者以胸闷痛为所急所苦，兼神疲乏力、面色无华、手足冰凉等症状，舌色淡红而体胖大，脉象为沉细涩，四诊合参可知当为气血两虚所致的瘀血内停，与气滞血瘀的见证不可同日而语，再服相关药物，只会加重因虚致瘀的局面。

此案颜老以当归四逆汤、十全大补汤、归脾汤为主方，共奏气血双补、温经通脉、活血祛瘀之功。枳壳、青皮、陈皮、木香、苍术、三七、血竭、红花、桃仁、丹参、蒲黄、五灵脂等药合用，既能燮理气血、缓解因虚而致的气滞血瘀，又能"动静相宜"、使膏方便于消化与吸收，还能缓解胃纳差、排便不畅等症状，实有一举多得之效。熟附子、丁香、菟丝子、补骨脂、巴戟天、玉竹、山药等药配伍，一方面能起到暖下元、益肾精、助气血生化之效，另一方面又可以提升出膏量与品相。

重订与学习本案的过程中，笔者尚有以下体悟：①无偏不成家、成家必不偏。颜老作为国医大师、沪上名家，以倡衡法、善用活血化瘀药物而为世人所熟知，但他对相关药物的副作用也了熟于胸，临证能做到灵活运用，而不固步自封、画地为牢。②注重阳气、善用附子。颜老指出："大气者，阳气也，胸中大气即上焦阳气……阳气充沛，布达周身，客于体内之邪气即散去，乃'离照当空，阴霾自化'之义……附子禀雄壮之质，有退阴回阳之力、起死回生之功，其通行十二经脉，专能振奋阳气，祛逐阴寒，为回阳救逆第一品药。"也就是说，颜老在重视瘀血的同时也不忘人体阳气，其用药不避刚猛峻烈，值得后辈学习。

7.肝失疏泄，气血乖违案[1]

曹某，女，66岁。初诊：乙亥年冬订膏。

素体木旺土弱，操持内外巨细，心思缜密、气血暗耗。迭经汤药、膏滋治疗，诸恙较前已大为缓解。不耐烦劳，时感心慌心悸，胸闷而心下痞，颈肩酸楚，胁肋隐痛，胃脘时痛每因饮食无节而嗳气泛酸，左腿伤疾总因劳累阴冷而拘急疼痛，仍感乏力沉重、活动欠佳，纳食不馨，眠浅易醒，情绪波动，脉弦细，舌胖大、苔白腻。此乃肝脾不和，气血乖违，法当治以健脾疏肝、养血柔肝之法。刻值冬藏之候，正宜及时调治，令其条达而致和平，以冀健康长寿、身心愉悦。

【提要】老年女性，冠心病、颈椎病、血脂异常、慢性胃炎病史，于1995年冬令订膏，欲解决心悸、胸闷、胃痛、下肢拘急等不适。

【处方】生晒参90 g（另煎，冲），川芎90 g，杜仲90 g，炙黄芪300 g，丹参

---

1 此为颜老医案，原载于《颜德馨"膏方"在心身疾病治疗中的应用》（《中国中医基础医学杂志》2015年第21卷第2期），现结合颜老学术思想，予重订后收录。

150 g，续断 90 g，茯苓 90 g，鸡血藤 150 g，牛膝 90 g，当归 90 g，红花 90 g，山药 150 g，制远志 90 g，赤芍 90 g，莲子 90 g，酸枣仁 90 g，枸杞子 90 g，柏子仁 90 g，龙眼肉 90 g，青皮 45 g，玉竹 150 g，大枣 90 g，佛手 45 g，党参 150 g，炙甘草 45 g，炒枳壳 60 g，苍术 90 g，白术 90 g，桔梗 60 g，蒲黄 90 g（包煎），陈皮 45 g，木瓜 90 g，葛根 90 g，白芍 90 g，桑寄生 150 g，豨莶草 150 g，防风 45 g，制狗脊 90 g，海藻 90 g，熟地黄 300 g。

【煎服法】上药味，浓煎去渣取汁，文火熬糊；入龟甲胶 90 g，鹿角胶 90 g，阿胶 90 g，冰糖 750 g，熔化收膏。每晨以沸水冲饮一匙。

【按语】肝主疏泄与藏血，体阴而用阳，其疏泄与藏血功能常相互为用、相辅而成。肝之阴血能涵养肝气，以保证疏泄功能的正常发挥；而藏血、输布、下注等又需要在肝气疏泄的调节下完成。每因血虚，常能影响本脏与他脏。"是以人有此形，惟赖此血。故血衰则形萎，血败则形坏，而百骸表里之属，凡血亏之处，则必随所在而各见其偏废之病"（《景岳全书·卷之二十九·血证》）。本案患者便是此例，血虚无以养心则易有心慌心悸、胸闷、眠浅易醒等不适；血虚无以濡养筋骨则多见下肢伤患拘急疼痛、乏力沉重；血虚无以养肝、柔肝则多有胃脘痛、胃纳差、情绪波动、胁肋隐痛、嗳气反酸等肝气横逆、肝火冲激等见证。脉弦细、苔腻更知患者确实存在肝脾不和的情况。

颜老以四物汤、痛泻要方及归脾汤为主方，作养血柔肝、抑木和中、燮理气血之谋。其中，四物汤、痛泻药方是秦伯未补肝、柔肝治验的常用之法。秦氏认为，"补肝、养肝、滋肝：肝主藏血，虚则宜用滋润补养，故曰补、曰养、曰滋，三者的目的相同，均为肝血不足的治法。柔肝、缓肝、和肝：肝为刚脏，其性苦急，常表现为肝气上逆，肝火冲激。刚宜柔以制之，急宜甘以缓之，使其和畅，故曰柔、曰缓、曰和。但用这些治法，大多肝气、肝火不盛，而根本上由于血虚，含有调养的意义。"其又言"四物汤是补血、和血的通用方……成为补肝的主方……如《医宗金鉴》治肝阴不足，眩晕欲仆的'补肝汤'，即原方加麦冬、枣仁、木瓜、甘草。"其再言"痛泻要方……因为肝旺脾弱，放用白芍敛肝，白术健脾……故佐以陈皮理气和中，并利用防风理肝舒脾，能散气滞……脉多弦细，右盛于左，表现为木乘土位。""夫治未病者，见肝之病，知肝传脾，当先实脾。"（《金匮要略·脏腑经络先后病脉证》)，归脾汤的运用既能健运中土又能助气血生化，还能缓解因血虚所致的三焦不适。丹参、鸡血藤、红花、赤芍、蒲黄、海藻、佛手、青皮、陈皮、桔梗、枳壳等药相配伍，既能燮理气血，又能"动静相宜"促进人体对于膏方的消化与吸收。木瓜、桑寄生、狗脊、杜仲、续断、牛膝、山药、莲子、柏子仁、玉竹、枸杞等药联用，既能补益肝肾、滋阴养血、缓解肢体不适，又能提升膏方的出膏量与品质。

本案尚有以下亮点值得进一步体悟：①秦氏补肝、柔肝治验撷要："补肝类主要是补养肝血，肝虚用补血法不难，应当注意的是：不影响脾胃运化，勿同辛温香窜的活血药含混。常用药有当归身、白芍、熟地黄、制首乌、阿胶、枸杞子等。""和肝类包括活血如当归、川芎、赤芍、丹参、鸡血藤，进一步即为行血祛瘀，如红花、桃仁、泽兰、茺蔚子等。活血、行血药里有气味辛温，含有升散走窜性质的，本草书上称为血中气药，对肝阴不足、肝阳易动的患者必须慎用，用不得当，往往引起头目昏晕和口鼻出血。"②慎用疏散的理气药："肝病中理气药较为多用，但大多香燥耗散，能消损阴血，引起内热，必须根据不同程度，选用适当药物，适可而止。否则虽能取效一时反遗后患。"本案仅使用佛手、青皮、陈皮、桔梗、枳壳等相对平和的药物，便是基于此，以求达到避免耗伤阴血又能疏肝健脾、补而勿滞的效果。③赤、白芍，苍、白术，青、陈皮等同用：这些药物在本案中同用，主要是针对虚实同巢病机而设。如"二药同入肝经血分，白芍的功能以敛阴养营为主，赤芍则活血中兼有清血（热）散瘀作用，宜于肝火偏旺的证候。血虚火旺者亦可赤白（芍）同用"。同理，苍、白术同用能补运兼施，针对脾虚湿滞者；而青、陈皮同用能理气和中，针对肝脾不和者。

（三）不寐

1.痰瘀湿滞，心神不宁案

朱某，女，54岁。初诊：己亥年小寒后订膏。

年过七七，素为痰湿血瘀之体，形体丰腴，眼眶暗沉，面色黧黑。迭经中医调理而尚有小恙。夜间眠差易醒而盗汗，日间神疲乏力而欲寐，琐事缠身，时需操心内外，力难从心，多有心烦易怒，丢三落四，双目干涩，头痛隐隐，口咽干苦、嗳气反酸、脘腹胀满、食后尤甚，排便难畅、溏软不尽，腰背酸痛、膝软乏力，身心俱疲、苦痛自知。舌色暗红，苔黄白腻，脉浊而细数。此乃痰瘀湿热为患三焦，脏腑气机失常，法当疏利三焦，燮理气血，化湿祛瘀。时值冬令，当制膏缓图，气通血活者必无痰瘀湿热，五脏元真通畅者人即安和。

【提要】中年女性，于2019年冬令订膏，子宫肌瘤、围绝经期综合征、慢性胃炎病史，欲解决失眠、嗳气、烘热汗出等不适。

【处方】生晒参120 g（另煎，冲），西洋参90 g（另煎，冲），牛膝90 g，丹参90 g，桔梗90 g，茯苓150 g，前胡120 g，枳壳90 g，苍术90 g，清半夏90 g，女贞子90 g，藿香90 g，生姜120 g，旱莲草90 g，陈皮60 g，黄芩120 g，桑椹120 g，青皮45 g，大枣120 g，黄精120 g，苦杏仁120 g，桃仁90 g，巴戟天90 g，北沙参120 g，当归120 g，肉苁蓉150 g，桑叶120 g，生地黄120 g，淡豆豉120 g，葛根150 g，赤芍120 g，百合120 g，仙鹤草90 g，川芎120 g，知母60 g。

【煎服法】上药味，浓煎去渣取汁，文火熬糊；入鹿角胶60 g，阿胶60 g，龟甲胶60 g，木糖醇5 g，熔化收膏。每晨以沸水冲服一匙。

【按语】"饮入于胃，游溢精气，上输于脾。脾气散精，上归于肺，通调水道，下输膀胱。水精四布，五经并行，合于四时五脏阴阳，揆度以为常也。"（《素问·经脉别论》）该段经文叙述了人体水液代谢的过程，其中，三焦总司人体的气化，是水液代谢的通路。此篇又言，气候异常、情志失调、饮食失节、过劳过逸等因素均会导致人体正常的新陈代谢出现问题，水液代谢也不例外。患者有超重、面色暗沉、眼眶黧黑、舌色暗红等特点，一方面说明其应为中医偏颇体质中的瘀血质，另一方面说明患者已有水液代谢、气血运行、脏腑协调间的异常。痰湿水饮及瘀血均为水液代谢障碍的产物，常"狼狈为奸"、相互搏结而为患，其致病具有广泛性，进而阻滞全身气机。

患者失眠心烦、口咽干苦、急躁易怒、头痛隐隐，上焦以热象为突出；嗳气反酸、脘腹胀满、大便溏软黏滞，中焦以湿浊更明显；腰背酸痛、膝软乏力又时值围绝经期，天癸竭、下元虚的情况也应引起重视。可见，病虽涉三焦、波及脏腑，但各部分的情况亦是有所差别的。

立足于此，杨志敏以小前胡汤[1]、血府逐瘀汤为主方，作燮理气血、化湿祛瘀之谋。小前胡汤为小柴胡汤之变方，由当代经方学者许家栋推广而为人们所熟知。该方首载于唐代医籍《外台秘要》，具有解表散邪、补虚清热、温胃化饮、推陈致新的功效，能散和除上焦之热，可化中焦水饮和补中焦之虚。淡豆豉、百合、丹参、知母等药合用，能除胸中烦热，宁心安神；茯苓、苍术、藿香、青皮、陈皮等药相伍，能健运中焦，理气化湿；女贞子、旱莲草、桑椹、黄精、巴戟天、肉苁蓉等药相配，可益肾填精、补益精血，既可助气血之生化，又能提升膏方的出膏量和品相，实有一举三得之效。

---

1 小前胡汤，《外台秘要·第一卷》"崔氏方一十五首"中载，"又小前胡汤，疗伤寒六七日不解，寒热往来，胸胁苦满，默默不欲饮食，心烦喜呕，寒疝腹痛方。胡洽云：出张仲景。前胡八两，半夏半升（洗），生姜五两，黄芩、人参、甘草（炙）各三两，干枣十二枚（擘），上七味，切，以水一斗，煮取三升，分四服。忌羊肉、饧、海藻、菘菜。《古今录验》同。仲景方用柴胡，不用前胡。今详此方治寒疝腹痛，恐性凉耳，合用仲景柴胡桂姜汤。今崔氏用之，未知其可也。"

2.血虚肝寒，心失所养案

张某，女，42岁。初诊：己亥年大雪后订膏。

年过不惑，仍需操持内外，孩童年幼，常需陪伴左右，身心疲惫，酸苦自知。心烦眠差，多梦易醒，醒后难眠，疲倦乏力、不耐劳作，手足干热、冬日皲裂，怕冷怕风，胃纳欠佳，嗜食辛辣又苦于上火易作，腹胀不适、大便溏软，月事提前常见量少色暗，舌暗红苔腻，脉沉细而弦。肝藏血、血舍魂，风木之脏喜条达而恶抑郁，法当温养肝木、养血宁神。刻值冬藏，制膏常服，升发有序者气血通达、身心舒泰。

【提要】中年女性，产后抑郁、非器质性睡眠障碍、月经不规则病史，于2019年冬令订膏，欲解决失眠、情绪抑郁、月经不调等不适。

【处方】红参90 g（另煎，冲），生晒参90 g（另煎，冲），桂枝120 g，牛膝90 g，生姜150 g，北沙参120 g，黄芪180 g，清半夏90 g，桔梗90 g，陈皮60 g，大枣150 g，枳壳90 g，柴胡60 g，山药180 g，茯苓90 g，升麻60 g，熟地黄150 g，酸枣仁150 g，当归120 g，山茱萸120 g，砂仁60 g，炙甘草90 g，巴戟天120 g，络石藤150 g，麦冬90 g，桑椹120 g，仙鹤草90 g，牡丹皮120 g，菟丝子90 g，桑叶90 g，白芍120 g，黄精120 g，黄芩90 g，川芎90 g。

【煎服法】上药味，浓煎去渣取汁，文火熬糊；入阿胶90 g，鹿角胶90 g，红糖200 g，熔化收膏。每晨以沸水冲服一匙。

【按语】抑郁发作，是指首次发作的抑郁症和复发的抑郁症，患者通常具有心境低落、兴趣和愉快感丧失、精力不济或疲劳感等典型症状。其他常见的症状是：①集中注意和注意的能力降低；②自我评价降低；③自罪观念和无价值感；④认为前途暗淡悲观；⑤自伤或自杀的观念或行为；⑥睡眠障碍；⑦食欲下降。病程持续至少2周。睡眠障碍、乏力、食欲减退、体重下降、便秘、性欲减退、男子阳痿、女子闭经、身体任何部位的疼痛等躯体症状在抑郁发作时十分常见。其中，以上病前躯体症状的主诉通常加重，如睡眠障碍主要表现为早醒，一般比平时早醒2~3 h，醒后不能再入睡，这常是抑郁发作时的重要症状和信号，具有特征意义。抑郁、失眠共病在临床上十分常见，有学者认为，抑郁患者失眠症状的发生率高达85%。

中医学常从肝入手治疗抑郁，多采取疏肝解郁之法，而杨志敏认为，"肝亦有虚证"，血虚肝寒也可以导致肝木郁遏、失于条达，故柴胡、香附、郁金、（加味）逍遥散、滋水清肝饮等以疏肝解郁、滋阴养血疏肝为代表的方药并不适用于所有患者。此案患者既有情绪抑郁，又有胃肠功能异常，还伴有月经不调等见症，而手足干燥皲裂、四末不温，舌色淡暗、暗红，舌体胖大，脉细不滑数，腹触之软弱等信息是断为血虚肝寒的重要依据。"其凝而不解者，水寒而木郁[1]也。肾肝阴旺，经脉凝沍，既堙郁而腐败，乃成块而紫黑。调经养血之法，首以崇阳为主也……后世庸工，全昧此理，滋阴凉血，伐泻生阳，变膏腴之壤，作不毛之地，摧后凋之木，为朝华之草……仲景垂温经一法……来者当熟复而详味也。"（《四圣心源·卷十》）清代黄元御认为，针对水寒而木郁的病机，不宜使用滋阴凉血的方法，温经养血的仲景方药与思路值得推崇与重视。

本案杨志敏以补中益气汤、温经汤为主方，共奏温经散寒、健脾益气之功。值得一提的是，杨志敏弟子苏巧珍等认为，补中益气汤健脾益气之功的发挥以调肝为通道。山药、熟地黄、山茱萸、巴戟天、桑椹、菟丝子、黄精、沙参等药相配伍，既能益肾填精，助气血生化，又可提升膏方的出膏量和品相。桔梗、枳壳、砂仁、茯苓等药联用，能理气健脾，助主方发挥效用，同时能促进膏方在体内的运化与吸收。酸枣仁、络石藤等药相合，共奏养血温经通络之功，既助温经

1　水寒木郁，指肾阳虚水寒，无以上腾温暖肝木，肝郁升发不能而为病的病机观。此说源于《黄帝内经》，《素问·生气通天论》云："阳气者，精则养神，柔则养筋。"至清朝，黄元御明确提出"水寒土湿木郁"病机，其著作《四圣心源》有论曰："盖厥阴肝木，生于肾水而长于脾土。水土温和，则肝木发荣，木静而风恬；水寒土湿，不能生长木气，则木郁……凡病之起，无不因于木气之郁。"

汤发挥效力，又可缓解躯体症状。考虑到患者易有咽喉牙龈肿痛等上火症状，桑叶、黄芩等药的使用，实为"法外之法"而权宜用之。

本案尚有以下信息值得重视：①杨志敏使用温经汤治疗失眠多有心得，既往研究表明，温经汤能够改善适应人群的睡眠质量、抑郁、焦虑情绪症状及提高生存质量。②遣方用药上，在满足平素怕冷、疲倦、月经量少及胸胁、乳房胀痛等症状的同时，排除舌干、苔水滑等表现，选用温经汤治疗会有较好的疗效。

3.心脾两虚，下元虚寒案

罗某，女，51岁。初诊：甲午年霜降后订膏。

年岁渐增、体力日减，操劳内外、身心愈疲，素体虚寒，不耐生冷亦不受补，进食瓜果则腹痛腹泻、进食温补则口疮频发，冷热皆难、食饮无趣。不寐经年、眠浅易醒、醒难续眠、日间困倦，畏寒怕风，四末不温，口干欲热饮，食后饱胀，大便黏滞、排出欠畅，腰背酸痛，夜尿而频，月事渐乱、点滴难尽，时有头痛，舌胖大而暗，脉象浮大而芤。此乃阳气虚于下，中土不暖、心神失养，法当益元阳，化寒湿，养心脾。冀阳气得复、益寿而康、身心舒泰。

【提要】中年女性，围绝经期综合征、失眠病史，于2014年冬令订膏，欲解决不寐、怕冷、头痛、胃肠功能紊乱等不适。

【处方】红参300 g（另煎，冲），炒黄柏60 g，小茴香45 g，炮天雄90 g，牡蛎300 g，乌药90 g，肉桂60 g，磁石150 g，黄芪150 g，沉香60 g，茯神150 g，苍术90 g，砂仁60 g，乌梅90 g，干姜150 g，茯苓150 g，五倍子60 g，吴茱萸90 g，泽泻90 g，山茱萸240 g，桂枝90 g，牛膝150 g，淫羊藿90 g，柴胡60 g，炙甘草90 g，仙茅90 g，细辛45 g，菟丝子150 g，巴戟天90 g，炒山楂150 g，当归150 g，莲子300 g，九节菖蒲90 g，酸枣仁150 g，金樱子150 g，香附90 g，远志60 g，杜仲90 g，通草90 g，鹿角霜150 g，蛇床子90 g，川芎60 g，白术90 g，花椒45 g。

【煎服法】上药味，浓煎去渣取汁，文火熬糊；入鹿角胶90 g，阿胶60 g，红糖150 g，熔化收膏。每晨以沸水冲服一匙。

二诊：乙未年大雪后订膏。

去冬服膏以来，倦减眠深，口疮渐敛。尚有恶寒怕冷，四末不温，肩背酸痛，腰酸肢重，食纳运迟，食后嗳气，口干欲饮，面色萎黄，舌胖大而暗，脉象浮大而芤。续膏常服缓图，治以益元阳、化寒湿、养心脾，树来春健康之基。

【提要】进膏多年后，诸症好转，于2015年二诊，随证调整膏方。

【处方】红参180 g（另煎，冲），生晒参60 g（另煎，冲），白术150 g，熟地黄300 g，牡蛎300 g，蛇床子90 g，炮天雄90 g，乌梅90 g，花椒30 g，肉桂45 g，五味子60 g，黄芪300 g，沉香30 g，山茱萸240 g，干姜90 g，茯苓150 g，巴戟天150 g，吴茱萸60 g，泽泻90 g，杜仲150 g，柴胡90 g，牛膝90 g，枸杞子90 g，法半夏90 g，炙甘草120 g，核桃150 g，升麻90 g，菟丝子150 g，补骨脂150 g，桔梗90 g，当归90 g，山药300 g，陈皮60 g。

【煎服法】上药味，浓煎去渣取汁，文火熬糊；入鹿角胶90 g，阿胶90 g，红糖150 g，熔化收膏。每晨以沸水冲服一匙。

【按语】《中国成人失眠诊断与治疗指南》（2017版）指出："失眠，主要症状表现为入睡困难（入睡潜伏期≥30 min）、睡眠维持障碍（整夜觉醒次数≥2次）、早醒、睡眠质量下降和总睡眠时间减少（常<6.5 h），同时伴有日间功能障碍。根据病程分为：短期失眠（病程<3月）和慢性失眠（病程≥3月）。"杨志敏在重视《中医内科学》不寐病篇中"阳盛阴衰，阴阳失交"核心病机的基础上，提出"五脏六腑不和皆能令人不寐"的观点，认为，寤寐是人体健康和态的重要体现，其中，肾为元阴元阳之本，肾火温动肾水上承，得肝木之助而升泄，以养心火，则火气温润；心火浮于上，得肺金、胆木之降而沉潜于肾水中，是谓"心肾相交"。中焦脾胃为轴，脾升胃降，枢转中焦气机，使升降协调。肾阳为本，肝胆、脾胃、肺金乃运转的动力，心肾相交、水火合抱乃此运行的目的。

　　清代郑钦安言："余考究多年，用药有一点真机，与众不同。无论一切上、中、下部诸病，不问男、妇、老、幼，但见舌青，满口津液，脉息无神，其人安静，唇口淡白，口不渴，即渴而喜热饮，二便自利者，即外现大热、身疼、头痛、目肿、口疮，一切诸症，一概不究，用药专在这先天立极真种子上治之，百发百中。"（《医理真传·卷四》）。本案患者既有失眠、头痛、口疮、饮食不耐滋补温燥、情绪波动、烦躁易怒的情况，又有怕冷怕风，不耐瓜果生冷、食后腹泻，腰膝酸软、夜尿多的情况，热症与寒象并见。杨志敏以郑氏观点为依据，结合患者舌脉和汤药治验，断患者属真寒假热，上述热象见症为元阳虚衰、脾胃虚弱、阳虚火浮所致。此即郑氏所谓："水盛一分，龙亦盛一分（龙即火也）；水高一尺，龙亦高一尺。是龙之因水盛而游，非龙之不潜而反其常。故经云：阴盛者，阳必衰，即此可悟用药之必扶阳抑阴也。"（《医理真传·卷一》）

　　杨志敏以温氏奔豚汤、菟丝煎、封髓丹为主方，作暖下元、化寒湿、固肾精、益心脾、潜虚火之谋。封髓丹，由黄柏、砂仁、甘草组成，郑氏认为："按封髓丹一方，乃纳气归肾之法……夫黄柏味苦入心，禀天冬寒水之气而入肾，色黄而入脾……况西砂辛温，能纳五脏之气而归肾，甘草调和上下又能伏火，真火伏藏，则人身之根蒂永固，故曰封髓。"（《医理真传·卷二》）乌梅、五倍子、磁石、牡蛎、茯神等药联用，能助三才封髓丹潜降虚火、宁心安神。山茱萸、淫羊藿、仙茅、莲子、金樱子、杜仲、蛇床子、花椒、小茴香、乌药等药配伍，有益元阳、固肾精、化寒湿之效，助温氏奔豚汤、菟丝煎发挥效用。黄芪、苍术、干姜、吴茱萸、菖蒲、桂枝、细辛、炒山楂、香附、通草、当归、川芎等药同用，能燮理气血，共奏益气活血、化湿祛瘀的功效，有助于缓解腰背酸痛、头痛、胃肠功能紊乱等身心不适。

　　二诊时，患者遵医嘱服膏，口疮已无发作，脾胃功能亦渐趋恢复，除稍不耐寒凉外，进食温补已无大碍，夜寐转安，疲劳减轻，故去茯神、磁石、黄柏、乌梅。虑其年逾"七七"，天癸竭，肾气已衰，宗前制，加生晒参、熟地黄、半夏、补骨脂、升麻、桔梗、核桃、枸杞子、陈皮、五味子等品，增白术、巴戟天、菟丝子、蛇床子、花椒、吴茱萸用量以加强温阳散寒祛湿之力。

4. 心虚血瘀，阳虚水停案

陈某，女，60岁。初诊：癸巳年小雪后订膏。

年至六旬仍多忧思纷纭，夜寐难安必至心神不宁，精神困顿，颈肩拘急，口淡而干却饮水不多，大便日行而溏软黏滞，夜尿频数，腰膝酸软，下肢沉重，劳累则肿。舌体胖大、颜色暗淡，苔滑而腻，脉沉弦。虑为脾肾阳虚，肝失条达，湿瘀互结。时值冬令当订膏缓图，治以温阳化湿，活血祛瘀之法，以冀气通血活，身心安泰。

【提要】老年女性，于2013年冬令订膏，欲解决失眠、颈肩腰腿痛、水肿等不适。

【处方】红参90 g（另煎，冲），炙甘草90 g，淫羊藿90 g，丹参150 g，酸枣仁300 g，仙茅90 g，檀香30 g，知母90 g，熟地黄150 g，砂仁45 g，川芎90 g，山茱萸150 g，茯苓90 g，当归150 g，续断90 g，泽泻90 g，柴胡90 g，肉苁蓉150 g，牛膝90 g，香附90 g，黄精150 g，沉香30 g，葛根150 g，菟丝子90 g，山药300 g，蒲黄90 g（包煎），麦冬90 g，炮天雄90 g，降香30 g，五味子90 g，肉桂45 g，干姜90 g，牡蛎300 g。

【煎服法】上药味，浓煎去渣取汁，文火熬糊；入鹿角胶60 g，阿胶60 g，冰糖200 g，熔化收膏。每晨以沸水冲服一匙。

二诊：甲午年大雪后订膏。

去冬服膏调治，诸症已有好转，夜寐转安，精神改善，夜尿渐减，仍有心神不宁，稍口干而苦，仍觉口淡，颈肩拘急，腰膝酸软，四肢乏力，排便欠畅，舌胖大色暗淡，苔滑而腻，脉沉弦。宗前制以冀气血正平，心情愉悦。

【提要】进膏后，诸症好转，于2014年二诊，随证调整膏方。

【**处方**】红参90 g（另煎，冲），知母90 g，淫羊藿90 g，丹参150 g，川芎90 g，仙茅90 g，檀香30 g，当归150 g，熟地黄150 g，砂仁45 g，柴胡90 g，山茱萸150 g，茯苓90 g，香附90 g，续断90 g，泽泻90 g，葛根150 g，肉苁蓉150 g，牛膝90 g，蒲黄90 g（包煎），黄精150 g，沉香30 g，降香30 g，菟丝子90 g，山药300 g，山楂300 g，麦冬90 g，炮天雄90 g，泽兰90 g，五味子90 g，肉桂45 g，荷叶90 g，牡蛎300 g，炙甘草90 g，干姜90 g，九节菖蒲90 g，酸枣仁300 g。

【**煎服法**】上药味，浓煎去渣取汁，文火熬糊；入鹿角胶90 g，阿胶90 g，冰糖200 g，熔化收膏。每晨以沸水冲服一匙。

【**按语**】患者以夜寐欠安、情绪紧张为所急所苦，兼见口干却不欲饮水，大便溏薄而黏滞不爽，夜尿频数，下肢沉重、水肿，精神疲倦，腰背酸痛，颈肩拘急，舌色暗而体胖大、苔滑腻，脉沉弦。一般情况下，我们很容易据失眠、情绪、便质、舌象、脉象等信息便从（解）郁、（化）湿、（除）瘀或疏肝等方面入手而遣方用药。然而，当我们抽丝剥茧后，口干却不欲饮、夜尿频、胖大舌滑腻苔等信息提示患者应同时存在脾肾阳虚的情况。那么阳虚与郁、湿、瘀之间有什么关系呢？

《灵枢·本脏》云："人之血气精神者，所以奉生而周于性命者。"清代郑钦安在《医理真传·卷一》中则谓："人身一团血肉之躯，阴也，全赖一团真气运于其中而立命，亦可作一坎卦以解之。"精、气、血、津液是人体赖以生存的基本物质，是在各脏腑阳气的推动下，相互配合，完成其化生、输布代谢的。精、气、血、津液一旦失去阳气的温煦，既不能正常地化生，也难以畅通地输布运化。

清代黄元御言："盖血中温气，化火之本，而温气之原，则根于坎中之阳。坎阳虚亏，不能生发乙木，温气衰损，故木陷而血瘀……而肝血不升之原，则在于脾，脾土滞陷，生气遏抑，故肝无上达之路。肝脾不升，原因阳衰阴旺，多生下寒……然热在于肝，而脾肾两家，则全是湿寒，不可专用清润。至于温气颓败，下热不作者，十之六七，未可概论也。"（《四圣心源·卷四》）他又在论述妇人结瘀紫黑时写道："经水结瘀紫黑，血室寒冱而凝涩也。血之为性，温则行，寒则滞，滞久则埋郁而腐败，是以成块而不鲜。此以土湿水寒，木气郁塞之故。庸工谓之血热，据其木郁生热，而昧其水土之湿寒，祸世非小也。"（《四圣心源·卷十》）。黄氏认为，肝木郁塞多由郁、湿、瘀所生，其根源常在脾肾寒湿。立足于此，本案乃由阳虚导致湿、郁、瘀，脾肾阳虚，则寒湿下注；肝失条达，则湿瘀互结。治当以温阳化湿、活血祛瘀之法。

本案以温氏奔豚汤、丹参饮为主方，共奏暖下元、化寒湿、解气郁、祛瘀血之功。降香、当归、川芎、柴胡、香附、葛根、蒲黄助丹参饮活血行气，祛瘀止痛。干姜、淫羊藿、仙茅、熟地黄、山茱萸、续断、肉苁蓉、黄精、菟丝子等温补脾肾、固肾填精，助温氏奔豚汤发挥效力。另有酸枣仁汤合生脉饮及牡蛎以养血生津、宁心安神。二诊时，患者服膏后诸症较前改善，时有口干苦，仍有脉弦、舌暗的情况，整体病机仍在，据证调整，于原方基础上加入山楂、荷叶、泽兰、菖蒲等药健运中焦、化瘀除湿。

观杨志敏之用药，与颜老一脉相承，以下经验值得重视：①颜老对丹参的理解与发挥：古有"一味丹参，功同四物"之说。如《本草便读》："功同四物，能祛瘀以生新；色合南离，善疗风而散结。性平和而走血，须知两达乎心肝；味甘苦以调经，不过专通于营分。"此药偏于活血止痛，上行入脑，下行归心，常用于心脑病属气滞血瘀者，多与檀香、砂仁、降香、川芎、红花配伍。②颜老对蒲黄配伍葛根使用多有见解：蒲黄，"血之上者可清，血之下者可利，血之滞者可行，血之行者可止。凡生用则性凉，行血而兼消"。常用生蒲黄以活血消瘀，清利通络。葛根，性味甘凉，升阳之外尚可活血，治心脑血管病多有效验。生蒲黄与葛根配伍应用，能祛瘀活血而通络，可治气血瘀阻之情况。

5.肝脾不和，心失所养案

陈某，女，38岁。初诊：庚寅年霜降后订膏。

土弱木旺仍需张罗内外，心烦失眠不免情绪波动，人值中年，身心皆急，疲劳倦怠，急躁易怒，心烦胸闷，眠浅梦多、易惊早醒，虽怕热而汗出难，言口干却不欲饮，脘宇不舒，稍食即饱，隐痛绵绵，大便数行、溏薄不尽，月事量少，经行渐短、得畅则舒。舌体胖大、颜色淡暗，脉细而小。此乃肝脾不和，心失所养，肾气渐衰。刻近冬藏之令，制膏缓图，借调和肝脾、健运中焦、补肾益精之法，以冀气血调和，脏腑阴阳各司其职，树来春健康之本。

【提要】中年女性，于2010年冬令订膏，欲解决失眠、亚健康疲劳状态、月经不调等不适。

【处方】红参90 g（另煎，冲），西洋参60 g（另煎，冲），熟地黄90 g，制首乌300 g，山药300 g，菟丝子150 g，太子参300 g，茯苓300 g，补骨脂150 g，黄芪450 g，泽泻90 g，淫羊藿150 g，苍术90 g，牡丹皮90 g，紫河车90 g，白术90 g，山茱萸300 g，牛膝90 g，陈皮60 g，桂枝90 g，麦冬150 g，柴胡60 g，肉桂45 g，茯神300 g，炙甘草150 g，五指毛桃300 g，柏子仁150 g，当归150 g，法半夏150 g，制远志60 g，川芎90 g，大枣150 g，龙骨300 g，香附60 g，砂仁150 g，牡蛎300 g，枳壳60 g，桔梗60 g，五味子60 g，赤芍90 g，丹参90 g，浮小麦300 g，白芍90 g，益母草300 g，乌梅60 g，制附子90 g，女贞子150 g，黄柏45 g，干姜150 g，旱莲草150 g，仙鹤草150 g。

【煎服法】上药味，浓煎去渣取汁，文火熬糊；入龟甲胶90 g，鹿角胶90 g，冰糖200 g，熔化收膏。每晨以沸水冲服一匙。

二诊：辛卯年立冬后订膏。

服膏一料，诸症缓解，疲劳得缓，月事量调，二便得调，时仍心烦失眠，食后痞满。舌体胖大、颜色淡暗，脉细而小。刻近冬藏之令，制膏巩固，以前法据证加减，以冀脏腑协调、元真通畅、健康常在。

【提要】进膏后，诸症好转，于2011年续订膏方，随证调整。

【处方】红参90 g（另煎，冲），西洋参60 g（另煎，冲），熟地黄150 g，菟丝子150 g，山药300 g，补骨脂150 g，太子参300 g，茯苓300 g，淫羊藿150 g，黄芪450 g，泽泻90 g，紫河车90 g，苍术90 g，山茱萸300 g，牛膝90 g，白术90 g，桂枝90 g，麦冬150 g，陈皮60 g，肉桂45 g，茯神300 g，柴胡60 g，法半夏90 g，柏子仁150 g，炙甘草90 g，大枣150 g，制远志60 g，当归150 g，砂仁90 g，牡蛎300 g，川芎90 g，丹参90 g，五味子60 g，香附60 g，益母草300 g，浮小麦300 g，赤芍90 g，女贞子150 g，乌梅60 g，制附子90 g，旱莲草150 g，黄柏45 g，干姜90 g，制首乌150 g，防风90 g。

【煎服法】上药味，浓煎去渣取汁，文火熬糊；入龟甲胶90 g，鹿角胶90 g，冰糖200 g，熔化收膏。每晨以沸水冲服一匙。

【按语】脾主运化与升清，能将人体精微物质上输心肺，化生气血，布散全身，同时向四周布散到其他脏腑、四肢百骸，即《素问·玉机真脏论》所谓"脾为孤脏，中央土以灌四傍"是也。肝主疏泄，畅达气机协调脾胃升降，促进水谷精微的吸收，所谓"木之性主于疏泄，食气入胃，全赖肝木以疏泄之，而水谷乃化；设肝之清阳不升，则不能疏泄水谷，渗泄中满之症，在所不免"（《血证论·脏腑病机论》）。劳倦、思虑过度、情志不调会诱发肝脾不和，影响脏腑功能并产生疲倦乏力、急躁易怒、脘宇不舒、隐痛绵绵，大便数行、溏薄不尽等相关症状。

"肾者主水，受五脏六腑之精而藏之，故五脏盛，乃能泻。今五脏皆衰……而无子耳。"（《素问·上古天真论》）肾主藏精，除禀受于父母的先天之精外，更禀受于水谷的五脏六腑之精。水谷之精气是营养各脏腑、维持其生理功能的物质基础。当其他脏腑精气充盛时，其有余之精气可转输而贮藏于肾。肝脾不和，气血失调，既消耗肾精又无以养心。基于此，治当以调和肝脾、益肾固精、养心安神之法。

本案以补中益气汤、柴胡疏肝散、四逆汤、肾气丸为主方。补中益气汤、柴胡疏肝散作调和肝脾、健运中焦、疏肝解郁、燮理气血之谋；半夏、砂仁、桔梗、大枣、丹参、香附等药联用，可协同发挥调和肝脾、燮理气血之功用。四逆汤、肾气丸作温下元、益肾精之图；女贞子、旱莲草、制首乌、麦冬、菟丝子、补骨脂、淫羊藿、紫河车等药合用巩固温下元、益肾精的作用。另入茯神、柏子仁、远志、龙骨、牡蛎、五味子、浮小麦等，具有宁心、养心安神的功效，是治疗不寐的专药。经膏调治，二诊时诸症好转，宗前制，故用药可酌情优化，去五指毛桃、龙骨、牡丹皮、白芍、仙鹤草等药，并减干姜、甘草、半夏、制首乌之用量，加用防风，此药"乃风药中之润剂"，能助肝行气而不燥。

本案强调气血的通调，主方之外尚有桔梗、枳壳这一药对尤为值得关注。颜老认为，桔梗色白得肺气之质，味辛得肺金之用，辛者主升，常用作舟楫之剂；枳壳味微苦，苦者主降。二物相合辛开苦泄，一升一降，具开滞消痞、宣展气机之功，凡痰湿内困、肝郁不舒、气机阻滞者均可用之。

6.痰瘀互结，心虚胆怯案

陈某，男，34岁。初诊：丙戌年冬至前订膏。

年青有为，业务遍及全球，时差与沟通，不免操心思虑，事业有成而形神倍感困顿，夜无困意而眠浅易醒，日感疲惫多烦躁易怒，头晕胸闷汗多更有提心吊胆之感，口槁、手抖、尿频，常觉坐卧难安。脘宇不舒，饮食无味，腰膝酸软，手足冰凉。苔黄白而腻，脉沉细而涩。此乃肝脾不和、胆失中正，痰瘀互结、心失所养。迭进汤药，诸症较前缓解。刻值冬令，当制膏缓图，拟疏肝利胆、健脾化痰、养血益心为法，冀神采焕发、通体舒泰。

【提要】中年男性，于2006年冬令订膏，欲解决广泛性焦虑、失眠、慢性胃炎等不适。

【处方】生晒参90 g（另煎，冲），西洋参60 g（另煎，冲），枳壳90 g，牛膝90 g，北沙参150 g，石菖蒲90 g，法半夏90 g，丹参150 g，制首乌150 g，陈皮60 g，当归150 g，灵芝150 g，茯苓90 g，郁金150 g，菟丝子150 g，酸枣仁90 g，柏子仁90 g，枸杞子150 g，制远志60 g，黄芪300 g，淫羊藿150 g，五味子90 g，五指毛桃300 g，紫河车60 g，熟地黄150 g，党参150 g，麦冬90 g，柴胡90 g，白术150 g，玉竹300 g，川芎90 g，桔梗90 g，山茱萸90 g，赤芍90 g，青皮60 g，桑叶90 g，白芍90 g，砂仁60 g。

【煎服法】上药味，浓煎去渣取汁，文火熬糊；入鹿角胶60 g，阿胶60 g，冰糖400 g，熔化收膏。每晨以沸水冲服一匙。

【按语】广泛性焦虑是以慢性、弥散性的，对一些日常情景超出实际的担心、紧张为特征，常表现为持续性精神紧张伴有头晕、胸闷、心悸、呼吸困难、口干、尿频、尿急、出汗、震颤及运动性不安等，属于中医情志病的范畴。"心者，五脏六腑之大主也……故悲哀愁扰则心动，心动则五脏六腑皆摇。""心为君主之官，主明则下安。"从《内经》的记载可见，情志病的病位在心。在生理情况下，心神正常，可主导脏腑的生理活动，还主导人的意识、思维、情感、行为等精神活动；如病理因素扰及心神，影响其行使主导精神活动的机能，就会出现各种神志异常的症状。

情志病是因七情而致的脏腑阴阳气血失调的一类疾病，包括郁证、不寐、癫狂等。郁证与不寐常"狼狈为奸"，盖不寐患者每以情志变化为主因，又因失眠加剧五志之逆乱，气血为之失衡。此类患者大多有忧愁、焦虑、悲哀、恐惧等情志内伤的病史。颜老认为，情志病早期病变以气滞为主，常兼血瘀、化火、痰结、食滞，多属实证，进入慢性期后，常常既有肝失疏泄、脾失健运、心失所养的情况，又兼有痰、瘀、郁等病理产物。

患者脘宇不舒、食不知味、苔黄白腻，可知痰湿中阻、脾失健运，而诸多躯体化症状皆为肝失疏泄、条达之象，痰扰心胆则神志涣散、决断不足。治疗应以健脾化痰、疏肝利胆、养血益心为法。杨志敏以十味温胆汤、柴胡疏肝散为主方，并取养血舒郁法[1]之意。十味温胆汤作益气化痰、养血益心之谋；柴胡疏肝

---

1 养血舒郁法，方出《马培之医案》，由北沙参、丹参、远志、怀山药、合欢皮、当归、法半夏、郁金、广皮、白芍、柏子仁、北秫米等药组成，主治：心脾郁而不遂，气化为火，浮越于上，以致头面烘热、下部怯冷、心神不安、夜寐欠宁。

散、养血舒郁法作疏肝理气、养血柔肝之图。白术、桔梗、青皮、砂仁、郁金、牛膝、菖蒲、灵芝以增疏肝解郁、理气化痰散瘀之效；何首乌、菟丝子、枸杞子、麦冬、淫羊藿、紫河车补肝肾以养血，助养血而舒郁。

　　杨志敏为颜老弟子，在岭南地域实践并推广颜老的学术思想，以下学术经验尤为值得重视。①从"胆"论治情志病：颜老认为人的思维活动虽然是以心为主导，但胆为中正之官，主决断，其作用不容小觑！胆病有实热、虚寒之辨，胆热者治以黄连温胆汤、蒿芩清胆汤；虚寒者治以（十味）温胆汤。②不寐药对的应用：颜老疏肝理气常取柴胡、郁金；养肝宁神则取酸枣仁、柏子仁；化痰定志则用石菖蒲、远志。辨证选用好这些药对，多能增强疗效。③何首乌乃滋补肝肾之要药：本案重用何首乌，补阴而不寒不滞，温阳而不燥不热，所以为养老调补之良药。首乌制用则温补肝肾，肝肾精血亏虚者，常配伍人参、当归、枸杞子、菟丝子等；血虚者，常配伍熟地黄、当归、酸枣仁、柏子仁等，有补血宁神之效。

7.心失所养，气虚血瘀案[1]

　　患者，女，78岁。初诊：丙戌年冬至前后订膏。

　　年逾古稀，贵体违和，不寐健忘，颇为烦心，迭经汤药，日趋康庄。寐而不酣，醒后难眠，夜尿频多；晨起早而倦，日间困乏，头重昏沉，言謇忘笤，心烦而闷。腰膝酸软，畏风怕冷，身痒难耐，面䵣暗沉。苔白微腻，体胖齿痕，脉细弦而涩。此乃脏腑虚损，心失所养，髓海减亏，补益之余，亟当益气活血祛瘀，藉草木血肉有情之品，调衰老之岁月无情，气通血活者，俾寿而康。

　　【提要】老年女性，高血压病史，于2006年冬令订膏，欲解决失眠、记忆力

1　本医案原载于《杨志敏教授对岭南不同年龄人群膏方调养临证体会》(《中医药导报》2018年第24卷第20期)，现重订后收录。

衰退等不适。

【处方】生晒参60 g（另煎，冲），西洋参60 g（另煎，冲），川芎150 g，白芷150 g，桔梗60 g，蒲黄90 g（包煎），党参300 g，枳壳60 g，水蛭30 g，黄芪300 g，赤芍90 g，制首乌300 g，升麻45 g，白芍90 g，淫羊藿150 g，陈皮60 g，青皮60 g，枸杞子150 g，白术90 g，苍术90 g，菟丝子150 g，柴胡45 g，姜制砂仁60 g，补骨脂150 g，当归90 g，石菖蒲150 g，女贞子150 g，桃仁90 g，泽泻90 g，益智仁150 g，红花45 g，五指毛桃300 g，熟地黄90 g，生地黄90 g，天麻150 g，沙苑子150 g，牛膝60 g，丹参150 g，白蒺藜150 g。

【煎服法】上药味，浓煎去渣取汁，文火熬糊；入鹿角胶60 g，龟甲胶60 g，冰糖200 g，熔化收膏。每晨以沸水冲服一匙。

【按语】《中国成人失眠诊断与治疗指南》（2017版）指出，失眠的症状除夜间睡眠功能障碍外，常有疲劳或全身不适感；注意力不集中或记忆障碍；情绪易激惹或低落；过度关注睡眠问题或对睡眠质量不满意等日间功能损害。从这个意义上来说，长者的情绪、注意力和记忆力等方面的问题常与失眠相伴随。"老人之不夜瞑者，何气使然？少壮之人不昼瞑者，何气使然……壮者之气血盛，其肌肉滑，气道通，营卫之行，不失其常，故昼精而夜瞑。老者之气血衰，其肌肉枯，气道涩，五脏之气相搏，其营气衰少而卫气内伐，故昼不精，夜不瞑。"（《灵枢·营卫生会》）气血与人体寤寐相关，与人体的健康状态也有着密切联系。气血虚弱、脉道不利、脏腑失和等因素对老年人的睡眠造成了严重的影响。有研究更进一步表明，就中国65岁以上老年人体质而言，除虚损外，痰（湿）、瘀（血）、（气）郁等因素不容忽略，而在69.75%的偏颇体质中，阳虚质、痰湿质、气虚质和阴虚质最常见。

本案患者年近耄耋，除有不寐相关的症状及日间功能损害外，还有腰膝酸软、夜尿频多、畏风怕冷等症状，又有皮肤干燥瘙痒、老年性色素斑丛生，舌体胖大、苔白微腻，脉弦细而涩等情况，考虑一方面存在气血亏虚，另一方面还存在因虚致瘀的情况。"人之所有者，血与气耳。"(《素问·调经论》)"气血正平，长有天命。"(《素问·至真要大论》)"若五脏元真通畅，人即安和。"(《金匮要略·脏腑经络先后病脉证》)气血对维持人体正常生理功能具有重要作用。颜老则指出，气血是一切脏器功能活动的物质基础，气血的充盈、平衡、调和是人体健康与长寿的主要因素，反之，脏腑的病变必定先有气血的失调，脏腑的虚损亦必先由气血失养所致。并由此进一步提出了"气虚血瘀"是人体衰老本质的观点，凝练了燮理气血入手治疗老年人心脑血管疾病额治则治法。

杨志敏遵颜老"衡法"之治验，以补中益气汤、血府逐瘀汤为主方，既能健运中焦、助气血生化又能调气活血祛瘀，助气血通达。苍术、青皮、砂仁、石菖蒲、枳壳、泽泻、五指毛桃等药相配，能益气理气；丹参、白芍、蒲黄、水蛭等药相伍，能养血活血祛瘀，助主方彰显燮理气血之功。熟地黄、制首乌、淫羊藿、枸杞子、菟丝子、补骨脂、女贞子、益智仁及潼蒺藜（沙苑子）、白蒺藜等药联用，既能益肾填精又可提升膏方的出膏量和品质。

本案尚有以下治验尤为值得重视：①"纯者灵，杂者钝"：这是颜老治疗痴呆病证甚至是心脑血管病尤为重视的核心病机。颜老进一步指出，随着年龄的增长，老年人长期受到七情的干扰，或以思虑不遂，或以悲喜交加，或以恼怒惊恐，皆能损伤心脾肝脑，导致其脏腑功能失调和阴阳失于平衡，进而气血乖违而变生瘀滞，最终导致痰瘀蒙蔽清窍的情况，而气虚血瘀是常见证型之一。②岭南膏方的"补泻观"：该观点源自颜老的"气血观"，要想实现气通血活，不能忽视遣方用药中的"动静结合"，否则便是"与气血为难"。③水蛭的运用：有别于川芎、桃仁、红花等草木之品，颜老喜用水蛭配伍菖蒲、通天草以增强活血化痰、散瘀通络的效果。本案运用水蛭，即是杨志敏运用颜老之经验以助活血祛瘀。④苍白术、生熟地、潼白蒺藜、青陈皮同用：这是本案遣方用药中的一个特点，常针对虚实同巢的患者使用，而这样的用药本身，也是"补泻观"的一种体现。

参考文献

[1]张登本.中医基础理论研究丛书——《黄帝内经》二十论.北京：中国中医药出版社，2017：186-194

[2]郭霞珍.中医基础理论.上海科学技术出版社，2006：40-43

[3]张梦醒，张惠敏，胡艳，等.胸痹常见体质的三辨诊疗模式及方药应用.中华中医药杂志，2019，34（2）：501-503

[4]林立宇，王琛，徐福平，等.失眠中医体质类型 Meta 分析.河南中医，2021，41（7）：1038-1044

[5]牛望.频发室性早搏与中医体质的相关性研究.长春：长春中医药大学，2020

[6]綦向军，陈腾宇，梁浩锐，等.基于中医传承辅助平台软件分析治疗失眠膏方的组方规律.中国药房，2018，29（23）：3236-3240

[7]林赟霄，杨娟，王佑华，等.周端教授应用膏方治疗心悸经验拾零.西部中医药，2016，29（4）：60-62

[8]苏麒如，魏伟超，吴伟."解郁养血"协定膏方治疗急性心肌梗死 PCI 术后病人焦虑的疗效观察.中西医结合心脑血管病杂志，2019，17（15）：2394-2396

[9]颜德馨.中国百年百名中医临床家丛书——颜德馨.北京：中国中医药出版社，2011

[10]韩天雄，邢斌.餐芝轩医集——颜氏三代医人耕耘录.北京：中国中医药出版社，2009

[11]颜乾麟.颜德馨中医心脑病诊治精粹.11 版.北京：人民卫生出版社，2009：159

[12]颜乾麟，胡泉林，王宇锋.中国百年百名中医临床家丛书——颜德馨医案医话集.北京：中国中医药出版社，2010：5

[13]颜乾麟，刘小雨.颜德馨临床医学丛书——颜德馨论衡法.北京：中国中医药出版社，2010

[14]屠执中.颜德馨临床医学丛书——颜德馨膏方精华.北京：中国中医药出版社，2009：16-17

[15]魏江磊.颜德馨临床医学丛书——颜德馨膏方方药心解.北京：中国中医药出版社，2010

[16]何嘉慧，徐福平，管桦桦，等.杨志敏岭南膏方临证经验.中国中医基础医学杂志，2017，23（4）：580-581，591

[17]刘赟，张锦祥，原嘉民，等.运用圆运动理论治疗失眠体会.中医杂志，2013，54（14）：1240-1242

[18]管桦桦，樊少仪，张晓轩，等.杨志敏对菟丝煎的理解与发挥.吉林中医药，2018，38（8）：960-962

[19]徐福平.舒心安神膏治疗阳虚失眠的疗效观察及机制研究.广州：广州中医药大学，2014

[20]杨志敏，徐福平，黄鹂，等."治未病"思想在阳虚失眠防治中的应用.时珍国医国药，2014，25（3）：682-683

[21]杨志敏，原嘉民，黄春华，等.基于决策树的阳虚型失眠症同证异治方辨证思路研究.时珍国医国药，2013，24（5）：1219-1220

[22]黄春华，周雯，杨小波，等.杨志敏教授从阳虚论治失眠经验介绍.新中医，2012，44（3）：156-157

[23]黄春华.名中医诊疗经验研究：阳虚型失眠症中医诊疗方案的初步构建与优化.广州：广州中医药大学，2011

[24]张子才.温氏奔豚汤加减治疗阳虚型失眠症的临床研究.广州：广州中医药大学，2011

[25]张伯礼，吴勉华.中医内科学.4版.北京：中国中医药出版社，2017

[26]张登本，方亚利.《黄帝内经》基于阳气生理功能之阳气盛衰寿夭观.陕西中医药大学学报，2020，43（4）：35-39

[27]王传池，许伟明，江丽杰，等.11383例健康人群及冠心病不同阶段患者痰瘀互结证分布规律的多中心横断面研究.中医杂志，2021，62（6）：494-504

[28]李可著述，孙其新主编.李可医论专辑.北京：人民军医出版社，2013：160

[29]李七一.周仲瑛教授论五脏痰瘀.北京中医，1996，15（3）：6-7

[30]世界中医药联合会心血管病专业委员会，中国中西医结合学会心血管病专业委员会，中华中医药学会介入心脏病学会，国家中医心血管病临床医学研究中心.冠状动脉血运重建术后心绞痛中西医结合诊疗指南.中国中西医结合杂志，2020，40（11）：1298-1307

[31]张锡纯.医学衷中参西录（上、下）.石家庄：河北科学技术出版社，2017：349

[32]任琦，唐斐斐，周旋，等.冠心病痰瘀互结证面诊客观化的初步研究.中国中医基础医学杂志，2020，26（9）：1280-1283

[33]王传池，吴珊，江丽杰，等.1990～2020年我国冠心病中医证的流行病学调查研究概况.中国中医基础医学杂志，2020，26（12）：1883-1893

[34]邢世瑞.宁夏中药志（下）.银川：宁夏人民出版社，2006：938

[35]崔乃强.中西医结合胆道外科学.武汉：华中科技大学出版社，2009：110-112

[36]孙建光，巩昌靖.难病奇方系列丛书——温胆汤.北京：中国医药科技出版社，2009：3-26

[37]范维琥，吴宗贵，施海明.麝香保心丸治疗冠心病心绞痛中国专家共识.中国中西医结合杂志，2018，38（2）：145-153

[38]国家药典委员会著.中华人民共和国药典临床用药须知：中药成方制剂

卷（2015年版）.北京：中国医药科技出版社，2017：460-462

[39]秦伯未.谦斋医学讲稿.上海：上海科学技术出版社，2009：83-120

[40]许家栋.经方探源——经典经方医学概述.北京：人民卫生出版社，2020：283-284

[41]王祖承，方贻儒.精神病学.上海：上海科技教育出版社，2011：152-177

[42]张继辉，刘亚平，潘集阳.失眠与抑郁关系2008—2013年研究进展及存在问题.中国心理卫生杂志，2015，29（2）：81-86

[43]苏巧珍，陈延，雒晓东.补中益气汤之益气或以调肝为通道.中国中医基础医学杂志，2015，21（5）：602-603

[44]司燕情.温经汤对围绝经期寒凝血虚型失眠的临床研究.广州：广州中医药大学，2016

[45]张鹏，李雁鹏，吴惠涓，等.中国成人失眠诊断与治疗指南（2017版）.中华神经科杂志，2018，51（5）：324-335

[46]刘晓军.现代精神疾病诊疗新进展（上）.2版.长春：吉林科学技术出版社，2019：252

[47]柳璇.《老年版中医体质分类与判定》量表研制与初步应用分析.北京：北京中医药大学，2013

[48]白明华，王济，郑燕飞，等.基于108015例样本数据的中国人群中医体质类型分布特征分析.北京中医药大学学报，2020，43（6）：498-507

（管桦桦，黄诗雅，张晓轩，梁元君，周薇，罗劲娜，
罗翠文，张丰跃，黄鹂，成杰辉）

第二节　肝系疾病

　　"肝者，将军之官，谋虑出焉。胆者，中正之官，决断出焉。"（《素问·灵兰秘典论》）肝位于腹腔，横膈之下、右胁之内，而胆附于肝之短叶间。肝主疏泄，核心环节在于调畅气机，使人体之气的运行通畅无阻，升降出入协调平衡，从而维持脏腑、经络、形体、官窍等功能活动的有序进行。肝"主升发""喜条达而恶抑郁"，情志的调畅、脾胃升降的协调、胆汁的分泌与排泄、血液循行的维持、津液的输布、男子排精、女子月事等功能活动均是肝主疏泄生理功能的体现。另一方面，肝主藏血，具有贮藏血液、调节血量和防止出血的功能，脏腑本身及形体官窍、女子经血及其排泄等功能皆有赖于肝血的濡养和滋润。肝体阴而用阳，肝之阴血能涵养肝气，以保证疏泄功能的正常发挥；而藏血、输布、下注等又需要在肝气疏泄的调节下完成，其疏泄与藏血功能常相互为用、相辅相成，因此，肝系疾病在病理上主要表现为疏泄、藏血的功能失常。疏泄太过，肝阳上亢、化热生风时，多见面红目赤、头胀头痛、烦躁易怒甚或昏厥、中风等；疏泄不及，气机郁滞时，常有抑郁寡欢，胸胁、乳房胀满疼痛；气机阻滞、血行不畅，多致瘀血、肿块，于妇人身上有经行不畅、痛经、闭经等情况；肝血虚少，本脏及形体官窍皆失于濡养，可见目眵、眼干、关节酸痛、屈伸不利等。头痛、眩晕、中风、黄疸、胁痛为该系统常见病证，相当于西医学高血压、偏头痛、脑梗死、慢性肝炎、脂肪肝等疾病。

中医"体病相关论"认为，体质状态决定发病与否和发病的倾向性，并影响疾病的预后转归。有研究显示，头痛与气虚质、阳虚质、湿热质、瘀血质相关；眩晕多见于气虚质、痰湿质、瘀血质，为多种偏颇体质易感疾病；中风易发于痰湿质、湿热质、血瘀质。有学者认为，头痛常见肝郁气滞、气滞血瘀、气郁化火等证型；中风多有肝阳上亢、肝火上炎等证型；虚证眩晕多有肝（阴）血不足、肝风内动等证型。

"肝为风木之脏，因有相火内寄，体阴用阳，其性刚，主动主升，全赖肾水以涵之，血液以濡之，肺金清肃下降之令以平之，中宫敦阜之土气以培之，则刚劲之质，得为柔和之体，遂其条达畅茂之性，何病之有？"（《临证指南医案·卷一》）"及其传化乘除，千变不穷。故风木者，五脏之贼，百病之长，凡病之起，无不因于木气之郁。"（《四圣心源·卷二》）肝与其他脏腑、气血津液关系密切，其协调气血功能的发挥，离不开其他脏腑的协同与制约；其功能失常，气血为之乖违，既能影响他脏，又会产生火热、痰湿、瘀血、浊毒等病理产物。肝系病证与劳作、情绪、饮食习惯息息相关，日久常虚实并见、标实本虚，迁延日久者非汤药所宜，而膏方以其大复方、多靶点的特点和优势，既能解决热盛，又可缓解阴伤；既能治疗痰瘀等病理产物，又能健运脏腑绝病邪生成之源；既着重解决本脏的问题，又可兼顾他脏。此外，膏方中常含有质润、滋润的中药饮片，胶与糖的大量使用既能治病，又可滋阴润燥；除有助于恢复机体阴阳气血平衡外，还可纠正体质偏颇，解决易反复等难题。膏方治疗肝系病证具有巩固疗效、减少复发、疗养一体等优势。

　　"后负笈[1]申江，随秦师伯未，专攻进补之道"，颜老曾反复问道于民国时期著名医家秦伯未，除跟随其系统学习膏（滋）方略外，更对其关于肝系病证的治疗有过深入的研学。秦氏在清代王泰林"治肝六法"的基础上系统从病证、理法、方药等方面详述了肝病的辨治。因此，颜老在一些传世膏方脉案中的遣方用药与秦氏、王氏一脉相承。秦氏之外，颜老在清代王清任《医林改错》的启发下，又将气血观、"衡法"融入到肝系病证的辨治中。

一、颜老对肝系疾病的辨治经验

（一）生理

　　在"气血正平，常有天命"（《素问·至真要大论》）"若五脏元真通畅，人即安和"（《金匮要略·脏腑经络先后病脉证》）的基础上，重视肝主疏泄、主藏血对气血津液、运化吸收、情绪等的调控作用，尤为强调通调气血对肝病及人体的作用，常言"气通血活，何患不除"。

（二）病理

　　重视肝失疏泄、失藏血对气血津液输布，以及对脾、肾等其他脏腑功能的影响，而痰湿、瘀血、火热、阴伤、风火等病理产物多随之而生。对肝郁气滞、气滞血瘀、肝肾阴虚、气虚血瘀、痰瘀互结等病证的辨治独具慧眼。

（三）体质

　　注重患者体质特点，常在病历、脉案前注明患者"水亏木旺""肝家气火"等体质情况。气火盛者，在脉案中多有面红、头晕、耳鸣、目瞀、脉弦、舌暗红

1　负笈，指游学外地。

不泽等的描述。水亏木旺者，多责之于肾阴虚、精不藏。这类患者常伴有血糖、血压、血脂等代谢异常，属代谢性疾病、心脑血管病的高危人群。

（四）治法

"疏其血气，令其调达，而致和平。"（《素问·至真要大论》）燮理气血之"衡法"为颜老治疗该系统疾病的首选。如妇人经行不畅，常有肝脾不和的情况，多以疏肝健脾、调气活血为法；长者中风偏枯，常有肝肾亏虚、痰瘀阻滞的情况，多以补益肝肾、益气活血化瘀为法；以眩晕、胁痛为所急所苦的糖脂代谢异常患者，多以调气活血、升清降浊为法。

（五）方药

根据阴阳气血的偏盛偏衰情况，常选取不同方药。柴胡疏肝散、（丹栀）逍遥散等是治疗以气滞、肝郁为主，兼夹血瘀、脾虚的常用方；血府逐瘀汤、桃红四物汤、膈下逐瘀汤等是治疗以血瘀为主，兼夹气郁、阴虚、痰湿的常用方；而补阳还五汤则是治疗气虚血瘀的常用方。夏枯草与半夏是治疗肝胆火炽、痰热壅盛的常用药对，而蒲黄与菖蒲、葛根的配伍常用于治疗痰瘀互结、经络瘀滞。黄芪、（制）首乌、水蛭、丹参、生地黄、平地木则是其治疗该系疾病尤为重视的药物。

二、杨志敏对肝系疾病的辨治经验

岭南地域四时如夏、冬无霜雪，丘陵多而平原少、降水多而湿度大，古有"烟瘴之地"之说。学者郑洪结合文献资料提出，当地人群体质常具有上焦多浮热（上热），中虚多蕴湿（中虚），下元多寒湿（下寒）的特点。杨志敏辨治肝系疾病在充分继承颜老经验的基础上，更将扶阳学术思想、"一气周流"的圆运动理念，融入到岭南膏方的实践中。

（一）生理

"肝木即肾水之温升者也，故肝血温暖而性生发。"（《四圣心源·卷一》）"盖厥阴肝木，生于肾水而长于脾土，水土温和，则肝木发荣，木静而风恬。"（《四圣心源·卷二》）杨志敏重视肝与其他脏腑之间的关系，尤其重视肝肾、肝脾之间的关系，强调肾阳、肾精对肝木的影响，常言"水暖木达"。

（二）病理

"水寒土湿，不能生长木气，则木郁而风生。"（《四圣心源·卷二》）杨志敏指出亚健康、不寐久病及疑难怪病属"水寒木郁"者，虽然有疲劳倦怠、烦躁易怒、不寐、头痛头晕、脘宇不舒、月经不调等不适，但也有舌体胖大、苔滑腻，脉沉细无神等见症，治疗不可"见肝治肝"而应另辟蹊径。

（三）体质

杨志敏认为，除"水亏木旺""肝家气火"等体质状态外，尚有"水寒木郁"（阳虚兼夹气郁）"土虚木郁"（气虚兼夹气郁）等特征也应在临床中给予足够的重视。研究表明，2792例岭南地区的体检人员中医体质辨识当中，阳虚质的比重为21.24%，且随着年龄的增长，阳虚质的现患率也逐渐上升，且女性阳虚质的现患率比男性高。与现代生活、工作方式密切相关的一些习惯，诸如生活作息昼夜颠倒、缺乏运动、饮食无规律等，均是造成阳虚质的主要因素。区域内不同机构的体质调查同样提示，气虚质占据偏颇体质的首位，阳虚质、痰湿质或湿热质则为常见偏颇体质，而气虚质、阳虚质较其他偏颇体质更常兼有气郁质。

（四）治法

杨志敏认为，亚健康、不寐久病及疑难怪病属"水寒木郁"，既往常规治疗效果不佳者，使用温潜、温通、温滋、温化等扶阳之法或选择固其精、温其气等和态六法，常有出其不意的效果。

（五）方药

当归五四逆汤、温经汤、温氏奔豚汤、四逆汤合桂枝甘草龙骨牡蛎汤、菟丝煎、小建中汤等方药是杨志敏治疗此类"水寒木郁"者的常用方药，常根据虚损程度与阴阳偏盛偏衰情况而酌情选用。上述方药通过温经养血、温阳利水、引火归原、固肾填精等效用，以治疗血虚肝寒、木郁土湿、阳虚火浮、精虚木郁等具体证候。

不难发现，脏腑观、扶阳观是杨志敏认知中医肝脏的"蹊径"，其常凭脏腑观、津液观、扶阳观、体病观等观点对肝系病证进行理解与辨识，除通其滞、降其逆之法外，温其气、固其精、和其胃也是其治疗该系病证的特色方法。在本篇章中，收集了医案6个，涵盖了头痛、眩晕、中风等病症，杨志敏是如何将上述经验运用于岭南膏方的订制，请大家随我们一探究竟。

三、膏方医案

（一）头痛

1.肝脾不和，痰瘀热结案

井某，男，59岁。初诊：甲午年立冬后订膏。

素体湿热，偏嗜烟酒，头痛时作，痛及前额与两侧，耳如蝉鸣，疲劳倦怠时为甚。面色潮红，时觉胸闷心悸，心烦易怒，眠浅易醒。小便不利，大便量少而黏。皮肤湿癣，为患四末，渗液瘙痒。苔腻、脉滑。此乃脾胃失于健运，痰瘀内生，气火上僭，法当以通为补，清源祛浊，以冀气血通达，祛病延年。

【提要】中年男性，于2014年冬令订膏。代谢综合征病史，欲解决头痛、失眠、湿疹等不适。

【处方】生晒参90 g（另煎，冲），西洋参60 g（另煎，冲），桃仁90 g，红花60 g，当归90 g，生地黄90 g，熟地黄90 g，牛膝90 g，川芎90 g，柴胡60 g，桔梗90 g，枳壳90 g，砂仁60 g，藿香90 g，厚朴90 g，清半夏90 g，茯苓150 g，苦杏仁90 g，薏苡仁90 g，泽泻120 g，泽兰120 g，紫苏梗90 g，石菖蒲90 g，荷叶90 g，玄参120 g，黄芩90 g，黄连30 g，麦芽90 g，炒神曲150 g，谷芽90 g，山楂300 g，决明子300 g，三七90 g，香附60 g，黄芪300 g，五指毛桃300 g，桑寄生150 g，杜仲150 g，干姜90 g。

【煎服法】上药味，浓煎去渣取汁，文火熬糊；入阿胶45 g，龟甲胶45 g，甜蜜素5 g，熔化收膏。每晨以沸水冲服一匙。

二诊：乙未年大雪订膏。

去冬以膏调治，获意料之效，头痛渐愈。时感耳鸣心悸，湿疹易发，夜寐欠酣，多梦易醒，晨起腰胀、动则缓。晨溲黄浊，腑行易溏。舌红苔腻脉滑。宗前制，以冀气血条达，日步康壮。

【提要】进膏后，诸症好转，于2015年二诊，复查空腹血糖、餐后2小时血糖均有所下降，略高于正常值。甘油三脂正常，高密度脂蛋白较前改善但低于正常水平。吸烟饮酒较前减少。随证调整膏方。

【处方】生晒参90 g（另煎，冲），西洋参60 g（另煎，冲），红花60 g，当归150 g，生地黄150 g，川芎90 g，白芷90 g，赤芍150 g，柴胡90 g，桔梗90 g，枳壳90 g，炙甘草90 g，藿香90 g，厚朴90 g，清半夏120 g，茯苓150 g，苦杏仁90 g，白豆蔻45 g，砂仁45 g，陈皮60 g，荷叶90 g，蒲公英90 g，茵陈蒿150 g，黄芩60 g，苍术120 g，泽泻150 g，泽兰150 g，山楂300 g，决明子300 g，黄芪

300 g，杜仲 150 g，桂枝 90 g，肉桂 30 g，干姜 60 g，大枣 150 g，牡蛎 300 g。

【煎服法】上药味，浓煎去渣取汁，文火熬糊；入阿胶 45 g，龟甲胶 90 g，甜蜜素 5 g，熔化收膏。每晨以沸水冲服一匙。

【按语】患者平素喜烟好酒，烟草辛温、酒水湿热，二物容易滋生湿热，造成体质偏颇。中医体质学说认为，体质对疾病发生、发展和预后的各阶段均具有不同程度的影响；体质决定病机的从化，即病情随体质而变化。本案患者表现，在上有头痛、面红与耳鸣，居中则见眠差心烦，在下则见二便不利与湿疹，病涉三焦，实为气火僭越于上、湿热困囿于下。脾胃、肝胆同居中焦，具有维持人体生化与输布气血津液的作用，湿热为患常致生化、输布功能失常。"湿聚为水，积水成饮，饮凝成痰"，如在湿热初期不及时干预，日久则致痰湿瘀血相互搏结。颜老治疗糖脂代谢异常的疾病，强调脾虚肝郁、痰瘀互结之病机，擅长从调气活血化痰瘀、通腑泻浊入手治疗，所拟验方颜氏降脂方更以黄芪为方中主药。

本案杨志敏遵颜老之法，以血府逐瘀汤、藿朴夏苓汤为主方。神曲、麦芽、谷芽、紫苏梗、苦杏仁等药合用，作理气消滞之用；山楂、泽兰、三七、香附等药相配，作活血化瘀之用；决明子、厚朴、荷叶、石菖蒲、玄参起通腑泻浊之效。诸药共作调气活血、醒脾化湿之谋。

患者经膏方调治后诸多症状、实验室指标均较前有所改善，痰瘀互结的情况较前缓解，中焦燮理气血、升清降浊的功能有所恢复，加之关注个人健康，减少烟酒的摄入以配合治疗，对疾病向愈大有裨益。因此，杨志敏宗前法，仅在个别药物上稍作调整。业界、民间既往常有"先议药后议病"的陋习，认为膏方偏于补益无法为岭南习惯清淡的人群和湿热气候所容。杨志敏此案在膏方之中大胆使用行气活血、消积导滞之品以通其滞，其中心法值得后学细细体悟。

细究本案尚有以下经验需要言明：①在此类疾病的治疗上强调升清降浊、以通为用，湿热甚时，加入藿香、荷叶、石菖蒲等芳香化浊之品；夹有食积者，加入山楂、麦芽、神曲等。决明子、玄参、厚朴等通腑泻浊之属，能利于浊脂的排泄。②重用黄芪、五指毛桃，益气活血，缘于颜老治疗此类疾病的经验，常能达到补而不滞的效果。③进补莫与气血为难："盖老年气血不甚流利，岂堪补住其邪，以与气血为难。"(《慎疾刍言·老人》)。中老年人由于新陈代谢功能逐渐减弱，排泄功能日益降低，废物停留体内，势必造成气血流行阻滞，影响身体健康。因此，促使机体气血流畅，消除代谢产物，使脏腑、气血恢复和维持正常的生理功能，保持动态平衡，也是一种进补的方法。所谓"以通为补""清源固本"是也，这也是杨志敏岭南膏方"补泻观"的由来。

2.水寒木郁，寒凝经络案[1]

患者，女，50岁。初诊：辛卯年霜降后订膏。

年逾七七，头痛隐隐，每逢月事、烦劳则作。形寒肢冷，心悸时作，胸胁胀满，嗳气频频，急躁易怒，腑行干溏交替。舌暗淡而质嫩，齿痕甚而苔滑，脉沉细。肾气日衰、冲任失衡、月事紊乱者，此乃岁月无情也。时近冬令，以草木有情之品制膏常服，温肾健脾，和畅血气，以冀诸病悉除，青春常驻。

【提要】中年女性，于2011年秋令订膏，处于围绝经期，欲解决头痛、怕冷、胃肠功能紊乱等不适。

【处方】生晒参150 g（另煎，冲），熟附子90 g，干姜90 g，炙甘草120 g，当归150 g，白芍150 g，桂枝90 g，细辛60 g，吴茱萸60 g，桑椹150 g，女贞子90 g，菟丝子150 g，制首乌300 g，山药300 g，肉苁蓉300 g，玉竹150 g，麦冬150 g，牡丹皮90 g，熟地黄240 g，金樱子150 g，小茴香45 g，仙茅90 g，淫羊藿90 g，巴戟天90 g，补骨脂90 g，续断90 g，艾叶90 g，桃仁90 g，川芎150 g，莪术90 g，香附90 g，蜂房90 g，紫菀150 g，黄芪300 g，白术300 g，法半夏90 g，

1　本医案原载于《杨志敏教授对岭南不同年龄人群膏方调养临证体会》(《中医药导报》2018年第24卷第20期)，现重订后收录。

枳实 90 g，姜制砂仁 90 g，九节菖蒲 90 g，肉桂 45 g，山茱萸 240 g，乌梅 60 g。

【煎服法】上药味，浓煎去渣取汁，文火熬糊；入鹿角胶 90 g，阿胶 90 g，冰糖 150 g，熔化收膏。每晨以沸水冲服一匙。

【按语】患者时值围绝经期，见头痛、烦躁易怒、心悸胸闷等症状，常规应立疏肝解郁、滋阴降火之法治之。然而细究之下，患者又有畏寒怕冷、手足怯冷，大便时溏时干结，舌色淡暗、体胖大、边有齿痕、苔滑腻、脉沉细等情况，似乎又应以温阳散寒之法治之。那么，该如何看待这样矛盾的证候群呢？

《医理真传·卷四》曰："无论一切上中下部诸病，不问男妇老幼，但见舌青，满口津液，脉息无神，其人安静，唇口淡白，口不渴，即渴而喜热饮，二便自利者，即外现大热，身疼头痛，目肿，口疮，一切诸症，一概不究，用药专在这先天立极真种子上治之，百发百中。"郑钦安尤其强调从舌象、脉象等证候信息上对寒热真假予以辨识。由此可知，该患者以虚寒为本。"盖厥阴肝木，生于肾水而长于脾土，水土温和，则肝木发荣，木静而风恬，水寒土湿，不能生长木气，则木郁而风生。"(《四圣心源·卷二》)。杨志敏认为，患者虽有肝失疏泄的情况，但下元阳气虚衰、水寒土虚才是引起肝木不调的原因，治疗应溯本求源，不可见肝治肝。

杨志敏以四逆汤、当归四逆加吴茱萸生姜汤为主方，作扶元阳、暖下元，温气血、通经络之谋。小茴香、仙茅、淫羊藿、巴戟天等药相配，助四逆汤温扶元阳；女贞子、菟丝子、制首乌、山药、肉苁蓉、玉竹、熟地黄、山茱萸等药既能固肾填精，又能补益肝肾，协助上述主方发挥效用；艾叶、桃仁、川芎、莪术、香附、蜂房等药相伍，助当归四逆加吴茱萸生姜汤温经散寒、通络止痛；黄芪、枳实、砂仁、半夏、菖蒲等药合用，共奏益气运脾之功，既能助气血生化，又能助滋补药物的吸收。

此案尚有以下几点经验值得重视：①蜂房的运用：头痛日久，多有络脉久痹、瘀血坚凝的情况，非一般辛温通络之品所能获效。杨志敏效叶天士"每取虫蚁迅速，飞走诸灵，俾飞者升，走者降，血无凝著，气可宣通"之法，常投以水蛭、蜂房等虫蚁之类以搜剔络脉之瘀血，松动其病根，多作为专药配合活血通络方药使用。②桑椹、女贞子、金樱子、菟丝子、制首乌、山药、肉苁蓉、麦冬、玉竹、熟地黄等药除具有上述功效外，其质润多汁，还有提升膏方出膏量与品质的作用。③杨志敏认为，凡患者以焦虑紧张、情绪低落抑郁、心烦失眠、急躁易怒为所急所苦者，若兼神疲乏力、怕冷畏寒、口干喜温水，舌象见色淡白或红、体胖大而质嫩、苔滑，脉象见沉细微或浮芤者，从益下元入手治疗，多能助肝解抑郁、复条达。

（二）眩晕

1.肝肾不足，虚风内扰案

古某，女，66岁。初诊：癸巳年大雪后订膏。

虽素日养生、心态乐观，然年近古稀、肝肾渐亏。肾者主骨、肝者主筋，双膝疼痛，屈伸受限，虽经手术，尚未康复。肾主生髓、肝主藏血，头晕频作，甚是眩冒，如坐舟车，昏昏沉沉，终日倦怠乏力，耳鸣时作，入夜烦躁难眠，言寻忘筶，家人甚为担忧。舌象暗红，脉细而弦。此乃精血亏虚，上不能通达脑窍，下不足濡养筋骨。时值冬令，藉草木血肉有情之品，以膏代煎，可期日趋康庄。

【提要】老年女性，于2013年冬令订膏。高血压、膝骨关节炎（术后）、血管性痴呆病史，欲解决血压波动、头晕、关节疼痛、健忘等不适。

【处方】红参60 g（另煎，冲），西洋参60 g（另煎，冲），淫羊藿90 g，仙茅60 g，当归90 g，知母60 g，山药150 g，芡实150 g，莲子150 g，肉苁蓉90 g，制首乌90 g，山茱萸90 g，狗脊90 g，牛膝60 g，杜仲90 g，补骨脂90 g，桔梗60 g，枳壳60 g，陈皮60 g，砂仁60 g，炒麦芽150 g，山楂150 g，鸡内金60 g，丹参150 g，天麻90 g，川芎90 g，桑叶90 g，牡蛎300 g，苦杏仁60 g，麦冬90 g，百合150 g，白芍90 g，乌梅60 g。

【煎服法】上药味，浓煎去渣取汁，文火熬糊；入鹿角胶60 g，阿胶60 g，甜蜜素5 g，熔化收膏。每晨以沸水冲服一匙。

二诊：乙未年小雪后订膏。

经膏调治，渐入佳境，头晕渐减，双膝痛缓，纳寐俱佳，诸症向愈。尚有健忘耳鸣。舌暗红，苔薄腻，脉和缓。宗前制，再拟补肝肾、益精血、平肝风，以冀健康长寿。

【提要】进膏后，诸症好转，血压平稳，于2015年二诊，随证调整膏方。

【处方】红参120 g（另煎，冲），西洋参60 g（另煎，冲），淫羊藿90 g，仙茅60 g，当归90 g，巴戟天90 g，知母60 g，茯苓150 g，苍术90 g，山药150 g，芡实150 g，莲子150 g，肉苁蓉150 g，制首乌90 g，黄精90 g，熟地黄180 g，山茱萸120 g，狗脊90 g，牛膝60 g，杜仲90 g，补骨脂90 g，干姜90 g，桑叶90 g，桔梗60 g，枳壳60 g，陈皮60 g，砂仁60 g，炒麦芽150 g，山楂150 g，鸡内金60 g，丹参150 g，天麻90 g，川芎90 g，牡蛎300 g，苦杏仁60 g，麦冬90 g，百合150 g，白芍90 g，乌梅60 g。

【煎服法】上药味，浓煎去渣取汁，文火熬糊；入鹿角胶90 g，阿胶90 g，甜蜜素5 g，熔化收膏。每晨以沸水冲服一匙。

【按语】西医学认为，高血压是以体循环动脉血压升高为主要临床表现的疾病，是引起其他心脑血管疾病最常见、最主要的因素。中医学既往无高血压病之名，散见于"眩晕""头痛""肝风"等病证的论述中。《素问·至真要大论》曰"诸风掉眩，皆属于肝"，后世医家尚有"风气甚而头目眩晕""眩晕一证，虚者居其八九"等说。

患者以血压波动、头晕为所急所苦，并见疲惫健忘、耳鸣失眠、膝关节酸痛等症，结合舌脉、年龄等信息，应首从肝肾论治。头及膝盖为足厥阴肝经、足少阴肾经两条经脉循行所过，肝为风木之脏，主疏泄、喜条达，肾为水脏乃封藏之本，二者藏泄互用。下元亏虚、水不涵木、虚风内动可致头晕、鼻泛红晕、血压波动；肝主筋、肾主骨，虚则无以濡养关节筋骨。

杨志敏以二仙汤为主方，此方为上海市名老中医张伯讷所创制，由淫羊藿（仙灵脾）、仙茅、当归、巴戟天、黄柏、知母等6味中药组成，其中仙茅、淫羊藿（仙灵脾）为君，巴戟天为臣，黄柏、知母为佐，当归为使，集寒热补泻于一方，具有温肾阳、补肾精、滋肾阴、泻相火的功效，可调理冲任、平衡阴阳。研究表明，经长达3年的临床观察，二仙汤治高血压有效率达75%以上，对围绝经期综合征的高血压患者，疗效更佳，无论煎剂、膏剂均有极佳疗效。山药、芡实、莲子、肉苁蓉、首乌、山茱萸等药配伍，增强此方益肾精之效；狗脊、牛膝、杜仲、补骨脂等药联用，助此方补肝肾、强筋骨之功。桔梗、枳壳、陈皮、砂仁、炒麦芽、山楂、鸡内金等药相合，既能健运脾胃、助气血生化，又能消除补药之"滞腻"，助膏方之消化吸收。天麻、川芎、桑叶、牡蛎等药为治疗头部不适之专药，配伍使用能平抑肝风，具有缓解头晕耳鸣，改善健忘等功效。

次年再次订膏，诸症向愈，宗前法，进一步加强补益之功，红参、肉苁蓉、山茱萸于原方基础上加量，加入熟地黄、黄精等补肝肾、益精血之品。气血生化有源而脑窍有所养、经筋有所荣，故头晕可平、双膝得养，天年可期。

本案尚有以下方药经验值得重视：《颜德馨方药心解》载："何首乌乃滋补肝肾之要药……为养老调补之良药……首乌制用则温补肝肾，治疗高脂血症、脑动脉硬化等确有良效，诚为延缓血管衰老之良药。临床用于肝肾精血亏虚所致之头晕目眩、腰酸耳鸣、视物昏花、两腿酸软，常配伍人参、当归等。"

2.气血两虚，痰瘀互结案

黎某，女，成岁。初诊：丁亥年冬至订膏。

耕耘杏坛数十载，案牍劳心，思虑操劳，日以继夜，暗耗气血，复受邪毒损体，发为恶疮，病根深种。头晕时作，眼花目眩，指尖麻木，心悸心慌，面色无华，畏风怕冷，四末不温，动辄汗出，腰脊酸楚，眠寐欠酣，夜尿频数，腑行不畅，舌暗苔薄脉弦。经言："人之所有者，血与气耳。"气主温煦、血主濡润，诸恙缠身莫不由此。刻值冬藏之候，拟益气养血、托毒生肌为法，以膏代煎，气通血活者，人必安和。

【提要】老年女性，于2007年冬令订膏。皮肤癌术后、高血压病史，欲解决头晕、上肢麻木、腰背酸痛等不适。

【处方】生晒参90 g（另煎，冲），西洋参60 g（另煎，冲），熟附子90 g，炮姜150 g，炙甘草60 g，熟地黄300 g，肉桂45 g，白芥子90 g，黄芪450 g，当归150 g，白芷150 g，白芍90 g，白术150 g，茯苓150 g，茯神150 g，金银花150 g，皂角刺90 g，桔梗60 g，山茱萸150 g，菟丝子90 g，枸杞子90 g，补骨脂90 g，巴戟天90 g，杜仲150 g，牛膝150 g，天麻90 g，益智仁150 g，山药300 g，淫羊藿150 g，鹿角霜150 g，大枣240 g，法半夏150 g，陈皮90 g，砂仁90 g，石菖蒲90 g，枳壳60 g，白花蛇舌草300 g，白及90 g，水蛭60 g，煅牡蛎300 g，细辛45 g。

【煎服法】上药味，浓煎去渣取汁，文火熬糊；入鹿角胶90 g，龟甲胶60 g，甜蜜素10 g，熔化收膏。每晨以沸水冲服一匙。

二诊：庚寅年冬至前订膏。

迭年服膏，颇有佳境，肢麻得缓，腑行复畅，汗出得敛，诸症递减。仍不耐疲劳，头晕时发，畏风畏寒，眠寐欠酣，夜尿频多。舌暗苔薄脉弦。时值冬藏之候，再步前韵，制膏常服。继以益气养血、托毒生肌为法，以期气通血活，固本抗邪。

【提要】进膏后，诸症好转。皮肤癌术后、高血压病史，于2010年二诊，随证调整膏方。

【处方】生晒参90 g（另煎，冲），西洋参60 g（另煎，冲），熟附子90 g，干姜150 g，炙甘草90 g，熟地黄300 g，肉桂45 g，白芥子90 g，黄芪450 g，川芎150 g，白芍90 g，苍术90 g，白术90 g，茯苓150 g，茯神150 g，山茱萸150 g，菟丝子90 g，枸杞子90 g，补骨脂90 g，续断150 g，巴戟天90 g，肉苁蓉300 g，杜仲150 g，牛膝150 g，天麻90 g，益智仁150 g，山药300 g，淫羊藿150 g，鹿角霜150 g，大枣240 g，法半夏150 g，陈皮90 g，砂仁90 g，石菖蒲90 g，白花蛇舌草300 g，白及90 g，水蛭60 g，薏苡仁300 g，煅牡蛎300 g，细辛45 g，桃仁90 g。

【煎服法】上药味，浓煎去渣取汁，文火熬糊；入鹿角胶90 g，龟甲胶60 g，甜蜜素10 g，熔化收膏。每晨以沸水冲服一匙。

【按语】恶性皮肤肿瘤包括Bowen病、Paget病、基底细胞癌、鳞状细胞癌、原发性T淋巴细胞瘤及黑素瘤等多种疾病。这些疾病常在皮肤局部形成或斑块（片）状皮损、或疣、或瘤体、或溃疡，而相关辨治经验分散见于中医学乳疳、翻花疮、黑砂瘤等多个病证中。"营气不从，逆於肉理，乃生痈肿。"（《素问·生气通天论》）外邪侵袭人体，遏阻营卫之气的循行，瘀滞于肌肉经脉之中，瘀久化热，就会生痈疮等一系列皮科及外科病证，迁延日久不愈，则多有气血俱虚、血瘀痰凝等正虚邪恋的情况。

"异病同治""一元论"的思想贯穿于杨志敏订膏方略的始终。本案患者既有皮科、心血管科等基础病，又有眠差尿频、腰背酸痛、排便欠畅等多种不适。面色无华、头晕目眩、肢冷发麻、心悸心慌、畏风怕冷、腰脊酸楚，眠差尿频、舌暗等见症均为气血两虚之象，而皮损日久不愈、发为恶疮则为痰湿、瘀血稽留之象。皮科、外科疾病的发生与否，与人体的气血盛衰有着密切的关系。气血的盛衰直接关系着皮损疮疡的起发、破溃、收口等，对整个病程的长短有着一定的影响，如气虚则难于起发、破溃，血虚则难以生肌收口。

杨志敏以四逆汤、阳和汤、托里消毒散[1]为主方，作温阳补血、散寒通滞、

1　托里消毒散，方出《外科正宗·卷之一》："痈疽已成不得内消者，宜服此药以托之，未成者可消，已成者即溃，腐肉易去，新肉易生，此时不可用内消泄气、寒凉等药，致伤脾胃为要。"由人参、川芎、白芍、黄芪、当归、白术、茯苓、金银花、白芷、甘草、皂角刺、桔梗等药物组成。

生肌解毒之谋。山茱萸、菟丝子、枸杞子、补骨脂、巴戟天、杜仲、益智仁、山药、淫羊藿、鹿角霜等药联用，能补肝肾、益精血、温肾阳，协助上述主方发挥效力。大枣、茯苓（神）、法半夏、陈皮、砂仁、石菖蒲、桔梗、枳壳等药相合，在补益脾胃的同时更能运脾祛湿化痰。白花蛇舌草、金银花、皂角刺、水蛭、细辛、白及、煅牡蛎等药相配，为皮损、皮病之专药，既能解毒抑瘤又能活血通络，还具消肿生肌之效。

　　内服膏方，外治切除，复诊时诸症较前好转，宗前制，续以膏方缓调。在原方基础上稍作调整，加入川芎、桃仁、苍术、薏苡仁加强运脾化浊、行气活血之力，更入肉苁蓉补肾益精，减少辛散祛邪之品的使用。正如清代高秉钧所言："夫外疡之发也，不外乎阴阳、寒热、表里、虚实、气血、标本，与内证异流而同源者也。"

　　本案尚有如下治验尤为值得重视：①皮病治肺，不忘两本：名老中医李可先生认为："肺主皮毛而卫外，皮病治肺，虚则补之以生芪[1]，重用60 g以上，益肺气而运血，兼有化腐生肌敛疮之妙，实是疮疡要药……整体失调，补肾固本，加肾四味[2]。阳虚显露，以阳和汤组方。面部见灰暗，或隐隐透黑者，为肾色外露，下元必虚，改投阳和（汤）……见病治病，专科大忌！以人为本，照顾整体，顾护脾肾元气，为第一要着。万病皆然，不独皮科。"本案杨志敏重用黄芪、重用肾四味等一系列益肾填精的方药，以阳和汤为主方，是李可老上述学术经验的具体运用。②膏方调治，治皮蹊径：承李可先生之说："皮肤病虽在皮肤肢节却

1　生芪，即生黄芪，《神农本草经》载："一名戴糁，味甘，微温，无毒。治痈疽，久败疮，排脓止痛，大风癞疾，五痔，鼠瘘，补虚，小儿百病。"

2　肾四味，即枸杞子、（酒）菟丝子、（盐）补骨脂、淫羊藿四药，为李可先生之经验用药。其曰："四药入肝肾，药性和平，温而不燥，润而不腻。益肾精，鼓肾气，温阳无桂附之弊，滋阴无熟地之弊。阴中有阳，阳中有阴，合乎景岳公'善补阳者，须从阴中求阳，则阳得阴助而源泉不竭；善补阴者，须从阳中求阴，则阴得阳升，而生化无穷'之妙。"

内连脏腑，并与情志变动、气血失和息息相关。一切皮肤病的根本原因，首先是整体气血失调，然后风、寒、暑、湿、燥、火六淫之邪，或长期接触有害物质，诸多外因趁虚袭人而致病。治皮之道，首当着眼整体，从调燮五脏气血入手，见皮治皮，永无愈期。"患者罹患皮肤病日久，常合并心理、胃肠、心脑血管等方面的不适，膏方既省去了煎药的烦恼，又提升了服药的依从性，更能标本、表里同治，不失为治疗难治、疑难、慢性皮肤病的一个良好途径。③水蛭：颜老的应用心得："味苦咸而腥，性微寒，功能破血瘀、散积聚、通经脉、利水道，而其散瘀活血之力尤强……配伍黄芪、党参、白术等，为益气化瘀法……凡此诸法，治疗疑难顽杂诸症，多能获效。"本案处方中杨志敏用水蛭，即为颜老之上述经验。

（三）中风

1.肝肾亏虚，痰瘀阻络案[1]

郑某，男，75岁。初诊：丙戌年冬至前订膏。

年逾古稀，风中于络，迭进汤药，日渐起色。偏枯在左，肢体麻木拘急，头昏脑胀，倍感倦怠乏力、步履维艰、行缓思卧，情绪低落、无精打采，腰膝酸软，便澹浸频。舌色淡红、体胖而大，苔白微腻，脉滑流利。此乃肝肾气血虚于内，痰湿瘀血盛于外，谨以补益肝肾、益气养血、祛瘀化痰、温经通络为法。时值冬令，以膏代煎，固本清源，以冀健康长寿。

【提要】老年男性，于2006年冬令订膏，脑梗塞后遗症、糖尿病、高血压病史，欲改善疲倦、肢体乏力、情绪低落等症状。

【处方】生晒参90 g（另煎，冲），西洋参60 g（另煎，冲），党参150 g，熟

1　本医案原载于《师从颜德馨教授膏方治疗中风后遗症的经验体会》（《中医药通报》2009年第8卷第3期），现重订后收录。

附子60 g，干姜90 g，炙甘草60 g，黄芪300 g，五指毛桃300 g，生地黄150 g，熟地黄150 g，茯苓150 g，苍术90 g，白术90 g，川芎150 g，当归150 g，赤芍90 g，法半夏90 g，陈皮60 g，姜制砂仁60 g，小茴香45 g，乌药60 g，郁金90 g，丹参200 g，石菖蒲90 g，山楂150 g，桃仁90 g，葛根150 g，沙苑子90 g，白蒺藜90 g，肉苁蓉150 g，金樱子90 g，山药300 g，益智仁150 g，远志60 g，仙茅90 g，淫羊藿150 g，补骨脂150 g，骨碎补150 g，狗脊90 g，杜仲90 g，牛膝150 g，鹿衔草150 g。

【煎服法】上药味，浓煎去渣取汁，文火熬糊；入鹿角胶90 g，龟甲胶60 g，甜蜜素5 g，熔化收膏。每晨以沸水冲服一匙。

【按语】中风，又称卒中，是以半身不遂、肌肤不仁、口舌歪斜、言语不利，甚则突然昏仆、不省人事为主要表现的病证。本病还能进一步影响精神情志，能成（痴）"呆"致"郁"（病），严重危害中老年人的身心健康。脑为元神之府，居人身之巅，由精髓汇聚而成，其性纯正无邪，唯有气血滋养，精髓纯正充实，才能发挥功能。患者迭经中西医治疗后，仍有肢体麻木、行动迟缓等躯体功能障碍，还有疲劳倦怠、情绪低落等精神症状，结合年龄、舌象与脉象，可知其既有肝肾气血亏虚，又有痰瘀互结阻滞脑窍、经络的情况。

杨志敏以四逆汤、十全大补汤为主方，作扶元阳、益气养血之谋。法半夏、陈皮、砂仁、小茴香、乌药与郁金、丹参、石菖蒲、山楂、桃仁、葛根等药联用，能理气化痰、活血通络，还能达到补而不滞的效果。沙苑子、肉苁蓉、金樱子、山药、益智仁、补骨脂、淫羊藿、仙茅、骨碎补、杜仲、狗脊、牛膝、鹿衔草诸药配伍，能益肾精、温肾阳、补益肝肾气血。

此案体现了杨志敏对"衡法"及扶阳学术思想的理解与运用。①"纯者灵，杂者钝"：颜老认为，元神之健全必须依赖"髓充满"（脑为髓海）"空窍清"（脑为清窍之府）和"脑络通"（头为诸阳之会）作为基础，一旦邪客于脑（主要是瘀、痰），难免窍蒙、络阻，加之老年脑髓渐空，势必导致虚实夹杂，出现精神意识和躯体功能方面的病理变化，此谓"杂者钝"也。在补肾填精、生髓治脑病的基础上，颜老更擅从燮理气血入手。此案杨志敏从益气养血、活血化痰立法，便是对颜老学术思想的运用。黄芪、苍术、丹参、菖蒲、远志等药是"醒脑复智冲剂"中的主要药物。②浊阴僭越，需扶元阳：《医法圆通·卷二》载："予经手专主先天真阳衰损，在此下手，兼看何部病情独现，用药即在此攸分。要知人之所以奉生而不死者，恃此先天一点真气耳。真气衰于何部，内邪外邪即在此处窃发。治之但扶其真元，内外两邪皆能绝灭。是不治邪而实以治邪，未治风而实以祛风，握要之法也。"郑钦安认为，痰湿瘀血皆为浊阴，元气、元阳虚衰便会引起浊阴僭越。杨志敏宗郑氏之说，临床上注重标本同治，祛邪不离扶阳。③用药当忌蛮补：在补益肝肾的同时勿忘理气化痰、活血通络，加入半夏、陈皮、菖蒲、丹参等药物，既能畅通脉道涩滞、祛逐瘀血隐患，能消除补药黏腻，为补剂发挥效能扫清障碍。

2.肝失疏泄，痰瘀互结案[1]

梁某，男，51岁。初诊：丙戌年冬至前订膏。

年仅五十，烟酒无度，往日无节，风邪猝然而中，迭进汤药，日渐起色，尚有肢体麻木、拘急难抬、行不随心，面色无华，头晕频作，疲劳气短，眠差梦多，痰多而黏。舌色暗淡，苔腻脉滑。此乃肝脾不和，气血乖违，痰湿瘀血盛而阻滞经络，气虚血弱而无法濡养，法当燮理肝脾、益气化痰、活血通络。病非朝夕而成，治当徐徐图之，冬藏为疗疾佳候，最宜以膏代煎，冀邪去正安、气血条达、病体回春。

【提要】中年男性，既往代谢综合征病史，于2006年冬令订膏，欲改善中风

---

1 本医案原载于《师从颜德馨教授膏方治疗中风后遗症的经验体会》(《中医药通报》2009年第8卷第3期)，现重订后收录。

后遗症，血压、血糖、血脂异常及超重等问题。

【处方】生晒参60 g（另煎，冲），西洋参60 g（另煎，冲），黄芪150 g，五指毛桃300 g，当归90 g，川芎90 g，红花45 g，桃仁90 g，地龙60 g，法半夏90 g，天麻90 g，茯苓150 g，苍术90 g，白术90 g，陈皮45 g，炙甘草60 g，鸡血藤300 g，桂枝45 g，丹参150 g，山楂150 g，蒲黄90 g（包煎），刘寄奴150 g，泽兰90 g，泽泻90 g，决明子150 g，葛根150 g，石菖蒲90 g，姜制砂仁60 g，枳壳60 g，桔梗60 g，熟地黄150 g，生地黄150 g，制首乌150 g，山药300 g，灵芝150 g，鹿衔草150 g，杜仲150 g，骨碎补90 g，淫羊藿90 g，菟丝子90 g，益智仁150 g，牛膝60 g。

【煎服法】上药味，浓煎去渣取汁，文火熬糊；入鹿角胶90 g，龟甲胶60 g，甜蜜素5 g，熔化收膏。每晨以沸水冲服一匙。

【按语】《中国2型糖尿病防治指南（2020版）》认为，代谢综合征是一组以肥胖、高血糖、血脂异常以及高血压等聚集发病，严重影响机体健康的临床征候群，是一组在代谢上相互关联的危险因素的组合。这类患者是发生心脑血管疾病的高危人群，优化代谢综合征的防治可预防心血管疾病的发生，为A级证据。当代中医认为，这类糖脂代谢异常的疾病可从"瘴浊"予以辨治。"瘴浊"以肝失疏泄为其发生、进展的上游和枢纽病机，以湿、痰、瘀、热、毒为主要病理产物，根据病情的轻重程度，有Ⅰ、Ⅱ、Ⅲ期之分，病属Ⅲ期者多有各类血管并发症，痰瘀互结为常见证型和状态。

患者既有半身不遂等中风后遗症，也有面色无华、头晕时作、疲劳气短等不适，更有超重、痰多而黏、舌色暗淡苔腻、脉滑等见症，其根本原因皆由气虚痰瘀所致。颜老为国内应用"衡法"治疗糖脂代谢病及其心脑血管并发症的先驱，汤药以外，膏方也是他治疗此类病证的"利器"。中医膏方具有固本清源、多靶点效用，其便宜的服用方式能有效提升患者服药的依从性。

杨志敏此案以补阳还五汤、半夏白术天麻汤[1]为主方，作益气化痰、祛瘀通络之谋。鸡血藤、桂枝、丹参、山楂、蒲黄、刘寄奴、泽兰等药联用，有活血通络之效；配川芎、葛根、石菖蒲、天麻可疏通上焦；伍石菖蒲、苍术、陈皮、砂仁、五指毛桃能运化中焦；合决明子、泽泻、泽兰能泻利下焦。诸药合用能从三焦分利、祛瘀化浊。制首乌、生熟地黄、山药、灵芝、鹿衔草、杜仲、骨碎补、淫羊藿、菟丝子、益智仁等药能固肾填精、阴阳并补，既能强筋壮骨、治疗肢体运动障碍，又能助力气血化生，还能提升膏方的出膏量与品相。

此外，本案尚有如下经验尤为值得重视：①活血化瘀之外，不忘醒脾、运脾。金代刘完素曰："肥人多中风……人肥则腠理致密而多郁滞，气血难以通利，故多卒中也。"肥人多油腻、气血难以流通是这类患者的常见状态。颜老认为："石菖蒲辛苦而温，芳香而散，为芳香开窍之品，但其辛香流散，气薄芬芳，辟秽恶而利清阳，化湿浊而开心窍……是归经人心、脑的开窍醒神之品……兼豁痰、行气、活血、宁神、祛湿于一体。""喜与生蒲黄共为对药，合用则能行气血，化痰瘀，开心窍。"其所创制剂"（中风）预防一号""脑梗灵"便使用了该药物组合。②重用五指毛桃。此药为岭南常用草药，又有南芪、五爪龙之名，具有益气健脾、祛痰利湿、舒筋活络的功效，生气而不助火，为岭南医家所喜用。

参考文献

[1]王琦.论中医体质研究的3个关键问题（下）.中医杂志，2006，47（5）：329-332

[2]张春兰，谢丽媛，孟驰.中医体质与偏头痛相关性分析.河南中医，2021，

1　半夏白术天麻汤，方出《医学心悟·卷四》，由半夏、天麻、茯苓、橘红、白术、甘草等药组成。

41（1）：111-115

[3]刘磊，白玉昊.基于中医体质学说浅析眩晕病.世界最新医学信息文摘，2019，19（92）：266-267

[4]李柱，王清峰，吴银玲，等.200例急性缺血性中风（中经络）患者中医证候与中医体质辨识相关性研究.中医临床研究，2016，8（17）：15-17

[5]黄粤，丁元庆.紧张性头痛病因病机探讨.山东中医药大学学报，2005，29（1）：18-19

[6]胡龙涛，蔡芳妮，王亚丽.中风病病因病机探析.中西医结合心脑血管病杂志，2017，15（7）：883-885

[7]曲艳津，李怀阔.肝虚致眩晕之病机探析.辽宁中医杂志，2013，40（11）：2250-2252

[8]颜乾麟.国医大师颜德馨.北京：中国医药科技出版社，2011：326

[9]郑洪.岭南医学与文化.广州：广东科技出版社，2009：259-260

[10]杨志敏，范宇鹏，管桦桦，等."类法"研究岭南医学——兼谈岭南扶阳资料的循证研究.中医杂志，2013，54（23）：2006-2007，2027

[11]姚星，何浩，刘艳霞.3000例广州市成年居民中医体质调查.新中医，2012，44（3）：88-89

[12]陈润东，杨志敏，林嬿钊，等.中医体质分型6525例调查分析.南京中医药大学学报，2009，25（2）：104-106

[13]杨志敏，原嘉民，黄春华，等.基于决策树的阳虚型失眠症同证异治方辨证思路研究.时珍国医国药，2013，24（5）：1219-1220

[14]杨志敏，谢东平，颜德馨.颜德馨膏方治疗高脂血症经验.上海中医药杂志，2005，39（12）：8-9

[15]赵昊龙，沈芸，魏铁力，等.颜德馨辨治高脂血症的经验.辽宁中医杂志，2002，29（1）：6-7

[16]颜乾麟，韩天雄.海派中医流派传承系列——海派中医颜氏内科.上海：上海科学技术出版社，2015

[17]管桦桦，樊少仪，张晓轩，等.杨志敏对菟丝煎的理解与发挥.吉林中医药，2018，38（8）：960-962

[18]张存钧，王松坡.海派中医流派传承系列——海派中医张氏内科.上海：上海科学技术出版社，2019：70

[19]魏江磊.颜德馨临床医学丛书——颜德馨膏方方药心解.北京：中国中医药出版社，2010

[20]李可.李可老中医急危重症疑难病经验专辑.太原：山西科学技术出版社，2005：332-334，315

[21]颜德馨.中国百年百名中医临床家丛书——颜德馨.北京：中国中医药出版社，2011：134-139

[22]颜乾麟.颜德馨临床医学丛书——颜德馨论衡法.北京：中国中医药出版社，2010：165

[23]中华医学会糖尿病学分会.中国2型糖尿病防治指南（2020年版）.中华内分泌代谢杂志，2021，37（4）：311-398

[24]郭姣.糖脂代谢病（瘅浊）中西医结合诊疗技术规范.世界中医药，2019，14（3）：771-782

[25]林华，钟燕珠.岭南地产药材鉴别与应用.北京：科学出版社，2019：265-269

（管桦桦，罗劲娜，罗翠文，云天婵，周薇，王琛，何春香）

第三节　脾胃系疾病

"脾胃者，仓廪之官，五味出焉。"脾胃位居中焦，为后天之本，气血生化之
源，五脏六腑、四肢百骸皆赖以所养。脾为太阴湿土之脏，喜燥而恶湿，得阳气
温煦则运化健旺；胃为多气多血之腑，喜润而恶燥，既需阳气蒸化，亦需津液濡
养，以助受纳腐熟水谷，适时通降。脾主肌肉四肢，主运化升清，主统血；胃主
受纳、腐熟水谷，主通降。两者互为表里，"脾气升则健，胃气降则和"，一纳一
化，一升一降，燥湿相济，共同完成受纳腐熟，化生水谷精微等功能。

脾胃的病理表现主要为运化、受纳、升降、统摄等功能的异常。若脾运化水
谷精微的功能减退，则消化吸收功能失常，出现消瘦、腹胀等；运化水湿功能下
降，则易产生痰湿水饮等病理产物，发生泄泻等；若胃受纳、腐熟水谷及通降功
能失常，可致食欲不振，并影响中气之运行，以致发生胃痛、胃痞及便秘等；若
胃失和降、胃气上逆，则可出现嗳气、恶心、呕吐、呃逆等病证。同时，因"中
央黄色，入通于脾，开窍于口，藏精于脾"（《素问·金匮真言论》）"口唇者，脾
之官也"（《灵枢·五阅五使》），足阳明胃经亦循行至口唇周，故当脾胃亏虚，升
降失司，痰湿内停，郁而化火，或胃热燔灼，火性炎上，上攻口舌，则发为口

疮。以上诸病证，主要涵盖了西医学中功能性消化不良、胃溃疡、胃炎、肠炎、功能性便秘、肠易激综合征等疾病。

中医认为体质能决定个体对某些致病因素的易感性及疾病发展的倾向转归。有研究指出，肠易激综合征多见于气郁质、痰湿质、气虚质；痞满易发生于阳虚质、气郁质、气虚质；口疮易发生于湿热质、阳虚质、阴虚质和痰湿质。可见易迁延反复的脾胃病与体质相关。证型方面，就脾胃本身而言，"脏病多虚，腑病多实"，脾病多虚多寒，胃病多实多热，故有"实则阳明，虚则太阴"之说。因脾为湿土，喜燥恶湿，湿盛可致脾虚，脾虚亦可生湿，阻碍脾气升清，郁遏脾阳，故常有脾虚湿阻、脾气亏虚、脾阳不足等证型。胃为阳土，其病多热，热易伤津，故多见胃火过旺、胃阴亏虚等证；胃气主降，若胃失和降则见胃气上逆证；腑需实而不满，若邪滞胃腑、壅塞不通，则易成阳明腑实证。

此外，脾胃病与其他脏腑关系密切，常虚实同巢、寒热错杂；脾胃病的发生又与日常饮食、生活卫生习惯息息相关，迁延日久者非汤药所宜。而膏方以其大复方的特点，可多点兼顾，既着重解决本脏的问题又兼顾他脏；膏方久制煎熬、药性缓和、口感适中为脾胃所喜；膏方可纠正体质偏颇，恢复机体阴阳气血平衡，对于慢性脾胃病可通过纠正其偏颇体质而解决其病程长、易复发等难题。因此，膏方治疗脾胃系统疾病具有巩固疗效，减少复发，疗养一体的治疗优势。

一、颜老对脾胃系疾病的辨治经验

颜老父亲亦鲁公临证强调"脾统四脏"学说，治疗内科疾病尤其重视从脾胃入手，常用治疗方法如健脾益气、升提中气、温中健脾、补益心脾、燥湿健脾等，擅用苍术、白术，有"茅白术先生"之美誉。颜老在充分继承家学的基础上，更有发挥。

（一）生理

强调脾胃的特性及功能，尤重脾统四脏、气机升降，并将衡法、气血观融入其中。

（二）病理

尤为重视肝对于脾胃的影响，强调"木篡土位""肝为百病之贼""肝胃不和，胃气上逆""肝脾失和，脾运不畅"等病机。

注重患者体质特点，常在病历、脉案前点明患者"肝家气火""肝旺土弱""素体虚弱"等体质特征；对寒热错杂、虚实同巢等复杂情况的辨证订膏颇有心得。

（三）治法

提出补脾不如运脾，以促进脾升胃降，升清降浊；立足脾胃的生理特性，在润降胃土、温运脾阳等正治法外，提出温通胃阳对治胃阳不振、酸甘滋润对治阳腑津伤、温脾升清对治脾阳不运、养阴和营对治脾阴亏虚；顾及脾胃与他脏关系，常予抑木扶土、补益心脾、脾肾同调等治法；针对气滞血瘀、痰湿瘀浊等病理产物强调衡法，治以清热化湿、化瘀祛痰等，使气通血活。

（四）方药

常用补中益气汤、东垣清暑益气汤、丹栀逍遥散、半夏泻心汤、血府逐瘀汤等，对升麻、薏苡仁（生熟同用）等药物，苍术与白术、桔梗与枳壳等药对的使用别具心得。

二、杨志敏对脾胃系疾病的辨治经验

杨志敏在继承运用颜老膏方学术思想的同时，临证紧密结合岭南地区人群常见的体质特征。岭南炎热多雨、冬无霜雪，濒临沿海、丘陵环绕，特殊的气候和地理特征，使得岭南人体质常有"上热、中虚、下寒"的特点，即上焦多浮热，中虚多蕴湿，下元多寒湿，泄泻、胃痞、口疮等为该地域的常见病。立足于此，杨志敏在颜老辨治经验的基础上，又作了如下发挥。

（一）治法

将"一气周流"的圆运动理论，扶阳学术思想中的"伏火说""釜底火"（元阳）的观点融入到脾胃病的辨治中。以"左路木火升发，右路金水敛降，中焦土气斡旋""五行之要在土，火无土不潜藏""明知其元阳外越，而土薄不能伏之，即大补其土以伏火"为要。

（二）方药

针对岭南人的体质特点，灵活运用温潜阳气、补土伏火、培元固本、化湿醒脾、辛开苦降等治法，更增温氏奔豚汤、菟丝煎、补中益气汤、开中焦方、封髓丹、柴胡类方等用以脾胃病膏方订制。

结合岭南特色药材，常以五指毛桃替代黄芪以益气升提兼行气化湿，陈皮、佛手理气健脾、燥湿化痰，砂仁芳香化湿、醒脾助运，并适当调整胶类、糖类在膏方中的用量，防止滋腻影响疗效和吸收。

不难发现，扶阳观、脏腑观贯穿于杨志敏对中医脾脏系统的认识，其常以脏腑观、津液观、扶阳观、体病观、气血观等观点对脾胃系统病证的加以理解与辨识，除外升其陷、和其胃、通其滞等常规治法外，温其气、固其精更是其治疗该系病证上的亮点。在本篇章中，收集了医案11个，涵盖了痞满、胃痛、便秘、久泻、口疮等病症，其中胃痛第2案、久泻第2案、口疮第3案为颜老医案，余为杨志敏临证脉案。师徒二人究竟有怎样的制膏经验，请大家随我们一探究竟。

三、膏方医案

（一）痞证

1.脾胃虚寒，五积停聚案

郭某，女，42岁。初诊：己亥年大雪后订膏。

素体虚寒，终日烦劳，身心皆疲，食入运迟，痞塞心下，胸膈满闷。鼻渊久犯，喉间痰阻。夜寐欠佳，时有眠浅早醒。经行不畅，多见痛瘀量少。面色欠华，胁肋隐痛，腰酸频频，畏寒怕冷，腑行不实。舌暗苔腻，脉沉细滑。虑为脾胃素虚，痰饮内停，气滞血瘀。刻值冬藏之候，正宜及时调治，谨拟健脾运胃、祛湿化饮、活血行气为法，制膏常服，令气血调达而致平和。

【提要】中年女性，于2019年冬令订膏，欲解决慢性胃炎、月经不调、变应性鼻炎等不适。

【处方】红参90 g（另煎，冲），黄芪450 g，麻黄60 g，细辛45 g，桂枝90 g，熟地黄180 g，茯苓150 g，柴胡90 g，苍术120 g，黄芩60 g，法半夏90 g，大枣150 g，生姜90 g，炙甘草90 g，桑叶60 g，菊花90 g，防风60 g，白芍90 g，赤芍120 g，蜂房90 g，川芎150 g，白芷90 g，当归150 g，莪术90 g，牛膝90 g，肉苁蓉180 g，女贞子90 g，桑椹120 g，酸枣仁150 g，远志60 g，枳壳90 g，麦冬90 g，山楂150 g，桔梗90 g，巴戟天180 g，红景天60 g。

【煎服法】上药味，浓煎去渣取汁，文火熬糊；入鹿角胶60 g，阿胶60 g，红糖250 g，熔化收膏。每晨以沸水冲服一匙。

【按语】患者虽以痞满为主诉，但症状遍及上、中、下三焦，在上以五官不适和心烦为主，居中以痞满、胁痛、便溏为要，在下以月经不调、腰酸为特点，为鼻炎、咽喉炎、胃肠炎、盆底区域炎症等多种疾患所困。凡此诸多症状，已涉表里与三焦。《医宗金鉴·订正伤寒论注》曰："六气之邪，感人虽同，人受之而生病各异者，何也？盖以人之形有厚薄，气有盛衰，脏有寒热，所受之邪每从其人之脏气而化，故生病各异也。是以或从虚化，或从实化，或从寒化，或从热化。"国医大师王琦认为，体病（证）相关，个体体质的差异性对某些致病因素有着易感性，或对某些疾病有着易罹性、倾向性，形成某些（类）疾病发生的背景或基础。患者症状虽繁，但从"治病必求于本"的角度出发，结合脉案信息，可知患者本在脾胃虚寒后致气血乖违，标为气郁、瘀血、痰饮、水湿。

杨志敏以五积散[1]、小柴胡汤为主方，既调虚寒之体又治标实，既疏利三焦又治上热、中虚、水停。五积散以治气、血、痰、饮、食五积之意而名，针对脾胃宿冷、五积内盛者，有解表、温中、除湿、祛痰、消痞、调经之效，适用于以恶寒、无汗、身痛、呕吐、腹胀及月经不调为特征的疾病和寒湿体质的调理。菊花、桑叶、防风、蜂房、细辛为治疗鼻炎专药；桑椹、酸枣仁、麦冬、巴戟天、肉苁蓉、熟地黄、女贞子等药作用有二，一作养血益精之谋，二作膏方出膏定形之用。诸药相配，共奏健脾消痞、祛湿化饮、活血行气之功。

2. 中焦不运，湿浊阻滞案

喻某，女，31岁。初诊：丁酉年寒露后订膏。

职业女性，工作繁忙，育儿辛劳，耗伤气血。神疲乏力。胃脘痞满，纳食不馨，易发咽痛。痔疮外脱，大便欠调，时有黏液。辗转难眠，夜间盗汗，头痛时作。舌淡暗、体胖大，苔滑腻，脉细滑。此乃脾胃失于健运，升降失常、湿浊内

---

1 五积散，方出《太平惠民和剂局方》，能治脾胃宿冷，腹胁胀痛，胸膈停痰，呕逆恶心；或外感风寒，内伤生冷，心腹痞闷，头目昏痛，肩背拘急，肢体怠惰，寒热往来，饮食不进；妇人血气不调，心腹撮痛，经候不调，或闭而不通等。

生，气血疏于生化而形神失养、身心皆惫。拟健运中焦、祛湿化浊、益气养血之法，制膏常服，以葆安康、驻青春。

【提要】中年女性，于2017年冬令订膏，欲解决慢性胃肠炎、亚健康疲劳状态、失眠等不适。

【处方】红参60 g（另煎，冲），生晒参90 g（另煎，冲），五指毛桃300 g，山药300 g，熟地黄150 g，炙甘草90 g，干姜90 g，桂枝60 g，防风90 g，菟丝子120 g，法半夏90 g，茯苓150 g，苍术90 g，白术120 g，升麻90 g，藿香60 g，当归90 g，川芎90 g，莪术90 g，龙眼肉150 g，酸枣仁150 g，远志60 g，山茱萸150 g，鹿角霜150 g，仙鹤草150 g，鹿衔草150 g，陈皮60 g，砂仁45 g，白豆蔻45 g，炒神曲90 g，山楂150 g，黄连30 g，黄芩45 g。

【煎服法】上药味，浓煎去渣取汁，文火熬糊；入鹿角胶45 g，阿胶60 g，冰糖200 g，熔化收膏。每晨以沸水冲服一匙。

【按语】痞证，又称胃痞、痞满，是以患者自觉心下痞塞，然医者触之无形、按之柔软、压之无痛为主要症状的疾患。脾胃主运化水谷精微和气机升降，功能受损则易致运化失常、气机郁滞、湿浊停留。"凡有邪有滞而痞者，实痞也；无物无滞而痞者，虚痞也。有胀有痛而满者，实满也；无胀无痛而满者，虚满也。"（《景岳全书·心集·杂证谟》）虚痞则应健运中焦以恢复脾胃升降。患者胃脘痞满，纳食不馨，无胀痛而满，当为虚痞；中焦升降失司、湿浊内生，故易有"上火"，排便欠畅、黏滞不爽，舌苔滑腻；生化乏源、气血不足而心神失养、夜寐欠安，神疲乏力。

杨志敏以开中焦方、菟丝煎为主方，共奏健运中焦、祛湿化浊、补益脾胃、益气养血之谋。开中焦方，是扶阳学术流派郑卢医学中"桂枝法"的具体呈现，强调在湿病（证）的治疗中需健运脾胃、分消走泄以治湿。小量黄连、黄芩与干姜同用，一可燥中焦之湿，二可辛开苦降促脾胃之复健，三可预防患者脾胃薄弱、服膏后上火的情况发生。龙眼肉、山茱萸、熟地黄、仙鹤草、鹿衔草、五指毛桃等药助菟丝煎发挥补益心脾、益气养血之效。

本案有仙鹤草、鹿衔草配伍使用的经验值得重视。岳美中言："陈莲舫治血证，总以仙鹤草、鹿衔草并用。顾此二药，本草未录，前贤亦从未有用之者。仙鹤草即是吐血草，鹿衔草即是脱力草，二草性极和平，陈氏用以通络，大有奇效。"柏连松则言："鹿含草，又名鹿衔草、鹿寿草，作为药材正名，始出《滇南本草》。性温，味甘苦，主入肺、肝、肾经，具有补虚益肾、祛风湿、强筋骨、收敛止血、活血调经、敛肺止咳之效，配伍仙鹤草用于治疗各种原因引起的便血，疗效颇佳。"有书记载："鹿含草气味清香，无滋腻之弊，无辛燥之忧，药性平稳，能升能降，可清可补，寒热虚实皆可酌情配伍使用，可以久服，且价廉、源广，民间常将此草制成茶叶或膏方，用以增强体力、解除劳动后疲劳。"立足于此，杨志敏本案用该药对：①患者常痔疮出血，二药可用于收敛止血；②患者时觉疲劳且脾胃薄弱，二药性味平和，能补虚缓解疲劳，又无上火之虞。

（二）胃痛

1.气滞血瘀，湿热中阻案

熊某，女，55岁。复诊：己亥年大雪后订膏。

年逾七七，烦劳而张，胃脘胀痛而连及两胁，嗳气欲呕多食后加剧。感冒易患，咽喉不适；恶风怕冷，腰腹为甚。痰多而黏，口苦咽干，眠浅梦纭，大便溏软、黏滞不爽。烘热汗出，月事紊乱。舌色暗淡，苔黄厚腻，舌下络脉迂曲，脉见细滑。虑为肝郁脾虚，气滞血瘀，湿热中阻。时值冬藏之令，法当治以疏肝健脾、调气活血、清热利湿，以冀气血正平、长有天命。

【提要】中年女性，于2019年冬令订膏，欲解决慢性胃炎、围绝经期综合征等不适。

【处方】红参90 g（另煎，冲），生晒参90 g（另煎，冲），茯苓150 g，猪苓60 g，泽泻120 g，清半夏90 g，苍术90 g，白术90 g，前胡120 g，黄芩90 g，桃仁90 g，牡丹皮60 g，赤芍120 g，当归120 g，川芎90 g，菟丝子120 g，巴戟天120 g，黄精90 g，牛膝90 g，生姜120 g，大枣150 g，炙甘草90 g，莲子120 g，芡实120 g，藿香90 g，桂枝90 g，防风90 g，桑叶60 g，北沙参120 g，桔梗90 g，枳壳90 g，陈皮60 g，砂仁60 g，紫苏梗60 g，神曲90 g。

【煎服法】上药味，浓煎去渣取汁，文火熬糊；入阿胶90 g，鹿角胶90 g，冰糖200 g，熔化收膏。每晨以沸水冲服一匙。

【按语】胃主受纳，主腐熟水谷，其气以和降为顺，不通则痛，故部分观点认为，胃痛的治疗可以理气和胃止痛为主。然而，寒凝、热郁、湿阻、血瘀等因素同样可致胃气郁滞，如只是一味地见痛止痛，而不祛除引起疼痛的病因，则往往难以根治，疗效反复。治疗当审证求因，辨证论治，根据病因施以温中、清热、祛湿、化瘀等不同治法。患者虽然以胃痛为所急所苦，但病及三焦，于头面有口咽干苦、咽喉痰黏等呼吸道炎症表现，在中焦有胃痛嗳气、恶心欲呕、胁肋疼痛等不适，在下有便溏黏滞、月经紊乱等情况，即患者呼吸道、消化道、盆底区域均有慢性炎症状态存在。结合舌脉，应以郁、湿、瘀为标，以肝脾失和为本。

杨志敏以小前胡汤、开中焦方、当归芍药散为主方，寓燮理气血、疏肝健脾、清热利湿之意。小前胡汤为小柴胡汤变方，方中易柴胡为前胡，能主治"寒热往来，胸胁苦满，默默不欲食，心烦喜呕，寒疝腹痛"，有"升、降、通、补、泄"的方势，具有"解表散邪，补虚清热，温胃化饮，推陈致新"的功效，对三焦病证十分合适。桔梗、枳壳与牛膝，苏梗、神曲与猪苓，桃仁与牡丹皮等配伍使用，共奏燮理气血、运脾除湿的功效。巴戟天、菟丝子、黄精、沙参、莲子、芡实等药既可补益脏腑、滋养气血，更能助膏方收膏赋形。

湿证、湿病、湿邪是岭南地域用膏所必须面对和解决的，因此本案中的一些治湿经验应予以重视：①颜德馨治湿十法：本案体现了芳香化湿、运脾化湿、淡渗利湿、养阴化湿、化瘀利湿等法。对复杂病证进行订膏，在排除禁忌证后，需多法联用，才能达到固本清源的效果。②本案治疗郁、湿、瘀等病邪，以燮理气血为要，重在使气通血活、分消走泄，除上述主方外，桔梗、枳壳并牛膝的药物组合，也是上述治法的一种体现。③适当调整胶糖的用量，在收膏定型与治病疗疾之间取得平衡，以达到最优的效果。

2.气阴两虚，瘀血阻滞案[1]

张某，男，成岁。初诊：己卯年立冬前订膏。

始病于胃，复病于肠，中州运化失司，饮食入胃不荣肌肤。消瘦乏力，不时脘痛，腑行易于完谷，食入运迟。夜寐多梦，形寒肢麻，夜尿频数，腰酸口干。脉小弦，舌红苔薄净。脾病及肾，气阴皆显不足，气滞血瘀，五脏生化均受其制。谨拟健脾滋肾，行气活血，养益胃阴，务使气血正平，长有天命。

【提要】男性，于1999年冬令订膏，萎缩性胃炎病史，欲解决胃痛、消瘦、多梦、尿频等不适。

【处方】西洋参90 g（另煎，冲），生晒参90 g（另煎，冲），党参120 g，黄芪300 g，熟地黄200 g（砂仁拌），炙甘草45 g，茯苓90 g，山药120 g，白芍120 g，制远志90 g，酸枣仁90 g，龙眼肉90 g，柏子仁90 g，百合90 g，玉竹120 g，麦冬90 g，北沙参120 g，当归90 g，木香45 g，川楝子90 g，沙苑子90 g，枸杞子90 g，大枣90 g，菟丝子90 g，续断90 g，杜仲90 g，巴戟天90 g，制狗脊90 g，紫河车90 g，山茱萸90 g，苍术90 g，白术90 g，鸡血藤150 g，陈皮60 g，柴胡60 g，乌药60 g，延胡索90 g，丹参150 g，防风90 g，炮山甲90 g，蒲黄120 g（包煎）。

【煎服法】上药味，浓煎去渣取汁，文火熬糊；入鹿角胶90 g，龟甲胶90 g，

1　此为颜老医案，原载于《孟河医派脾胃学术思想在膏方中的应用》（《中国中医基础医学杂志》2015年第21卷第5期），现结合颜老学术思想，予重订后收录。

冰糖500 g，熔化收膏。每晨以沸水冲服一匙。

【按语】慢性萎缩性胃炎是慢性胃炎的常见类型，为胃黏膜上皮固有腺体的萎缩或肠上皮化生，是一种多致病因素性疾病及癌前病变。目前多认为脾胃虚弱为其发病之本，"虚"主要在于脾气虚和胃阴虚，并贯穿于疾病的始终。患者既有胃脘疼痛、食后腹胀、大便溏薄、完谷不化等消化道症状，又有形体瘦削、畏寒怕冷、疲劳倦怠、失眠多梦、肢体麻木、皮肤干燥、腰酸腰痛、夜尿频数等全身症状。结合舌脉、脾病及肾的特点，更知气阴、气血皆有不足，因虚而瘀的情况尤为突出。

颜老以一贯煎、左归丸、归脾汤为主方，重在益气养阴、益气养血。秦伯未言一贯煎"在滋肝润燥药内佐金铃子（川楝子），能使肝体得养，肝用能舒"。颜老将一贯煎的方义贯彻在了本案的遣方用药中，虽有大队益气、养血、滋阴之品，但不忘使用苍术、陈皮、柴胡、乌药、延胡索、丹参、蒲黄、炮山甲、白芍、鸡血藤等具有理气活血功效的药物。上述药物的联用既是针对患者病证而设，又能起到动静结合、补而勿滞、固本清源的效果。菟丝子、续断、杜仲、巴戟天、狗脊、紫河车等药相合，共奏固肾填精之效，协助左归丸补益肝肾、滋阴养血。

此案有以下颜老经验值得玩味：①脾胃病的治疗当补运相合、动静相宜：方剂除合理搭配使用之外，滋补的熟地黄需要用砂仁拌炒后、阿胶需要用蛤粉拌炒后方可入药，均体现了滋阴养血的同时需顾及脾胃的消化吸收。②百合配酸枣仁：颜老认为，百合甘寒生津滋阴，枣仁酸温收敛安神，酸甘化阴，可养阴清热，敛气宁心，安神助眠。③从气血论治："一人之气，病在一脏也。若言三脏俱行，不在法也。"（《素问·示从容论》）颜老于此案中虽言脾肾俱病，然心肝胃也有所失，与其从补益某脏论治，不如从气血、气阴二者立足，所谓"气血正平，长有天命"是也。

（三）便秘

1. 阴虚火旺，痰瘀互结案

井某，男，62岁。初诊：丁酉年霜降后订膏。

耳顺之年，大便艰涩，欲便不出，便结溲黄，腹满拒按。畏寒怕冷，脸色潮红，耳鸣心悸，头胀昏蒙，夜难入寐，梦多易醒。口干欲饮，手足麻木，湿疹时发、遍及肢体。舌淡暗有裂纹，苔黄干厚，舌下络脉黑紫，左脉滑甚。虑其阴虚火旺，痰瘀互结，法当滋阴清热，祛痰化瘀，以冀气血条达，通体舒泰。

【提要】老年男性，于2017年冬令订膏，2型糖尿病病史，欲解决便秘、耳鸣、失眠等不适。

【处方】生晒参90 g（另煎，冲），西洋参90 g（另煎，冲），黄芪300 g，桔梗90 g，苦杏仁90 g，苍术90 g，厚朴90 g，泽泻150 g，泽兰150 g，茯苓150 g，清半夏120 g，砂仁45 g，陈皮60 g，枳壳90 g，炙甘草90 g，姜竹茹90 g，天花粉120 g，玉竹150 g，桃仁150 g，当归150 g，川芎90 g，赤芍90 g，山楂150 g，杜仲150 g，玄参150 g，生地黄300 g，麦冬90 g，肉桂45 g，黄连30 g，黄芩60 g，牡丹皮90 g，决明子300 g，酒大黄90 g，茵陈蒿150 g，知母90 g，菊花150 g，枇杷叶90 g，蒲公英150 g。

【煎服法】上药味，浓煎去渣取汁，文火熬糊；入鹿角胶90 g，阿胶90 g，红糖200 g，熔化收膏。每晨以沸水冲服一匙。

【按语】便秘是由大肠传导功能失常引起，以大便秘结、排便周期延长，或周期不长但粪质干结，排出艰难，或粪质不硬，欲大便而艰涩不畅为主要临床表现。本案患者虽然以便秘为主诉，但病证涉及上中下三焦。头晕面红、心烦失眠、耳鸣心悸为上焦不适；口干、腹痛为中焦诸恙；二便不利为下焦所苦。同时体表还有湿疹为患。结合舌脉，三焦均有湿热且热重于湿。然患者久病，舌质暗淡，且仅左脉滑而非六部脉滑，虑其已有阴伤之象。

　　肝胆火盛，游行于三焦，一身上下内外皆能为病。秦伯未更言："症状以头痛昏胀、面热面红、口苦目赤耳鸣等最为常见。冲逆无制，并能影响其他内脏，出现更多的病证。"又言："肝火来势急骤，火能伤阴，营血、津液受其消烁，往往伴见咽干、大便秘结、小溲短赤等。也须注意到阴虚的一面，前人泻肝方剂里经常佐入生地黄、白芍一类，便是为此。"遵秦氏之言，我们认为此案应以肝胆火盛为因，致气血乖违，迁延日久渐成阴虚火旺、湿瘀互结之势。

　　杨志敏以黄连温胆汤、增液承气汤为主方，作清热化痰、滋阴降火、润肠通便之谋。然痰瘀等病理产物已有，必须配合理气活血、化痰祛瘀的药物方可，故入桔梗、苦杏仁、砂仁、苍术、泽泻、厚朴等药以理气化痰祛湿；入桃仁、泽兰、川芎、赤芍、山楂等药以活血祛瘀化湿。黄芩、牡丹皮、决明子、大黄、茵陈蒿、知母、菊花等药相合能除肝胆火盛、通腑泻浊；当归、阿胶、玉竹等药则能滋阴养血。

　　患者服膏后便秘明显好转，大便日一行，质软成型，小便清，为求巩固，次年再次求诊，治法仍遵上诊。

　　本案尚有以下信息值得仔细领会：①秦氏治肝用药可分六类：于本案相关的有补肝法、和肝法、清肝法等，欲进一步了解者可阅《谦斋医学讲稿》一书。②肝为五脏之贼："木以发达为性……及其传化乘除，千变不穷。故风木者，五脏之贼，百病之长，凡病之起，无不因于木气之郁。"(《四圣心源·卷二》)每当肝木冲逆无制，常能影响其他内脏，继而产生新的病理产物，出现更多的病证，故用膏方调理慢性肝病者，遣方用药时需既有多维度又有主次方可获全效。③重用黄芪：黄芪甘温补益之性似乎与患者之阴虚火旺相悖，然而本案之黄芪在黄连温胆汤、增液承气汤配伍下其温性得以佐制，而其畅通气血之功用犹存，更有助于化痰祛瘀。此为颜老心法，需辨证使用与看待，不可拘泥。

2.痰瘀互结，心肝火旺案

郭某，男，56岁。初诊：甲申年冬至后订膏。

日理万机，迎来送往，肝家气火偏旺之人，痰瘀随之而生。腹胀便结，数日一行，甚为苦恼。口苦咽干，舌糜生疮，夜寐欠安，辗转反侧，梦云纷扰，面色日渐暗沉，神采渐趋无华。舌红苔腻而络脉迂曲，脉如琴弦而搏指。此乃痰瘀互结，心肝火旺，治当清心肝之火，化痰祛瘀，泄浊以扶正。制膏常服，清源固本，以冀气血正平，长有天命。

【提要】中年男性，于2004年冬令订膏，欲解决便秘、口疮、失眠等不适。

【处方】西洋参90 g（另煎，冲），蒲公英90 g，土茯苓300 g，山药150 g，扁豆花90 g，陈皮45 g，青皮45 g，法半夏90 g，苍术90 g，白术90 g，赤芍90 g，白芍90 g，牡丹皮90 g，栀子90 g，麦冬90 g，石斛90 g，北沙参90 g，玉竹150 g，桔梗90 g，枳壳90 g，泽泻90 g，升麻90 g，丹参150 g，蒲黄90 g（包煎），牛膝90 g，桃仁90 g，郁金90 g，知母90 g，黄柏90 g，生地黄300 g，女贞子90 g，制首乌150 g，夜交藤150 g，灵芝90 g，乌梅45 g，旱莲草90 g，山茱萸90 g，黄芩90 g，连翘90 g，夏枯草150 g，制大黄90 g，决明子150 g，黄连30 g。

【煎服法】上药味，浓煎去渣取汁，文火熬糊；入阿胶90 g，龟甲胶90 g，冰糖500 g，熔化收膏。每晨以沸水冲服一匙。

【按语】何谓"肝家气火"，可作时时易怒，气逆火起解。患者忙于交际应酬，大小事皆需过问，迎来送往均要笑脸，沉溺烟酒，疏于休息，"肝家气火偏旺"之说是对患者平素体质、状态的概括。"气有余便是火"，肝火燔灼能游行于上、中、下三焦，故有口舌生疮、口咽干苦、失眠心烦、腹胀便秘诸症。上扰心神，母病及子；下灼肾水，子盗母气。日久焦灼津液，炼液为痰，更生痰瘀阻滞血脉经络，故见舌红苔腻，舌下络脉迂曲。

清代王泰林认为，治肝火有化肝、清肝、泻肝、清金制木、泻子、补母等六法，尤推崇化肝煎[1]，其能"清化肝经之郁火也"。本案立法处方遵上述法则，以化肝煎、知柏地黄丸为主方，共奏清肝泻火、滋阴降火之功。方中黄芩、连翘、夏枯草、大黄、决明子、黄连等药相伍，作清、化、泻火之谋；麦冬、石斛、沙参、西洋参、玉竹等药合用，奏清金制木之功；女贞子、制首乌、夜交藤、旱莲草等药相配，奏滋水涵木之效。法半夏、苍术、桔梗、枳壳、升麻、丹参、蒲黄、牛膝、桃仁、郁金等药则能理气机、祛痰瘀。

案中尚有以下经验值得重视：①此类病证不用或慎用柴胡，气火盛者恐有劫肝阴之虞。②颜老治不寐痰火盛者，喜用半夏、夏枯草药对，称半夏"秉火之气而生，得金之气而成，由阳渐入阴中，但凡阳不入阴之疾俱可疗之"；夏枯草"长于三春，是正得水木之气，遇夏则枯，木当火令，其气萎顿，故用以退泄肝胆两经之火，功效甚卓"。两药相合能清泻痰火，阴平阳秘而夜寐自安。③颜老喜用升麻，称其能轻清郁火、凉血解毒，能治口疮。

（四）泄泻

1.脾肾阳虚，水湿停聚案

玄某，男，82岁。初诊：己亥年大雪后订膏。

杖朝之年，泄泻日久，大便溏薄而不化，尿频眠差而倦怠，若逢淫雨，必感寒湿侵袭而遍身疼痛，自觉内寒，素有腰膝酸软并下肢肿胀，畏寒多汗。舌胖大滑腻，脉沉迟而大。此乃脾肾阳虚，水湿停聚。刻值冬藏亟行调理，药取草木之精华，补益脾肾，温阳化水，据胜复之理法，谋益寿延年之大计。

【提要】老年男性，心律失常、胃肠多发息肉、慢性腹泻病史，于2019年冬令订膏，欲解决久泄、水肿、骨质疏松等问题。

1　化肝煎，载于《景岳全书》，由青皮、陈皮、牡丹皮、山栀、芍药、泽泻、浙贝母等药组成，能治"怒气伤肝，因而气逆动火，致为烦热胁痛，胀满动血等证。"

【处方】红参 90 g（另煎，冲），生晒参 60 g（另煎，冲），熟附子 60 g，肉桂 30 g，沉香 30 g，山药 150 g，砂仁 45 g，茯苓 90 g，泽泻 90 g，炙甘草 90 g，牛膝 150 g，桂枝 90 g，细辛 45 g，干姜 90 g，杜仲 90 g，黄芪 180 g，淫羊藿 90 g，巴戟天 120 g，女贞子 90 g，菟丝子 90 g，五味子 60 g，山茱萸 90 g，乌梅 60 g，金樱子 90 g，芡实 90 g，莲子 90 g，白术 90 g，陈皮 45 g，当归 120 g，川芎 90 g，麦冬 90 g，大枣 150 g。

【煎服法】上药味，浓煎去渣取汁，文火熬糊；入阿胶 90 g，鹿角胶 90 g，红糖 200 g，熔化收膏。每晨以沸水冲服一匙。

【按语】泄泻是以排便次数增多、粪便稀溏，甚至泻出如水样为主要表现的病证，其中病程超过 3 个月者为久泻，古称"溏泄""飧泄"等，多迁延日久，缠绵难愈。现代医学中的肠易激综合征、胃肠多发息肉、炎性肠病常能使大便性状改变，可参考泄泻进行辨治。"泄泻之本，无不由于脾胃。""肾为胃关，开窍于二阴，所以二便之开闭，皆肾脏之所主，今肾中阳气不足，则命门火衰，而阴寒独盛……当阳气未复，阴气盛极之时，即令人洞泄不止也。"（《景岳全书·泄泻》）张景岳指出，泄泻之病因与脾肾密切相关。本案即是脾肾阳虚所致泄泻之典型。患者年过八旬，脏腑精气衰退，脾肾不足。肾阳衰微，故见夜尿频频，腰膝发冷，下肢水肿，逢寒湿时节加重。火不暖土，脾胃虚弱，不能腐熟水谷、运化水湿，积谷为滞，湿滞内生，清浊不分，混杂而下，遂成泄泻。舌胖苔腻、脉沉迟亦为脾肾阳虚、寒湿内停之征。

温氏奔豚汤为本案主方，此方由附子、肉桂、红参、沉香、砂仁、山药、茯苓、泽泻、牛膝、甘草组成，原为山西中医温碧泉老师之遗方，经由已故名老中医李可先生应用而为世人所熟悉。此方具有养命门真火、救元阳衰亡、固元气厥脱的功效。杨志敏亦曾问道于李可先生，临证应用此方颇具心得，对下元亏虚、水湿停聚者常用。因本案患者病甚，故另加干姜、杜仲、黄芪、淫羊藿、巴戟天、陈皮等药协同增效。久泻亟需固涩，故加五味子、山茱萸、乌梅、金樱子、芡实、山药、白术、菟丝子等以固肾涩精，收敛止泻。诸药合用，固本清源，共治下元。

2.脾失健运，湿浊下注案[1]

何某，男，41岁。初诊：甲午年冬至后订膏。

正值壮年，运筹帷幄，献身事业，终日操劳。苦于大便溏薄，一日数行，每遇劳倦寒食，势必加重。脘宇不舒，胸膈满闷，夜寐欠佳，鼾声达于户外，日间疲惫，头蒙如裹欲眠。舌体胖大，苔白滑腻，脉见细滑。此乃脾失健运、清阳不升，痰湿内蕴、水湿下注。谨以健脾益气、升阳止泻，补火暖土、祛湿化浊为法，制膏常服，冀神清气爽、事业有成。

【提要】中年男性，于2014年冬令订膏，欲解决肠易激综合征、功能性消化不良、亚健康疲劳状态等不适。

【处方】冬虫夏草50 g（另煎，冲），红参150 g（另煎，冲），西洋参90 g（另煎，冲），茯苓150 g，炒神曲90 g，炒山楂150 g，炒麦芽90 g，白豆蔻60 g，瓜蒌皮150 g，黄芪300 g，熟附子90 g，紫苏梗60 g，土炒白术90 g，干姜150 g，九节菖蒲90 g，陈皮60 g，肉桂45 g，枳壳60 g，升麻60 g，山药300 g，五加皮150 g，柴胡60 g，山茱萸150 g，狗脊90 g，炙甘草90 g，淫羊藿90 g，防风90 g，苍术150 g，补骨脂150 g，葛根150 g，藿香90 g，菟丝子150 g，红景天60 g，砂仁90 g，益智仁90 g，仙鹤草150 g，法半夏90 g，炒薏苡仁150 g，麦冬90 g。

【煎服法】上药味，浓煎去渣取汁，文火熬糊；入鹿角胶60 g，阿胶60 g，冰糖200 g，熔化收膏。每晨以沸水冲服一匙。

【按语】肠易激综合征（IBS）是一组包括腹痛、腹胀、以大便习惯改变为主

1　本医案原载于《杨志敏岭南膏方临证经验》(《中国中医基础医学杂志》2017年第23卷第4期)，现重订后收录。

要特征并伴有大便性状异常，持续存在或间歇发作，而又缺乏形态学和生化学改变可资解释的临床症状群，其发病机制尚不十分明了。关于此病症状，中医经典理论早有记载："清气在下，则生飧泄，浊气在上，则生䐜胀。"（《素问·阴阳应象大论》）"脾病者……虚则腹满肠鸣，飧泄，食不化。"（《素问·脏气法时论》）脾主运化，居中枢转津液，使全身津液随脾胃之气的升降而上腾下达，这是辨治该病的关键。从脾论治该病，治以升阳止泻、祛风除湿，常能获得佳效。

该患者以大便溏薄而频，遇劳倦、食生冷而诱发加重，舌体胖大苔滑腻为特点，虑为素体虚寒，脾失健运，湿浊流注所致。气虚水停成痰湿，必有脘宇、胸膈不适，鼾声隆隆等；清阳不升、浊阴不降，故头昏沉如裹，疲劳倦怠。久病及肾，多有"釜底无火"，肾阳衰惫、下焦虚寒的情况。

杨志敏以补中益气汤、开中焦方、四逆汤为主方，作健脾益气、升阳止泻，补火暖土、祛湿化浊之谋。炒麦芽、炒神曲、瓜蒌皮、紫苏梗、菖蒲、炒薏苡仁诸药相合，奏健运中焦、理气化痰之效。山药、山茱萸、淫羊藿、补骨脂、菟丝子、益智仁等药相配，奏暖下元、助收涩之功。五加皮、狗脊、葛根、防风等药相伍助祛风胜湿、升阳止泻之功。

此外，本案尚有以下几点用药心法值得重视：①风药的运用：取风药辛味发散升举，助阳升发，辛散滞气，温燥化湿，与补气药配伍，走守相合，散收与共，作用持久。②苍术、白术并用：颜老临证治疗脾胃病尤其是脾虚湿阻、虚实同巢者，常苍术、白术并用，一补一运，相得益彰，以健脾祛湿，"使湿去脾自健，脾健湿自化"。③制附子是治疗久泄取效的重要药物：久泻伤脾，脾虚则生湿，湿困脾阳，或脾虚及肾，以致脾肾阳虚，湿邪内蕴脾胃，这是慢性久泻的常见病机。附子大辛大热，能温阳暖中，逐寒除湿，治脏寒之久泄最为适宜。有些顽固性久泄、虚寒泻患者，非重用附子不能温其阳、逐其寒、驱其湿。

3. 土虚木侮，湿热并重案[1]

陈某，男，成岁。初诊：戊寅年冬日订膏。

土弱木旺，烦劳而张，湿热渐生。神疲肢乏，纳谷不馨，嗳气呕恶，便溏不实、泻而不爽、日二三行。此乃脾运为湿热所困，清阳为阴火所踞，饮食入胃不能悉化精微。切脉细软而濡，舌苔黄腻而不润。虚实同巢，峻补无济，拟健脾益气、清化湿浊为法，固本清源便可却病延年。

【提要】男性，于1998年冬令订膏，欲治疗慢性结肠炎。

【处方】生晒参60 g（另煎，冲），黄芪300 g，苍术150 g，白术150 g，法半夏90 g，茯苓90 g，泽泻90 g，佩兰90 g，紫苏梗90 g，柴胡90 g，扁豆衣90 g，九节菖蒲90 g，防风60 g，炒黄芩90 g，黄连30 g，黄柏90 g，升麻90 g，陈皮60 g，砂仁24 g，白芍90 g，薏苡仁300 g，炒薏苡仁300 g，炙鸡内金90 g，麦芽300 g，山药120 g，党参120 g，天麻45 g，大枣90 g，生姜60 g，炙甘草45 g，神曲90 g，白蒺藜90 g，当归90 g，川芎90 g，麦冬90 g，五味子60 g，丹参150 g，灵芝90 g，葛根90 g，紫河车90 g，檀香15 g。

【煎服法】上药味，浓煎去渣取汁，文火熬糊；入龟甲胶90 g，鹿角胶90 g，冰糖500 g，熔化收膏。每晨以沸水冲服一匙。

【按语】脉案中"木旺土弱""烦劳而张""虚实同巢"为颜老所示理解本案的要点。患者虽素体脾胃虚弱，但琐事缠身、诸事劳心亦有火热而张，渐至虚实同巢、湿热相搏。脾运为湿热所困，可见嗳气呕恶、便溏不实、苔黄腻诸症；清阳为阴火所踞，便见神疲肢乏、胃纳欠佳、泄泻日久及脉细软而濡。

颜老以东垣清暑益气汤、仲景生姜泻心汤为主方，作健运中焦、清化湿浊

1　此为颜老医案，原载于《孟河医派脾胃学术思想在膏方中的应用》（《中国中医基础医学杂志》2015年第21卷第5期），现结合颜老学术思想，予重订后收录。

之谋。前者为补中益气汤的变方，原为脾胃元气虚损而复伤于暑热所设，后世用于脾失健运、清浊混杂者亦疗效颇佳。后者为半夏泻心汤的变方，所含辛开苦降之法为历代医家治疗脘宇不舒，见寒热错杂、虚实同巢时所遵从。生薏苡仁、茯苓、佩兰、紫苏梗、法半夏、柴胡、扁豆衣、九节菖蒲、防风等药共奏运脾化湿之功；炒薏苡仁、鸡内金、麦芽、山药、大枣、党参、天麻等药共奏补益脾胃之效。

此案有以下颜老经验尤为值得重视：①天麻能补益强健而非独治风也。《本经》载天麻"久服益气力、肥健"，李时珍亦曰"补益上药，天麻第一"。②本案苍白术同用、生熟薏苡仁重用是其针对脾胃病虚实同巢病机的重要药对，固本清源、补泻兼施。③苍术可运脾醒脾、化阴解凝。"苍术治湿，上中下皆有用，又能总解诸郁，痰、火、湿、食、气、血六郁，皆因传化失常，不得升降，病在中焦，故药必兼升降……气味辛烈，强胃健脾"。④虽曰木旺却不治肝，可知肝木乘脾土，治病必求于本，莫为患者纷繁言语和舌象所蔽目。

（五）口疮

1. 脾肾阳虚，虚火上炎案[1]

陆某，男，27岁。初诊：己丑年小暑后订膏。

七尺逸群男儿，苦于口舌生疮，患病经年，此起彼伏，畏寒怕冷，烈日暑夏然手足不温，食纳运迟，疲惫困倦，夜寐欠酣。迭经汤药调治，今诸症渐减，唯口疮易发，缠绵反复。素体偏虚，不耐劳作。舌淡胖嫩，左脉沉细而右脉弦。此为脾肾虚寒，虚火上炎，据胜复之法，治以温肾健脾，补土伏火，旨在脾升胃降、阴阳协调。制膏常服，健康常在。

---

[1] 本医案原载于《杨志敏教授对岭南不同年龄人群膏方调养临证体会》(《中医药导报》2018年第24卷第20期），现重订后收录。

【提要】年轻男性，于2009年夏令订膏，欲解决口腔溃疡反复发作、倦怠等不适。

【处方】红参150 g（另煎，冲），西洋参60 g（另煎，冲），太子参300 g，熟附子120 g，干姜120 g，炙甘草90 g，黄芪450 g，陈皮60 g，升麻45 g，柴胡45 g，当归90 g，菟丝子150 g，鹿角霜150 g，补骨脂150 g，淫羊藿150 g，益智仁90 g，金樱子150 g，紫河车90 g，芡实150 g，牛膝90 g，牡蛎300 g，麦冬150 g，知母60 g，乌梅60 g，法半夏90 g，砂仁90 g，茯苓150 g，茯神150 g，熟地黄150 g，生地黄150 g，山药300 g，山茱萸150 g，枸杞子90 g，肉桂45 g，防风90 g，桂枝90 g，枳壳90 g，苍术90 g，白术90 g，莲子150 g，丹参200 g，川芎90 g。

【煎服法】上药味，浓煎去渣取汁，文火熬糊；入龟甲胶60 g，鹿角胶60 g，冰糖200 g，熔化收膏。每晨以沸水冲服一匙。

【按语】临证常有这种情况，感冒咽痛患者就医，服清热解毒、清热泻火方药后，有越服越痛者，亦有咽痛虽缓解但感染后咳嗽迁延难愈、越服越虚者，转以麻黄细辛附子汤、理中汤等辛温辛热药物治疗后常能覆杯而愈。由此可知，咽痛、口疮等所谓"上火"病证，除正治外亦有反治之法。

杨志敏认为，口疮、咽痛等所谓"上火"症状在岭南地域十分常见，与当地风土相关。"阳燠既泄，则使人本气不坚，阳不下降，常浮而上，故病者多上脘郁闷，胸中虚烦。"（《岭南卫生方》）"其地多山，其土卑薄……人生其间，常履于湿土之上。经曰谷气通于脾，湿伤脾内，故脾胃之虚，多由阳气浮于上，阴湿之气伤于下而然。"（《瘴疟指南》）即"上焦多浮热""中虚多蕴湿"的传统体质论断，可视作该地域人群易有火热病证、体病相关的重要因素。

中焦脾胃主运化，是气机升降的枢纽，在体合肉主四肢，开窍于口。中焦失于健运，常会导致阳气失于潜藏，浮于上焦，发为口疮。疲惫困倦、畏寒怕冷、手足不温、食纳运迟、夜寐欠酣诸症皆可因中虚而起。迁延日久兼失治误治，多子病及母，两本俱伤。

"扶阳抑阴""补土伏火"是扶阳思想中的重要观点。清代郑钦安在《医理真传·卷二》中言："夫附子辛热，能补先天真阳，甘草味甘，能补后天脾土，土得火生而中气可复……若附子甘草二物，附子即火也，甘草即土也……二物相需并用，亦寓回阳之义，亦寓先后并补之义，亦寓相生之义，亦寓伏火之义，不可不知。"立足于此，杨志敏以四逆汤、右归饮、补中益气汤为主方，作扶元阳、益肾精、运脾胃之谋。菟丝子、鹿角霜、补骨脂、淫羊藿、益智仁、金樱子、芡实、紫河车做补肾填精之用；牛膝、牡蛎、麦冬、知母、乌梅能潜降浮火；法半夏、砂仁、茯苓、太子参等有健运脾胃之效。此案方药多以温补为主，既能疗愈口疮，又可调理身体，"补土伏火"之说不可小觑。

2.气阴两虚，中焦湿热案[1]

张某，男，成岁。初诊：辛巳年冬至后订膏。

木旺土弱，口疮频发，灼痛难耐，纳食不馨，口中泛苦，眩晕时作，目眵倦视，神萎乏力，夜分少寐，胁痛绵绵，痛引胸背，走窜不定。舌淡胖，苔干腻，脉小弦。虑为肝肾阴虚，湿阻中焦，气郁化火，拟滋补肝肾，运脾化湿，解郁降火。冬藏宜扶正达邪，固本清源，以膏代煎，为来春树健康之基。

【提要】男性，于2001年冬令订膏，患者平素高血压病史，虽已规律服药，血压趋于平稳，但仍时有眩晕、口疮、失眠等不适。

【处方】生晒参60 g（另煎，冲），西洋参90 g（另煎，冲），党参150 g，熟地黄150 g，生地黄150 g，山茱萸90 g，茯苓90 g，山药150 g，牡丹皮90 g，泽泻90 g，当归90 g，赤芍90 g，白芍90 g，酸枣仁150 g，柴胡90 g，麦冬90 g，枸杞子90 g，川楝子90 g，石斛90 g，玉竹150 g，菊花90 g，桑叶90 g，炙黄芪

---

1 此为颜老医案，原载于《颜德馨教授"衡法"在膏方中的应用》（2009中国首届中医膏方高峰论坛暨第四届金陵名医高层论坛），现结合颜老学术思想，予重订后收录。

300 g，苍术 90 g，白术 90 g，升麻 90 g，陈皮 90 g，巴戟天 90 g，菟丝子 90 g，制首乌 150 g，葛根 90 g，大枣 90 g，莲子 90 g，五味子 90 g，柏子仁 90 g，炙甘草 45 g，丹参 150 g，桔梗 100 g，枳壳 100 g。

【煎服法】上药味，浓煎去渣取汁，文火熬糊；入龟甲胶 60 g，鹿角胶 60 g，冰糖 200 g，熔化收膏。每晨以沸水冲服一匙。

【按语】"土之禀性敦敦然，善受纳容物；木之禀性兀兀然，每盛气侵凌，土得木之正气而条达，土受木之旺气而削弱。"肝脾之间的关系与人身阴阳、气血、水火皆息息相关。肝主疏泄，有赖于脾胃的协调，中焦失于健运则肝木升发无度，极易化火伤津。肝火游行三焦，故见眩晕、口疮、眠差、口中泛苦、纳食不馨、游走疼痛等不适。结合"土弱""舌淡胖""脉小"等信息，当知患者本为脾肾弱、阴血虚，标为肝木强、湿热停。

本案以滋水清肝饮[1]、一贯煎、清暑益气汤为主方，以求益脾肾、柔肝木、化湿热之效。西洋参、菊花、桑叶、玉竹、石斛、巴戟天、菟丝子、制首乌等药同用可从清金、滋水等两个维度养阴以制木，党参、莲子、大枣、桔梗、枳壳等药助清暑益气汤健运、补益中焦。

此案有一个细节值得用心体会，患者有气火盛之象，而用柴胡主要可从以下几点予以考量：①除气火盛外，亦有气机不畅之证；②滋补"静药"多需伍以动药；③个体间病证程度、阶段亦有所不同，相较于便秘案2，本案无清、泻、化肝之法和药物。

1　滋水清肝散，出自《医宗己任篇》，系六味地黄丸加味而成，在滋肾养肝的基础上，加用白芍、柴胡护肝阴、疏肝气、清肝火，酸枣仁酸收敛肝、安神助眠，用于治疗肾阴不充，肝血亏虚，兼气火内郁证候。

参考文献

[1]张光霁，严灿.中医基础理论.北京：科学出版社，2017：49-52，61-63

[2]丁阳，王长松.浅谈补脾胃泻阴火升阳汤治疗复发性口腔溃.东南大学学报：医学版，2016，35（4）：592-594

[3]王琦.中医体质学.北京：中国医药科技出版社，1995：176-194

[4]董靖，章涵.从体质论治腹泻型肠易激综合征.中医临床研究，2012，4（13）：50-52

[5]吕金芳.痞满的中医证型和中医体质相关性研究.广州：广州中医药大学，2016

[6]邓筠.复发性口疮患者中医体质与中医证候关系的临床研究.中国当代医药，2018，25（13）：166-169

[7]朱春梅，杨德才，曹阳，等.脾系疾病及不同证型四诊症状特征研究.世界科学技术－中医药现代化，2019，21（6）：1238-1244

[8]王佳琦，焦娇，禄保平.基于"阳明燥土，得阴自安"探讨慢性萎缩性胃炎.中医学报，2021，36（5）：929-932

[9]黄远程，潘静琳，黄超原，等.慢性萎缩性胃炎癌前病变证型、证素演变规律文献研究.中医杂志，2019，60（20）：1778-1783

[10]冯志瑞，程宇星，关丽华，等.亚健康人群中医体质分布及中医膏方对体质纠偏的临床效果分析.亚太传统医药，2020，16（10）：144-146

[11]张慧静，张翼宙.运用"治未病"思想探讨中医体质在慢性泄泻中的应用.辽宁中医药大学学报，2015，17（3）：134-136

[12]郭彤，郭榆西，贾雪梅，等.浅析杨倩教授运用膏方调护脾胃病经验.中国中西医结合消化杂志，2020，28（7）：549-551

[13]韩天雄，邢斌.餐芝轩医集——颜氏三代医人耕耘录.北京：中国中医药出版社，2009：182-183

[14]李颖，李桃桃，颜新.颜德馨教授脾胃学说思想探析.浙江中医药大学学报，2015，39（8）：598-601

[15]颜德馨.中国百年百名中医临床家丛书——颜德馨.北京：中国中医药出版社，2011：86-90

[16]屠执中.颜德馨临床医学丛书——颜德馨膏方精华.北京：中国中医药出版社，2009

[17]郑耿东，何科蔚，余榕健，等.浅析当代岭南名老中医辨证治疗脾胃病的特点.中医杂志，2013，54（5）：445-447

[18]罗翠文，徐福平，杨志敏.杨志敏临床辨治运用"一气周流"理论经验探析.江苏中医药，2014，46（9）：16-17

[19]黄遂和，丘宇慧，陈瑶瑶，等.杨志敏治疗阳虚质疲劳状态人群膏方用药规律挖掘研究.国际中医中药杂志，2018，40（11）：1045-1048

[20]张建伟.郑钦安"补土伏火"说略.吉林中医药，2010，30（1）：85-86

[21]王琦.中医体质三论.北京中医药大学学报，2008，31（10）：653-655

[22]黄煌.黄煌经方使用手册.3版.北京：中国中医药出版社，2018：170-171

[23]雒晓东.伤寒论六经气化学说十四讲.北京：中国中医药出版社，2017：154

[24]管桦桦，樊少仪，张晓轩，等.杨志敏对菟丝煎的理解与发挥.吉林中医药，2018，38（8）：960-962

[25]岳美中著，陈可冀编.岳美中全集（中）.北京：中国中医药出版社，2012：817

[26]方松春，黄素英.海上名医用药经验集.上海：上海交通大学出版社，

2014：176-177

[27]张伯礼，吴勉华.中医内科学.4版.北京：中国中医药出版社，2017：155

[28]汪嵘，李赛美.浅述厥阴中风与《外台秘要》小前胡汤.中华中医药杂志，2020，35（8）：3935-3937

[29]许家栋.经方探源经典经方医学概述.北京：人民卫生出版社，2020：283

[30]魏铁力.颜德馨治湿十法.中国医药学报，1992，7（5）：46-48

[31]李军祥，陈誩，吕宾，等.慢性萎缩性胃炎中西医结合诊疗共识意见（2017年）.中国中西医结合消化杂志，2018，26（2）：121-131

[32]朱永钦，朱永苹，黄连梅，等.慢性萎缩性胃炎中医病因病机和辨证分型的临床研究进展.中华中医药学刊，2017，35（2）：322-325

[33]秦伯未.谦斋医学讲稿.上海：上海科学技术出版社，2009：100.

[34]魏江磊.颜德馨临床医学丛书——颜德馨膏方方药心解.北京：中国中医药出版社，2010：167

[35]张海鹏.便秘病证的古今文献研究与学术源流探讨.北京：北京中医药大学，2008

[36]袁蓉，王阶，魏本君.从痰瘀火虚论治胸痹合并失眠的研究概况.中华中医药杂志，2016，31（11）：4661-4663

[37]潘桂娟.中医历代名家学术研究丛书——王旭高.北京：中国中医药出版社，2017：45

[38]党中勤，李波.辨证治疗久泻经验.中医研究，2013，26（1）：42-43

[39]李可.李可老中医急危重症疑难病经验专辑.太原：山西科学技术出版社，2005：372-373

[40]马海燕.中医临床效验之脾胃篇.北京：吉林科学技术出版社，2017：168

[41]许琳，王凤云，唐旭东，等.风药在肠易激综合征治疗中的应用.中医杂志，2016，57（23）：1999-2003

[42]江扬清.中西医结合内科研究.北京：北京出版社，1997：915

[43]王凤岐.降压降脂调理膏方.北京：科学技术文献出版社，2017：194-195

（管桦桦，黄诗雅，原嘉民，罗劲娜，黄遂和，梁吸敏，谭菲）

第四节　肺系疾病

　　肺为五脏之华盖，其位最高，为五脏之长，具有主气、主行水、主治节、主宣肃的生理功能。"天气至清，全凭呼吸为吐纳，其呼吸之枢则以肺为主"，肺调匀呼吸，吸清呼浊，从而实现体内外的气体交换；肺通过促进气的生成，调节气的升降出入运动，从而调节全身各脏腑之气，故又能"总摄一身之气"（《周氏医学丛书·脏腑标本药式》）；肺吸入的清气与脾胃运化的水谷精气在肺内结合，积聚于膻中而成宗气，可贯注心脉以助心行血，还可沿三焦下行脐下丹田以资先天元气。"肺为水之上源，肺气行则水行。"（《血证论·肿胀》）肺气宣发和肃降正常，气机升降出入有序，可推动水液的正常输布、运行和排泄。

　　"肺为娇脏，所主皮毛，最易受邪。"（《不居集》）风、寒、湿、燥、热等外感之邪易从所开窍之鼻或所合之皮毛而入，侵犯肺脏。"肺气一伤，百病蜂起，风则喘，寒则嗽，湿则痰，火则咳，以清虚之府，纤芥不容，难护易伤故也。"（《理虚元鉴》）肺又为清肃之脏，不容异物，故无论外感、内伤或其他脏腑病变，皆可病及于肺。如六淫侵袭，肺卫受邪则为感冒；肺气虚弱，邪气乘虚而入，犯及鼻窍，津液停聚则为鼻鼽；内外之邪干肺，肺气上逆、宣降失常则病为咳嗽或喘证；伏痰遇感引触，痰壅气道，肺气宣降失常则为哮病；肺系疾病反复发作，迁延不愈，肺气壅滞，胸膺胀满，则发为肺胀。上述肺系疾病，涵盖西医学中的急性上呼吸道感染、变应性鼻炎、支气管哮喘、急慢性支气管炎、急慢性肺部感染、慢性阻塞性肺疾病等各类疾病。

中医体质理论认为，体质与疾病的发生、发展、预后密切相关。有学者研究发现，气虚质是各类慢性肺系疾病的易感体质。如慢性咳嗽以气虚质为最多，其次分别为阴虚质、阳虚质以及痰湿质；成人哮喘则与气虚质、血瘀质、痰湿质密切相关；慢性阻塞性肺疾病的体质主要为气虚质、阳虚质、湿热质、痰湿质。证型方面，因肺脏易受内外之邪侵袭而致病，故其证型多样：肺为"清虚之府"，风、寒、热、燥、湿等外邪犯肺，而常见风邪伏肺、湿热郁肺、寒饮伏肺；肺为华盖，其气贯百脉而通他脏，与肝、脾、肾等密切相关，故内伤诸因以及他脏犯病，亦可引起肺脏不和，常见痰湿蕴肺、痰热壅肺、痰瘀阻肺、肝火犯肺、肺肾阴虚、肺脾气虚。肺为娇脏，先天不足、久病体虚或虚热内扰，自身亦可出现肺气虚、肺阴虚等证候。另外，肺与外界相通，易受外界之粉尘、烟毒熏灼，常可引起痰湿蕴肺、瘀阻肺络、阴虚毒热。

慢性肺病患者，上述证候往往相互兼夹而虚实寒热并见，难求速愈，而当中之顽病痼疾者，更是往往多虚多瘀，需耐心调养，日久见功。膏方具有药性和缓、易于入口、便于坚持等特点，对于此种情况最是合适。

一、颜老对肺系疾病的辨治经验

孟河医派虽用药轻灵、处方和缓，然其擅治疑难之病却驰名于世；颜老更是倡导"久病必有瘀、怪病必有瘀"，以"衡法"治则，善用膏方调治疾病而名誉四方。在治疗肺系疾病上，颜老有其独特的经验与主张。

（一）生理

尤重肺主气、通调水道的生理功能以及肺脾、肺肾、心肺之间的联系，推崇《内经》"诸血者，皆属于心；诸气者，皆属于肺"（《素问·五脏生成》）的观点，常从气血角度切入看待人体，关注气血状态与肺系疾病的关联。

（二）病理

重视痰、瘀、虚对肺脏的影响，强调肺气通调失利、水饮停留，则发为痰瘀；气机升降不利，气血敷布失常，则脏腑日渐虚损；日久而痰、瘀、虚并见。

（三）治法

主张不可抱守以膏为补的心态，宜据胜复之法，益不足、损有余，倡导痰瘀同治，"俾痰浊开而心肺甦，瘀积化而气血布"，使邪去而正安；注重肺脾、肺肾、肝肺、心肺之间的关系，常予补土生金、补肺益肾、清肝养肺、益心养肺等治法，在肺脏虚损之情况中应用尤广。

（四）方药

不拘经方时方之说，既有小青龙汤、葶苈大枣泻肺汤、苓桂术甘汤等经方，亦有二陈汤、三子养亲汤、补阳还五汤、血府逐瘀汤等后世方剂以及个人经验方。用药上，对病势和缓者，常用生熟地黄、天麦冬、苍白术、青陈皮等和风细雨之品；病势急骤者，亦有麻黄、细辛、生半夏、地龙、炮山甲等斩关夺隘之药。

二、杨志敏对肺系疾病的辨治经验

岭南地区夏长冬短、气候炎热、冬无霜雪，从圆运动认识而言，属于阳气潜藏不足之地域。上述地域气候特征，使得岭南人群常有"上热、中虚、下寒"的特质，具有汗出较多、易受风邪、痰湿较盛、痰瘀互结、病难速愈的特点。立足于此，杨志敏在颜老辨治经验的基础上，又形成以下个人心得。

（一）重视圆运动学术思想的应用

肺主气，可条畅一身气机升降。气机升发太过则下元亏虚，敛降不及则虚阳浮越，两者均可引起咳、痰、喘等种种不适。杨志敏临床常灵活运用百合固金汤、金水六君煎、肾气丸等降其逆或升陷汤、补中益气汤、四逆散等升其陷，同时配合通其滞及和其胃之法，使阻滞得通，气机升降得复。

（二）重视透邪出表

肺开窍于鼻、主皮毛、为华盖，若肺气不足，肺卫不固，六淫邪气自表侵袭而日渐入里，日久而成五脏风寒积聚，缠绵难愈。对于肺系疾病见反复发作之咳嗽、痰喘、气促者，杨志敏常以托透伏邪为法，施以麻黄附子细辛汤、小青龙汤，给邪气以出路。

（三）重视脾肾同调

肺系疾病多有痰饮作祟，先贤有"肺为贮痰之器，脾为生痰之源，肾为生痰之本"等论，故治痰饮者非独治肺，还需脾肾同调之法。杨志敏临证中，除用理中丸、温氏奔豚汤、破格救心汤等以"温药和之"外，还挖掘应用张景岳"肾气不足，水泛为痰"之金水六君煎，对痰饮重而又伴有肾气不足者疗效独到；对久病体虚者，则常用李可老中医经验肾四味、肾十味以鼓舞肾气。

在本篇章中，我们收集了医案10个，涵盖了咳嗽3案、哮喘2案、鼻衄5案等常见病，其中鼻衄第5为颜老医案，余为杨志敏临证脉案。借此一探颜老、杨志敏在膏方治疗肺系常见病中的遣方用药规律和经验。

三、膏方医案

（一）咳嗽

1.肺脾肾虚，寒饮停肺案

张某，男，45岁。初诊：甲午年霜降后订膏。

夙患痰嗽，质稀量多，动则气紧。汗多畏风，背腹为甚，冬春易感。纳食不馨，不耐生冷，大便易溏。入寐尚可，夜尿频多。舌淡紫暗，苔白水滑，右脉关寸浮滑，尺脉弱。此乃肺脾肾虚，温煦失司，寒饮内郁，兼之表卫不固，感寒引动水饮，冲逆犯肺而咳。刻近冬藏之令，取草木之精华，温肺化饮，温卫固表，温肾暖脾，以膏缓图，树来春健康之本。

【提要】中年男性，于2014年秋令订膏，欲解决咳嗽痰多、汗多怕风、纳差食少等不适。

【处方】冬虫夏草90 g（另煎，冲），红参150 g（另煎，冲），蛤蚧尾6对（另煎，冲），干姜120 g，熟地黄240 g，细辛45 g，补骨脂150 g，黄芪450 g，巴戟天120 g，炮天雄90 g，防风90 g，肉苁蓉300 g，肉桂45 g，白术90 g，山茱萸180 g，沉香45 g，法半夏120 g，菟丝子120 g，砂仁90 g，炙紫菀150 g，麦冬90 g，山药300 g，炙百部150 g，龟板150 g，牛膝90 g，款冬花90 g，牡蛎300 g，炙甘草90 g，苦杏仁90 g，乌梅90 g，茯苓150 g，桔梗60 g，陈皮90 g，五味子60 g，当归150 g。

【煎服法】上药味，浓煎去渣取汁，文火熬糊；入鹿角胶60 g，阿胶60 g，红糖150 g，熔化收膏。每晨以沸水冲服一匙。

二诊：乙未年大雪后订膏。

服膏调理，诸症渐安，纳馨眠香。舌淡红嫩，苔薄白腻，尺弱关滑。今寒饮得化，肺表得固，脾肾得充，尚需巩固根本以补益先天，健运中土以充养后天，益其不足，损其有余，以复气机升降、阳气封藏之常，益寿延年。

【提要】进膏后，诸症好转，诉近期尿酸升高，于2015年二诊，随证调整膏方。

【处方】冬虫夏草90 g（另煎，冲），红参150 g（另煎，冲），蛤蚧尾6对（另煎，冲），黄芪450 g，菟丝子120 g，防风90 g，补骨脂150 g，白术90 g，巴戟天150 g，炮天雄90 g，泽泻150 g，肉苁蓉300 g，肉桂45 g，法半夏120 g，山茱萸180 g，沉香45 g，炙紫菀150 g，熟地黄240 g，砂仁90 g，炙百部150 g，麦冬90 g，山药300 g，款冬花90 g，龟板150 g，牛膝90 g，苦杏仁90 g，牡蛎300 g，炙甘草90 g，桔梗60 g，乌梅90 g，茯苓150 g，升麻30 g，陈皮90 g，五味子60 g，当归150 g，白豆蔻45 g，干姜150 g，川芎120 g，车前子150 g，细辛45 g，杜仲150 g。

【煎服法】上药味，浓煎去渣取汁，文火熬糊；入鹿角胶90 g，阿胶60 g，甜蜜素5 g，熔化收膏。每晨以沸水冲服一匙。

【按语】《素问·咳论》指出："皮毛者，肺之合也。皮毛先受邪气，邪气以从其合也。其寒饮食入胃，从肺脉上至于肺则肺寒，肺寒则外内合邪因而客之，则为肺咳。"提示咳嗽与外感（外来之邪气侵犯）、内伤（内在之寒饮上逆）密切相关。而本案患者则是此段咳嗽论述之典型范例。患者汗多畏风、每逢冬春易感，表卫不固而外在之风寒之邪不断犯肺，肺失宣肃，肺气上逆迫于气道而为咳；脾肾阳虚，水谷不能化为精微"上归于肺"，反聚为寒饮、痰浊，上贮于肺，肺气壅塞则上逆为咳。症状虽繁，然根源在于肺、脾、肾三脏亏虚，阳气失于温煦（怕冷）、推动（纳差）、防御（抵御外邪）、固摄（汗多、尿频、便溏），外来之风寒病邪与内生之寒痰水饮相互搏击而致。治疗当温阳与散寒并重，补益与攻邪并施，内外兼治，标本兼顾。

本案膏方以温氏奔豚汤、苓甘五味姜辛汤、玉屏风散、金水六君煎为底方。温氏奔豚汤载于《李可老中医急危重症疑难病经验专辑》，原方由附子、肉桂、红参、沉香、砂仁、山药、茯苓、泽泻、牛膝、炙甘草组成，能"补火生土，化湿醒脾，补土制水"，其中沉香、砂仁、肉桂更是温热灵动而能破沉寒痼冷，对于此案患者最为合适。苓甘五味姜辛汤则是《金匮要略·痰饮咳嗽病脉证并治》中"病痰饮者，当以温药和之"之代表方。方中干姜温肺散寒以化饮，温运脾阳以化湿，搭配温肺化饮的细辛、利水化饮的茯苓、敛肺止咳的五味子，一温一散一泻一敛，调节肺之开阖，为仲景用以温肺化饮的常用组合。因患者表卫不固，故以大剂量北芪益气固表，合防风、白术成玉屏风散以固护表之藩篱。古语云"脾为生痰之源，肺为贮痰之器，肾为生痰之根"，肾主水，统管水液代谢；若肾不制水，则水液代谢失常而发为痰嗽。上述方药以治肺脾为主，对治肾略嫌不足，故又合《景岳全书》之金水六君煎以佐之。此方由当归、熟地黄、陈皮、半夏、茯苓、炙甘草、生姜组成，景岳记载其"治肺肾虚寒，水泛为痰，或年迈阴虚，血气不足，外受风寒，咳嗽呕恶，多痰喘急等证，神效"。熟地黄、当归以及本膏方中补肾益精之品，似有悖水泛痰多之证，然其在方中温化痰饮诸药之监制下，能起扶助正气、填补精血之功，搭配本案膏方中的干姜、附子、肉桂则能起"阴中求阳"之效。同时合用款冬花、炙紫菀、炙百部、苦杏仁化痰止咳，牡蛎、龟板镇潜纳气。药证合拍，故一诊后诸症大减。二诊因患者尿酸升高，故在守方基础上合用车前子、泽泻、豆蔻、升麻、泽泻以升清降浊，改红糖为甜蜜素以防滋腻。

2.五脏虚损，虚火犯肺案

苏某，男，60岁。初诊：癸巳年大雪前订膏。

羸弱多病，工作奋进，殚精竭虑，每逢秋冬，干咳痰黏，牵扯胸胁，头痛时作，不堪其扰。气少汗多，四末欠温，纳食欠佳，夜分少寐，便质溏软。舌淡水嫩苔薄，双脉细弦略紧。此乃《金匮要略》所言之"虚劳诸不足，风气百疾"，五脏虚损，虚火犯肺，法当固本清源，使气血周布，元真充足，饮食不失其度，运行不停其机，一展虚羸体弱之困。

【提要】老年男性，颈椎病、高尿酸血症、高脂血症、脂肪肝病史，往年经汤药调理，便溏有所缓解，于2013年冬令订膏，欲解决干咳、四肢不温等不适。

【处方】红参150 g（另煎，冲），西洋参60 g（另煎，冲），防风90 g，五倍子60 g，桂枝60 g，牡蛎300 g，黄芪300 g，白术150 g，女贞子90 g，山药300 g，炙甘草90 g，菟丝子150 g，熟地黄150 g，炮姜150 g，巴戟天150 g，生地黄150 g，炮天雄90 g，狗脊90 g，莲子300 g，法半夏90 g，补骨脂90 g，川芎150 g，陈皮60 g，淫羊藿90 g，芡实300 g，茯苓150 g，葛根150 g，当归150 g，乌梅90 g，蜂房90 g，白芍90 g，泽泻150 g，砂仁90 g，柴胡90 g，山茱萸240 g，沉香60 g，麦冬90 g，五味子90 g，肉桂30 g。

【煎服法】上药味，浓煎去渣取汁，文火熬糊；入鹿角胶90 g，龟甲胶60 g，甜蜜素5 g，熔化收膏。每晨以沸水冲服一匙。

【按语】"五脏六腑皆令人咳，非独肺也。"（《素问·咳论》）五脏六腑功能失调，引起肺失宣肃、肺气上逆，均可引起咳嗽。本案患者以慢性咳嗽为主诉来诊，具有干咳痰黏之阴虚特征，有高尿酸、高血脂、脂肪肝等病史之湿浊表现，又有纳差便溏之阳虚特点，辨证似乎无从下手。然深入思考，仍可探其根源。素体羸弱、纳少便溏、四末欠温，为脾肾不足，气血生发乏源，不能温煦肢体、濡养脏腑之象；夜分少寐为心血不足，营卫不能交合之象；少气、汗多为肺气虚损，肺卫不固之象；咳嗽牵扯胸胁、头痛时发为肝血不足，肝气上逆之象。故患者咳嗽为脏腑内伤所致，治疗需恢复脏腑正常功能，使"五脏元真通畅，人即安和"。本案处方以薯蓣丸、二陈汤合方加减而成。薯蓣丸出自《金匮要略·血痹虚劳病脉证并治》，主治"虚劳诸不足，风气百疾"。方中人参、山药、生地黄、白芍、阿胶、麦冬、红枣、甘草能滋养脏腑，防风、柴胡、桔梗、桂枝、豆卷、川芎能升散透表，白术、茯苓、干姜、神曲能健运脾胃，可视为炙甘草汤、理中丸、当归芍药散、桂枝汤、四逆散之合方，具有滋养、温运、升提、散邪之功，为中焦失养、五脏虚损又伴有轻微表邪不解者之良药，作为此案主方尤为合适。因患者已有脂浊、尿酸浊之倾向，故去滋腻之大枣，而配伍莲子、芡实等以健脾固涩、培土生金，以二陈汤配伍砂仁、沉香、肉桂温运中焦、条畅气机。在此基础上，以大剂山茱萸配伍五味子、五倍子、乌梅等以酸收养肝、酸敛降火，女贞子、菟丝子、巴戟天、狗脊等滋水涵木，使肝阴得养，虚火得降，肺金得宁。蜂房为颜老对治头痛之专药，配伍葛根可达解肌通络止痛之效。

服药后情况反馈，甲午年（2014年11月27日）小雪后复诊，精神转佳，该年首次未见秋季咳嗽；四末仍欠温，大便偏烂。药证相合，守方续进。

3.肺脾交困，气虚痰阻案

杨某，女，45岁。初诊：甲申年冬至后订膏。

幼年哮喘，及至豆蔻方平；疏于摄生，产后咳嗽渐频；动则汗出、风邪每袭必中；频繁感冒，咳嗽必致月余。神疲乏力，胸闷气短、不耐劳作，脘宇不舒、纳食难馨，月事紊乱，烘热汗出，腰背酸楚，口干欲热饮，便质多溏软。舌暗而嫩，脉沉细。此乃肺肾亏虚、痰湿内阻，刻值冬藏之候，正宜及时调治，拟金水相生、气阴并补、健脾化痰为法，以固本清源、祛病延年。

【提要】中年女性，哮喘、卵巢早衰病史，于2004年冬令订膏，欲解决易感咳嗽、胸闷气短、疲劳、绝经前后诸症等不适。

【处方】生晒参90 g（另煎，冲），西洋参90 g（另煎，冲），百合300 g，当归90 g，玉竹150 g，苍术90 g，蛤蚧1对，沙参90 g，白术90 g，太子参300 g，石斛90 g，大枣60 g，五指毛桃300 g，五味子60 g，炙甘草60 g，葛根150 g，山药150 g，灵芝90 g，丹参90 g，茯苓150 g，砂仁45 g，川芎90 g，菟丝子90 g，陈皮45 g，白芍150 g，巴戟天90 g，十大功劳叶150 g，熟地黄150 g，紫河车90 g，炙紫菀150 g，生地黄150 g，淫羊藿90 g，白蒺藜90 g，天冬150 g，仙茅90 g，沙苑子90 g，麦冬90 g，远志90 g，郁金90 g。

【煎服法】上药味，浓煎去渣取汁，文火熬糊；入龟甲胶90 g，阿胶90 g，冰糖500 g，熔化收膏。每晨以沸水冲服一匙。

【按语】感染后咳嗽又称之为感冒后咳嗽，是指当感冒本身急性期症状消失后，咳嗽仍然迁延不愈；病毒感染后咳嗽则是指呼吸道病毒感染所致的慢性咳嗽，一般认为2个月之内有上呼吸道病毒感染史的慢性咳嗽应该首先考虑为病毒感染后咳嗽。该病常具有一定程度的自限性，西药治疗效果常不能尽如人意。

研究表明，感染后咳嗽患者中阳虚质、气虚质、特禀质所占比例最多，平素高压力应激、作息紊乱、饮食偏嗜、急性期频繁咳嗽、急性呼吸道感染未及时治疗、既往相似咳嗽史、直系亲属有类似症状以及粉尘等刺激性物长期接触史，均为感染后咳嗽发生的相关易感因素。以上3种常见体质类型与这些易感因素存在一定相关。又有报道认为，成人反复上呼吸道感染缓解期常见症状为乏力、畏风畏寒、不耐寒热，舌淡、苔薄白、脉细和虚等也较多见，肺、脾、肾三脏气虚证为常见证型。有部分医家指出，对于该病的防治不但要注意补益肺气，还应注意补益脾肾。

患者素体羸弱，幼年哮喘至读初中后方少有发作；产后失于调养，又经育儿之苦，身体虚损逐渐显现。精神疲惫、乏力气短、多汗、便质多稀溏，结合舌脉，当知为肺脾肾三脏皆有亏虚、气阴两伤。值得一提的是，患者表现月事紊乱、烘热汗出等围绝经期不适，提示有一定虚热之象。"外感之嗽，凡属阴虚少血，或脾肺虚寒之辈，则最易感邪。但察其脉体稍弱，胸膈无滞，或肾气不足，水泛为痰……或年及中衰，血气渐弱，而咳嗽不能愈者，悉宜金水六君煎加减主之，足称神剂。若兼阳分气虚，而脉微神困，懒言多汗者，必加人参，勿疑也；若但以脾胃土虚不能生金，而邪不能解，宜六君子汤以补脾肺；或脾虚不能制水，泛而为痰，宜理中汤，或理阴煎、八味丸之类以补土母，皆良法也。"（《景岳全书·卷之十八》）张氏认为阴虚或肺脾气虚、阳虚之人最易感冒咳嗽，金水六君煎、六君子汤等方药是治疗这类患者咳嗽时的重要方剂，常有出其不意的效果。

杨志敏以金水六君煎、益心汤为主方，作益气养阴、化痰除湿之谋。益心汤重视其益气之力，减其活血化瘀、攻破之力，故山楂、决明子不取，赤芍易为白芍，同时以更为温和的五指毛桃替代黄芪。生地黄、天冬、麦冬、百合、玉竹、沙参、石斛、五味子、山药、沙苑子、菟丝子、巴戟天、紫河车、淫羊藿、仙茅等药联用，既能固本培元、阴阳并补，又能提高膏方的出膏量和品相。太子参、苍术、白术、灵芝、砂仁等药相配伍，能有益气健脾化痰之效。

本案处方中的十大功劳叶值得言明。十大功劳叶，为岭南地产药材，有功劳叶、大黄连、土黄连之别称，性味苦寒，具有清热补虚的功效，能治肺痨咳血、骨蒸潮热、腰膝酸痛、湿热黄疸、带下、痢疾、风热感冒、目赤肿痛等病证。《饮片新参》载其能"治肺劳，止咳化痰，退虚热，杀虫"，而《现代实用中药》载其"清凉性滋养强壮药。功效与女贞子相似。适用于潮热、骨蒸、腰酸、膝软、头晕、耳鸣等证"。杨志敏于此案方中用之为取其清热、化痰之效。

（二）哮喘

1. 肺肾两虚，上热下寒案

陈某，女，54岁。初诊：丁亥年冬至后订膏。

哮喘宿疾，缠绵日久，年至知命，冬春频作，喉中哮鸣，痰见血丝，动则气促，喘息有声。少寐多梦，潮热盗汗，汗后身凉，肩项强紧，腰膝酸软，纳差口淡，口燥咽干，腹冷喜温，肠鸣便烂。舌红苔少，脉弦细滑。此乃肺气虚损，肾气不足，上热下寒。时值冬藏之候，推求根源，敛藏潜降，水火并育，乃使元真充足，树来春健康之基。

【提要】中年女性，支气管扩张、高脂血症、慢性乙肝病史，于2007年冬令订膏，欲解决咳嗽、腰膝酸软等不适。

【处方】生晒参90 g（另煎，冲），西洋参60 g（另煎，冲），桑叶90 g，炙甘草60g，炙紫菀150g，砂仁90g，紫河车90g，桔梗90g，浮小麦300g，熟地黄240g，山药300g，制首乌150g，生地黄240g，山茱萸90g，夜交藤150g，百合150g，牡丹皮60g，大枣90g，赤芍90g，泽泻60g，五味子90g，白芍90g，茯苓150g，茯神150g，当归90g，熟附子60g，巴戟天150g，麦冬90g，肉桂45g，淫羊藿150g，沙参90g，党参200g，仙茅90g，玉竹150g，白术150g，女贞子90g，浙贝母150g，干姜90g，补骨脂90g。

【煎服法】上药味，浓煎去渣取汁，文火熬糊；入鹿角胶60g，阿胶60g，甜蜜素10g，熔化收膏。每晨以沸水冲服一匙。

【按语】哮喘是呼吸内科常见病证，哮以声响言，以发作时喉中哮鸣有声为主要临床特征；喘以气息言，以呼吸急促困难为主要特征。哮喘急性发作以"伏痰"遇感引触，痰随气升，气因痰阻，痰气壅塞于气道，痰气相互搏击而致痰鸣有声为基本病理特征。发作日久，寒痰伤及脾肾之阳，热痰伤及肺肾之阴，则可见虚实错杂、寒热并见之证，如明代赵献可《医贯·喘》所言："真元损耗，喘出于肾气之上奔……乃气不归原也。"本案患者发时见喉中哮鸣、痰见血丝、动则气促、喘息有声等实证、热证之表现，然其同时有潮热盗汗、口燥咽干、腰膝酸软之阴虚表现与纳差食少、腹冷喜温、肠鸣便烂等阳虚表现，故可知，患者之哮喘实乃肺病日久、阴阳并损、精气内夺、根本不固所致。辨证属肺肾两虚，上热下寒，治疗当补益肺肾，清上温下。

本案处方以百合固金汤、肾气丸、理中丸为主方加减而成。百合固金汤方中百合、麦冬、玄参、生熟地黄能滋阴降火，桔梗、贝母能清热化痰，当归、白芍能养血和血，全方具有滋养肺肾、清热化痰之功。肾气丸则以少量温阳补火药与大队滋阴益精药为伍，旨在阴中求阳，少火生气，同时通散渗利，寓泻于补，使补而不滞。理中丸则为温中祛寒之剂，与肉桂、附子搭配，恰能温中下焦之寒。三方合用，可起清上、温下、补虚、纳气之功。唯患者久病体虚、透邪无力，故以血肉有情之紫河车配伍阿胶、鹿角胶大补元气，以巴戟天、淫羊藿、仙茅、女贞子、补骨脂等补肾益精，少佐炙紫菀、桑叶润肺疏风。更加浮小麦、制首乌、夜交藤、大枣、五味子、茯神，一者可养心安神以解睡眠不安之证，二者可滋润收涩，有助上热下行。因患者便烂，故去百合固金汤中甘寒润下之玄参。

2008年3月患者前来诊室，诉服用膏方后自觉体质明显增强，去冬今春哮喘发作减少，特来当面道谢。

2.脾肾虚寒，痰饮内盛案

杨某，女，36岁。初诊：丙戌年冬至前订膏。

自幼体弱，素畏风冷，哮喘痼疾，遇寒易发，喘鸣痰多，胸闷如窒，嗣育劳累，近年尤甚，发汗定喘，诸法乏效。面色无华，四末不温，纳眠不馨，胃胀呕恶，口泛清涎，遇风则便溏，饮多则肠鸣，小便频数，白带时多，经暗夹瘀。舌淡暗边齿印，苔薄润并水滑，脉滑而细。此乃脾肾虚寒，痰饮内盛，兼风寒困束，宜温脾肾，化痰饮，透表邪。冀正气充，喘鸣减，诸症安。

【提要】中年女性，过敏性鼻炎及哮喘病史，2005年夏季曾行卵巢囊肿剔除术，近期复发。于2006年冬令订膏，现欲解决哮喘频发、四肢不温、胃纳欠佳、小便频等不适。

【处方】生晒参90 g（另煎，冲），升麻60 g，石菖蒲150 g，干姜90 g，桂枝90 g，佛手200 g，熟附子90 g，细辛45 g，淫羊藿150 g，炙甘草90 g，赤芍90 g，仙茅90 g，熟地黄150 g，大枣90 g，补骨脂90 g，当归150 g，白芍90 g，枸杞子90 g，法半夏150 g，麻黄30 g，菟丝子90 g，茯苓150 g，砂仁90 g，女贞子90 g，青皮60 g，五味子90 g，灵芝90 g，陈皮60 g，白芥子90 g，山楂150 g，苍术100 g，牛膝60 g，海藻90 g，白术300 g，泽泻90 g，苍耳子90 g，黄芪300 g，枳壳60 g，荷叶60 g，党参150 g，桔梗60 g。

【煎服法】上药味，浓煎去渣取汁，文火熬糊；入鹿角胶60 g，龟甲胶60 g，冰糖300 g，熔化收膏。每晨以沸水冲服一匙。

二诊：戊子年大雪后订膏。

经治两载，哮喘少作，喘鸣大减，诸症转佳，唯仍畏风冷，便溏肠鸣，白带时多。水湿仍盛，宜守方加减，参入散风寒、化水湿之品，以图久安。

【提要】服用初诊膏方2年，诸症好转，于2008年二诊，随证调整膏方。

【处方】生晒参90 g（另煎，冲），升麻60 g，石菖蒲150 g，干姜90 g，桂枝90 g，佛手200 g，熟附子90 g，细辛45 g，淫羊藿150 g，炙甘草90 g，赤芍90 g，仙茅90 g，熟地黄150 g，大枣90 g，补骨脂90 g，当归150 g，白芍90 g，枸杞子90 g，法半夏150 g，麻黄30 g，菟丝子90 g，茯苓150 g，砂仁90 g，女贞子90 g，青皮60 g，五味子90 g，灵芝90 g，陈皮60 g，白芥子90 g，川芎90 g，苍术100 g，牛膝60 g，白芷90 g，白术300 g，泽泻90 g，白豆蔻60 g，黄芪300 g，枳壳60 g，肉桂45 g，党参150 g，桔梗60 g。

【煎服法】上药味，浓煎去渣取汁，文火熬糊；入鹿角胶90 g，阿胶60 g，冰糖250 g，熔化收膏。每晨以沸水冲服一匙。

【按语】朱丹溪云："哮喘专主于痰。"《症因脉治·哮病》载："哮病之因，痰饮留伏，结成窠臼，潜伏于内，偶有七情之犯，饮食之伤，或外有时令之风寒束其肌表，则哮喘之症作矣。"一般认为，喘有夙根，责之肺脾肾三脏功能失调，致使顽痰伏肺，因外邪侵袭、饮食劳倦、情志异常等引动而发。本案患者先天不足，后天失养，脾失运化，肾失温煦，水谷精微不能化为气血，反停滞为痰饮。痰饮上逆，堵塞气道，致使肺失宣降而频发哮喘；停滞中焦，则见胃胀呕恶、肠鸣便溏；流注下焦，则见小便频数、白带量多；停滞日久，凝而为瘀，而见月经瘀暗血块、卵巢囊肿。患者目前诸症，皆为脾肾虚寒、痰饮内盛所致。"病痰饮者，当以温药和之。"（《金匮要略·痰饮咳嗽病脉证治》）治宜温肾阳以祛水湿，暖中土而化痰饮。

本案膏方以四逆汤、金水六君煎、补中益气汤、理中汤、小青龙汤合方加减而成。四逆汤中干姜能温中祛寒，附子能破沉寒痼冷、回阳救逆，对本案患者之脾肾虚寒证候正为合适。金水六君煎为熟地黄、当归配伍二陈汤之变方，能对治"肾气不足，水泛为痰"，当中之熟地黄、当归搭配四逆汤，能使"阳得阴助则生化无穷"。对于脾肾虚寒所生之痰饮，以苍白术合干姜、炙甘草、人参、附子而成附子理中汤，以达温中化饮之效；以补中益气汤及泽泻、石菖蒲、佛手、桔梗、枳壳等药补益中气、利水渗湿、条畅气机，使脾胃升降出入复常，以绝痰饮之源。又加入桂枝、白芍、麻黄、细辛、五味子等数味，仿小青龙汤之意以透邪达表、开宣肺气。唯患者久病体虚，故麻黄、细辛用量宜轻，使邪有出路即可。同时加入仙茅、仙灵脾（即淫羊藿）、菟丝子等味进一步固肾益精，以防发散太过。因本案患者痰饮之证日久，"久病入络""久病必瘀"，由痰生瘀，痰瘀互结，胶着难解，终成哮喘宿根。先师颜老常痰瘀同治，生山楂、海藻、苍术、石菖蒲是其常用药物组合。故加山楂、海藻、白芥子、苍耳子等药以痰瘀同治。诸药共奏扶正祛邪、攻补兼施之功。

药后诸症大减，二诊守方加川芎、白芷解表散寒，白豆蔻、肉桂温中理气，进一步巩固疗效。2010年冬季随访，疗效良好，体质明显改善，哮喘极少发作。

（三）鼻鼽

1.肺脾肾虚，寒邪内伏案

谷某，男，55岁。初诊：癸巳年冬至后订膏。

年逾半百，形体羸弱，季节更替，喷嚏连连，清涕淋漓，屡治不效。夏日汗出如雨，冬日四末冰凉。刻下头重如裹，神疲体倦，双膝酸软，便溏纳差。舌淡暗胖大，苔薄白水滑，右寸脉浮，双尺脉弱。此乃肺脾肾虚，正气不足，寒邪内伏，非一般益气解表之药可成，遂借冬至一阳生之势，调以膏滋，温脾肺肾，解表透邪，冀邪有出路，树健康之本。

【提要】中年男性，于2013年冬令订膏，糖耐量异常病史，欲解决过敏性鼻炎、双膝酸软等不适。

【**处方**】红参120 g（另煎，冲），西洋参60 g（另煎，冲），苍术90 g，五味子60 g，干姜90 g，苦杏仁90 g，熟地黄150 g，炙甘草60 g，川芎120 g，山药300 g，桂枝45 g，苍耳子90 g，山茱萸150 g，白芍45 g，菟丝子90 g，牡丹皮90 g，当归120 g，淫羊藿90 g，泽泻90 g，通草60 g，巴戟天90 g，茯苓150 g，细辛30 g，黄精90 g，炮天雄75 g，大枣150 g，乌梅90 g，肉桂45 g，麻黄30 g，桑叶90 g，白术90 g，法半夏90 g。

【**煎服法**】上药味，浓煎去渣取汁，文火熬糊；入鹿角胶60 g，阿胶60 g，甜蜜素5 g，烊化收膏。每晨以沸水冲服一匙。

【**按语**】鼻鼽是指以突然和反复发作的鼻痒、连续喷嚏、流清涕、鼻塞为特征的疾病。其病机乃由肺气虚弱，卫气不固，腠理疏松，邪气乘虚而入，犯及鼻窍，邪正相搏，肺气不得通调，津液停聚，鼻窍壅塞所致，可对应西医学之变应性鼻炎、血管运动性鼻炎等疾病。中医辨证分型以肺气虚寒证、脾气虚弱证、肾阳不足证、肺经伏热证等为主，总体以虚证、寒证为主，实证、热证少见。本案则是虚证、寒证的典型例子。患者肺气虚寒则易发清涕喷嚏，肺卫不固则汗出如雨，脾阳虚衰则便溏纳差、四末冰凉、舌淡苔滑，肾阳不足则神疲体倦、双膝酸软、双尺脉弱。又因肺脾肾虚，寒邪侵袭后人体无力抗邪外出，故见鼻鼽反复难愈、右寸脉浮。辨证以肺脾肾虚为本，寒邪内伏为标。因患者刻下喷嚏清涕症状并不明显，且正值冬至，不宜过于发越阳气，故治以温阳为主，托透为辅。

李可老中医依据《黄帝内经》"善治者治皮毛""上工治其萌芽"之论，对于久治不效、反复发作的重病、顽症、痼疾，提出"必有六淫外邪深伏"，其"由皮毛、肌腠而经络、而脏腑，由表入里，由浅入深，层层积压，深伏于三阴要害而成病"，倡导"诸证当先解表"，常以四逆汤、桂附理中汤配伍麻黄附子细辛汤、小青龙汤对治。然对于膏方，使用过多解表药一者有悖其固本强基之目的，二者解表药性味多辛温走窜，使膏方之口感大大下降。在此权衡之下，本案膏方以金匮肾气丸、桂附理中丸、当归四逆汤以及小青龙汤为底方。金匮肾气丸和桂附理中丸可温补脾肾、培土生金、温肺化饮，肺脾肾兼顾；当归四逆汤可温经养血通脉、温散沉寒痼冷；辅以麻黄、法半夏、五味子以成小青龙汤，因制膏缓图，故麻黄、细辛之量宜轻。同时，配伍菟丝子、淫羊藿、巴戟天、黄精鼓舞肾气，以防发越太过；苦杏仁、苍耳子宣通肺气，乌梅、桑叶敛降肺气，敛散结合，通过增强肺气宣肃之功能而协调全身气机升降。

次年4月患者复诊，诉服膏后本次冬春交替时发作的喷嚏流涕较前明显减少，汗出肢冷好转，体质较前增强。因已过春分，膏方之滋腻易和岭南之湿热相合，故嘱患者以金匮肾气丸、理中丸、玉屏风散巩固调理，秋冬后再行服膏。

2.肺脾肾虚，痰湿中阻案

张某，男，38岁。初诊：癸巳年大雪后订膏。

形体肥胖臃肿，清涕喷嚏连连，鼻塞鼻痒俱见，一年四季常发，吹风受寒则作。纳差胀闷呕恶，口苦酸涌烧心，不耐辛辣寒凉。大便溏结不调，小便清长频数，心中惴惴难安，动辄汗出黏腻，眠浅易醒梦多。舌淡胖苔白腻，关脉迂曲弦滑，余脉沉弱难取。此乃肺脾肾虚，痰湿中阻之证。宜冬令之时，以膏滋调治，令肾气足、肺气充、心气壮、脾气健、肝气调，以冀气机通畅，五脏安和。

【提要】男性，于2013年冬令订膏，欲解决喷嚏清涕、胃胀反酸等不适。

【处方】红参90 g（另煎，冲），生晒参60 g（另煎，冲），泽泻60 g，枳壳90 g，牛膝90 g，香附90 g，熟附子90 g，苍术120 g，川芎90 g，干姜120 g，沉香30 g，当归90 g，炙甘草60 g，砂仁90 g，酸枣仁150 g，白术120 g，肉桂30 g，炒山楂150 g，枸杞子90 g，法半夏90 g，鸡内金90 g，菟丝子150 g，陈皮60 g，炒神曲90 g，补骨脂90 g，乌梅90 g，防风90 g，淫羊藿90 g，芡实150 g，黄芪300 g，山茱萸150 g，莲子150 g，五味子90 g，山药300 g，柴胡60 g，桔梗90 g，茯苓300 g，白芍90 g，苦杏仁90 g。

【煎服法】上药味，浓煎去渣取汁，文火熬糊；入鹿角胶60 g，龟甲胶60 g，冰糖150 g，熔化收膏。每晨以沸水冲服一匙。

【按语】变应性鼻炎常具有喷嚏、清涕、鼻塞、鼻痒等风寒困束、肺脾气虚、脾肾阳虚等特征，对于证候典型或病邪轻浅者，解表、散寒、益气、固表、补脾、温肾等治法往往疗效显著。然而对于久病入里、久病入络、久病夹瘀夹湿甚则五脏气机逆乱者，往往病机复杂，如妄投上述治法，疗效往往不尽如人意。如刘河间云："或言鼽为寒者，误也，彼但见鼽嚏鼻窒，冒寒则甚，遂以为然。岂知寒伤皮毛则腠理闭密，热气怫郁而病愈甚也。"即是揭示尚有因内热而引起喷嚏流涕者，临证需细察明辨。

以此案为例，患者虽有喷嚏清涕等不适，但同时伴有纳差胀闷呕恶、口苦酸涌烧心、不耐辛辣寒凉、大便溏结不调、小便清长频数等脾肾不足、痰湿中阻症状，不可以惯性思维辨治之。患者症状虽繁，然其根源在脾。脾失健运，气血生化乏源，脾虚损及肺气，而致人身正气不足，易感外邪；脾虚不能运化水湿，可致痰浊内生、水饮泛溢，故见肥胖臃肿、胀闷呕恶、舌淡苔腻；肝木乘脾，湿阻气机，故见嗳气、反酸、烧心、关脉迂曲弦滑；久病及肾，则见不耐寒凉，二便频多；"九窍不利，肠胃之所生，鼻主无形者也。"（《素问·通评虚实论》）"盖肺不得肝胆之阳上畅，则无以使阴下归，复其升降之常。"（《本经疏证》）肠胃功能失调、肝肺升降失常，鼻窍之气机宣发、肃降不利，则发为喷嚏、清涕、鼻塞、鼻痒等不不适。辨证总属肺脾肾虚，痰湿中阻，治宜补脾肺肾，理气化痰祛湿。

本案膏方以附子理中汤、肾四味、温氏奔豚汤、二陈汤以及柴胡舒肝散为底方。附子理中汤配合李可老中医常用之肾四味（枸杞子、菟丝子、补骨脂、淫羊藿），可鼓舞肾气，强壮先后天之本。温氏奔豚汤、二陈汤与柴胡舒肝散搭配，可理气、消痰、化浊、祛湿，对患者脾虚所致之中焦气滞、痰凝、湿阻尤为合适。同时，加黄芪、防风以成玉屏风散，同时以五味子、桔梗、苦杏仁以补肺、固肺、宣肺；酌加炒山楂、炒神曲、鸡内金等品加强健脾运脾之力。诸药共奏中焦强健、气血调和之功。

患者服用此方加减合计三载秋冬，春夏间断服用汤剂，气血益盛，体质渐佳，喷嚏少作，夜寐转安，大便成形，唯独仍有胃脘稍胀，叮嘱注意饮食，适当运动，同时以理中丸、逍遥丸口服缓调。

3.阳虚水停，寒凝瘀结案

董某，女，52岁。初诊：庚寅年白露后订膏。

素体阳虚，吹风易发喷嚏清涕，颜面常年㿠白浮肿。关节冷痛，畏寒怕风，四末不温，动则汗出，头晕心悸，周身困顿，耳鸣常作，口干苦甚，喜温饮，胃纳可，大便尚调，夜寐不安，眠浅易醒，夜尿频数。舌淡暗边瘀、苔黄白腻水滑，脉细涩。证属阳虚水停，寒凝瘀结。时刻秋收冬藏之候，谨拟温经散寒，养血通脉，扶阳抑阴，功在却病强身，益寿延年。

【提要】中年女性，于2010年秋令订膏，风湿性关节炎、过敏性鼻炎、高脂血症、脂肪肝病史，欲解决鼻炎、四末不温、耳鸣、失眠等不适。

【处方】红参90 g（另煎，冲），西洋参60 g（另煎，冲），补骨脂150 g，泽泻90 g，桂枝90 g，牛膝90 g，熟附子150 g，白芍90 g，白术150 g，干姜90 g，赤芍90 g，陈皮90 g，炙甘草90 g，通草60 g，法半夏150 g，山茱萸200 g，大枣150 g，黄芪300 g，龙骨300 g，川芎150 g，防风90 g，牡蛎300 g，细辛30 g，浮小麦300 g，熟地黄150 g，吴茱萸30 g，丹参150 g，菟丝子150 g，山药300 g，牡丹皮90 g，枸杞子150 g，沉香45 g，炒山楂300 g，当归150 g，砂仁90 g，党参150 g，杜仲150 g，肉桂30 g，麦冬150 g，淫羊藿150 g，茯苓150 g，五味子90 g，巴戟天150 g，茯神150 g。

【煎服法】上药味，浓煎去渣取汁，文火熬糊；入阿胶90 g，鹿角胶90 g，冰糖150 g，熔化收膏。每晨以沸水冲服一匙。

【按语】《诸病源侯论·卷二十七》云："夫津液涕唾，得热则干燥，得冷则流溢不能自收。"人体津液涕唾增多，往往与寒相关。然而在辨证之时，需要纵览全局，切勿因局部的寒而误判整体的虚实寒热。以本案为例，患者以喷嚏流涕为主诉来诊，症见颜面㿠白、关节冷痛、畏寒怕风、四末不温等一派阳虚外寒之象，与前"肺脾肾虚，寒邪内伏案"类似，在温阳之基础上搭配麻黄、荆芥、防风、羌活等解表散寒，似为常法。然本案处方中并无上述发散风寒之品，为何？患者口干口苦，为里热之象；夜尿频数，为水饮不得运化之象；舌淡暗边瘀、脉细涩，为瘀血内阻之象。可知患者阳气亏虚之余，尚有阳气不能推动而水饮内停、血脉壅塞，不能周流而郁滞化火，辨证属阳虚水停、寒凝瘀结，若以药物发散表寒，则易激动水饮、加重血瘀和内热，治宜温阳利水、散寒化瘀。

本案膏方以破格救心汤、右归丸、当归四逆汤、二陈汤、温氏奔豚汤、玉屏风散为底方。破格救心汤为李可老中医常用回阳救逆之剂，此处用之可温壮命门之火，搭配右归丸而使"阳得阴助而生化无穷"；再者，方中大剂量附子可破阴散寒、逐风寒湿邪，即《神农本草经》所言之主治"寒湿踒躄，拘挛膝痛"，对治患者之关节冷痛，同时搭配主治"手足厥寒，脉细欲绝""内有久寒"的当归四逆加吴茱萸生姜汤，可温通在表凝滞之寒邪。又加二陈汤以及温氏奔豚汤以对治内停之水饮。温氏奔豚汤为李可老中医之常用方，方中茯苓、泽泻、牛膝可利水渗湿，沉香、砂仁、肉桂可条畅气机，搭配山药，可起化湿醒脾、补土利水之效。在上述温养血脉、利水渗湿的基础上，加入丹参、牡丹皮、炒山楂以活血化瘀，水血同治。同时，配伍玉屏风散益气固表、生脉饮益气养阴。因患者之里热为阳气虚衰、不能周流所致，故并未合用苦寒清热之品，以免损阳伤胃。全方配伍之下，使阳气得充、血脉得养、寒凝得解、气滞得行、水湿得去、血瘀得通。

随访患者辛卯年春分前膏方服毕，自觉今冬愈加耐寒，冬季关节冷痛大为减轻，精力好转。后每年秋后求诊，处方以上方加减，体质日渐强盛。

4.肺脾气虚，营阴不足案

李某，女，30岁。初诊：己丑年小雪后订膏。

女子性本柔弱，少不禁风，后天发奋勤勉，事业有成，然精气内耗，动辄易感，触寒即发，鼻流清涕，喷嚏连连，缠绵日久，发则头昏脑涨，苦不堪言。平日面白无华，汗出如水淋漓，四末不温，劳则头痛，大便努挣难解，口干而不欲饮，纳差而夜梦多。经少夹瘀，头、腹时痛。舌淡白苔薄润，脉细。经言：营出于中焦、卫出于下焦，盖因先天不足，后天思虑劳作，气血乏源、营卫失和，法当健运中焦，益肾填精，固护肺卫。时值冬令，制膏缓图，冀诸恙悉除，事业顺遂。

【提要】年轻女性，于2009年冬令订膏，欲解决过敏性鼻炎反复发作等不适。

【处方】生晒参150 g（另煎，冲），西洋参60 g（另煎，冲），麦冬90 g，苍耳子90 g，熟附子90 g，牡丹皮60 g，黄芪450 g，陈皮60 g，吴茱萸60 g，五指毛桃300 g，法半夏90 g，通草60 g，茯苓150 g，蔓荆子90 g，桂枝90 g，苍术90 g，白术90 g，益母草150 g，升麻60 g，当归150 g，续断90 g，柴胡60 g，赤芍90 g，白芍90 g，制首乌150 g，生地黄150 g，熟地黄150 g，柏子仁150 g，黄精150 g，仙茅90 g，川芎90 g，淫羊藿90 g，天麻90 g，肉苁蓉240 g，砂仁90 g，干姜90 g，白芷150 g，香附60 g。

【煎服法】上药味，浓煎去渣取汁，文火熬糊；入鹿角胶60 g，阿胶60 g，冰糖200 g，熔化收膏。每晨以沸水冲服一匙。

【按语】鼻鼽是一种以突然和反复发作的鼻痒、喷嚏、流清涕等为主要特征的疾病，主要由于肺气虚，卫表不固，风寒乘虚而入，邪正相搏，津液停聚壅塞鼻窍，致喷嚏流清涕。纵观本案，患者既有清涕喷嚏、汗多怕风、四末不温等卫阳虚衰之象，又见口干、大便干结等营阴不足之证候。《灵枢·邪客》曰："营气者，泌其津液，注之于脉，化以为血，以荣四末，内注五脏六腑，以应刻数焉。卫气者，出其悍气之疾，而先行于四末分肉皮肤之间，而不休者也。"患者气虚津亏，生血乏源，故见面白无华、月经量少、经期头腹痛、多血块等伤血表现。总以本虚为主，气血亏虚，卫阳不固，营阴内耗，辨证属气阴两虚证。

本案治用升提之补中益气汤以补益肺脾之气，重用黄芪450 g、五指毛桃300 g益气温阳，同时以补阴益气煎固护津血营阴，重用生、熟地黄共300 g、肉苁蓉240 g益气养阴。补中益气汤出自李东垣《内伤外感辨惑论》，方中黄芪能补气升阳、固表止汗、利水退肿，故对于过敏性鼻炎表现为清涕等肌表或上焦有湿情况尤其适合。又加岭南地道药材五指毛桃，国医大师邓铁涛认为，该药益气而不作火，补气而不提气，扶正而不碍邪，适于多湿多虚、虚不受补之体质。现代研究亦表明，临床上见虚证且合并炎症、微循环障碍、胃肠功能低下的患者，黄芪配伍五指毛桃往往效果更佳，故本案两药共为君药。而补阴益气煎为张景岳所创，乃"补中益气汤之变方也。治劳倦伤阴，精不化气，或阴虚内乏，以致外感不解、寒热疟、阴虚便结不通等证。凡属阴气不足而虚邪外侵者，用此升散，无不神效"，与该案患者之证颇为相合，故搭配用之。然制膏缓图，补中益气汤及补阴益气煎虽有补益之品，但黄芪为升散之品，久服恐伤津耗血，故予温经汤、当归四逆汤以温养营血，并予生熟地黄、何首乌、肉苁蓉、益母草、黄精等滋补肝肾，以滋化源。患者以过敏性鼻炎反复发作为所急所苦，故予川芎、白芷、苍耳子、天麻、桂枝、蔓荆子、升麻等药物以清利头目，标本兼顾。患者翌年立夏反馈：去年小雪服膏后，鼻炎发作明显减少，冬春交替时亦未见明显发作，精神转佳，大便顺畅，月经前后诸症轻微。

5.气血失衡，痰瘀痹阻案[1]

王某，男，45岁。初诊：庚辰年冬至前订膏。

---

[1] 此为颜老医案，原载于《颜德馨教授"衡法"在膏方中的应用》(2009中国首届中医膏方高峰论坛暨第四届金陵名医高层论坛)，现结合颜老学术思想，予重订后收录。

事业男性，殚精竭虑，烟酒应酬，常年不断，血压上僭，鼻疾频发，苦不堪言。症见涕黏色黄，鼻如窒塞，不闻香臭，头胀头痛，昏沉耳鸣，偶遇风寒，喷嚏清涕。纳食不馨，大便黏腻，腰酸少寐，面色不华，爪甲失荣。脉细而涩，舌暗苔腻。此乃痰瘀痹阻气机，气血未得调达，荣卫之行不畅，亟为固本清源，务使五脏元真通畅，则可步入康庄，益寿延年。

【提要】中年男性，于2000年冬令订膏，高血压、高脂血症、慢性鼻炎病史，欲解决鼻炎、头昏、腰酸等不适。

【处方】生晒参90 g（另煎，冲），冬虫夏草30 g（另煎，冲），陈皮60 g，薏苡仁300 g，法半夏90 g，决明子90 g，灵芝90 g，茯苓150 g，葛根120 g，熟地黄150 g，白术90 g，玉竹150 g，生地黄150 g，苍术90 g，南沙参90 g，桃仁90 g，黄芪300 g，北沙参90 g，苦杏仁90 g，防风90 g，续断90 g，红花90 g，菊花90 g，杜仲90 g，赤芍90 g，辛夷90 g，狗脊90 g，川芎150 g，蔓荆子90 g，十大功劳叶90 g，当归90 g，煨川楝子90 g，制首乌150 g，桔梗60 g，天麻60 g，酸枣仁90 g，枳壳60 g，丹参150 g，制远志90 g，柴胡90 g，蒲黄90 g（包煎），莲子90 g，牛膝90 g，山楂150 g。

【煎服法】上药味，浓煎去渣取汁，文火熬糊；入鳖甲胶200 g，麦芽糖500 g，熔化收膏。每晨以沸水冲服一匙。

【按语】"人之所有者，血与气耳。""血气不和，百病乃变化而生。"（《素问·调经论》）"夫载气者血也，而运血者气也。"（《血证论》）气血是形体九窍、脏腑经络等组织器官发挥正常生理活动的物质基础。气血两者相辅相成，气旺则血充、血盛则气足，气血调和则阴平阳秘，百病不生；气血不和则阴阳失调，疾病生焉。颜老指出，临床一些久治不愈的疑难杂病多由气血失衡所致，从气血论治，往往可起意想不到之效。而脾胃为气血生化之源，故调治气血，又以健脾、运脾为要。以此案为例，患者平素思虑过多，忧思伤脾，同时烟酒之邪损伤脾肺之气，日久脾失运化，痰浊水饮内生；脾胃为人身气机升降之枢纽，脾胃不和则升降失常。清阳不升则鼻如窒塞、不闻香臭，浊阴不降则头胀头痛、昏沉耳鸣。痰浊水饮日久，气机受阻、血运不畅，则见腰酸少寐、面色不华、爪甲失荣、脉细而涩、舌暗等营血不能濡养之象。辨证总属气血失衡、痰瘀痹阻，治宜调气和血、健脾和胃、化痰祛瘀。

本案膏方以血府逐瘀汤为底方。颜老对此方赞誉有加："余以为六淫七情致病，所伤者无非气血，初病在经主气，久病入络主血，故凡久病不愈的疑难杂症，总宜以'疏其血气，令其条达，而致和平'为治疗大法。血府逐瘀汤既能活血，又可理气，用治多种疑难病症，随症加减，每获良效。"对于本案患者之证候，血府逐瘀汤实为最优之选。因血瘀日久，故在此方基础加丹参、蒲黄以增强活血之力，加柴胡、天麻、川楝子疏肝理气。瘀血虽去而阴液不足，易再发痰凝血瘀，故加南北沙参、玉竹等以养阴生津，续断、杜仲、狗脊、首乌、酸枣仁滋补肝肾，使阴液增而营血充。同时，以六君子汤健运脾胃，以绝痰湿之源；以玉屏风散合冬虫夏草、灵芝扶正固本；以决明子、生山楂、苍白术、薏苡仁清源化浊。在此基础上，复以远志、辛夷、蔓荆子、防风、枳壳、桔梗、苦杏仁等以宣通肺窍。全方使气血得充、得养、得行，痰瘀得通、得化、得消，脾胃得健、得运、得醒，标本兼治，而顽疾得除。

次年春分随访患者，诉服膏期间鼻塞流涕、头胀头痛、昏沉耳鸣症状明显减轻，血压稳定。

参考文献

[1]刘勇明，吕晓东，庞立健，等.从体质学说探析慢性肺系疾病防治价值.辽宁中医药大学学报，2016，18（9）：81-83

[2]杨慧玲.慢性咳嗽与中医体质类型的相关性研究.成都：成都中医药大学，2020

[3]黄静.中医体质与哮喘的相关性.河南中医，2011，31（6）：601-602

[4]陆颖佳，傅慧婷，宗恩溢，等.慢性阻塞性肺疾病患者中医体质类型研究.辽宁中医杂志，2014，41（8）：1562-1565

[5]罗社文，李友林，晁恩祥.咳嗽变异性哮喘的中医证候学研究.北京中医药大学学报：中医临床版，2007，30（3）：11-14

[6]焦扬，傅开龙，孙海燕.慢性阻塞性肺病常见症状及证候调查.北京中医药大学学报，2006，29（7）：497-501

[7]金智慧.刘伟胜教授治疗肺癌的临床经验及用药规律研究.广州：广州中医药大学，2013

[8]徐步蔡，颜新.孟河传承流派颜氏膏方经验介绍.贵阳中医学院学报，2017，39（3）：13-15

[9]陆月明，钮善福.慢性咳嗽诊断与治疗.上海：第二军医大学出版社，2007：74

[10]陈朝霞，许坚.感染后咳嗽患者中医体质与易感因素的相关性研究.中国中医药现代远程教育，2021，19（13）：56-59

[11]胡旭，姜良铎.成人反复上呼吸道感染缓解期的症候学研究.浙江中西医结合杂志，2005，15（11）：19-20

[12]南京中医药大学.中药大辞典（上）.2版.上海：上海科学技术出版社，2006：13

[13]林华，钟燕珠.岭南地产药材鉴别与应用.北京：科学出版社，2019：111-113

[14]熊大经，刘蓬.中医耳鼻咽喉科学.中国中医药出版社，2012：123-128

[15]周添浓，王艳，唐立海，等.南芪北芪抗应激与免疫调节作用的研究.中药新药与临床药理，2008，19（1）：15-18

[16]李慧灵.邓铁涛教授"痰瘀相关"学说临床体验.辽宁中医药大学学报，

2010，12（11）：65-67

[17]杨志敏，谢东平，颜德馨.颜德馨教授"衡法"在膏方中的应用//2009中国首届中医膏方高峰论坛暨第四届金陵名医高层论坛资料汇编，2009

[18]颜德馨.颜德馨临床经验辑要.北京：中国医药科技出版社，2000

（张晓轩，梁元君，管桦桦，罗劲娜，黄遂和，罗翠文，孙晨）

—— 第五节　肾系疾病

　　肾为先天之本，含先天之精，肾精化生肾气，肾气进一步化生肾阳、肾阴。从生理功能看，肾在体合骨，主骨生髓，其华在发，开窍于耳和二阴。肾主封藏，固摄先天元气，为人体生长、发育、生殖之源；肾亦主水，肾中命门之火可蒸腾气化津液，促进尿液的生成和排泄。肾脏的病理表现主要为藏精、主水等功能出现异常。可因精关不固而致遗精、早泄，甚则影响机体的生殖能力，导致阳痿、不育；或因气化不及引起水道不利、水液停聚，而出现水肿、淋证、癃闭、尿浊等。以上诸病证，可见于西医学中的肾病综合征、急慢性肾小球肾炎、急慢性尿路感染、尿道结石、阴茎勃起功能障碍、男性不育症、压力性尿失禁等疾病。

　　此外，肾作为五脏之一，与其他脏腑关系密切，"五脏之阳，非此不能发；五脏之阴，非此不能滋"（《景岳全书》）。脾为后天之本，脾阳有赖于肾阳的温煦、推动，方能运化水谷、化生气血，若肾阳不足，命门火衰，则火不生土；肝藏血而肾藏精，肝血化生有赖于肾精资助，肾精充盛亦有赖于肝血滋养，精血同源，故常相互影响，同盛同衰；肺主行水，为水之上源，肾阳蒸腾气化，升水液之清者至肺，肺气宣发肃降，将水液布散全身并泌水液之浊者至肾，二脏相互依存，共同完成水液代谢；心与肾的关系则主要表现为水火既济，心阳下降于肾以资助肾阳，肾水上济于心以资助心阴，否则心火亢于上而肾水亏于下，水火相离。

在肾系疾病常见的临床证型中，就肾脏本身而言，肾病多虚，包括肾气虚、肾精虚、肾阳虚、肾阴虚和肾阴阳两亏等证候。因肾主水，肾功能下降时蒸腾气化不利，致水湿弥漫三焦，痰热瘀毒等病理产物无法随小便排出，留居体内，与水湿相合进一步损伤脾肾，故在虚证中常有浊瘀阻塞证、湿热下注证、瘀水交阻证等实证证型。当合并其他脏腑病变时，则多见脾肾阳虚、肝肾亏虚、肺肾阴虚、心肾不交等证型。体质方面，有研究指出，尿石症患者以阳虚、阴虚、湿热、痰湿为主要体质类型；膜性肾病患者以痰湿质居多；糖尿病肾病患者早期以血瘀质、气虚质、阴虚质为主。这些研究信息可为临床辨治提供一定的参考。

一、颜老对肾系疾病的辨治经验

膏方中的补肾之法能安全有效地改善患者的临床症状，且疗效具有一定的稳定性、持久性。颜老对水肿、尿血、淋证（各种原因引起的慢性肾脏病），淋证、癃闭、阳痿、早泄（各种原因引起的慢性男科病）等疾患辨证订膏有着丰富且独到的经验。

（一）生理

针对各种原因所引起的慢性肾脏病，紧扣肾脏的生理特性，注重肾脏与其他脏腑在功能上相互为用、互相制约的关系，崇尚"肺为水之上源""乙癸同源""先后天之本"等学说。针对各种原因所引起的慢性男科病，尤其重视肝肾之间的关系，将气血观、衡法理念融入辨治中。

（二）病理

针对慢性肾脏病，善于从阳虚、血瘀、阴虚等情况加以思考，重视清阳下陷、风邪作祟、心火妄动等情况，从肺、脾等他脏入手常有佳效。针对男科慢性病，指出厥阴肝经循行绕阴器、调控宗筋，强调形神同病、重视气滞血瘀、久病入络的情况。

（三）治法

常灵活选用提壶揭盖、温阳化气、调畅气机、以风胜湿、清心泻火等治法缓解水肿、蛋白尿、血尿、膀胱刺激症、疲倦等肾脏病常见不适。常运用身心同治、疏肝理气与活血化瘀、通涩结合等方法治疗阳痿、遗精、早泄、尿浊等男科病常见不适。

（四）方药

补中益气汤、苓桂逐阴汤、肾气丸（《金匮要略》）及其变方是颜老治疗各类慢性肾脏病的基本方；血府逐瘀汤、少腹逐瘀汤、桃红四物汤则是其治疗各类慢性男科病的常用方。辨治选方亦不离专病专药。颜老注重药物的气质形味，认为含气于质者，最能安神宁魄；寓味于形者，擅长填精补血。常用的养阴药有生地黄、熟地黄、女贞子、枸杞子等；温阳药有杜仲、狗脊、补骨脂、菟丝子等。生地黄与熟地黄、潼蒺藜（沙苑子）与白蒺藜、桑椹与桑枝、泽兰与泽泻等药对常出现在其膏方脉案中，莲子心、紫石英、虎杖等肾病不常用之药，颜老亦有独到心得。

二、杨志敏对肾系疾病的辨治经验

杨志敏在颜老关于肾脏病、男科病辨证制膏学术思想的基础上，据岭南风土以及人群"上焦多浮热""中虚多蕴湿""下元多寒湿"的体质特点，又有自己的理解与发挥。

（一）生理

将"一气周流"的圆运动理论、扶阳学术思想融入到对"肾"之功能的理解上，重视肾气的周期性变化对人体生命、健康的作用和影响；重视元阳的作用及其对其他脏腑的影响，如"水暖木达""补火生土"等；注重肌表、腠理与肾、膀胱、奇恒之腑的关系。

（二）病理

从肾阳虚衰、肾精不固入手论治不寐、郁证等情志病和亚健康疲劳状态。同时，她也认可岭南肾病患者多表现为肾阳不足、火不暖土、脾不运化、寒湿相合的特点，以及因痰湿阻滞、气滞血瘀而致湿瘀互结的观点。

（三）治法与方药

根据患者病证特点施以温补脾肾、祛湿化浊、温潜阳气、祛寒暖肝、温升疏达等治疗方法，并在近年提出"固其精"之法。杨志敏除遵从颜老用药心得外，破格救心汤、温氏奔豚汤、菟丝煎、右归丸（饮）、大补元煎、金水六君煎等方药亦为其临证所喜，德庆巴戟、海南沉香等岭南道地药材及枸杞子、菟丝子、补骨脂、淫羊藿、沙苑子等补肾药物则为其制膏时所常用。

不难发现，除气血观外，扶阳观、脏腑观也贯穿于杨志敏对中医肾脏系统的认识，脏腑观、形神观、津液观、扶阳观、补泻观等是其对肾系病证理解与辨识的"利器"。除外温其气、固其精等常规治法，通其滞是其治疗该系统病证的亮点。需要特别强调的是，颜杨师徒二人的工作环境是有所区别的，颜老曾独立开诊，新中国成立后又在西医院的中医科工作，所涉病种全面，男科病证亦多有涉猎；而杨志敏参加工作以来，一直在中医院的专科工作，以不寐、郁证、脑病为主攻方向，这些年更致力于中医健康状态与治未病的研究。因此，肾系病膏方医案仅举水肿、遗尿案各1例。学有余力者，可参阅《颜德馨膏方精华》及其他专著与之相关内容。

三、膏方医案

（一）水肿

脾肾阳虚，湿浊阻滞案

张某，男，41岁。初诊：乙未年大雪后订膏。

素虚久病，疲倦困重，下肢浮肿，劳碌而重，重则按之没指。面色㿠白，畏寒怕冷，动则汗出。胃脘胀满，纳谷不馨，夜寐欠安。小便不利，便烂溏薄。舌淡红，苔白厚根黄腻，双脉沉细。水肿之为病，常责于脾肾，虑其脾肾阳虚，湿浊阻滞。刻值冬令及时调治，扶益元阳，破阴化浊。离照当空，阴霾消散，此之谓也。

【提要】中年男性，于2015年冬令订膏，欲解决下肢水肿、失眠、腹胀便溏、畏寒怕冷等不适。

【处方】红参150 g（另煎，冲），生晒参90 g（另煎，冲），熟地黄300 g，山茱萸150 g，山药300 g，肉桂45 g，熟附子90 g，菟丝子150 g，补骨脂150 g，淫羊藿150 g，干姜60 g，干姜炭90 g，桂枝150 g，吴茱萸45 g，五味子45 g，杜仲150 g，巴戟天150 g，牛膝150 g，法半夏90 g，茯苓150 g，苍术90 g，白术90 g，藿香90 g，九节菖蒲150 g，白豆蔻60 g，陈皮60 g，砂仁60 g，泽泻90 g，佩兰90 g，炙甘草90 g，黄芪300 g，枳壳90 g，桔梗90 g，山楂300 g。

【煎服法】上药味，浓煎去渣取汁，文火熬糊；入阿胶60 g，鹿角胶120 g，红糖200 g，熔化收膏。每晨以沸水冲服一匙。

【按语】水肿是指体内水液滞留，泛滥肌肤，以头面、眼睑、四肢、腹背，甚至全身浮肿为特征表现的一类病证。《景岳全书·肿胀》指出："凡水肿等证，乃脾、肺、肾三脏相干之病。盖水为至阴，故其本在肾；水化于气，故其标在肺；水唯畏土，故其制在脾。今肺虚则气不化精而化水，脾虚则土不制水而反克，肾虚则水无所主而妄行。"治疗多从以上三脏出发，施以宣肺、健脾、温肾等法。

此案患者以脾肾阳虚为本，湿浊阻滞为标。杨志敏以温补脾肾、祛湿化浊为法，以桂附地黄丸、开中焦方为主方，欲达温肾暖脾、破阴散寒、芳香化湿、泻水化浊、标本兼治之目的。方中熟地黄、山茱萸、山药滋养肾阴，肉桂、附子并加菟丝子、补骨脂、淫羊藿仿肾四味之意以补益元阳，共奏滋阴补阳、温化肾气、恢复肾脏蒸津化气之功。针对患者便质稀烂之症，予干姜、干姜炭温中收敛，并以补骨脂、吴茱萸、五味子温肾暖脾，涩肠止泻。祛邪方面，以苍术、藿香、砂仁、白蔻芳香化湿醒脾；法半夏、茯苓、陈皮健脾利水渗湿；桂枝振奋脾阳，以泻水化浊，通利小便，取"通阳不在温，而在利小便"之意，使邪有出路，并防止水湿阻碍阳气来复。重用黄芪，一取其补表虚利水气之功，二取其健脾定中轴、运大气之效。诸药合用，冀能使轴运轮行，一气周流如常，诸症消失而运动复圆。

患者次年大雪再次订膏，反馈服膏后怕冷、下肢浮肿明显好转，仅于忙碌时复发，为求巩固，丙申年（2016年）再次求诊。治法仍遵上诊，随证调整膏方。

（二）遗尿

下元不固，木郁土虚案

邹某，女，35岁。初诊：甲午年大雪后订膏。

喜添二胎，却留产后诸症。稍咳嗽用力，则不慎遗尿。畏寒肢冷，面色萎黄，情绪抑郁，神萎乏力，入睡困难，性欲减退，耳鸣手麻，胃痛偶胀，大便黏腻不爽，月经淋漓不断。舌暗苔薄，舌底瘀络显露，双脉沉缓。虑其产后气血大伤，又兼哺育操劳，此乃下元不固，木郁土虚。治宜补肾固精，养肝运脾，以期诸恙得解，重拾健康，神采恢复。

【提要】产后女性，于2014年冬令订膏，欲解决产后遗尿、产后抑郁、畏寒肢冷、月经不调等不适。

【处方】红参150 g（另煎，冲），生晒参90 g（另煎，冲），菟丝子150 g，山药150 g，酸枣仁150 g，茯苓150 g，制远志60 g，鹿角霜150 g，当归150 g，白芍90 g，细辛45 g，桂枝90 g，肉桂45 g，熟附子90 g，黄芪150 g，白术150 g，升麻60 g，柴胡90 g，熟地黄150 g，黄精90 g，补骨脂150 g，巴戟天90，益智仁90 g，核桃150 g，乌药60 g，金樱子150 g，芡实150 g，牡蛎150 g，龙骨150 g，桑螵蛸90 g，山茱萸150 g，乌梅60 g，桔梗60 g，枳壳90 g，砂仁45 g，鸡内金60 g。

【煎服法】上药味，浓煎去渣取汁，文火熬糊；入阿胶60 g，鹿角胶120 g，红糖200 g，熔化收膏。每晨以沸水冲服一匙。

【按语】产后压力性尿失禁是指妇女在产后腹压增加时出现不自主的尿液经尿道口流出的症状，中医学称其为"产后遗尿""产后小便不禁"。《素问·灵兰秘典论》云："膀胱者，州都之官，津液藏焉，气化则能出矣。"指出膀胱与肾互为表里，膀胱的贮尿功能主要依赖于肾气的固摄。除外尿失禁，该患者尚有疲劳倦怠、失眠抑郁、月经不调、消化不良等兼症，结合舌脉，可从下元肾精亏虚、肝失敷和、脾失健运来认识。清代黄元御《四圣心源》载："盖厥阴肝木，生于肾水而长于脾土。水土温和，则肝木发荣，木静而风恬；水寒土湿，不能生长木气，则木郁……凡病之起，无不因于木气之郁。"杨志敏认为，患者虽有一派木郁之象，医者却不应拘泥于疏肝一法，立足"圆运动"思想、"脏腑观"，从温肾健脾养肝入手，常能别开生面，取得好的疗效。

杨志敏以菟丝煎、当归四逆汤、补中益气汤为主方，以达温煦脾肾、祛寒暖肝、温升疏达的目的。菟丝子与山药、人参、熟地黄、黄精、鹿角霜等药相合，可固肾填精；熟附子与桂枝、肉桂、细辛、当归、白芍等药相配，可温通阳气，助肝之升发；黄芪与白术、升麻、柴胡、陈皮等药物同用，可补气健脾，理气升阳，助肝之疏泄；乌药、益智仁、芡实、金樱子均有收敛之功，能奏温摄下元、固精缩尿之效。

患者反馈服膏后遗尿痊愈，体质增强，手足麻木减轻，大便成形。丙申年（2016年）大雪时节为求巩固，再次求诊，治法仍遵上诊，随证调整处方。

参考文献

[1]刘佳敏，李晋宏，丹丹.从脾肾阳虚探讨真武汤加减治疗糖尿病肾病及验案举隅.中医药临床杂志，2020，32（9）：1674-1677

[2]欧飞微，熊曼玲，解丽菲，等.从"肝肾同源"探讨绝经后骨质疏松症的发病机制.辽宁中医杂志，2021，48（7）：52-56

[3]刘海龙，王钢，王佳，等.基于"金水相生"从"肺肾同治"论治干燥综合征理论探析.中医药信息，2019，36（4）：39-42

[4]胡彩平，王晓光.王晓光从湿论治岭南肾病经验.中国中西医结合肾病杂志，2020，21（12）：1106-1108

[5]林育，陈刚毅.近10年岭南地区肾病综合征中医辨证分型及用药规律的文献分析.广州中医药大学学报，2014，31（1）：158-161

[6]李艳春，李嘉鑫，杨宇峰，等.基于"五行相生相克"理论论治糖尿病肾病.中国实验方剂学杂志，2021，27（11）：240-245

[7]王燕，周萍，卢子杰，等.尿石症中医体质调查类文献的计量学和内容分析.亚太传统医药，2021，17（6）：152-155

[8]夏金金，汪涛，刘旭生.不同体质、证型膜性肾病患者临床病理相关性分析.中国实验方剂学杂志，2016，22（17）：130-135

[9]周建扬，柴可夫，翁思颖.宁波地区早期糖尿病肾病患者中医体质类型分

布研究.中华中医药杂志,2015,30(9):3244-3246

[10]王欣然.中医膏滋补肾法治疗肾虚证人群的临床观察.南京:南京中医药大学,2014

[11]魏江磊.颜德馨临床医学丛书——颜德馨膏方方药心解.北京:中国中医药出版社,2010

[12]颜德馨.中国百年百名中医临床家丛书——颜德馨.北京:中国中医药出版社,2011

[13]屠执中.颜德馨临床医学丛书——颜德馨膏方精华.北京:中国中医药出版社,2009

[14]周端.中医膏方学.北京:中国中医药出版社,2014:114

[15]刘诗韵,樊少仪,徐福平,等.杨志敏教授对岭南不同年龄人群膏方调养临证体会.中医药导报,2018,24(20):126-128

[16]张礼财,汤水福.岭南中医对肾病的辨治特色.广州中医药大学学报,2019,36(8):1271-1275

[17]张伯礼,吴勉华.中医内科学.4版.北京:中国中医药出版社,2017:256

[18]高艳梅,刘苗,李兆艾.中医治疗产后压力性尿失禁的临床经验分析.山西医药杂志,2016,45(17):2058-2059

[19]黄元御.四圣心源.菩提医灯,主校.北京:中国医药科技出版社,2016:17

[20]管桦桦,樊少仪,张晓轩,等.杨志敏对菟丝煎的理解与发挥.吉林中医药,2018,38(8):960-962

[21]苏巧珍,陈延,雒晓东.补中益气汤之益气或以调肝为通道.中国中医基础医学杂志,2015,21(5):602-603

（管桦桦,黄诗雅,原嘉民,罗劲娜）

第六节　妇人疾病

　　乾道成男，坤道成女，女性相较男性，在生理解剖上有子宫、胞脉、胞络、子门、产道、阴户等特殊器官或组织，生理功能则以血为主、以血为用，有经、带、胎、产等生理现象和时期。其中，月经是指有规律、周期性的子宫出血，其产生与调节是天癸、脏腑、气血、经络等协调作用于子宫的所产生的生理现象：①天癸禀受于父母先天之气，在肾气旺盛的前提下于特定年龄段蓄积而生，促进经血来潮；在肾气虚衰的前提下于特定年龄段竭绝。该物质贯穿育龄期女性的始与终。②脏腑中，肝、脾、肾与月经关系尤为密切，肝主疏泄，木气条达使经候如期，脾胃主运化，中焦健运使气血生化充足。血是月经的物质基础，气为运行血脉的动力，气血和调，则经候如常。③"任脉通，太冲脉盛，月事以时下。""任脉虚，太冲脉衰少，天癸竭，地道不通。"(《素问·上古天真论》) 以冲、任、督、带为主之奇经八脉，协助调节月经的产生，维持其正常生理节律。带指带下，是女性阴道排出的一种色白或无色透明、黏而不稠、无特殊气味、津津常润的阴液，其产生是脏腑、津液、经络协调作用于胞宫的结果。胎、产分别指妊娠与产育，包括受孕、妊娠、临产、新产及哺乳等生理活动，与脏腑、血气和经络同样有密切关系。由此可知，妇人的经、带、胎、产等生理现象和活动，以肾－天癸－冲任－胞宫的生殖轴为主线，受冲、任、督、带等经脉，肝、脾、心等脏腑，以及气血、津液等物质的共同作用和影响。

妇人每遇内伤七情、外袭侵袭等致病因素，常可妨碍或破坏了正常生理稳态，导致脏腑功能失常、血气失调，间接或直接影响到冲任、胞宫，继而引起相应的妇产科疾病。"妇人诸病……经脉类，胎孕类，产育类，产后类，带浊类，乳病类，子嗣类，癥瘕类，前阴类。凡此九者，乃其最切之病，不得不另详方论。"（《景岳全书·卷之三十七·妇人规上》）中医的月经病、带下病、妊娠病、产后病、不孕症、面部黄褐斑、子宫脱垂、癥瘕等妇人病证，涵盖了西医学中功能失调性子宫出血、闭经、多囊卵巢综合征、痛经、经前期综合征、绝经综合征、子宫内膜异位症、不孕症、产褥期抑郁症、生殖器官炎症、损伤、肿瘤等疾患及一些皮肤科的损美性疾病。"谚云：宁治十男子，莫治一妇人。此谓妇人之病不易治也……而妇人之情，则与男子异。盖以妇人幽居多郁，常无所伸……加之慈恋爱憎，嫉妒忧患，罔知义命，每多怨尤，或有怀不能畅遂，或有病不可告人，或信师巫，或畏药饵，故染着坚牢，根深蒂固，而治之有不易耳，此其情之使然也。"（《景岳全书·卷之三十七·妇人规上》）尤为值得注意的是，妇人病常具有身心同病的特点，一些躯体化的所急所苦常可能是心理疾患的投射，因此常需身心同治、体病同调。

妇人病，在证型方面，血气不和为重要机理之一，常有血虚、血瘀、血热、血寒、气虚、气郁、气逆等不同证型；脏腑层面，以肝、脾、肾三脏相关证型为多，包括肝郁气滞、肝经郁火、肝肾亏虚、肝郁脾虚、脾虚失摄、肾阴亏虚、肾阳不足等；经络方面，则以冲任损伤者为多。研究表明，在一般人群偏颇体质中，女性阳虚质、气虚质、气郁质、血瘀质是常见偏颇体质，且较男性为多。基于体病相关、体证从化的原则，疾病的发生与患者的体质状况密不可分。研究指出不孕症患者体质类型主要为阳虚质、痰湿质、阴虚质；多囊卵巢综合征患者则以湿热、痰湿、气郁质为主；先兆流产患者则以阳虚质、气郁质多见。这些信息为临床上调体辨病提供了一定参考。

近年来，随着人民生活水平的日益提高，群众们的防病保健意识愈发增强。各行各业的都市女性，一方面面临着工作、家庭的双重压力，易有不同程度的身心不适；另一方面，较男性更关注自己的不适、面容、体态，也更愿意花时间和精力为健康投资。妇人以血为本，经、孕、产、乳的生理易耗血伤气，临床上常以虚证为本，非常适合用膏方调治。膏方具有滋润、营养脏腑的功效，是一种能解决多方面问题、蕴含多种治法的大复方。目前认为，卵巢早衰、月经相关诸病、产后相关诸病、绝经前后诸症、慢性盆腔炎、不孕等不适，以及养颜理容等调理需求，膏方都是十分理想的治疗手段。妇人膏方的订制尤重对肝、脾、肾等关键脏腑的养护、对冲任气血的疏通调补、顺应月经周期的阴阳变化规律，使气血调和，血海蓄溢有度，胞宫藏泻有时，充盈冲任，滋肾毓麟。

一、颜老对妇人疾病的辨治经验

颜德馨教授在订制膏方治疗妇人病时，常具有以下方略特点。

（一）生理

①强调女子以肝为先天，重视木性喜条达恶抑郁、主疏泄气机的特点，在肝脏与其他脏腑的关系中尤重肾水对肝木的涵养作用。②立足妇人以血为本，将气血观、衡法融入其中，注重血气喜温而恶寒、气血相互为用的特性。③"任脉者，女子得之以任养也。"（《素问·骨空论》）"任脉通，太冲脉盛，月事以时下。"（《素问·上古天真论》）强调冲任二脉对人体气血的调节作用。

（二）病理

颜老强调木郁化火、木郁气逆、水亏木旺、土虚木旺等病机与体质状态。①痛经：常据疼痛性质对病机要素予以识别，如刺痛为瘀，绞痛为寒，疼痛绵绵属虚，腹痛灼灼属热，痛而兼坠为气虚，时痛时止为气滞。常从气滞血瘀、寒浊凝滞等两方面予以辨识。②脏躁：认为该病凡见情绪不宁、胸胁胀痛、烦闷急躁、易怒善哭、失眠多梦、脉实形盛者，当为肝气郁而气滞血瘀，心火盛而灼津伤血，这些实证病机亦应引起重视。③面色晦暗、肤质欠佳：认为此为妇人损美性疾病，以颜面部或周身皮肤出现黄褐、青紫，甚则灰黑色为主要表现，多伴有巩膜瘀斑、舌紫、脉涩或弦等瘀血体征，从气血、瘀血着手论治，多有疗效。

（三）治法

善于从气血、从调肝、从瘀血论治妇科疾病，"善治血者不求之有形之血，而在无形之气；善理气者反求诸有形之血"，重视疏肝健脾、养血柔肝、滋水涵木、扶土抑木等不同治法，以燮理气血。①痛经：认为该病责之于血，主张可从"血病以行气为先""血病以热药为佐"立法。②脏躁：认为可从疏肝理气、活血化瘀立法，所谓"木郁者达之""血瘀者逐之"是也，非唯心脾两虚。③养颜美容：主张以理气活血化瘀、益气活血化瘀为法则，用于改善微循环、去除黑色素、延缓衰老，非唯从肾论治。

（四）方药

①药物方面：颜老擅用温阳药搭配活血药对治寒凝血瘀证，虚者佐以补气药以助温补之力，实者佐以理气药以增散寒之功。颜老对妇人病尤喜用血中气药川芎，以其上行头目，中开郁结，下调经水，既能活血化瘀，又可行气通滞，配伍羌活可祛风止痛，配伍黄芪可引血上行，配伍当归可补血化瘀，配伍苍术可疏

肝解郁。对治养尊处优、体质娇弱较甚、不耐受川芎之行气活血者，则常用花类药物如绿萼梅、玫瑰花等，贵在调治平和。对颜面色斑、色素沉着及便秘、多汗等时，常以桑叶（桑白皮）作为引经药，取肺主皮毛之义，常搭配血府逐瘀汤使用。②方剂方面：颜老喜用丹栀逍遥散、宣郁通经汤、血府逐瘀汤、少腹逐瘀汤、调肝汤等方药治疗妇人病。其在血府逐瘀汤的基础上，加入蛇床子、紫石英而成其常用经验方化瘀赞育汤，用以祛寒暖宫、促其受孕，融理气活血补肾于一炉，别开生面。

二、杨志敏对妇人疾病的辨治经验

受岭南地域风土影响，不少人嗜食瓜果生冷、久居空调寒冷环境，常具有上热、中虚、下寒的体质特点。杨志敏在充分继承颜老妇人膏方方略的基础上，针对岭南地区妇人病的特点制膏订方有自己的理解与发挥。

（一）生理

①在"一气周流"圆运动思维与扶阳学术思想的影响下，强调肝之"敷和"，这种"生机""萌芽"不但为各脏之气生升之由，还能启迪诸脏之气化而使机体生机勃勃、心情愉悦。②重视形神一体，五志与脏腑元真间相辅相成。③重视腠理、三焦对妇人生殖轴以及冲任、胞宫的影响。④重视元阳的温煦推动作用，将命门学说融入到妇人病的辨治中。

（二）病理

①重视肾阳虚、肾精虚、脾胃弱对肝木的影响，木郁常因水寒、水亏及土败而起。肝并非没有虚证，血虚寒凝的情况在许多妇人病中十分常见。②重视阳气郁遏所引起的病在表和三焦的气血水火诸症，认为其常能引起体型、瘰疬、肤

质、月经、情绪等改变。

（三）治法

①从温散肝寒、健脾疏肝、温肾益肝等立法治疗痛经、月经后期、不孕、产后抑郁等妇人病，丰富了从"肝"辨治妇人病的学术体系。②重视肾精在身心疾病的作用，常结合益肾固精治法以培元固本。③善于使用"六经表药"，协调表里、三焦。

（四）方药

①当归四逆汤、温经汤、温氏奔豚汤、菟丝煎、大补元煎、补中益气汤、人参养荣汤是其治疗妇人病的常用方。②诸如麻黄、柴胡、前胡、黄芪、附子等经方六经表药，亦为其所重视。

不难发现，除外气血观，扶阳观、脏腑观、形神观贯穿于杨志敏从中医维度对妇人的认知，其常采用扶阳观、津液观、形神观、气血观对该系统病证予以理解和辨识，温其气、固其精、通其滞则是其治疗该系统病证的常用法则。在本篇章中，收集了医案13例，涵盖了月经不调、不孕症、产后病、围绝经期综合征等病症，其中绝经前后诸症部分最后3案为颜老医案，余为杨志敏临证脉案。师徒间立法处方究竟有何联系与区别，请大家随我们走入以下医案解读。

三、膏方医案

（一）月经不调

1.冲任交损，升降失司案

蔡某，女，35岁。初诊：甲午年大雪后订膏。

五七之岁，形体丰腴，产后失养，嗜好生冷，月事不调，已历数载，先后不定，甚则停闭，量少色暗，瘀血结块，冲任违和。急躁易怒，口中不和，便质溏黏、日行数次，身重浮肿、动则汗出，关节酸软，不耐劳作。舌见淡胖，脉应沉浊。此乃脾失健运而湿浊流注，血虚水盛而冲任失调，亟当升清降浊，养血利水。刻值冬令，制膏常服，以令血水相和，升降有序，脏腑各司其职，月事依时而至。

【提要】中年女性，于2014年冬令订膏，欲解决月经不调、身重浮肿、便溏等不适。

【处方】红参150 g（另煎，冲），生晒参60 g（另煎，冲），茯苓150 g，艾叶90 g，干姜150 g，莪术90 g，黄芪300 g，牛膝90 g，丹参90 g，白术150 g，当归150 g，熟地黄150 g，苍术90 g，赤芍90 g，黄精120 g，陈皮60 g，通草60 g，续断120 g，升麻60 g，桂枝150 g，杜仲120 g，柴胡90 g，细辛60 g，淫羊藿150 g，砂仁60 g，姜半夏90 g，菟丝子150 g，泽泻90 g，川芎120 g，补骨脂90 g，桔梗90 g，防风90 g，桑寄生90 g，枳壳90 g，香附90 g，巴戟天90 g。

【煎服法】上药味，浓煎去渣取汁，文火熬糊；入鹿角胶90 g，阿胶90 g，甜蜜素3 g，熔化收膏。每晨以沸水冲服一匙。

【按语】"清气在下，则生飧泄；浊气在上，则生䐜胀。此阴阳反作，病之逆从也。"（《素问·阴阳应象大论》）就蔡女士而言，产后疏于调理、素喜瓜果生冷等生活方式，常能影响脾胃功能，破坏人体阴阳（气）间的升降规律。"清阳不升，浊阴不降"，脾失健运，清阳不足，水谷精微失于腐熟，反成痰饮水湿外溢肌表腠理、流注四肢关节，下迫大小二肠，凝滞胞宫冲任，继而导致汗出异常、关节酸软、便频质黏，月事紊乱；浊阴不降并窃踞阳位，导致痰湿瘀热互结，因此见口中黏腻不和，胸中有心烦易怒，月事量少色暗瘀结。

杨志敏以补中益气汤、当归四逆汤为底方，欲达升清阳、降浊阴、补肝肾、和气血之目的。黄芪与柴胡、升麻、桔梗、防风等同用，升提下陷清阳；苍、白术和泽泻、茯苓、牛膝、枳壳、半夏等联合，排泄僭越浊阴。共同恢复脾胃"升清降浊"的功用。熟地黄配黄精、续断、杜仲、菟丝子等品，既能补益肝肾，滋冲任源泉，又能增加膏方出膏量；当归伍芍药、桂枝、川芎、香附、艾叶、莪术、丹参等药可燮理痰瘀交困、气血乖违，剿抚兼施能令血气条达，浊瘀去而新血生。

2.肝脾不和，血脉失养案

李某，女，20岁。初诊：壬辰年大雪后订膏。

桃李年华，疏于调养，渐至肝脾不和、血脉失养。肝失敷和，可见精神疲惫，少食懒言，纳谷不馨，月信不定；寒凝血脉，但见手足怯冷，爪甲不荣，关节疼痛，遇寒尤甚；脉应沉细，舌见淡胖。此乃血虚寒凝、经脉失养，木失条达、土失健运。刻值冬藏，膏调固本，取温经养血、调和肝脾之法，令气血调达，复少年朝气，显靓丽青春。

【提要】年轻女性，于2012年冬令订膏，欲解决月经不调、手足怯冷等不适。

【处方】红参90 g（另煎，冲），艾叶90 g，炒山楂150 g，黄芪300 g，熟地黄90 g，白豆蔻60 g，当归150 g，牡丹皮60 g，防风90 g，白芍150 g，茯苓150 g，厚朴90 g，桂枝150 g，山药300 g，熟附子60 g，细辛45 g，女贞子90 g，丹参150 g，炙甘草60 g，干姜60 g，鸡血藤300 g，吴茱萸60 g，砂仁60 g，合欢皮150 g，大枣150 g，白术90 g，浮小麦300 g，川芎150 g，陈皮60 g，淫羊藿90 g，香附90 g，炒神曲90 g。

【煎服法】上药味，浓煎去渣取汁，文火熬糊；入阿胶60 g，鹿角胶60 g，冰糖200 g，熔化收膏。每晨以沸水冲服一匙。

【按语】杨志敏从"肝"入手论治妇人病，尤重肝之"敷和"。"肝藏升发之气，生气旺则五脏环周，生气阻则五脏留著。"（《张氏医通·卷十二》）"凡脏腑十二经之气化，皆必藉肝胆之气化以鼓舞之，始能调畅而不病。"（《读医随笔》）

五脏之气，皆赖此气生升，心脉得此气而畅，心神得此气而振，脾运得此气而升，肾元得此气而熏，肺金得此气而肃，肝气"敷和"不但为各脏之气生升之由，同时亦能启迪诸脏之气化，而使生机勃勃。女子就诊，常以神疲倦怠、躯体关节不适、情绪波动（急躁焦虑或抑郁低落）、胃肠功能紊乱、月经不调等"身心共病"不适为常见的所急、所苦，除从"肝郁气滞""疏肝理气"辨治外，杨志敏对脉细（弱）、舌淡胖等本底虚弱者，多从"厥阴肝寒""温散肝寒"加以辨治，丰富了从"肝"辨治妇人病学术体系，是其个人学术经验的亮点，值得借鉴。

本案膏方以当归四逆汤、六味地黄丸为底方，辅之以健运脾胃之药而成。方中当归与白芍、熟地黄、女贞子、大枣等相配，以滋阴养血为图；桂枝与川芎、香附、艾叶、丹参、附子等相伍，成温经通脉之用；黄芪与茯苓、山药、白术、陈皮等相合，作补气健脾之谋。诸药共达温肝木、养血脉、调脾胃之效。

3.肝失疏泄，气血瘀阻案

陈某，女，33岁。初诊：甲申年冬至订膏。

国企精英，事业有成，费神劳心，积劳成疾，胆病术后，复有瘀阻。月事愆期，心烦易怒，乳腺胀满，腹痛腰酸，行经诸症，苦楚难言。面色萎黄，疲劳少气，胸闷心慌，夜寐欠安，便溏黏滞。舌见淡胖，脉应细沉。当知肝脾失和，气血瘀阻。刻值冬藏，亟当理气活血，调肝健脾，养心安神。膏滋常服，平身心诸恙，润玉颜悦色，达前程锦绣。

【提要】事业型女性，于2004年冬令订膏，欲解决月经后期、胸胁胀满、疲倦、失眠、便溏等不适。

【处方】生晒参60 g（另煎，冲），西洋参60 g（另煎，冲），黄芪300 g，旱莲草90 g，白术90 g，熟地黄300 g，柴胡90 g，苍术90 g，女贞子120 g，陈皮40 g，木香90 g，玉竹200 g，青皮40 g，茯苓90 g，巴戟天90 g，川芎120 g，酸枣仁90 g，仙茅90 g，赤芍120 g，柏子仁90 g，淫羊藿90 g，白芍120 g，制远志90 g，炒栀子90 g，焦山楂90 g，党参90 g，郁金90 g，香附90 g，砂仁60 g，丝瓜络90 g，当归90 g，法半夏90 g，王不留行90 g，延胡索90 g，小茴香90 g，八月札90 g，醋三棱60 g，醋莪术60 g。

【煎服法】上药味，浓煎去渣取汁，文火熬糊；入鹿角胶90 g，龟甲胶90 g，冰糖250 g，熔化收膏。每晨以沸水冲服一匙。

【按语】月经不调伴情绪调节障碍是育龄期妇人的常见不适。经行前后，妇人易有头痛、乳房胀痛、发热、泄泻、烦躁、眩晕、浮肿等不适，常呈"周期性"的"发作-缓解"趋势，症状多出现于经前数日，不同个体严重程度不一，多在经后缓解。经行前后诸证多责之于"心肝"两脏，就陈女士而言，当为心脾气血两虚，肝胆气滞血瘀，虚实夹杂、因虚致实。肝胆气滞血瘀、失于疏泄，而见月事愆期、心烦易怒、乳房胀满等不适；心脾气血两虚、失于濡养，而有面色萎黄、疲劳少气、夜寐欠安等疾苦。

此案为杨志敏早年脉案。膏方以柴胡疏肝散、归脾汤为底方，欲达调肝胆、养心脾目的。柴胡与青皮、陈皮、香附等药相合，能理气滞、达肝木；赤、白芍得川芎、当归、郁金等药相助，能祛瘀血、生新血；旱莲草、女贞子、熟地黄、玉竹、巴戟天等品相辅，既能养血益精、滋水涵木又能增加膏方的出膏量；黄芪与苍术、白术、木香、砂仁诸药合用，能健脾益气，兼除补药滞腻。

（二）育嗣种子

1.脾肾两虚，气血不和案

王某，女，35岁。初诊：乙未年冬至后订膏。

南国佳人，商界精英，婚后多年，未能孕育。高瘦身姿，神疲倦怠，情绪急躁，纳食欠馨，夜寐不安。月事不佳，少腹隐痛，量少色暗。欲求子嗣，多年未得。舌见红嫩，薄白腻苔，脉应细弦。值五七之岁，肾气尚充，天癸未竭。时值冬藏，制膏缓图，当以健运脾胃，益肾固精为法，以冀顺利孕育，诸事和顺。

【提要】中年女性，于2015年冬订膏，欲解决不孕、月经量少、纳少失眠等问题。

【处方】红参90 g（另煎，冲），生晒参60 g（另煎，冲），熟附子90 g，香附60 g，当归120 g，牛膝90 g，桂枝90 g，干姜90 g，乌药60 g，白芍120 g，砂仁45 g，泽泻90 g，炙甘草90 g，陈皮60 g，车前子90 g，大枣90 g，法半夏90 g，淫羊藿90 g，熟地黄150 g，茯苓150 g，女贞子90 g，山药180 g，苍术90 g，菟丝子90 g，杜仲90 g，木香60 g，艾叶90 g，山茱萸150 g，吴茱萸30 g，五味子60 g，枸杞子90 g，川芎90 g，山楂150 g，肉桂45 g。

【煎服法】上药味，浓煎去渣取汁，文火熬糊；入鹿角胶60 g，阿胶60 g，红糖200 g，熔化收膏。每晨以沸水冲服一匙。

【按语】"不明原因不孕"，是指夫妇未避孕且规律同房12个月后仍未怀孕，且用现有的不孕评估手段未能找到原因的不孕，其发病率为15%～30%。结婚日久而无所出，女方常饱受各方压力和对自身生育能力的质疑，常伴有明显的焦虑、抑郁情绪，"产育由于气血，气血由于情怀，情怀不畅则冲任不充，冲任不充则胎孕不受。"（《景岳全书·妇人规·子嗣》）继而又可导致"心因性不孕"。"欲速则不达"，国医大师夏桂成认为，一些不孕妇人四处寻医问药反而很难受孕，一旦领养子女之后，自身也能很快受孕，这说明心理上的稳定平和对生殖健康具有相当重要的作用。

杨志敏对人体"五神"及其相关调控有着自己独到的理解，认为脾肾对人体情志有重要的调控作用。以本案而言，杨志敏以景岳大补元煎、右归饮及和胃二陈煎、小建中汤为底方，既身心同调又脾肾同治。方中熟地黄、山药为耦，佐之以枸杞子、山茱萸、菟丝子、女贞子等药，共奏益精固肾之功；桂枝、白芍相合，佐之以附子、当归、香附、艾叶、川芎、吴茱萸等品，合为温经通脉之用；干姜、广皮、法半夏、砂仁等联用，健运脾胃之余，也能使膏方更易于吸收。全方协同作用，使"脾藏意""肾藏志"功能恢复正常，"志意和则精神专直，魂魄不散，悔怒不起，五脏不受邪矣。"(《灵枢·本脏》)通过调节情绪而达到助孕效果。2016年6月随访，患者已成功自然受孕，后于2017年、2021年分别顺产一孩。

2.肝肾失养，冲任无权案

陈某，女，43岁。初诊：甲午年立冬后订膏。

广府白领，年逾六七，事业顺遂，唯求嗣急。头昏目涩，华发苍苍，憔悴容颜，畏风怕冷，腰背酸软，月事腹痛，手足怯冷，夜尿频多。脉应沉细，舌嫩苔白。此乃肝失濡养，肾失所藏。适值冬令，以固肾填精、养血柔肝为法，固本培元，制膏缓图，得子嗣延绵，复青春红颜。

【提要】中年女子，于2014年冬令订膏，欲解决不孕、痛经、手足怯冷、早衰等问题。

【处方】红参90 g（另煎，冲），西洋参60 g（另煎，冲），熟地黄150 g，牛膝90 g，山茱萸240 g，香附90 g，黄芪300 g，巴戟天90 g，乌药90 g，当归150 g，枸杞子120 g，玫瑰花90 g，白芍150 g，杜仲90 g，苍术90 g，川芎90 g，补骨脂90 g，白术90 g，桂枝90 g，黄精90 g，茯苓150 g，细辛45 g，制首乌150 g，陈皮45 g，大枣150 g，桑椹90 g，青皮45 g，熟附子90 g，黑豆150 g，炒黄柏60 g，干姜150 g，麦冬90 g，桑叶90 g，炙甘草90 g，龙眼肉150 g，络石藤150 g，乌梅90 g，艾叶90 g。

【煎服法】上药味，浓煎去渣取汁，文火熬糊；入鹿角胶90 g，阿胶45 g，龟甲胶45 g，红糖200 g，熔化收膏。每晨以沸水冲服一匙。

【按语】有正常性生活，未经避孕而一年未妊娠者，称为不孕症。我国不孕症的发生率为7%～10%，妇女婚姻和生育年龄的延迟，居病因之首。自生育政策渐趋宽松以来，许多家庭的二胎需求被极大激发。然而随着年岁增长，部分夫妇多已过最佳年龄且身体机能走向衰退，这是困扰再次孕育的原因。"岐伯曰：女子七岁，肾气盛，齿更发长……七七，任脉虚，太冲脉衰少，天癸竭，地道不通，故形坏而无子也。""丈夫八岁，肾气实，发长齿更……五八，肾气衰，发堕齿槁……七八，肝气衰，筋不能动，天癸竭，精少，肾藏衰，形体皆极。"（《素问·上古天真论篇》）中医认为，生殖功能与"肾气"的变化密切相关。以本案为例，该女士素日失于摄生，高龄肾气渐衰，又值血虚寒凝、肝脉失于濡养，无法有效协助肾促进女子排卵及月经来潮，以致育嗣困难，酸苦缠身，神采渐失，即是生殖功能随着肾气衰减而下降的典型例子。

杨志敏以四逆汤、六味地黄丸以及当归四逆汤为底方，佐以养血益精之品，欲达充肾气、暖肝木、促孕育的目的。方中当归与白芍、大枣、麦冬、龙眼肉等相配，作滋阴养血之谋；山茱萸与巴戟天、枸杞、黄精、桑椹等相伍，以固肾填精为图；桂枝与附子、干姜、细辛、艾叶等相联，成温经通脉、暖宫祛寒之用；黄芪与二术、陈皮、茯苓等相合，既能补气健脾，又能"动（药）静（药）相合"，寓补而不滞、补而不腻之意。

2015年随访，患者已成功自然怀孕，后顺产一子，母子平安。

（三）产后调理

1.营卫欠畅，血不荣筋案

宋某，女，29岁。初诊：丁亥年冬至后订膏。

传媒精英，勤勤恳恳，初为人母，产后不适，巾帼强人，亦感疲惫。畏寒怕风，手足怯冷，骨节酸痛，百骸沉重，形神疲惫，逊于往日。头目昏重，动则汗出，口淡乏味，喜饮温热，胃纳欠佳，便如羊屎、虚坐努责、数日一行。舌色淡红，苔白滑腻，脉应细芤。当知气不鼓舞，血不荣筋，精不养神。适值冬藏，作固本培源之谋，法当固肾填精，温阳益气，养血通络，望气通血活，诸恙悉除，红颜依旧。

【**提要**】女性，于2007年冬令订膏，欲解决产后手足怯冷、疲倦肢重、便秘等不适。

【**处方**】红参150 g（另煎，冲），茯苓150 g，川芎150 g，黄芪300 g，牡丹皮90 g，白术150 g，党参240 g，泽泻90 g，苍术90 g，当归150 g，淫羊藿150 g，白芥子90 g，白芍90 g，仙茅90 g，小茴香45 g，桂枝90 g，菟丝子90 g，石菖蒲90 g，通草60 g，巴戟天90 g，法半夏90 g，炙甘草60 g，肉苁蓉150 g，青皮60 g，细辛45 g，杜仲90 g，陈皮60 g，大枣150 g，续断90 g，白豆蔻60 g，熟地黄240 g，麦冬90 g，砂仁90 g，山茱萸150 g，熟附子90 g，干姜150 g，山药300 g，姜黄60 g。

【**煎服法**】上药味，浓煎去渣取汁，文火熬糊；入阿胶60 g，鹿角胶60 g，冰糖200 g，熔化收膏。每晨以沸水冲服一匙。

【**按语**】"产后风"是民俗对于产后出现肢体关节酸楚、疼痛、麻木、重着等不适的概括，虽多发于产褥期，但亦有患者迁延年余躯体仍有不适者。其病因多咎为素体气血虚弱，产时、产后失血过多，百脉空虚，经脉失养，故有神疲乏力、关节酸痛、肢体麻木，手足怯冷等不适；又因血虚津亏，肠失濡润，"河里无水行舟"，而见糟粕燥而不行；血虚不能上荣，故头目昏重；气血亏虚不能达于肌表，而见畏寒怕风、动则汗出等不适；苔白滑腻、脉见细芤，均是气血大虚的表现。

本案膏方重用黄芪、党参、红参之余，以当归四逆汤、六味地黄汤为底方，欲达益气血、健脾胃，养血脉、通经络，固肾精、合形神的目的。黄芪与党参、红参、苍白术、陈皮、半夏、砂仁等同用，能鼓舞气血，健运脾土；当归与白芍、桂枝、熟附子、川芎、姜黄等相合，可温经散寒，濡养血脉；熟地黄与山茱萸、山药、菟丝子、肉苁蓉、巴戟天等相伍，既作益肾填精、滋养形神之谋，又可增加整料膏方的出膏量。

值得注意的是，产后风虽有肢体疼痛等不适，但其根源为气血不能濡养所致，切不可滥用辛温发散。正如《沈氏女科辑要笺正》所曰："遍身疼痛，痛在经络，皆无定处……此症多血虚，宜滋养。或有风寒湿三气杂而至之痹，则养血为主，稍参宣络，不可误投风药。"产后宜以滋养为主，而"风药"多燥烈，易劫伤气血，尤当慎用。

2.心神失养，阴血亏虚案

罗某，女，30岁。初诊：乙酉年小雪后订膏。

南国佳人，身姿纤细，产后年余，身心未复。心失所养，夜寐欠安，辗转反侧，多梦易醒，盗汗淋漓，急躁落寞，健忘恍惚，兴趣索然，无以解忧。疏于调理，疲惫倦怠，肤色萎黄，毛发枯槁，时作晕眩，双目干涩，口疮频发，胁肋隐痛，糟粕难排，唇色瘀黯，四末冰凉，苦痛难言。脉应细弦，舌红瘦小。此乃心血亏虚无以养神，肝血不足失于调畅，形神皆惫。法当滋阴养血，宁心安神，舒达肝木，调和情志。时逢冬令，膏滋以养，冀容光焕发，诸恙悉除。

【提要】年轻女性，于2005年冬令订膏，欲解决产后抑郁、失眠多梦、急躁健忘、口疮、四肢冰凉等不适。

【处方】西洋参60 g（另煎，冲），大枣60 g，白术90 g，灵芝90 g，五味子90 g，八月札90 g，五指毛桃300 g，桔梗60 g，川牛膝90 g，太子参300 g，制远志60 g，牡丹皮90 g，淮小麦300 g，丹参200 g，百合90 g，熟地黄150 g，柴胡90 g，合欢皮150 g，茯苓300 g，白芍90 g，黄连30 g，柏子仁150 g，炒枳壳60 g，知母90 g，酸枣仁200 g，川芎90 g，制首乌150 g，天冬90 g，陈皮60 g，鸡血藤300 g，麦冬90 g，炙甘草60 g，龟甲150 g，玄参90 g，香附60 g，砂仁45 g，当归150 g，郁金90 g。

【煎服法】上药味，浓煎去渣取汁，文火熬糊；入阿胶60 g，鳖甲胶60 g，冰糖400 g，熔化收膏。每晨以沸水冲饮一匙。

【按语】产后抑郁是一种十分常见的产后情志调节障碍，我国的发病率约为15%。患者常以睡眠障碍、身体疼痛等躯体形式障碍为首发症状或就诊主诉，常在就诊过程中反复倾诉类似"月子里受凉，没有养好，得了月子病"等内容，以情感低落、兴趣和愉快感丧失、因精力降低而导致劳累感增加和活动减少等为共性核心症状。本病在产后12个月内均可发生，多在产后2周内出现，随情绪刺激因素而发作或加重；随着发作次数的增多，其危害也在加大。杨志敏指出，此病除从肝气郁结论治外，亦可从心神失养入手辨治。《灵枢·本神》曰："所以任物者谓之心。"指出承担接受外界事物刺激并作出相应反应是心的基本功能，而产后抑郁所表现的情绪低落、对外界反应缓慢、兴趣和愉快感丧失等表现，即是"任物"功能下降的表现。

本案膏方重用五指毛桃、太子参、小麦、茯苓、酸枣仁、丹参作气阴同补、养血安神之谋，以天王补心丹、柴胡疏肝散为底方，欲达养阴血、宁心神、达肝木之目标。生熟地黄与麦冬、天冬、玄参、五味子、首乌等品相配，能滋阴养血，濡润脏腑；柴胡与枳壳、陈皮、八月札、砂仁、白术等药相伍，既能肝脾同调、舒达阳气，又能除"静药"之滋腻碍胃；当归与白芍、川芎、丹参、郁金、香附、牡丹皮等味同用，共奏理气活血之功。

2006年2月随访，患者服膏后情绪和睡眠明显好转，口疮少发。后续嘱调节情志，同时饮食调理。

（四）绝经前后诸症

1. 肾虚血瘀，肝郁化火案

刘某，女，47岁。初诊：丙申年大雪订膏。

事业菁英，年近七七，情感受挫，神采顿失。暗自神伤，身心憔悴，疲倦乏力，心境低落，怕冷怕风，颈项、腰膝拘挛酸痛，失眠健忘，胃肠紊乱，腹胀嗳气，便溏黏滞，唇肿口干，两目干涩，月事紊乱，适值更年，谁解苦痛？舌体胖大、色泽瘀暗，苔有滑腻，脉应细数。此乃肾虚血瘀，肝郁化火，浊阴僭越，郁遏清阳。治拟抚剿兼施，温肾祛瘀，健脾泻浊。冀以诸郁悉除，神采焕发，祛病延年。

【提要】中年女性，于2016年冬令订膏，欲解决围绝经期抑郁、月经紊乱、恶风、全身酸痛等不适。

【处方】红参150 g（另煎，冲），生晒参90 g（另煎，冲），菟丝子150 g，乌梅90 g，当归90 g，牡蛎150 g，熟附子90 g，酸枣仁150 g，连翘90 g，炙甘草90 g，九节菖蒲90 g，栀子90 g，肉桂45 g，制远志60 g，炒黄柏60 g，沉香45 g，鹿角霜150 g，藿香90 g，砂仁45 g，薤白90 g，巴戟天150 g，山药150 g，山楂150 g，肉苁蓉150 g，茯苓150 g，川芎150 g，干姜90 g，牛膝90 g，丹参150 g，苍术90 g，泽泻90 g，三七90 g，郁金90 g，山茱萸150 g。

【煎服法】上药味，浓煎去渣取汁，文火熬糊；入鹿角胶60 g，阿胶60 g，龟甲胶60 g，红糖250 g，熔化收膏。每晨以沸水冲服一匙。

【按语】"七七，任脉虚，太冲脉衰少，天癸竭，地道不通，故形坏而无子也。"（《素问·上古天真论》），经典理论认为，妇女七七之年因肾精不足、天癸衰竭而出现绝经；而"肾藏精，精舍志""并精而出入者谓之魄"，肾精是"魄"与"志"活动的物质基础，肾精不足则往往带来思维、情绪上的一系列问题，继而引起"身心同病"。此种情况是许多女性在围绝经期的主要病证特点。以本案为例，感情受挫又适值围绝经期是该女士诸多不适的诱因，各种愤怒、不忿、悲伤、紧张、忧思等不良情绪，可损伤五脏藏神，继而累及脏腑正常功能。在这位刘女士身上突出表现为"毛悴色夭"与"失魂落魄"。"毛悴色夭"语出《灵枢·本神》，系指五脏神伤、精气不足后出现颜面无华、脱发白发、神采不再等失神表现；"失魂落魄"，则指人遇起落且情绪灰暗，"魂"主要指人的意识，"魄"常指人的生理本能，魂魄离职，表现为患者的躯体感觉异常、情绪调节障碍、寤寐功能紊乱等身心共病。

"足于精者，百病不生；穷于精者，万邪蜂起。"（《冯氏锦囊秘录》）杨志敏以温氏奔豚汤、菟丝煎为底方，诸药合用，欲达固肾精、泻寒湿、祛瘀浊、透烦热之目的。菟丝子与山药、山茱萸、鹿角霜，肉桂、沉香、砂仁等药相合，能填肾精、固肾气；巴戟天、肉苁蓉既益精血之余，又助出膏。熟附子与茯苓、牛膝、泽泻、苍术、干姜等药相配，能破寒凝，利水湿。当归与薤白、山楂、川芎、丹参、三七等药相伍，可活血化瘀；郁金与连翘、栀子、黄柏等药合用，可透热除烦。

2.两本亏虚，湿滞痰阻案

周某，女，47岁。初诊：丙申年立冬后订膏。

广府靓姨，七七将至，形逾丰腴，痰湿之体。嗜食生冷，小产殒堕，脾肾阳虚，伤精耗血，反复成疬。体虚易感，咳嗽迁延难愈；腹中冰冷，经行痛不欲生。煎炸辛辣，稍食口疮咽痛；胃肠紊乱，多见便质溏烂。眠差易醒，昏昏沉沉。舌见胖大，苔白滑腻，脉应细芤。此乃两本亏虚，精失封藏，阳不内守，痰湿为患。法当温补脾肾，益精敛阳，温经通络，祛湿化浊。制膏缓图，冀以重塑生化之源，再筑健康之基。

【提要】中年女性，于2016年冬令订膏，欲解决痛经、体虚形冷、失眠、口腔溃疡、咳嗽迁延难愈等不适。

【处方】红参150 g（另煎，冲），防风90 g，法半夏150 g，炮天雄150 g，橘核60 g，藿香90 g，干姜150 g，青皮60 g，泽泻90 g，炙甘草150 g，桂枝90 g，砂仁60 g，菟丝子150 g，肉桂60 g，大枣150 g，山药300 g，细辛60 g，熟地黄300 g，酸枣仁150 g，白芍90 g，山茱萸240 g，制远志60 g，麻黄60 g，淫羊藿150 g，当归150 g，五味子90 g，锁阳90 g，茯苓150 g，葶苈子90 g，枸杞子90 g，苍术90 g，陈皮60 g，补骨脂150 g，黄芪150 g，牡蛎150 g。

【煎服法】上药味，浓煎去渣取汁，文火熬糊；入鹿角胶90 g，阿胶90 g，红糖250 g，熔化收膏。每晨以沸水冲服一匙。

【按语】"阳气"和"阴精"的亏虚是该女士的病证特点。经言："阳气者若天与日，失其所，则折寿而不彰。""阴者，藏精而起亟也；阳者，卫外而固也""阴平阳秘，精神乃治。"（《素问·生气通天论》）阳气能温煦、推动、升发，能固表卫外，使邪气不可以进入体内，保证阴精的正常化生；阴精则能濡润、滋养、潜降，从而使阳气正常发挥固护卫表的作用。阴阳虚衰者，常有精、气、血、津、液等物质的生成与代谢障碍，常见形体丰腴、精神萎靡、眠差易醒、胃肠紊乱、经行腹痛、体虚易感等不适。在该女士身上突出表现为"痰湿瘀浊"为标，"阴阳虚损"为本。

杨志敏以四逆汤、麻黄附子细辛汤和菟丝煎、玉屏风散为主方，欲达除痰湿、化瘀浊、温阳气、固阴精的目的。炮天雄与干姜、桂枝、肉桂、细辛、麻黄、淫羊藿、锁阳等药相配，起温通阳气之效；菟丝子与山药、人参、熟地黄、山茱萸、枸杞子等药相合，能益五脏六腑之精；黄芪与防风、苍术、茯苓、泽泻、半夏、藿香、陈皮、砂仁等药物同用，共奏固卫表、健脾胃、化湿浊之功。

3.肾水不足，相火上亢案

郑某，女，55岁。初诊：庚寅年立冬后订膏。

岭南佳人，年逾五十，绝经前后，诸症蜂起。月事紊乱，烘热汗出，休作无常。多梦易醒，夜眠欠酣，情绪不畅，急躁易怒。感冒频发，口槁咽干，便坚不畅，苦不堪言。舌见郁红，苔有薄黄，脉弦细滑。此乃肾中水亏于下，心肝火盛于上，心肾不交，营卫失和。冬藏之令，制膏缓图，拟滋水涵木，养阴宁心，交通心肾为法。冀诸症悉平，通体舒泰，葆有健康。

【提要】中年女性，于2010年冬令订膏，欲解决围绝经期月经紊乱、潮热汗出、心烦、失眠多梦等不适。

【处方】生晒参90 g（另煎，冲），西洋参60 g（另煎，冲），牡丹皮90 g，麻黄根150 g，茯苓300 g，小麦300 g，仙茅90 g，茯神300 g，黄芪150 g，淫羊藿90 g，麦冬150 g，大枣150 g，当归90 g，五味子90 g，杜仲150 g，巴戟天90 g，丹参150 g，牛膝90 g，知母90 g，桔梗60 g，肉苁蓉300 g，炒黄柏60 g，白芍150 g，白术150 g，女贞子90 g，石斛150 g，法半夏90 g，旱莲草90 g，百合300 g，

砂仁90 g，生地黄150 g，北沙参150 g，乌梅60 g，熟地黄150 g，玄参90 g，龟甲150 g，山药300 g，煅龙骨300 g，肉桂30 g，山茱萸150 g，煅牡蛎300 g。

【煎服法】上药味，浓煎去渣取汁，文火熬糊；入阿胶60 g，鹿角胶60 g，甜蜜素3 g，熔化收膏。每晨以沸水冲服一匙。

【按语】妇女绝经前后，此时肾气渐衰、天癸将竭，可出现月经紊乱或绝止、烘热汗出、头晕耳鸣、烦躁不安、心情忧郁、心悸失眠、神疲乏力等症状，中医称作"绝经前后诸症"。本病以"肾虚"为本，肾中阴阳失衡，常波及心、肝、脾，其中尤以心主血脉和主神明的功能失常为表现。本案患者以月事紊乱、烘热汗出、心烦眠差为主症，伴见口槁咽干、便坚不畅、舌红脉滑为特点，确有"阴虚火旺"之象。"阴虚"为肾阴虚于下，见月事紊乱、便坚不畅等症；"火旺"为心肝火盛于上，有烘热汗出、心烦眠差、便坚不畅等不适，参以舌脉，实以肾虚为本，火旺为标，属"心肾不交""水不涵木"。

杨志敏以二仙汤、六味地黄丸、二至丸为底方，诸药合用，欲达补肾阴、柔肝体、养心血，平衡肾中阴阳之目的。生熟地黄同用，可滋肾水、补阴血，兼清虚热，搭配百合、五味子、麦冬、白芍、玄参、石斛、沙参等养阴之药，奏宁心神、敛相火、润肠燥、生津液之功。肉苁蓉补肝肾之余，既助通便又可增加出膏量。山茱萸、山药其性涩，有收敛固脱之功，搭配煅龙牡、麻黄根、浮小麦、乌梅、黄芪、白术等药，有敛心阴、柔肝木、固卫表之效。

4.肝肾亏虚，气滞血瘀案[1]

蒋某，女，49岁。初诊：辛巳年大雪前订膏。

从政多年，案牍劳形，加之年至七七，渐见头晕昏胀，颈项紧掣，肢节酸

---

[1] 此为颜老医案，原载于《颜德馨教授"衡法"在膏方中的应用》(2009中国首届中医膏方高峰论坛暨第四届金陵名医高层论坛)，现结合颜老学术思想，予重订后收录。

楚，夜寐难眠，潮热汗出，口干口苦，心烦胸闷，脘腹痞胀，颜面色斑。脉沉细涩，舌淡紫暗、苔薄。女子以肝为先天，然日夜忧心，致肝失条达；又加更年之际，天癸渐衰，肝肾不足，气血虚弱，失于濡养，故见上述种种不适。刻值冬藏之候，借草木之精华，损有余而补不足，以补益肝肾、理气化瘀、通畅血脉，以葆安康。

【提要】围绝经期女性，于2001年冬令订膏，欲解决围绝经期抑郁、身痛、头晕、胸闷等不适。

【处方】生晒参90 g（另煎，冲），沙苑子90 g，丹参150 g，生地黄150 g，白蒺藜90 g，天麻60 g，熟地黄150 g，桃仁90 g，香附90 g，淫羊藿150 g，红花90 g，郁金90 g，仙茅90 g，赤芍90 g，党参150 g，当归90 g，白芍90 g，白术90 g，巴戟天90 g，枳壳60 g，茯苓90 g，知母90 g，桔梗45 g，炙甘草45 g，黄柏90 g，牛膝45 g，大枣90 g，枸杞子90 g，川芎90 g，玉竹150 g，狗脊90 g，柴胡90 g，木瓜90 g，续断90 g，黄芪300 g，佛手60 g，杜仲90 g，防风90 g，砂仁24 g，肉苁蓉90 g，鸡血藤150 g，绿萼梅45 g，桑寄生150 g，葛根90 g。

【煎服法】上药味，浓煎去渣取汁，文火熬糊；入阿胶90 g，龟甲胶90 g，冰糖500 g，熔化收膏。每晨以沸水冲服一匙。

【按语】女性进入更年期后，随着雌激素分泌减少，丘脑-垂体-卵巢内分泌轴的生理功能平衡失调，导致内分泌系统和自主神经系统双向调节功能异常，产生潮热盗汗、五心烦热、失眠等一系列自主神经系统功能紊乱伴有神经心理状态的症候群，称为围绝经期综合征。此病中医名为"经断前后诸症"，与天癸衰竭密切相关。女子具有"七七，任脉虚，太冲脉衰少，天癸竭"的生理特性，而"冲任之脉，为经脉之海，血气之行，外循经络，内荣腑脏"（《诸病源候论·妇人杂病诸候二》）"天癸者，阴精也"（《黄帝内经素问灵枢注证发微》），冲任、天癸又与气血、阴精密切相关，当天癸衰竭、冲任渐虚，则气血、肝肾亦同样不足，而伴见气血不足、肝肾亏虚之证。本案患者事务繁多，肝失舒畅，气机郁滞，而见胸闷不适、脘腹痞胀；气滞则血行不畅而为瘀，则见颜面色斑、脉涩、舌紫暗；长年阴血暗耗，加之更年，肝肾亏虚、气血不足更甚，四肢百骸失于濡养，而发为头晕昏胀、颈项紧掣、肢节酸楚；气血虚衰，营卫不能交合则夜寐难眠；肝肾阴虚，相火不藏，则见潮热汗出、口干口苦。治需标本兼顾，以补益肝肾、理气祛瘀为法。

本案处方以二仙汤、血府逐瘀汤为基本方。二仙汤为经典妇科方剂，能温肾阳、补肾精、泻肾火、调冲任，方中温阳、滋阴、泻火之品同用，能对治阴阳俱虚于下，而又有虚火上炎的复杂证候；白蒺藜能清利头目，疏肝祛风，潼蒺藜补肾固精，两者合用能清上固下，为颜老常喜用之药对，于本案患者正是合适；同时仿李可老中医肾十味之法，加枸杞、狗脊、续断、杜仲之品以加强补益肝肾之力。对于气滞血瘀之病机，仿效颜老喜用"木郁者达之""血瘀者逐之"之法，处以血府逐瘀汤及丹参、香附、郁金之品，并配伍大剂量黄芪以达"气行则血行"。血府逐瘀汤由桃红四物汤合四逆散加桔梗、牛膝而成，既行血分瘀滞，又解气分郁结，对气滞血瘀之证最是合拍。因患者具肝郁气滞之证，"见肝之病，知肝传脾，当先实脾"，合四君子汤以及玉竹、木瓜、佛手、砂仁、绿萼梅等健脾化湿和胃。诸药合用，以求固本清源，标本同治，百脉通畅，却病延年。

5.脾肾不足，气滞血瘀案[1]

李某，女，48岁。初诊：己卯年冬日订膏。

幼年病脑，中年病肾，两次先兆流产，后发月经不调，常二三月一至。本元不足，冲任欠和，近年少寐健忘，性情抑郁，形寒倦怠，下腹胀满，胸闷不舒，食入运迟，口干便艰。脉细略涩，舌紫瘀暗，苔薄白腻。此乃脾肾不足、气滞血

---

1 此为颜老医案，原载于《孟河医派脾胃学术思想在膏方中的应用》(《中国中医基础医学杂志》2015年第21卷第5期)，现结合颜老学术思想，予重订后收录。

瘀之证。冬藏之候，正宜及时调治，拟补益脾肾，理气活血，制膏常服，以冀康复。

【提要】女性，于1999年冬令订膏，欲解决失眠健忘、腹胀便秘等不适。

【处方】生晒参90 g（另煎，冲），西洋参90 g（另煎，冲），鸡内金90 g，乌药60 g，青皮45 g，檀香15 g，熟地黄150 g，陈皮45 g，郁金90 g，生地黄150 g，柴胡90 g，丹参150 g，淫羊藿150 g，赤芍90 g，蒲黄90 g（包煎），仙茅90 g，白芍90 g，香附90 g，肉苁蓉90 g，川芎90 g，酸枣仁150 g，茯苓90 g，桃仁90 g，甘草45 g，白术90 g，红花90 g，远志90 g，苍术90 g，当归90 g，茺蔚子90 g，玉竹150 g，牛膝90 g，八月札90 g，灵芝90 g，枳壳90 g，娑罗子90 g，大枣90 g，桔梗45 g，绿萼梅45 g，麦芽300 g。

【煎服法】上药味，浓煎去渣取汁，文火熬糊；入阿胶90 g，龟甲胶90 g，蜂蜜250 g，冰糖500 g，熔化收膏。每晨以沸水冲服一匙。

【按语】人身之有本，如同木之有根、水之有源。人之有生，全赖于气，肾为生气之根，脾为生气之源，即"肾为先天之本，脾为后天之本"。肾的精气有赖于水谷精微的培育和充养，才能不断充盈和成熟；脾胃转化水谷精微，则必须借助于肾阳的温煦。先后天两本健旺充盛，方能维护人体正常的机体生命活动。本案患者幼年病脑，中年病肾，两次患病，肾气渐虚，日久火不生土而见脾肾同病。两次先兆流产以及后续的月经延期，当与肾关不固、脾虚下陷有关。或曰：如此虚损之证，或可予补益之剂大补先后天？颜老指出，辨治需病史与当下结合，切不可关注病史而忽略其当下情况。人身为气血阴阳和合之复杂高级生命体，绝无纯虚无实、一成不变之理。当下患者尚有下腹胀满、胸闷不舒之症，结合脉略涩、舌紫瘀暗，与虚证日久、气血不畅、脉络瘀阻相关。失眠、健忘、便秘之症，既可因脾肾不足不能滋养所致，亦可由气滞血瘀、脉络瘀阻而起。治当标本兼顾，补益脾肾、理气活血同用。

本案处方以两仪膏、逍遥散、血府逐瘀汤为底方。两仪膏为张景岳所创，药虽人参、熟地黄两味，然气味俱厚，脾肾兼顾，可为补益脾肾之基本方。因西洋参能补气养阴，生地黄能凉润生津，故生晒参与西洋参、熟地黄与生地黄同用。同时，佐以阿胶、龟甲胶、淫羊藿、仙茅、肉苁蓉等以补肾固精，苍白术、茯苓、玉竹、灵芝、大枣等品补益脾胃，麦芽、鸡内金、青陈皮理气和胃，以防药滞。如此先后天之本健旺，可望气血充盈。继以逍遥散、血府逐瘀汤以及檀香、郁金、香附等药理气、开郁、活血、祛瘀，合酸枣仁、远志安神助眠，而得标本同治。其中，八月札、绿萼梅、娑罗子（又名"苏噜子"）数味为孟河医家张伯臾先生治疗气滞兼心阴虚之冠心病经验，具有理气而不伤阴之效果，用于此案患者正是合适。

6.五脏虚损，血瘀血燥案[1]

杜某，女，50岁。初诊：戊寅年冬日订膏。

禀赋素弱，后天失养，月经量少，经行腹痛，血块紫暗，得温痛减，缠绵多年；胸闷短气，双乳胀痛，胸胁胀痛，适逢更年，诸症尤甚。素体易感，身倦乏力，纳差食少，口干喜冷，烦躁难寐，小便黄短，大便难解。面色萎黄，脉细弱涩，舌淡苔薄。此乃五脏虚损、血瘀血燥之证，拟补益真元，润燥化瘀而促生化，藉草木之精华，取胜复之法度，以保红颜，不亦宜乎？

【提要】女性，于1998年冬令订膏，欲全身调理，解决上述诸多不适。

【处方】生晒参90 g（另煎，冲），仙茅90 g，佛手60 g，党参120 g，杜仲90 g，桃仁90 g，熟地黄300 g，续断90 g，丹参150 g，炙黄芪300 g，灵芝150 g，川芎90 g，紫河车2具，制远志90 g，蒲黄90 g（包煎），白术100 g，莲子90 g，香附90 g，山药90 g，龙眼肉90 g，柴胡90 g，茯苓90 g，木香45 g，桔梗50 g，

1　此为颜老医案，原载于《颜德馨"膏方"在心身疾病治疗中的应用》(《中国中医基础医学杂志》2015年第21卷第2期)，现结合颜老学术思想，予重订后收录。

酸枣仁150 g，大枣90 g，枳壳50 g，当归90 g，玉竹150 g，苦杏仁90 g，白芍90 g，陈皮60 g，防风90 g，枸杞子90 g，法半夏90 g，炙甘草45 g。

【煎服法】上药味，浓煎去渣取汁，文火熬糊；入阿胶60 g，鹿角胶60 g，龟甲胶60 g，冰糖500 g，熔化收膏。每晨以沸水冲服一匙。

【按语】血者，"目得之而能视，耳得之而能听，手得之而能摄，掌得之而能握，足得之而能步，脏得之而能液，腑得之而能气。是以出入升降，濡润宣通者，由此使然也"（《金匮钩玄·血属阴难成易亏论》）。全身各部（内脏、五官、九窍、四肢、百骸）无一不是在血的濡养作用下而发挥功能，《难经·二十二难》将血的这一作用概括为"血主濡之"。"今妇人之生，有余于气，不足于血，以其数脱血也。"（《灵枢·五音五味》），妇人具有月经来潮之生理特性，故常呈现阴血不足之状态。若加禀赋素弱、后天失养，阴血不足益甚，既可因血虚不能濡养五脏六腑而成虚损之证，又可因虚致实、久病生瘀而见血瘀、血燥之实证。

回顾本案患者，虽症状繁多，然明白上述虚损为本、血瘀血燥为标、因虚致实之过程，即可迎刃而解。血虚日久，五脏失养，肝虚则见月经量少、面色萎黄，心虚而见胸闷短气，肺虚而见素体易感，脾虚而见纳差食少，肾虚而见身倦乏力；血块紫暗、脉涩为血瘀之征，口干喜冷、烦躁难寐、小便黄短、大便难解为血虚生燥之症。诸多症状，正是血虚日久而成五脏虚损、血瘀血燥之虚实错杂证候。

《理虚元鉴·治虚有三本》："治虚有三本，肺、脾、肾是也。肺为五脏之天，脾为百骸之母，肾为性命之根，治脾、治肺、治肾，治虚之道毕矣。治肺脾肾虚损之方，笔者首推《本草纲目》所记载之《诸征辨疑》大造丸。该方由人参、黄芪、白术、当归、枣仁、远志、白芍、山药、茯苓、枸杞子、熟地黄、紫河车、鹿角、龟板组成。方中紫河车"本人之血气所生，故能大补气血，治一切虚劳损极"（《本草备要》），为治疗五脏虚损之要药；搭配同样是血肉有情之品、能大补先天真元的鹿角、龟板，和补益脾肺的人参、黄芪、山药，以及温润滋阴诸药，共奏补脾肺肾、润燥养血之功。在此方基础上，又增归脾汤以及灵芝、大枣等养血宁心安神；加陈皮、法半夏理气和中，以防药滞；以血府逐瘀汤理气化瘀；加"风药润剂"防风合黄芪、白术以成玉屏风散益气固表。诸药同用，共奏补益真元、润燥化瘀、攻补兼施之功。

参考文献

[1]谈勇.中医妇科学.北京：中国中医药出版社，2016

[2]罗元恺.中医妇科学.上海：上海科学技术出版社，1986

[3]白明华，王济，郑燕飞，等.基于108015例样本数据的中国人群中医体质类型分布特征分析.北京中医药大学学报，2020，43（6）：498-507

[4]王琦，朱燕波.中国一般人群中医体质流行病学调查——基于全国9省市21948例流行病学调查数据.中华中医药杂志，2009，24（1）：7-12

[5]陈润东，杨志敏，林嬿钊，等.中医体质分型6525例调查分析.南京中医药大学学报，2009，25（2）：104-106

[6]杨明，何燕萍，黄李双，等.不孕症中医体质流行病学调查及相关研究.新中医，2010，42（5）：55-56，7

[7]李道宽，姚宇剑，谢毅强，等.海南地区PCOS患者中医体质分布与性激素水平研究.时珍国医国药，2019，30（1）：220-221

[8]李静颖.600例早期先兆流产患者中医体质类型调查研究.浙江中医杂志，2018，53（6）：401-402

[9]胡国华.江南中医妇科流派膏方精选.北京：中国中医药出版社，2014

[10]颜德馨.中国百年百名中医临床家丛书——颜德馨.北京：中国中医药出版社，2011

[11]屠执中.颜德馨临床医学丛书——颜德馨膏方精华.北京：中国中医药

出版社，2009

　　[12]张子才，黄春华，杨志敏.杨志敏温阳法治疗不孕症经验.中医杂志，2011，52（10）：884-885

　　[13]管桦桦，樊少仪，张晓轩，等.杨志敏对菟丝煎的理解与发挥.吉林中医药，2018，38（8）：960-962

　　[14]司燕情.温经汤对围绝经期寒凝血虚型失眠的临床研究.广州：广州中医药大学，2016

　　[15]刘诗韵，樊少仪，徐福平，等.杨志敏教授对岭南不同年龄人群膏方调养临证体会.中医药导报，2018，24（20）：126-128

　　[16]夏桂成.夏桂成实用中医妇科学.北京：中国中医药出版社，2009

　　[17]卜晓萌，贾婵维，马延敏，等.不明原因不孕女性临床特征和IVF相关指标的回顾性分析.生殖医学杂志，2021，30（8）：1033-1039

　　[18]夏桂成.中医临床妇科学.北京：人民卫生出版社，2007

　　[19]沈铿，马丁.妇产科学.北京：人民卫生出版社，2015

　　[20]许梦白.产后抑郁症中医证候特点分析及逍遥散的干预作用机制研究.北京：北京中医药大学，2021

　　[21]刘碧岩.妇产科学.2版.长春：吉林科学技术出版社，2019

　　[22]郭良集.张伯臾诊治冠心病经验介绍.中医文献杂志，1997，15（4）：24-25

（管桦桦，张晓轩，罗劲娜，张丰跃，李小琼，孙晨，陈瑶瑶）

第七节 肢体经络病

肢体即四肢和外在躯体，由皮肤、肌肉、筋骨等组成，与经络相连，具有防御外邪、保护内在脏腑组织的作用；经络由经脉和络脉构成，具有联络脏腑肢节、沟通脏腑表里、纵行人体上下、运行全身气血的作用。中医药很早就有关于肢体经络病方面的认识和治疗方法，《金匮要略》首次提出"中风""历节""血痹""痉"等相关病证，创立了黄芪桂枝五物汤、桂枝芍药知母汤、乌头汤、葛根汤等名方；后世随着辨治经验的不断丰富，又逐渐形成了补阳还五汤、四妙丸、虎潜丸等一系列常用方剂。目前，《中医内科学》中肢体经络病主要包括痹症、痉症、痿症、颤症、腰痛等病证，临床上常表现为筋骨关节的疼痛、麻木、重着、屈伸不利，或项背强急、角弓反张，或肢体筋脉弛缓、软弱无力等，相当于西医学中风湿性关节炎、强直性脊柱炎、痛风、重症肌无力、特发性震颤、腰椎间盘病变、腰肌劳损等疾病。

由于肢体经络处于体表，为人体的最外层屏障，易受外邪侵袭，故风寒湿等外邪侵犯为发病的重要因素之一，如痹症根据所感风、寒、湿邪的偏盛不同及症状特点而分为行痹、痛痹、着痹。又"肢体损于外，则气血伤于内，营卫有所不贯，脏腑由之不和"(《正体类要》)，外邪痹阻经脉后，常导致经脉气血运行不畅，进而产生瘀血、湿浊等病理产物，故常见证型又有阴血亏虚、气血两虚、气滞血瘀、痰瘀痹阻等。从脏腑层面而言，肢体经络疾病的内因多责之于人体肝、脾、肾三脏，因肾主骨生髓，且腰为肾之外候，肾精缺失则骨髓空虚，腰脊酸痛；肝主藏血，在体合筋，宗筋主束骨而利机关，肝血亏虚则筋失荣养，刚劲太过，易发痉症；脾主运化水谷精微，又主四肢，若脾虚则气血生化乏源，四肢百骸无得濡养，出现肢体无力等痿症表现，故涉及脏腑的常见证型包括肝肾亏虚、脾肾不足、肝风内动等。体质方面，结合致病因素，研究发现阳虚质人群较其他体质人群易发痹症；重症肌无力患者则以阳虚质、气虚质为主；腰椎间盘突出症患者的体质类型分布集中在阳虚质、血瘀质、痰湿质。

综合病因病机及证型特点，中医治疗肢体经络病的大原则为注重虚实之分，虚者根据受损脏腑阴阳气血亏虚的情况分别予补肾壮阳、滋阴养血、益气养营等以扶正补虚；实者根据病邪的不同予除湿通络、祛风散寒、活血化瘀等以驱邪通络。膏方以其滋润和缓的优势，在防治肢体经络疾病过程中发挥着重要作用。治疗过程中宜首辨主病主证，以定主方，病证结合，主兼相参；以气血为纲，标本兼顾，以祛风散寒、除湿化瘀为标，以益气养血、濡养经脉为本；考虑久病患者病程日久，疼痛、麻木等易影响其精神情志，故常心身同治，精气神共养。

一、颜老对肢体经络病的辨治经验

颜老在运用膏方治疗该类疾病具有独到见解。

（一）生理

脏腑经络视为一体，相互联系，尤为重视肝、脾、肾三脏对于肢体经络的统摄作用。遵《明医杂著》"脉者，血之隧道也，血随气行，周流不停。筋者，周布四肢百节……得血以养之则和柔而不拘急"之论，强调气血对肢体经络的濡养作用。

（二）病理

提出该类疾病发病机制可归纳为以下3点：一是外邪侵袭，二为气血营卫运行不畅，三是痰瘀浊毒阻滞。其中尤重瘀血阻络之因素，认为久病入络、瘀血内潜是此类疾病缠绵难愈的重要原因。

（三）治疗

首重补虚泻实，强调衡法，认为"必先五脏，疏其血气，令其条达而致和平""宿垢不净，清阳难展；瘀浊不开，气血难和"。常予化瘀祛浊、补气行血、疏通气血等治法。如辨治痹症时，指出虚性疼痛以降低痛反应为主，需以补御痛，益气养血；实性疼痛则以缓解痛觉为目的，以泻治痛，化瘀通络。辨治痿证时，则常以清热燥湿搭配滋阴降火之法，以达驱邪扶正、强筋壮骨的目的。

（四）方药

处方常予五积散、桂枝白虎汤、三妙丸、乌头煎、身痛逐瘀汤、活络效灵丹、独活寄生汤、黄芪桂枝五物汤等。药物则喜用忍冬藤、络石藤等藤类药物清热通络，重用细辛宣散风寒、祛除阴冷，常用没药、莪术配伍以增强化瘀之力。此外，颜老认为虫类药如地龙、全蝎、蜈蚣等，有搜剔经络血瘀之功；蛇类药如乌梢蛇、白花蛇等，有祛风截风通络之效。在活血养血通络药物的基础上，与上述灵虫搜剔祛痹的药物配伍，可治久病瘀毒潜伏于络，临证运用，每获奇效。

二、杨志敏对肢体经络病的辨治经验

杨志敏师承颜老，在学习传承其经验的同时，秉承因地制宜、因人制宜的原则，结合岭南地区湿邪突出，人群常具有"上焦多浮热，中焦多蕴湿，下焦多寒湿"的体质特点，在运用膏方辨治肢体经络疾病形成自己的理解与发挥。

（一）生理

重视肾精、气血对筋骨的濡养，并将扶阳学术思想融入其中，强调元阳对人体筋骨经脉的温煦作用。

（二）病理

认为岭南人患肢体经络病多以寒湿阻络为标，以脾肾亏虚为本，且久病者水病及血而致瘀血阻络，常有痰湿瘀血胶结之情况。

（三）治法与方药

常予温经散寒、健脾祛湿、益精填髓、活血化瘀、祛风通络等治法以温其气、和其胃、固其精、通其滞，从而达到固本清源、补泻兼施之效。临证喜用独活寄生汤、当归四逆汤温阳散寒、胜湿止痹，肾四味以增强肾阳蒸腾气化水液功能。在颜老活血通络药与虫类药物搭配的经验上，常予藤类药物如鸡血藤、络石藤、忍冬藤与乌梢蛇、全蝎相配伍以活血化瘀、通络止痛。

在该篇章中，我们收集了医案6个，其中痹症案4例，腰痛案2例，详述如下。

三、膏方医案

（一）痹症

1.督脉虚寒，湿瘀互结案

苏某，男，65岁。初诊：甲午年大雪订膏。

事业男士，工作繁重，常年奔波，项背拘紧，腰部痹痛，凡遇时节、劳累而发，活动温敷后稍可缓解。倦怠乏力，纳眠尚可，便干溏不定。舌淡暗红，苔白腻浊，脉紧略滑，沉取尺脉细。为督脉虚寒，阳不温煦，邪气入髓，寒湿凝滞。虑其久病，正虚邪恋，应攻补兼施。拟温阳通督填髓，活血化瘀通络，辅以健脾化痰祛湿。以制膏缓图，止痛驱邪，养精蓄锐。

【提要】中老年男性，于2014年冬令订膏，强直性脊柱炎病史30余年，欲解决项背拘紧、腰部痹痛、倦怠乏力等不适。

【处方】红参150 g（另煎，冲），生晒参90 g（另煎，冲），枸杞子90 g，补骨脂90 g，淫羊藿90 g，独活90 g，桑寄生90 g，牛膝150 g，细辛60 g，防风90 g，炙甘草90 g，白芍90 g，生地黄120 g，熟地黄120 g，黄芪300 g，桂枝90 g，干姜150 g，大枣150 g，通草60 g，薏苡仁240 g，黄柏90 g，苍术150 g，防己90 g，白术150 g，狗脊90 g，核桃150 g，黑豆150 g，肉苁蓉240 g，巴戟天150 g，山茱萸180 g，炮天雄90 g，白蒺藜90 g，沙苑子90 g，羌活90 g，鸡血藤300 g，络石藤150 g，丹参150 g，全蝎60 g，乌梢蛇90 g，鸡内金90 g，砂仁60 g，陈皮60 g。

【煎服法】上药味，浓煎去渣取汁，文火熬糊；入鹿角胶90 g，龟甲胶90 g，蜂蜜250 g，熔化收膏。每晨以沸水冲服一匙。

二诊：乙未年冬至后订膏。

调治三月，诸症渐愈，夏秋病况平稳。胃纳佳，二便调。舌淡红，苔薄腻，脉和缓。虑其胃气渐旺，督脉经络疏通，守方基础上因势利导，以冀气血日渐充盈而达表。

【**处方**】红参150 g（另煎，冲），生晒参90 g（另煎，冲），补骨脂90 g，淫羊藿90 g，独活90 g，牛膝150 g，细辛60 g，防风90 g，川芎150 g，炙甘草90 g，白芍90 g，生地黄150 g，熟地黄150 g，黄芪300 g，桂枝90 g，干姜120 g，大枣150 g，薏苡仁240 g，黄柏90 g，防己90 g，白术300 g，狗脊90 g，骨碎补90 g，核桃150 g，肉苁蓉300 g，巴戟天90 g，山茱萸240 g，炮天雄90 g，麻黄60 g，羌活90 g，忍冬藤150 g，鸡血藤300 g，络石藤150 g，全蝎60 g，乌梢蛇90 g，山药300 g，清半夏90 g，泽泻90 g，砂仁60 g，陈皮90 g。

【**煎服法**】上药味，浓煎去渣取汁，文火熬糊；入鹿角胶90 g，龟甲胶90 g，蜂蜜250 g，熔化收膏。每晨以沸水冲服一匙。

【**按语**】强直性脊柱炎是一种主要侵犯骶髂关节、脊柱骨突、脊柱旁软组织以及外周关节的慢性炎症性疾病，临床主要表现为颈、腰、背、臀、髋部的僵硬疼痛以及关节的肿痛，属于中医"痹证""大偻"的范畴。目前多认为其病位在骨，病机以肾虚督寒为本、风寒湿邪为标。从本而言，肾藏精而主骨生髓，肾精充实，骨髓方能化生有源，而督脉"贯脊属肾……夹脊抵腰中"（《素问·骨空论》），是肾精充盈与否的反映之一。当肾精亏虚则不能涵养督脉，而易见腰脊不适，故有"督脉为病，脊强反折"（《素问·骨空论》）"督脉为病，脊强而厥"（《难经·二十九难》）等的症状描述。从标而言，"风寒湿三气杂至，合而为痹"（《素问·痹论》）"阳气者，精则养神，柔则养筋，开阖不得，寒气从之，乃生大偻"（《素问·生气通天论》），说明当人体阳气亏虚，温煦、卫外功能下降，则汗孔开阖失常，风寒湿邪易趁机侵入人体，留滞筋脉，阻滞气血运行，发为本病。

本案患者年过八八，《素问·上古天真论》言："八八，天癸竭，精少，肾脏衰。"肾精衰竭，不能涵养督脉，又长年劳累奔波，邪气趁虚而入。脉紧为风寒之邪伤于外，沉取双尺细为肾精暗耗于内；大便时溏、苔白腻浊，均为水湿证候。故治疗当以补肾温阳，散寒除湿为法。首诊处方以李可老中医肾四味（枸杞子、菟丝子、补骨脂、淫羊藿）为底方加减，以填补肾精、温补肾阳，兼以独活寄生汤散寒除湿，黄芪桂枝五物汤、当归四逆汤养血和营，四妙丸利湿除痹，防己黄芪汤解表化饮，玉屏风散益气固表，诸方相配，共起沉疴。方中黄芪"性善推致，故能达表，使汗出"（《本经校注》），故重用至300 g以发散表上风寒水湿；薏苡仁用至240 g，以达《本经》"主筋急拘挛，不可屈伸，久风湿痹"之效。二者一从表上推动发散，一从里位利水除湿，表里上下同治。又虑患者久病入络，寒凝血瘀，且血瘀是慢性筋骨病中医病机的重要环节，故加鸡血藤、络石藤、丹参以活血化瘀、通络止痛。合用砂仁、苍术、陈皮等化痰除湿之药，以斡旋中焦、疏浚道路，使全方补而不滞，滋而不腻，此乃衡法"疏其血气，令其条达"的体现。

患者经调治后诸症得减，二诊胃纳佳而二便调，胃气渐复，故在前方基础上减干姜用量以免过于燥热，增加地黄、山茱萸、巴戟天、肉苁蓉剂量以加强补益肾精力度，并相应增加白术、陈皮、山药以健脾养胃，防止滋腻碍胃，合用泽泻、半夏、砂仁以化痰祛湿，川芎、忍冬藤活血化瘀、通络止痛，并加麻黄配地黄，以取阳和汤解凝宣通之意。

2.血虚寒凝，气血不足案

彭某，女，28岁。初诊：甲午年立冬后订膏。

好学聪慧，投身金融，事业初成，奔波劳累。体虚易感，四肢麻木，手足厥冷，上肢尤甚。月事尚能按时而下，然经来不畅，少腹冷痛。纳一般，眠尚可，大便溏稀。舌淡暗，苔薄白，脉象左细弱，右关紧略滑。虑女子以血为本，此乃血虚寒凝，气血不足，肢体失于濡养，当以温经散寒，养血通脉为法。时值冬令，以膏调治，以期气血来复，诸恙得安。

【提要】年轻女性，于2014年冬令订膏，欲解决四肢冰冷、麻木以及痛经等不适。

【处方】红参120 g（另煎，冲），西洋参60 g（另煎，冲），黄芪300 g，桂枝90 g，白芍150 g，干姜90 g，大枣300 g，炙甘草90 g，当归120 g，细辛60 g，生地黄90 g，熟地黄90 g，白术90 g，茯苓90 g，补骨脂90 g，枸杞子90 g，淫羊藿90 g，菟丝子90 g，桑椹90 g，杜仲90 g，牛膝90 g，续断90 g，巴戟天90 g，麦冬90 g，玉竹90 g，石斛90 g，山茱萸240 g，山药300 g，酸枣仁300 g，乌梅90 g，牡蛎300 g，熟附子90 g，吴茱萸60 g，艾叶90 g，肉桂30 g，沉香30 g，小茴香60 g。

【煎服法】上药味，浓煎去渣取汁，文火熬糊；入鹿角胶60 g，阿胶60 g，龟甲胶60 g，冰糖200 g，熔化收膏。每晨以沸水冲服一匙。

二诊：乙未年冬至后订膏。

调治三月余，四肢麻木得缓，手足回温，经行腹痛较前减半。刻下神疲，饮食欠佳，大便溏薄。舌淡红苔薄白，双脉细弱。寒邪已十去其七，然中气升发之势不足。古言"冬至一阳生"，正可借此升发之机，以升提中气，补益脾阳，中焦得健则气血化生有源，阳气来复则寒邪凝滞自化，营血充盈则月事不适自安，以重显青春朝气，尽展妙龄风华。

【提要】进膏后，患者诸症好转，于2015年冬二诊，随证调整膏方。

【处方】红参120 g（另煎，冲），西洋参60 g（另煎，冲），黄芪300 g，桂枝90 g，白芍150 g，干姜90 g，大枣300 g，炙甘草90 g，当归150 g，细辛60 g，熟地黄240 g，白术150 g，茯苓90 g，补骨脂90 g，枸杞子90 g，淫羊藿90 g，菟丝子150 g，杜仲150 g，牛膝90 g，续断90 g，巴戟天90 g，核桃150 g，麦冬90 g，玉竹90 g，山茱萸240 g，山药300 g，乌梅90 g，五味子60 g，牡蛎300 g，熟附子90 g，吴茱萸60 g，艾叶90 g，肉桂45 g，小茴香60 g，升麻60 g，桔梗90 g。

【煎服法】上药味，浓煎去渣取汁，文火熬糊；入鹿角胶90 g，龟甲胶60 g，红糖200 g，熔化收膏。每晨以沸水冲服一匙。

【按语】"血痹"一病，最早见于《灵枢》："邪入于阴则为血痹。"至仲景则有"血痹……身体不仁，如风痹状"之论，表现多以四肢肌表不仁为主。其病机为平素虚劳，气血不足，卫阳不固，而致风寒之邪入里，引起人体营血痹阻。治疗当以养血通络为主，参以祛风除湿、活血行滞或补养气血等治法。

该患者奔波事业，劳心耗神，更伤血气，故虽年仅四七而气血亏虚，又兼体虚易感，以致寒邪入里。《素问·调经论》言"血气者，喜温而恶寒"，气血不足，温煦肌表功能下降，易外感寒邪，致血虚寒凝，四肢百骸经络不荣不通，故见肢体麻木、四肢厥冷，发为血痹。寒邪内犯冲任胞宫，则气血凝滞、经血不畅，见痛经、少腹冷痛等症。综合病因，在里为气血不足，在表则阴寒凝滞，表里合病而致脉络不通，经血不畅，法当益气养血，温经通脉。

本案方选黄芪桂枝五物汤、当归四逆汤以温经散寒、养血除痹，同时配合大剂当归补血汤以补气生血，使气旺血生，以气统血。又因精血同源，故温养肾精以化生营血，加入补骨脂、枸杞子、淫羊藿、菟丝子、杜仲、巴戟天、续断等药以益精填髓。同时配合乌梅、五味子、酸枣仁、麦冬、玉竹、山茱萸、山药等酸甘化阴，一者使"阳得阴助则生化无穷"，二者可制约上述方药的燥性，以使温血补血而不伤血。一诊过后，气血得温则通，患者四末回温、麻木得解，唯仍有精神疲倦，不耐劳作，胃纳一般等不适，考虑为中气升发力弱。故在前方基础上，合用升麻、桔梗，仿补中益气汤以升提中气；加大杜仲、当归、菟丝子、熟地黄、牡蛎之剂量，以增强益精养血之效；并增白术燥湿健脾，防止众多补药过于滋腻，以助脾运吸收之功；改冰糖为红糖，以加强药力入血之效。

3.两本亏虚，湿瘀阻络案

康某，男，80岁。初诊：丁亥年霜降前订膏。

耄耋老者，腰痛缠绵日久，肢端麻木，双膝酸软，头晕头胀，神疲倦怠，耳鸣纳差，夜尿频数，大便尚可。舌淡暗润水滑，苔根白腻，双脉沉细。虑其年老，脾肾两本亏虚，痰浊水湿内生，瘀血壅阻经络，清阳不达上焦。谨守固本清源之计，补不足而损有余，升清降浊，活血通络，以冀却病延年，俾寿而康。

【提要】老年男性，于2007年秋令订膏，有高血压病、高血脂、糖尿病病史，欲解决腰痛、四肢麻木、下肢乏力、夜尿频等不适。

【处方】红参90 g（另煎，冲），西洋参60 g（另煎，冲），茯苓150 g，泽泻150 g，牡丹皮90 g，山药300 g，山茱萸90 g，熟地黄240 g，法半夏150 g，苍术150 g，白术150 g，天麻150 g，炙甘草200 g，陈皮90 g，石菖蒲150 g，泽兰150 g，五灵脂60 g，蒲黄90 g（包煎），丹参200 g，檀香30 g，砂仁150 g，红景天60 g，鸡血藤300 g，王不留行200 g，黄芪450 g，葛根150 g，淫羊藿150 g，仙茅150 g，枸杞子200 g，菟丝子200 g，覆盆子150 g，益智仁150 g，当归150 g，川芎150 g，白芷150 g，赤芍150 g，鹿角霜200 g，骨碎补200 g，黄精150 g，牛膝150 g，金樱子150 g，桑螵蛸150 g，鹿衔草150 g，乌药60 g，干姜150 g，肉桂60 g。

【煎服法】上药味，浓煎去渣取汁，文火熬糊；入鹿角胶90 g，阿胶90 g，代糖5 g，熔化收膏。每晨以沸水冲服一匙。

二诊：戊子年霜降前订膏。

调治三月，腰膝酸软、头晕头胀、耳鸣麻木诸症稳定，纳转佳而眠安，夜尿减少。舌淡暗润水滑，苔根薄白腻，双脉沉细、较前有根。虑其病情稳定，药证相合，可原方续进。

【提要】进膏后，诸症好转，于2008年二诊，随证调整膏方。

【处方】红参90 g（另煎，冲），西洋参60 g（另煎，冲），茯苓150 g，泽泻150 g，牡丹皮90 g，山药300 g，山茱萸150 g，熟地黄240 g，法半夏150 g，苍术150 g，白术150 g，天麻150 g，炙甘草90 g，陈皮90 g，石菖蒲150 g，泽兰150 g，五灵脂60 g，蒲黄90 g（包煎），丹参200 g，檀香30 g，砂仁150 g，红景天60 g，鸡血藤300 g，王不留行200 g，黄芪450 g，麦冬90 g，葛根150 g，肉苁

蓉150 g，淫羊藿150 g，仙茅150 g，枸杞子200 g，菟丝子200 g，覆盆子150 g，益智仁150 g，当归150 g，川芎150 g，白芷150 g，赤芍150 g，鹿角霜200 g，骨碎补200 g，黄精150 g，牛膝150 g，杜仲150 g，女贞子150 g，金樱子150 g，桑螵蛸150 g，鹿衔草150 g，乌药60 g，干姜150 g，肉桂60 g，小茴香60 g。

【煎服法】 上药味，浓煎去渣取汁，文火熬糊；入鹿角胶90 g，阿胶90 g，代糖5 g，熔化收膏。每晨以沸水冲服一匙。

【按语】 腰痛又称"腰脊痛"，是以腰脊或脊旁部位疼痛为主要表现的病证。急性腰痛多由外伤跌扑、外邪侵袭引起；慢性腰痛则多因肾之精气不足，腰府失养所致。患者年过八旬，肾精亏虚，发为腰痛，伴见耳失濡养之耳鸣不宁；肾气不足、封藏失司则见尿频为甚。纳差神疲，头晕头胀，皆因脾肾不足，水湿内停，上扰清窍所致；又水饮为患，易水病及血，致瘀血内生，血络不通，而见肢端麻木。

不澄其源，无得清渠。杨志敏在颜老"疏其血气，令其条达"治疗原则的基础上提出了补泻观。所谓"泻"者，即调气、祛湿、泄浊、化瘀之法，气郁水湿瘀血得除，则"流水不腐，户枢不蠹"；所谓"补"者，益气、生津、填精、养血之法，气虚津亏血弱得顾，则"五脏元真通畅，人即安和"。而古今诸方集补泻精髓者，首推宋代医家钱乙三补三泻之六味地黄丸。方中茯苓健脾渗湿、泽泻利水泄浊、牡丹皮凉血化瘀为三泻，合用以清源泻浊；山药补脾肺肾、山茱萸补养肝肾、熟地黄填精益髓为三补，合用以输水增流。此方对本案患者之病机正是合拍，故以之为主方。同时，针对"泻"之调气者，以陈皮、乌药、檀香理气走窜，以得"气行则水行""气行则血行"之功；祛湿者，则以半夏白术天麻汤化痰祛湿；泄浊者，以菖蒲、苍术、泽泻、泽兰之品，使体内水湿停滞日久而成之痰浊得除；化瘀者，以失笑散、丹参饮辅以红景天、鸡血藤、王不留行以活血通络。针对"补"之益气者，遵《内外伤辨惑论》中所言："夫脾胃虚者，因饮食劳倦……须用黄芪最多。"重用黄芪至450 g，为全方药量之首，以其甘而微温，归脾、肺经，可补气健脾，升阳举陷；生津者，以西洋参、麦冬、葛根养阴生津，唯患者水湿泛滥，宜少少佐之，否则反有喧宾夺主之嫌；填精者，取二仙汤中君药淫羊藿、仙茅以温补肾阳，以达阴阳共补，水火并育，又加枸杞子、菟丝子、覆盆子、益智仁，仿五子衍宗丸之意以补益肾精；养血者，熟地黄、当归、鸡血藤、鹿角霜，皆有养血之功。在攻补兼施之余，为保药物更好吸收，加干姜以合砂仁、半夏、红参、白术、炙甘草而成砂半理中汤，理气燥湿而防药物滋腻生湿碍脾。二诊后患者诸症好转，守方基础上增加女贞子、杜仲、肉苁蓉以填补肾精，更加小茴香以理气健脾，散寒和胃。

4.寒痰内盛，阳气虚衰案

鲍某，男，56岁。初诊：丙戌年冬至前订膏。

长年伏案，久患项痹，颈项麻木，拘紧不适，腰背痹痛，遇寒加重，头晕倦怠，上肢乏力；身形虚胖，动则心慌气短，遇风冷则易咳嗽咳痰，二便尚调。舌淡暗胖，苔白腻，双脉沉滑。《内经》言："阳气者，精则养神，柔则养筋。"虑其乃阳气不足，在外不能温煦经脉而见诸痹痛，在内不能推动津液而痰浊内盛，清阳不升而见头晕倦怠，浊饮冲逆而见咳痰心慌。时值冬令，拟膏方调治，冀离照当空，阴霾自散，诸症得愈。

【提要】中年男性，于2006年冬令订膏，颈椎间盘突出症病史，行颈椎间盘髓核摘除术后症状缓解但仍反复，欲解决颈项麻木、上肢麻木、体胖气虚等不适。

【处方】生晒参150 g（另煎，冲），鹿角片150 g（另煎，冲），党参150 g，鹿衔草150 g，法半夏150 g，仙鹤草90 g，五指毛桃500 g，泽泻150 g，灵芝150 g，葛根450 g，肉苁蓉300 g，丹参200 g，黄芪150 g，补骨脂200 g，川芎90 g，桂枝150 g，淫羊藿200 g，桃仁90 g，赤芍90 g，枸杞子200 g，红花90 g，白芍90 g，菟丝子200 g，当归90 g，生姜150 g，熟附子150 g，石菖蒲150 g，干

姜 100 g，熟地黄 150 g，蒲黄 90 g（包煎），炙甘草 150 g，山茱萸 150 g，郁金 60 g，茯苓 150 g，狗脊 150 g，陈皮 90 g，苍术 150 g，杜仲 150 g，砂仁 150 g，白术 150 g，牛膝 150 g。

【煎服法】上药味，浓煎去渣取汁，文火熬糊；入鹿角胶 150 g，龟甲胶 90 g，冰糖 300 g，熔化收膏。每晨以沸水冲服一匙。

【按语】颈椎病是一种临床综合征，属于中医的"项痹"，主要症状为疼痛、麻木。其病机特点是本虚标实，以肝肾不足、气血亏虚为本；以风寒湿邪侵袭、痹阻经络为标。患者长年伏案，久患项痹，遇寒加重，病机以阳气不足、经脉失于温煦为主。同时，患者又因饮食不节，嗜食肥甘，痰浊内生，湿邪更伤脾阳，脾主升清功能失司，以致清阳不升而头晕神疲；脾阳不足、温运能力下降，在表为身形虚胖，在里为浊饮攻冲而动则气短心慌，饮水稍多则恶心欲吐，水湿不化而见苔腻脉滑。总体属阳气不足、寒饮阻络之证，治法当以温阳补气、利水通络。

全方重用五指毛桃至 500 g，为本案剂量之首；邓老认为其温而不燥，有益气祛痰、除湿平喘之功。本方仿邓老临证经验，用五指毛桃与黄芪相配，以达补中气、益元气、温三焦、壮脾阳之效。黄芪配合桂枝、芍药、生姜、大枣、甘草构成桂枝加黄芪汤，可益气温经、和营通痹。葛根用至 450 g，《名医别录》言其"主治伤寒中风头痛，解肌发表出汗"，故以其解肌发表、通经活络。再以菟丝子、补骨脂、淫羊藿温补肾阳，狗脊、杜仲、牛膝以祛风湿、强筋骨，治疗患者下肢酸软乏力之症。针对水饮，本案处方白术、苍术同用以补气健脾，燥湿利水；白术与茯苓、桂枝、甘草又构成苓桂术甘汤，可对治患者"心下有痰饮，胸胁支满，目眩"等水饮冲逆之症；白术又与茯苓、附子、白芍、生姜构成真武汤，以行温阳利水、止眩定悸之功。因患者颈项麻木，且为手术过后，虑为久病入络，术后瘀血停滞而血行不畅，故加当归、川芎和黄芪，共成补阳还五汤，以益气活血、化瘀生新。因岭南之地，本易生湿，又从"体病观"出发，患者体胖为痰湿之质，故加入香砂六君子汤，以益气化痰、行气温中。

患者丁亥年大暑后反馈，服用此膏合计两月余，头晕、颈项拘紧、腰痛、饮水易吐等症状大减。思阳虚之病，应借天气之力，以冬病夏治，故大暑后更续进上方，以树健康之本，更上一层楼。

（二）腰痛

1.脾肾不固，水湿流注案

卓某，女，49岁。初诊：甲午年小雪后定膏。

年近半百，腰痛似折，遇寒加重，经期尤甚。神疲易倦，颜面色斑，四末欠温，月经量多，时发潮热，纳眠欠佳，大便时溏，小便频数。舌淡胖嫩，苔薄白腻，双脉细弱。虑其肾中阴阳两亏，脾肾不固，水湿困束，阳气不升，法当补脾固肾，利水除湿，升举阳气。刻近冬藏之令，制膏缓图，以冀离照当空，阴霾自散。

【提要】更年期女性，于2014年冬令订膏，欲解决腰背痛、月经量少、失眠、胃口不佳等不适。

【处方】红参90 g（另煎，冲），白术150 g，川芎90 g，山药300 g，黄芪300 g，旱莲草90 g，熟地黄90 g，陈皮90 g，女贞子90 g，山茱萸150 g，升麻60 g，巴戟天90 g，枸杞子150 g，柴胡60 g，桑寄生90 g，菟丝子150 g，炙甘草90 g，黄精90 g，当归150 g，砂仁90 g，麦冬90 g，炮天雄90 g，大枣300 g，牡蛎300 g，肉桂45 g，肉苁蓉150 g，乌梅150 g，干姜90 g，淫羊藿150 g，藕节炭90 g，茯苓90 g，补骨脂90 g，艾叶90 g，白芍90 g，续断90 g。

【煎服法】上药味，浓煎去渣取汁，文火熬糊；入鹿角胶90 g，阿胶90 g，红糖150 g，熔化收膏。每晨以沸水冲服一匙。

【按语】《素问·脉要精微论》指出："腰者，肾之府，转摇不能，肾将惫矣。"《金匮要略》创腰痛辨证论治之先河，以肾气丸用于肾虚腰痛、干姜苓术汤用于寒湿腰痛。后世医家在此基础上分虚实，虚者多从肾虚论治，实则以湿痰瘀血为论，虚实错杂者，则分标本先后缓急。"唯补肾为先，而后随邪之所见者以施治，标急则治标，本急则治本，初痛宜疏邪滞，理经隧，久痛宜补真元，养血气。"（《证治汇补·腰痛》）本案患者为典型之肾虚日久，变为虚实错杂之腰痛证候。"年四十而阴气自半也"。患者年至七七，阴气日衰、天癸将竭，肾精亏虚，温养失司，则腰困如折，四末不温，畏寒怕冷，受寒加重；肾精不足，水不濡养，则致虚火上炎，而发潮热。肾为先天，脾为后天，二脏相济，温运周身。肾虚日久，不能温煦脾土，常致脾虚湿困，湿邪阻络，肌肉筋脉拘急，则进一步加重腰痛。水湿泛溢，则见大便时溏，小便频数，淡胖嫩；脾肾不固，气虚气陷，则见神疲易倦，月经量多。总属脾肾不固、水湿流注之证，治疗当以补脾固肾、利水渗湿为法。

本案处方以左归丸、右归丸、真武汤、补中益气汤加减化裁作为底方。左归丸和右归丸为温补派医家张景岳之名方。左归丸方中熟地黄益精填髓、山药滋肾固精、山茱萸补肾固涩，可"壮水之主，以培左肾之元阴"；右归丸中附子、肉桂温壮元阳，鹿角胶温补肝肾、益精养血，可"益火之源，以培右肾之元阳"。因天雄温阳散寒之力甚于附子，故以代之。此外，以李可老肾四味补益元阳，以二至丸（女贞子、旱莲草）滋阴益肾。以上补肾诸药，可阴阳并补，水火相融。患者尚有水湿流注证候，故在此基础上，增茯苓、白芍、白术、干姜，合天雄而成真武汤以温阳利水；同时重用黄芪，伍柴胡、升麻、陈皮等药而成补中益气汤，并加理气化湿之砂仁、温中除湿之艾叶、祛风散湿之川芎，而达升阳、温中、祛湿之效。最后参以乌梅、牡蛎、藕节炭加强收敛固涩之力。女子以血为本，加入补中养血之大枣，有助出膏之外，也能改善口感；以红糖收膏，增强药物入血养血之效。

2.脾肾阳虚，风寒湿痹案

李某，男，55岁。初诊：乙酉年冬至前订膏。

事业男性，家庭顶梁，日夜操劳，颈项酸疼，腰部痹痛，膝以下冷，眩晕频作，胸闷欲吐，倦怠耳鸣，凡遇劳倦、外感便作。贪凉则便溏，夜寐欠酣。舌淡胖苔薄白，右关滑尺脉沉。此乃脾肾阳虚、风寒湿痹之证，治拟健运脾胃，温补肾阳，散寒化湿，祛风通络。刻值冬藏之候，制膏常服，以期康壮。

【提要】中年男性，于2005年冬令订膏，颈椎退行性病、高血压病、过敏性鼻炎史，血糖偶有波动，欲解决颈腰酸痛、下肢冰冷、胸闷、眩晕、耳鸣等不适。

【处方】生晒参60 g（另煎，冲），西洋参60 g（另煎，冲），姜半夏90 g，炙甘草45 g，天麻90 g，玉竹150 g，山药300 g，葛根150 g，独活90 g，熟地黄300 g，茯苓150 g，威灵仙90 g，山茱萸90 g，桑寄生90 g，菟丝子90 g，薏苡仁150 g，炒薏苡仁150 g，蚕沙90 g，枸杞子90 g，泽泻90 g，白蒺藜90 g，熟附子60 g，陈皮60 g，桂枝45 g，当归90 g，高良姜45 g，细辛30 g，杜仲90 g，砂仁45 g，川芎90 g，牛膝90 g，黄芪300 g，丹参150 g，补骨脂90 g，蔓荆子90 g，地龙60 g，白术90 g，升麻60 g，地锦草300 g，苍术90 g，防风90 g。

【煎服法】上药味，浓煎去渣取汁，文火熬糊；入鹿角胶90 g，龟甲胶90 g，代糖5 g，熔化收膏。每晨以沸水冲服一匙。

【按语】《素问·痹论》言："风寒湿三气杂至，合而为痹也。""痛者，寒气多也，有寒故痛也……其寒者，阳气少，阴气多，与病相益，故寒也。"患者久患颈项腰背酸痛，下肢冰冷，尺脉沉弱，当为阳气亏虚、风寒湿邪痹阻经络所导致。命门之火无以温煦脾土，则脾阳亦虚；脾主运化，脾阳推动、温煦之力不足，则易生水饮。故见腹受凉则便溏、舌淡胖、脉滑等脾虚水困之象；水饮上泛，则见眩晕频作、胸闷欲吐。此外，因脾主升清，脾阳受损则升举轻清之力下降，水谷津微不能上荣于头面上焦，清窍不得濡养，而表现为倦怠耳鸣、眩晕频作。又因内外水饮及风寒湿邪为患，故每逢劳倦、外感则易发诸症。综合而言，病机以脾肾阳虚为本，以内有水饮上泛、外有风寒湿痹为标，故治疗当以健脾化饮、温补肾阳、散寒化湿、祛风通络为法。

本案处方以右归丸、半夏白术天麻汤、参苓白术散、东垣益气聪明汤、独活寄生汤为底方。右归丸为温补肾阳，壮命门之火之剂，方中山药与附子配伍，可温补脾肾；与山茱萸配伍，又可收涩止泻，对于脾肾阳虚而见腹凉便溏之证最为合适；熟地黄、菟丝子、枸杞子等填精之品，可起阴中求阳之效。对于因脾肾阳虚而成之水饮，遵颜老"补脾不如健脾，健脾不如运脾"临证经验，以苍术、白术同用，一补一运，相得益彰，以醒脾助运，疏化水湿；再以生晒参、白术、陈皮、砂仁、山药、薏苡仁构成参苓白术散以健脾渗湿利水，泽泻并白术为泽泻汤以降逆化饮止眩，白术、天麻、半夏、茯苓为半夏白术天麻汤以化痰止呕。以上诸方合用，可起降浊利水、升清止眩之效。又取李东垣之益气聪明汤之意而增升麻、葛根、蔓荆子、黄芪数味，不仅可对治患者神疲、耳鸣之症，更能清气得升、浊阴得降，中焦气机升降得复，水饮自无上泛冲逆之弊。解决里位病机之后，需发散表上风寒湿邪，故易右归丸之肉桂为桂枝，并重用黄芪300 g，配伍独活寄生汤以祛风湿、止痹痛、强筋骨，并加地龙、威灵仙，借其走窜之性，以通经活络。因患者血糖偶有波动，故加颜老经验用药地锦草一味以控制血糖。药后随访，患者诸症好转，腰痛未再发作。

参考文献

[1] 张伯礼，吴勉华. 中医内科学. 4版. 北京：中国中医药出版社，2017：537

[2] 石岩. 中医内科学. 北京：科学出版社，2017

[3] 陆继芹，商庆新. 阳虚体质与痹症的相关性及治疗调理. 辽宁中医杂志，2015，42（10）：1880-1882

[4] 王洪继. 重症肌无力患者中医体质分布的初步探索. 成都：成都中医药大学，2020

[5]白亚平.腰椎间盘突出症危险因素与中医体质的相关性研究.杭州：浙江中医药大学，2015

[6]周端.中医膏方学.北京：中国中医药出版社，2014

[7]屠执中.颜德馨临床医学丛书——颜德馨膏方精华.北京：中国中医药出版社，2009

[8]魏江磊.颜德馨临床医学丛书——颜德馨膏方方药心解.北京：中国中医药出版社，2010

[9]沈丕安.现代中医免疫学.北京：人民卫生出版社，2003：205

[10]闫起，李奇玮，郭滢，等.李泽光教授从"肾督邪"论治强直性脊柱炎学术思想浅释[J].中医临床研究，2015，7（28）：35-36

[11]董卓挺，刘佳佳，瞿溢谦，等.基于太阴中风探讨糖尿病周围神经病变的病传规律.中华中医药杂志，2020，35（5）：2519-2522

[12]沈悦倩，周天梅.从太阴中风病传风痹血痹论治不安腿综合征.浙江中医药大学学报，2020，44（9）：905-907

[13]张东伟，杨关林，赵宏月.李东垣伍用黄芪人参之经验探.辽宁中医杂志，2019，46（5）：952-956

[14]徐书君，许菲，周俊合，等.岭南传统天灸3号方治疗颈椎病颈痛的临床研究.中华中医药杂志，2015，30（5）：1743-1747

[15]罗川晋，李先隆，吴伟.邓铁涛调脾护心法治疗扩张型心肌病心力衰竭经验.中医杂志，2018，59（4）：285-288

[16]魏铁力.颜德馨治湿十法.中国医药学报，1992，7（5）：46-48

（张晓轩，黄诗雅，原嘉民，张丰跃，黄遂和，罗劲娜，范宇鹏）

第八节　气血津液疾病

气血津液是构成人体和维持人体生命活动的重要物质基础和动力源泉，也是维持脏腑功能活动的根本。《灵枢·本脏》曰："人之血气精神者，所以奉生而周于性命者。"《景岳全书》曰："人有阴阳，即为气血……人生所赖，惟斯而已。"其中，气是人体内活力很强、运动不息的极细微物质，具有推动与调控、温煦与凉润、防御与固摄的作用，根据来源、分布及功能特点的不同可进一步分为元气、宗气、营气和卫气。血是循行于脉中富有营养的红色液态物质，是构成人体和维持人体生命活动的基本物质，对脏腑、经络具有营养和滋润作用。津液是人体一切正常水液的总称，包括各脏腑形体官窍的内在液体及其正常的分泌物，其中质地清稀，流动性较大，布散于体表肌肤、肌肉和孔窍，起滋润作用的称为"津"；而质地较浓稠，流动性较小，输注于骨节、脏腑、脑、髓等，起濡养作用的称为"液"。生理情况下，气、血、津、液之间相互依存、相互制约，循行于一身，共同参与人体的各种生理活动。其中，气与血的关系主要体现在气能生血、行血、摄血，而血能养气、载气，即"血为气之母，气为血之帅"；气与津液的关系亦同此。而津、液、血均由饮食水谷精微化生，津能生血，血可化津，来源相同之余又能相互转化。

气血津液作为脏腑功能活动的物质基础，其生成与运行又有赖于脏腑功能活动的正常。①气：肾为生气之根，脾胃为生气之源，肺为生气之主，气的运行与肾、脾胃、肺关系密切。②血：血液的正常运行与心、肺、肝、脾等脏腑的生理功能密切相关，心主血脉，肺朝百脉而助行血液运行至全身，脾主统血而统摄血液在脉中运行，肝主藏血，亦主疏泄，调畅枢机，推动和固摄血液的运行。③津液的生成输布与脏腑经络均有关联，"饮入于胃，游溢精气，上输于脾；脾气散精，上归于肺；通调水道，下输膀胱，水精四布，五经并行，合于四时五脏阴阳，揆度以为常也。"（《素问·经脉别论》）脾胃之气化生、转输、布散津液，肺气宣降以行水，肾气蒸腾气化水液，肝气疏泄促水运行，三焦决渎通利水道，诸多脏腑协调配合，共同完成津液的输布离合。

气血津液疾病从病机及证型上可分为虚实两大类。虚者可分为生成不足，或亏损过度，如因气血津液生成不足或过耗而致虚劳，或因过度伤津耗气而致内伤发热；实者则为气血津液输布失司、停聚局部、积而成实，如气机郁滞而成郁证，津液停滞而成痰饮水湿，发为肥胖、湿疮等各类疾病。气血津液之间亦常相互影响，相兼为病，如气随血脱而致气血两亏，气机不畅、血气受阻而致气滞血瘀，痰湿内停、水病及血而致湿瘀互结。此外，因气血津液与脏腑功能的密切联系，使得气血津液代谢失常多继发于脏腑病变，而气血津液异常，亦可影响脏腑，使病情进一步发展。因此在气血津液病的病机分析中，可从气血津液之间相互影响致病、气血津液与脏腑相互影响致病进行辨治。也正因涉及病位较多，故临床上气血津液病的疾病谱较广泛，涵盖了包括虚劳、痰饮、瘀血、消渴、郁证、积聚等病证，可见于西医学的慢性虚损性疾病、冠心病、糖脂代谢性疾病、抑郁状态、神经官能症、皮肤病等多种疾病及各类亚健康状态。且各疾病与发病体质存在较稳定的关联性，如慢性疲劳综合征高发于气虚质、气郁质、阳虚质人群；肥胖高发于痰湿质、气虚质人群；消渴高发于痰湿质、血瘀质、阳虚质、气郁质人群。

气血津液疾病的治疗宜补不足，损有余，通过纠正其运行失常、调节气血、充养津液，使气血津液通畅充沛而脏腑得安。膏方配伍全面、组方灵活、标本兼顾的优势使得其在对治气血津液疾病的过程中，具有疗效持久平缓、主次兼顾、整体调理的优势。

一、颜老对气血津液疾病的辨治经验

颜老在气血津液疾病的临证辨治中，着眼于气血津液的生理特性及功能，以气血学说为纲，从条畅气血、平衡津液的角度进行论治，强调"疏其血气，令其条达而致和平""气通血活，何患不除"，创造性地提出了"衡法"。其针对痰饮、瘀血、癉浊（各种原因引起的代谢异常）、消渴、虚劳、郁证、积聚等疾患的辨证订膏具有丰富且独到的经验。

（一）生理

强调气血津液之间、气血津液与脏腑之间相互调和的重要性，气血津液平衡是人体正常生理功能的标志。

（二）病理

气血失和是机体病变和脏腑失调的集中病理反映，一旦气血不和，百病乃变化而生，而尤以肝、脾、肾三脏为要。此外，气血津液代谢失常亦成病理产物，如气滞、痰饮、瘀血、脂浊、积聚等。

（三）治法

紧扣气血津液的生理特点，围绕"固本清源、以平为期"的原则，提出"进补莫与气血为难，祛瘀贵在经隧通畅"。若因气血津液亏虚而致病者，应"虚则补之"，以补虚固本为要；而气滞血凝、津液失畅为病者，则因视其病因，结合活血祛瘀、化痰泄浊、行气通络等"清源"药物，通过疏通调和气血以调整脏腑功能活动。清源为固本开道，固本为清源筑基，以求气血流畅，津液平衡，以致阴阳平衡。

（四）方药

八珍汤、当归补血汤、补中益气汤、归脾汤等是颜老调理气血平衡的基本方，而针对气机郁滞则常用逍遥散、柴胡疏肝散化裁以调畅气机，气血凝滞、瘀血内停常用桃红四物汤、血府逐瘀汤、少腹逐瘀汤以疏其气血，痰湿郁滞常用二陈汤、温胆汤以化痰祛湿。同时，颜老在实践中也总结出了一些专病专方和用药。如高血脂者可用"颜氏降脂方"（黄芪、生蒲黄、海藻、水蛭、苍术、虎杖）；慢性乙肝、黄疸者可用"犀泽汤"（犀角、泽兰、苍术、仙人对坐草、土茯苓、平地木、败酱草）；肝胆系疾病多用柴胡配青皮宽胸畅中；糖尿病常用地锦草清热凉血、化瘀通络降糖。

二、杨志敏对气血津液疾病的辨治经验

杨志敏在颜老学术思想的基础上，结合自身多年的临床实践，认为诸多慢性病和功能性疾病多源于气血津液的生成或代谢异常。她在颜老以调和气血为核心的"衡法理论"基础上，融合"和态健康观"，提出惟有"气血津液和"，方能保证人体各项机能活动的有序开展；同时在四诊辨证外，强调"体质辨证"，根据患者体质提前预判可能出现的病机演变规律，进行预防用药，做到"既病防变"。

（一）生理

重视固护阳气和条畅一身气机的升降。遵"天之大宝，只此一丸红日；人之大宝，只此一息真阳"（《类经附翼·求正录·大宝论》）之说，结合阳气升降圆运动，指出阳气的充足及其升降出入和谐有序，对一身气血津液的生成代谢有重要意义。气血津液的化生来源于中焦脾胃，而中焦运化饮食水谷离不开脾阳的温煦以及中土枢机的运转；津液的气化敷布、血液的循环周身，均需依赖阳气的推动和气机的调畅作用。

（二）病理

除传统的气滞、饮停、血瘀等气血津液疾病常见的病理状态外，杨志敏在扶阳学说的基础上，结合岭南人群"上焦多浮热，中焦多蕴湿，下焦多寒湿"的体质特点，提出了"阳虚火浮"的观点。该类患者虽有头晕、牙痛、鼻衄、齿衄、目赤如鸠、耳鸣如潮、口舌生疮、咽痛如火灼等俗称"上火"症状，却常伴有四肢发凉、饮食不耐生冷、大便溏薄、小便清长、舌淡胖苔水滑等中焦、下元虚寒的表现。杨志敏认为此乃因阳虚而阴盛，迫使阳气离位难藏而致上焦诸多火热症状，阳亏于下使得津血寒凝停滞，而致水湿痰浊血瘀停于下焦；若水湿外溢肌表则成湿疹等皮肤诸疾。此外，作为生命活动的动力，阳气充足则人体精神健硕、精力充沛；阳气不足则温煦鼓动无力，故人体常见神萎困惫，精力不济，情绪或低落或焦虑或抑郁，因此情绪疾病亦可从阳虚论治。

（三）治法

杨志敏针对"阳虚火浮"的病机，提出了"一主三辅"的治法。"一主"即扶阳固本为主药，破阴回阳，引火归原；"三辅"是指配合三类辅佐药，即厚土伏火、潜镇摄纳、酸泄收敛法。此外，若痰浊、血瘀、气滞是由于阳虚导致，则一旦阳气振奋，可使水湿流动、瘀血消散、气机条畅，诸窍豁然，顽疾难病得以根治。故在临证实践中，不必拘泥于疾病本身，谨守病机，在温阳的基础上灵活搭配利水化饮、活血化瘀、行气解郁等"通其滞"治法。

（四）方药

杨志敏除灵活运用颜氏降脂方、二术二陈汤、正心汤等颜老验方外，亦擅用破格救心汤、温氏奔豚汤、菟丝煎、开中焦方、引火汤等扶阳学说、圆运动学说之验方。用药方面，常以干姜、附子、肉桂破阴散寒、引火归原，肾四味益肾填精、固摄下元；砂仁、苍术、菖蒲芳香醒脾、化湿和中；龙骨、牡蛎潜降虚火，固敛真阳。

不难发现，气血观、津液观、脏腑观贯穿于杨志敏对中医气血津液运行的认知，扶阳观则是其认知中的亮点，其常以津液观、气血观、脏腑观、阴阳观、形神观、扶阳观、体病观对该系统病证予以理解和辨识，温其气、通其滞、降其逆、升其陷等六法的灵活选用及联合运用是其治疗该系统病证的法则。在本篇章中，收集了医案18个，涵盖了虚劳、癉浊、郁证、瘾疹、湿疮等病症，详述如下。

三、膏方医案

（一）虚劳

1.脾肾阳虚，水湿弥漫案[1]

甘某，女，59岁。初诊：甲午年冬至后订膏。

岁月无情、年近甲子，面色萎黄，神疲倦怠，少气懒言，恶风畏寒，鼻衄时作，甚是头目昏沉，纳食不馨，口干不欲饮，腑行不实，小溲清长，腰膝酸酸，

1　本医案原载于《杨志敏岭南膏方临证经验》（《中国中医基础医学杂志》2017年第23卷第4期），现重订后收录。

睡而不酣，多梦易醒。舌暗而淡胖大，苔黄白而微腻，脉沉细而弦紧。经言阳气者若天与日，卫外者也；又言营出于中焦，卫出于下焦。脾肾阳虚者，多寒湿内盛、表里内外疏于温煦。亟为温补脾肾，利水渗湿，必使离照当空、群阴方能自散。病之形成非一朝一夕，冬藏为疗疾佳候，最宜以膏代煎，树来春健康之基。

【提要】中年女性，亚健康疲劳状态、变应性鼻炎、胃肠功能紊乱，于2014年冬令订膏，欲解决疲倦乏力、鼻塞流涕、便溏、失眠等不适。

【处方】红参90 g（另煎，冲），清半夏90 g，补骨脂90 g，沉香30 g，干姜90 g，制首乌150 g，熟附子90 g，陈皮60 g，熟地黄90 g，肉桂45 g，藿香60 g，牡蛎300 g，山药150 g，九节菖蒲90 g，酸枣仁300 g，茯苓150 g，制远志60 g，金樱子150 g，泽泻90 g，沙苑子90 g，川芎90 g，砂仁60 g，白蒺藜90 g，山楂150 g，黄柏60 g，仙茅90 g，鸡内金90 g，黄连30 g，淫羊藿90 g，荷叶90 g，苍术90 g，巴戟天150 g，蜂房90 g，白术90 g，菟丝子90 g。

【煎服法】上药味，浓煎去渣取汁，文火熬糊；入鹿角胶60 g，龟甲胶60 g，冰糖150 g，熔化收膏。每晨以沸水冲服一匙。

【按语】"阳气者，若天与日，失其所则折寿而不彰，故天运当以日光明。是故阳因而上，卫外者也。"（《素问·生气通天论》）"天之大宝，只此一丸红日；人之大宝，只此一息真阳。"（《类经附翼·求正录·大宝论》）"要知人之所以奉生而不死者，恃此先天一点真气耳。真气衰于何部，内邪外邪即在此处窃发。治之但扶其真元，内外两邪皆能绝灭。"（《医法圆通·卷二》）立足于《内经》、张氏、郑氏的观点，杨志敏指出：①如太阳般的人体阳气对于人的生命活动具有同样重要的作用和意义；②对人体具有温煦、生化、推动、兴奋等作用的物质及其机能予以严格地规定，将其称为"阳"或"阳气"，此为"本体阳"；③阳气虚弱尤其是脾肾阳虚，常常会导致水湿停聚、卫外不固。本案患者有面色无华、神疲乏力、少气懒言、畏风怕冷、鼻衄时作的情况，为卫表不固所致；而胃纳欠佳、口干不欲饮、大便溏薄、腰膝酸软等症状，可考虑为肾阳虚衰、釜底无火、中焦失于健运。结合舌脉，可知脾肾阳虚、水湿内停为患者之基本病机。

　　杨志敏以温氏奔豚汤、二仙汤、开中焦方为主方，共奏温补脾肾、利水渗湿之功。其中，温氏奔豚汤去牛膝，二仙汤去知母、当归，三药均有通便的作用，考虑患者已有大便溏薄的情况，不用此三味应有这方面的顾虑。茯苓、山药二者重用至150 g，蕴含固肾利湿实大便之意。熟地黄、沙苑子、菟丝子、补骨脂、制首乌、金樱子等药联合，既能固肾填精、补益脏腑又能提升出膏量和品相。酸枣仁、远志、菖蒲、牡蛎、鸡内金、荷叶、白术等药相配伍，共奏益气血、化湿浊、宁心神之功。川芎、蜂房相配成对，为膏方中治疗变应性鼻炎的专药。

　　此案尚有如下经验值得言明：①脾肾阳虚者何以不寐？"下之后，复发汗，昼日烦躁不得眠，夜而安静，不呕，不渴，无表证，脉沉微，身无大热者，干姜附子汤主之。"（《伤寒论·辨太阳病脉证并治》）自古便有以热药治疗阳虚失眠一说。杨志敏首倡"五脏六腑皆能令人不寐"之说，指出脏腑间的协同在人体癌寐中具有重要的地位和作用。既往团队的研究更是表明，温氏奔豚汤有益于慢性或久治不愈之顽固性失眠症，除外失眠外，患者多伴有平素怕冷、头晕倦怠、健忘、脸色晦暗、腰膝酸软、舌淡暗或嫩、脉沉细等四诊信息，此方有助于睡眠过程及主观睡眠质量、日间功能状态等环节的改善。②为什么要用黄连？颜老治疗情志病亦常用养心安神之法，"常喜归脾汤加入黄连一味，苦寒入心，屡试屡验"。此处杨志敏于大队偏于温补药物中加入一味苦寒药，一方面是效仿颜老经验治疗失眠，另一方面恐也有从舌苔稍黄腻、防湿郁化热考量。

2. 肾阳衰惫，浊阴僭越案

何某，男，50岁。初诊：癸巳年小雪后订膏。

　　行业精英，潜心事业，时有喜报频传；知非之年，久坐少动，多有摄生失节。头目昏沉，脚下虚浮，如踏棉花，更兼精力不济，不耐劳作，汗多恶风，颈肩拘急恶寒，睡眠欠佳、晨起疲劳难复，上火则口糜疼痛，遇寒则遗精尿频，口干不欲饮，饥饿不欲食，水谷运迟，脘腹胀满。舌体胖大而苔白滑腻，脉浮大而虚不任重按。阴盛者阳必虚，元阳衰惫者浊阴常可僭越至上中下三焦。法当扶阳抑阴，益精固肾，潜降虚火。时值冬藏佳期，正宜藉草木有情之品，谋来年欣欣向荣之大计。

【提要】中年男性，高血压、慢性前列腺炎病史，于2013年冬令订膏，欲解决疲劳、头昏、口腔溃疡、遗精等不适。

【处方】红参180 g（另煎，冲），吴茱萸60 g，炒麦芽300 g，沉香45 g，菟丝子300 g，芡实150 g，茯苓300 g，补骨脂150 g，鸡内金90 g，山药300 g，续断150 g，苦杏仁90 g，炮天雄90 g，女贞子90 g，白豆蔻60 g，肉桂45 g，紫河车90 g，九节菖蒲90 g，砂仁60 g，韭菜子90 g，葛根150 g，泽泻90 g，小茴香60 g，仙鹤草150 g，干姜90 g，山茱萸150 g，当归150 g，苍术90 g，磁石300 g，川芎150 g，白术90 g，乌梅90 g，白芷90 g，法半夏90 g，沙苑子90 g，白芍90 g，陈皮60 g。

【煎服法】上药味，浓煎去渣取汁，文火熬糊；入鹿角胶90 g，龟甲胶60 g，冰糖150 g，熔化收膏。每晨以沸水冲服一匙。

【按语】清代郑钦安言："阳气弱一分，阴自盛一分，此一定之至理也。阳气过衰，阴气过盛，而阴中一线之元阳，势必随阴气而上行，便有牙疼、腮肿、耳肿、喉痛之症，粗工不识，鲜不以为阴虚火旺也。"（《医理真传·卷一》）郑氏认为，阳虚而阴（病邪）盛，浊阴僭越常常会窃据阳位，上犯清阳之会，则引起头目昏沉、难以清爽等不适；居中釜底无火，易有痰饮内停，常见脘腹胀满、饮水、进食后尤甚；下元失于温煦，则常有精关不固、阳痿早泄。同时，阳气上越，易导致头面五官的上火症状。"乃市医一见虚火上冲等症，并不察其所以然之要，开口滋阴降火，自谓得其把握，独不思本原阴盛阳虚，今不扶其阳，而更滋其阴，实不啻雪地加霜，非医中之庸手乎？"（《医理真传·卷一》）因此，这类阳虚火浮与阴虚火旺绝不可混为一谈，更不能滋阴降火。而舌胖大、苔白滑腻、脉浮大而虚（五神）、神疲困顿、口干不欲饮等信息有助于我们作出阳虚火浮的判断与鉴别。

杨志敏以破格救心汤、温氏奔豚汤、菟丝煎为主方，作益元阳、固肾精、泻湿浊之谋。芡实、鸡内金、补骨脂、续断、紫河车、韭菜子、沙苑子等药联用，能固肾填精并协助菟丝煎发挥功效。麦芽、白豆蔻、九节菖蒲、陈皮、半夏、苍术等药相配伍，共奏理气化痰、运脾化湿之功，有助于缓解脘腹不适、头目昏沉等不适。葛根、川芎、仙鹤草、菖蒲等药联用能疏利头目，既缓解脖颈肩颈不适也有助于头晕的改善。

"扶阳抑阴"是此案的亮点，也是易为人们所误解的地方，此处仍赘数言，补充一二。既往团队关于该问题曾做如下探讨：①中医学的"阴""阳"不能完全等同于哲学中矛盾论。两者生理上统一于人体，不作对立论，这是本体阴阳之必然；病理上，正邪对立于人体，不作统一论，这是属性阴阳之使然。②在本体层面，对人体具有温煦、生化、推动、兴奋等作用的物质及其机能予以严格地规定，将其称为"阳"或"阳气"，此为"本体阳"；对人体具有滋养、濡润、凝聚、抑制等作用的物质及其机能予以严格地规定，将其称为"阴"或"阴气"，此为"本体阴"。③在属性层面，用以指代具体的事物或现象。从生命发生的自然条件、四时寒暑、五运六气，到与人有关的男女经络、五脏六腑、营卫气血筋皮骨皆能用阴阳概括。然而，医者临床使用最广泛的是对正、邪两股力量的概括。如"畏寒、肢冷、面色苍白、倦怠无力、大便溏薄、小便清长、脉虚迟弱等"可概括为阳虚阴盛。立足于此，"扶阳抑阴"强调抑制阴寒邪气，扶助虚弱阳气，并不是在强调只有阳气重要，而阴气、阴精不重要。

3.气阴两虚，痰瘀水停案

秦某，男，36岁。初诊：庚寅年雨水后订膏。

虽素体虚弱，不耐劳作，然事必躬亲，恪尽职守，久之暗耗心脾气血。神疲乏力、头昏时犯，心烦难安、眠差时作，形寒畏风，口疮时发，口槁咽干、喜饮热茶，腰膝酸软，颈肩背痛、倍感沉重，体重日增、颇为困扰，大便干溏交替、排出欠畅。舌色暗淡而舌下络脉曲张，舌体胖大而苔白微腻，脉沉细在里。气血为脏腑元真，若五脏元真通畅人即安和。乖违者内生郁热、水湿、瘀血，因虚致实者法当剿抚兼施。人值壮年，藉草木血肉之菁华，制膏缓图，诸恙可平，身心得养。

【提要】中年男性，亚健康疲劳状态、血脂异常病史，于2010年春令订膏，欲解决疲劳、口疮、血脂升高等问题。

【处方】生晒参90 g（另煎，冲），西洋参90 g（另煎，冲），黄芪300 g，天麻90 g，党参150 g，石菖蒲90 g，山药300 g，苍术90 g，灵芝150 g，泽泻90 g，白术90 g，菟丝子90 g，茯苓150 g，法半夏90 g，女贞子90 g，熟地黄150 g，决明子300 g，狗脊90 g，山茱萸150 g，车前子90 g，牛膝150 g，肉桂30 g，威灵仙150 g，杜仲150 g，熟附子60 g，走马胎150 g，制首乌150 g，干姜90 g，山楂300 g，黄精150 g，乌梅60 g，丹参200 g，麦冬90 g，黄柏60 g，川芎90 g，北沙参90 g，炙甘草90 g，赤芍150 g，桑叶90 g，砂仁90 g，白芍150 g。

【煎服法】上药味，浓煎去渣取汁，文火熬糊；入鹿角胶60 g，龟甲胶60 g，甜蜜素5 g，熔化收膏。每晨以沸水冲服一匙。

【按语】"岐伯曰：出入废则神机化灭，升降息则气立孤危。故非出入，则无以生长壮老已；非升降，则无以生长化收藏。是以升降出入，无器不有。"（《素问·六微旨大论》）当代著名《内经》研究专家张登本教授对人体气化、气机有如下理解与认识，颇有见地且为本案所契合。他指出，①气化、气机是人体生命活动存在的基本方式和状态，脏腑经络是发生的场所，脏腑经络的功能是具体体现，脏腑阳气为动力源泉。②其中，津液代谢是以肺、脾、肾三脏为核心，各脏腑相互协调完成的气机、气化活动。如若气化之"散"的作用不足，或者"聚"的作用太过，就会使津液凝聚为痰、饮、水、湿等病理产物。③"人之血气精神者，所奉生而周于性命者也。"（《灵枢·本脏》）阳气促进精、气、血、津液化生、输布与代谢，如若阳气虚弱，推动无力，脉中之血就会运行迟滞或瘀阻，津液不能输布而化为痰湿水肿等病证。

本案患者素体虚弱，结合舌脉特点，应考虑为气虚或阳虚体质，存在体内气机、气化动力不足的状态。其中，体重增长过快、血脂异常、心烦、眠差、口糜、身痛等躯体不适均有可能是气机、气化异常所产生。由此可知，因工作与生活压力，导致气血乖违，渐生痰湿、郁热、瘀血等病理产物，渐至本虚标实、虚实夹杂的局面。四诊合参，可知患者病机以气阴两虚，痰瘀水停为主。

杨志敏以益心汤、炙甘草汤、济生肾气丸为主方，欲达益气养阴、活血祛瘀、利水化湿之谋。济生肾气丸，原载于《严氏济生方·水肿》，本名加味肾气丸，又有资生肾气丸、车牛肾气丸之别称，由肾气丸（附子、白茯苓、泽泻、山茱萸、山药、牡丹皮、官桂、熟地黄）等药增益车前子、川牛膝而成，能治肾虚腰重脚重、小便不利。《删补名医方论·卷二》中言其"腹胀，喘急，痰盛，已成鼓证，其效如神""凡治中年之后脾肾虚寒者，悉用此法。盖气虚者不可复行气，肾虚者不可专利水。温补即所以化气，塞因塞用之妙，顾在用之者何如耳"。本案患者以济生肾气丸为主方，最是合拍。辅以制首乌、黄精、沙参、白芍、菟丝子、女贞子、灵芝、狗脊、杜仲等药，共奏固肾填精、助气血生化之功。苍术、白术、半夏、砂仁、走马胎、威灵仙等药相配伍，既能燮理气血、运脾化湿、祛痰化浊、活血祛瘀，又能在服用膏滋方时助消化与吸收。天麻、桑叶能抑阳、息风、止眩，为治疗头晕目眩之专药。

此案使用走马胎、狗脊等2味南药且用量较大，故于此处仍赘数言，为之羽翼。①走马胎，始载《生草药性备要》，味苦、微辛，性温，具有祛风除湿、活血化瘀、化毒生肌的功效，民谚更有"两脚走不开，不离走马胎"之说，可见其具有行血、活血、消除疲劳之功效。②狗脊，《吴普本草》首次较为全面地描述了该药，其味苦、甘，性温，归肝、肾经，具有祛风湿、补肝肾、强腰膝、利关节的功效。杨志敏于此案中使用走马胎，应该是取其具有除湿、活血、抗疲劳之功；用狗脊则为补益肝肾、缓解疼痛。

4.气阴两虚，湿瘀互结案[1]

陈某，男，59岁。初诊：丙戌年立冬前订膏。

年近耳顺，肝肾渐衰，殚精竭虑，暗耗心脾。近年时感倦怠乏力、头目昏沉，动则汗出少气、频繁感冒，夜寐难安、眠浅易醒，口咽时干、欲饮热茶，虚坐努责、先干后溏，色素沉着、肌肤干燥。舌暗而胖、络脉迂曲，苔薄白腻，脉取沉细。经言："人之血气精神者，所奉生而周于性命者也。"无情岁月常致脏腑虚衰、气虚血瘀，法当补益脏腑、益气活血。刻值冬藏，以草木血肉有情之品，冀身心舒泰、长有天命。

【提要】中年男性，亚健康疲劳状态、高血压、胃肠功能紊乱病史，疲劳评定量表（FS-14）评分为12分，于2006年冬令订膏，欲解决疲倦、头晕、易感冒、便秘、眠浅等不适。

【处方】生晒参90 g（另煎，冲），西洋参60 g（另煎，冲），桃仁90 g，丹参150 g，红花60 g，山楂150 g，五指毛桃300 g，赤芍90 g，夜交藤300 g，黄芪150 g，牛膝90 g，灵芝150 g，苍术90 g，桔梗60 g，制远志60 g，白术90 g，枳壳90 g，黄柏45 g，防风90 g，生地黄90 g，黄连30 g，青皮45 g，熟地黄90 g，麦冬90 g，陈皮45 g，茯苓150 g，五味子60 g，升麻45 g，法半夏90 g，淫羊藿150 g，柴胡60 g，山药300 g，仙茅90 g，炙甘草60 g，干姜90 g，巴戟天90 g，当归90 g，大枣90 g，山茱萸90 g，川芎90 g，砂仁60 g，桂枝60 g。

【煎服法】上药味，浓煎去渣取汁，文火熬糊；入鹿角胶60 g，龟甲胶60 g，

---

1 本医案原载于《杨志敏教授用膏方调治亚健康疲劳状态经验介绍》（《新中医》2008年第40卷第5期），现重订后收录。

冰糖300g，熔化收膏。每晨以沸水冲服一匙。

【按语】既往团队研究结果显示：①容易疲劳、颈肩腰腿等酸痛、精神紧张难以放松、怕冷、动则汗出、易感冒等不适是亚健康人群的常见症状。②阳虚质、气虚质是亚健康人群的常见偏颇体质特点，较健康人群存在明显差异。③肾膀胱、气虚、阴虚等病位、病性证素在亚健康人群中十分常见。我们推测气虚能演变为气虚及阳、气虚郁滞、无以化生阴液，因此亚健康的干预应考虑这些病位、病性要素的兼夹。

"五脏者，所以藏精神血气魂魄者也；六腑者，所以化水谷而行津液者也。"（《灵枢·本脏》）随着年岁的增长，人体脏腑日渐虚衰，气血等脏腑元真常有乖违，而渐见亚健康的诸种不适。本案患者疲倦乏力、多汗气短、频繁易感冒，便秘、先干后溏等症状可考虑为气虚；皮肤色素沉着、干燥、舌色暗、舌底络脉迂曲等症状可考虑为血瘀。结合舌脉四诊合参，可知患者的核心病机为气虚血瘀，同时兼夹有一定的阴虚与湿。

杨志敏此案以清暑益气汤、血府逐瘀汤为主方，作益气血、化瘀浊、通血脉之谋。清暑益气汤，方出金元医家李东垣，是益气化湿法的代表方且兼具升阳、运脾之功，为颜老临证治疗血脂异常、头晕、疰夏等疾患见气阴两虚、虚实同巢者所常用。五指毛桃、茯苓、法半夏、砂仁、防风、丹参、山楂、桂枝等药相配伍，能益气健脾化湿、活血通络泻浊，协助主方发挥功效。山药、熟地黄、淫羊藿、仙茅、山茱萸等药相合，既能益肾填精、助气血生化，又能提升膏滋方的品质和出膏量。夜交藤、灵芝、远志、黄连等药为改善患者失眠的专药，协同作用可助患者宁心安神。随访患者服用此料膏方2个月后，症状缓解，疲劳评定量表（FS-14）评分为2分。

需要指出的是，杨志敏是国内较早全面研究亚健康状态的学者，曾主持"十一五"国家科技支撑计划"亚健康状态中医识别与分类研究"课题，对人体健康有着独到的理解。她指出，"血气和"的躯体健康观、"志意和"的心理健康观，以及"寒温和"的适应能力健康观构成了中医"和态健康观"的主体。正是在该观点的指导下，杨志敏对许多亚健康状态人群的订膏方略有自己的认识和发挥。

5.精血亏虚，虚火上炎案

蒙某，男，55岁。初诊：乙酉年小寒后订膏。

深耕于商，创业维艰，积功累进，尔来三十余载，终成宏业。然虚损日久，年近七八，时感身如病树，木之欲朽。口咽干苦，舌糜口疮、此起彼伏，手足心热，夜寐辗转，腰膝酸软、久坐久行均感不适。脉虚细而数，舌体胖大、色淡而暗，苔白微腻。虑其虚劳日久、脏腑虚损，肝肾精血亏于下，相火妄动盛于上，亟当壮水之主以制阳光，参以悦心益肾、化瘀通络，以冀阴阳合抱、真阳得固、益寿而彰。

【提要】中年男性，高血压、腰椎间盘突出病史，于2005年冬令订膏，欲解决疲倦、便秘、失眠、口疮等不适。

【处方】生晒参90 g（另煎，冲），西洋参90 g（另煎，冲），泽泻90 g，秦艽150 g，牡丹皮90 g，淫羊藿90 g，麦冬150 g，山茱萸90 g，仙茅90 g，天冬150 g，火麻仁300 g，补骨脂90 g，柏子仁150 g，桃仁90 g，牛膝90 g，酸枣仁150 g，紫菀90 g，杜仲90 g，五味子60 g，白芍90 g，狗脊90 g，制远志60 g，制首乌150 g，续断90 g，当归90 g，玉竹300 g，仙鹤草90 g，桔梗90 g，石斛90 g，川芎90 g，丹参200 g，沙参90 g，升麻90 g，生地黄300 g，枳壳90 g，炒黄柏60 g，熟地黄300 g，砂仁45 g，乌梅45 g，茯苓90 g，陈皮45 g，炙甘草60 g，山药150 g。

【煎服法】上药味，浓煎去渣取汁，文火熬糊；入鹿角胶90 g，龟甲胶90 g，冰糖400 g，熔化收膏。每晨以沸水冲服一匙。

【按语】虚劳，是多种慢性衰弱性证候的总称。"虚者，阴阳、气血、荣卫、精神、骨髓、津液不足是也。损者，外而皮、脉、肉、筋、骨，内而肺、心、脾、肝、肾消损是也。"（《医宗金鉴·虚劳总括》）先后天、内外因的多种病因均会导致虚劳的产生，而以脏腑亏损、气血阴阳不足为其基本病机，病位涉及脏腑内外。

《景岳全书·卷之十五》中载："所以肾为五脏之本。故肾水亏则肝失所滋而血燥生……肾水亏则孤阳无主而虚火炽。凡劳伤等证，使非伤人根本，何以危笃至此？故凡病甚于上者，必其竭甚于下也。余故曰：虚邪之至，害必归阴；五脏之伤，穷必及肾，穷而至此，吾末如之何也矣。"患者为商界精英，虽然成就一番事业但也逐渐有力不从心、身心俱疲之感。就症状而言，口咽干苦、口舌生疮、心烦眠差、情绪急躁等为上焦见证；腰背酸痛、膝关节酸软乏力、排便欠畅等属下焦见证。结合舌脉、四诊合参，不难发现患者病证呈现上盛下虚，而以阴虚火旺为核心病机。

杨志敏以引火汤、天王补心丹、二仙汤为主方，欲达滋肝肾、养阴血、敛虚火之效。引火汤，方出清代名医陈士铎《辨证录·卷三》，由熟地黄、巴戟天、茯苓、麦冬、五味子组成，重用熟地黄至3两为君药，原治乳娥、咽喉疼痛等病证。名老中医李可先生将之用于各种内科杂病、急危重症证属阴虚火旺者屡有效验，扩大了本方的用途。"故善补阳者，必于阴中求阳，则阳得阴助而生化无穷；善补阴者，必于阳中求阴，则阴得阳升而泉源不竭。"（《景岳全书·卷之四十九》）方中以玉竹、石斛、沙参、山药、白芍、制首乌、补骨脂、杜仲、狗脊、续断、山茱萸等药联用，作补益肝肾、固肾填精之谋。补骨脂、山茱萸及仙茅、淫羊藿等药虽为温阳之品，但加入大队滋阴药物中，正是景岳"阴阳相济之妙用"的体现。西洋参、牛膝、乌梅、火麻仁、桃仁、紫菀等药相配伍，能敛降虚火、润肠通便，协助主方发挥效用。桔梗、枳壳、升麻、砂仁、陈皮等药同用，重在健运脾胃、调畅气机，能防膏滋方滋腻碍脾，有助于消化吸收，达到"补而勿滞"的效果。

李可老中医虽以重用姜附剂而闻名，但其对于阴阳的辨识、对引火汤的理解与发挥也同样值得后学重视。"盖肾为先天之本，内寄命门真火，为水火之脏。肾中水火，共处一宅。水火相抱，阴平阳密。水足则火藏于下，温煦脏腑，统领一身之气化，是为健康无病。若因外感内伤，致水亏于下，则火失其制，古人喻为水浅不养龙，于是离位上奔；或肾水寒极，逼真火浮游于上，致成火不归原之证。且肝肾同源，肾水既亏，肝失滋荣，肝中所寄雷火，势必随肾中龙火上燔，而成燎原之势，而见种种上热见证，如头痛、头晕，牙痛、齿浮、鼻衄、齿衄、目赤如鸠、面赤如醉、心悸暴喘、耳鸣如潮、口舌生疮、咽痛如火灼等……若误以实火正治，苦寒直折，釜底抽薪诸法，非但不能愈疾，反致变生不测。"当中辨治精髓，值得深入学习。

患者迭进膏方调治，精神倍增，自诉疲劳感较前明显缓解，口腔溃疡发作减少，排便畅爽。脉象和缓，仍有夜寐欠安的情况，翌年续订膏方继续调理。

（二）癃浊

1.气阴两虚，相火妄动案[1]

康某，女，59岁。初诊：甲午年立冬后订膏。

年逾七八而形体渐宽，尽职尽责亦日生倦怠。糖脂渐高多感疲倦乏力，不耐辛辣食之易于上火，常有口糜咽干为患。腰膝酸软，登高远足多诱发加重；排便不尽，瓜果辛辣易溏软黏滞；夜寐欠安，家属常言鼾声扰梦。双寸脉浮、右脉显著、关尺沉细，苔黄白微腻。中焦斡旋失司、肝肾相火妄动，遂成上热下寒之局。肾命系龙雷之窟，土厚能伏藏真火，时值冬令，亟当以草木血肉有情之品，平调寒热、益阴敛阳、固护两本，以冀阴平阳秘、升降有序，通体舒泰、健康

---

1 本医案原载于《杨志敏岭南膏方临证经验》（《中国中医基础医学杂志》2017年第23卷第4期），现重订后收录。

可期。

【提要】老年女性，糖耐量异常、血脂异常、子宫切除术后病史，于2014年冬令订膏，欲解决糖脂等代谢指标升高以及疲劳、易上火、腰膝酸软、大便溏薄等不适。

【处方】红参90 g（另煎，冲），生晒参60 g（另煎，冲），巴戟天150 g，大枣150 g，紫河车90 g，山楂300 g，乌梅240 g，山茱萸150 g，丹参200 g，熟附子90 g，制首乌150 g，玫瑰花90 g，干姜90 g，黄精90 g，川芎90 g，细辛45 g，女贞子90 g，白芍120 g，花椒30 g，桑椹90 g，玉竹90 g，肉桂45 g，牛膝90 g，麦冬90 g，当归90 g，续断90 g，知母60 g，黄柏60 g，黑豆150 g，桔梗90 g，炙甘草90 g，龙眼肉90 g，枳壳90 g，砂仁60 g，酸枣仁200 g，沉香30 g，陈皮45 g，五味子60 g，牡蛎300 g。

【煎服法】上药味，浓煎去渣取汁，文火熬糊；入鹿角胶60 g，龟甲胶90 g，甜蜜素5 g，熔化收膏。每晨以沸水冲服一匙。

【按语】癉浊是因情志失调、饮食不节、禀赋不足或年老体衰等为主要原因，以全身气血津液输布失调为核心，以湿、痰、瘀、热、毒为主要病理产物，以情志抑郁或急躁、形体肥胖或消瘦、头身困重、口苦口黏、胸胁胀闷或疼痛、倦怠乏力、咽干口燥等为主要临床表现的一种病证。西医学中的糖、脂代谢紊乱出现如高血糖、高脂血症、非酒精性脂肪肝、超重、高血压、动脉粥样斑块等病理变化及其产物，可归属于中医"癉浊"的范畴。

《四圣心源·卷四》中曰："升降之权，则在阴阳之交，是谓中气。胃主受盛，脾主消磨，中气旺则胃降而善纳，脾升而善磨，水谷腐熟，精气滋生，所以无病。脾升则肾肝亦升，故水木不郁，胃降则心肺亦降，金火不滞。火降则水不下寒，水升则火不上热。平人下温而上清者，以中气之善运也……胃主降浊，脾主升清，湿则中气不运，升降反作，清阳下陷，浊阴上逆，人之衰老病死，莫不由此，以故医家之药，首在中气……泻水补火，扶阳抑阴，使中气轮转，清浊复位，却病延年之法，莫妙于此矣。"黄氏认为，①生理：中气为升降之源、脾胃为升降之枢纽，二者运作正常与否，常影响肝肺之升降、心肾之相交，与人体健康更是息息相关。②病理：二者功能异常常导致气血津液代谢紊乱、产生湿、痰、瘀、热、毒等病理产物。③治法：需酌情灵活运用燮理阴阳、协调寒热的方法恢复二者功能。

此案患者既有口咽干苦、口舌生疮、眠差、鼾声重，又有疲劳、腰膝酸软、大便溏薄等症状。杨志敏结合舌脉，尤其是据脉象而考虑患者存在寒热错杂的情况，判断为中焦升降失司、脾胃运化失常而相火妄动于上、肝肾亏虚于下。膏方处方以乌梅丸、封髓丹、酸枣仁汤等为主方。方中丹参、川芎、桔梗、玫瑰花、山楂、枳壳、陈皮、甘草等药相配物，能健运脾胃、活血行气。白芍、玉竹、麦冬、龙眼肉等药有滋阴养血之能，紫河车、制首乌、黄精、女贞子、桑椹等品有益肾填精之效，上述诸药既能助主方发挥功效，又能提升膏滋的出膏量与品相。全方药物寒温相配，既能清火热、敛虚火，又能运中焦、益气血，对患者最为合拍。

2.阴虚湿热，风阳上扰案[1]

陈某，男，50岁。初诊：辛巳年冬至后订膏。

为政一方，日理万机，运筹帷幄，披肝沥胆。肝家气火有余，久劳木旺水亏，胆失中正之司，生化无权。眩晕时作，头目胀闷，皮肤瘙痒、若万蚁爬。又有痛风之累，偶发足痛。大便时溏，小便色黄。舌唇紫，苔黑腻，脉弦数。树欲静而风不止，治当平肝息风，化瘀泄热，藉草木之精华，据胜复之法度，补其不足、删其有余，订养生之大计，俾寿而康。

1　此为颜老医案，原载于《颜德馨教授"衡法"在膏方中的应用》(2009中国首届中医膏方高峰论坛暨第四届金陵名医高层论坛)，现结合颜老学术思想，予重订后收录。

【提要】中老年男性，既往高血压、高尿酸血症、血脂异常、脂肪肝病史，于2001年冬令订膏，欲解决疲劳、头晕头痛、皮肤瘙痒、代谢指标异常等不适。

【处方】西洋参90 g（另煎，冲），枫斗30 g（另煎，冲），土茯苓150 g，决明子150 g，薏苡仁300 g，海藻90 g，天麻45 g，金钱草300 g，虎杖150 g，钩藤90 g，夏枯草150 g，蒲黄90 g（包煎），栀子90 g，菊花90 g，山楂150 g，牛膝90 g，桑叶90 g，丹参150 g，知母90 g，桑白皮90 g，当归90 g，黄柏90 g，白蒺藜150 g，桃仁90 g，生地黄300 g，葛根90 g，苦杏仁90 g，牡丹皮90 g，荆芥90 g，赤芍90 g，泽泻90 g，防风90 g，白芍90 g，苍术90 g，煅龙骨300 g，黄芪300 g，白术90 g，煅牡蛎300 g，制首乌150 g，仙人对坐草300 g，珍珠母300 g，玉竹150 g，平地木300 g。

【煎服法】上药味，浓煎去渣取汁，文火熬糊；入鳖甲胶90 g，龟甲胶90 g，蜂蜜500 g，熔化收膏。每晨以沸水冲服一匙。

【按语】患者以"眩晕时作，头目胀闷"为所急所苦，颜老治疗此类病证常持"头为天象清则灵，眩晕责之杂和钝"之说。其认为："头为天象、诸阳会焉，清则灵、杂则钝……大凡眩晕之作，虽病位在头，但病因各异……着重掌握风、痰、虚、瘀四个关键，方能不误。"此案患者罹患多种代谢性疾病，又有头痛头胀、头晕目眩、皮肤瘙痒、肢体疼痛、小便色黄、大便溏薄等诸多不适，结合患者舌脉信息，参考脉案"肝家气火有余，久劳木旺水亏，胆失中正之司，生化无权"之说，可知患者病在肝肾，波及肌表与四肢，以阴虚湿热、风阳上扰为核心病机。

颜老以羚羊角汤、滋生青阳汤为本案主方。颜老认为："眩晕者多见于肝阳化风……若烦劳过度或情志郁勃，久则化火生风，内风上旋，且风火相煽，夹内壅之痰浊上扰巅顶而致眩晕……必以介类以潜之，或以咸降，以清泄阳热，而平上升之肝风。用羚羊饮子加紫贝齿、磁石、石决明、天麻等。"此处"羚羊饮子"与《医醇剩义·卷四》中的羚羊角汤应同为一方，由羚羊角、龟板、生地黄、白芍、牡丹皮、柴胡、薄荷、菊花、夏枯草、蝉衣、大枣、生石决（明）等药所组成，重用羚羊角、生地黄、龟板、石决明等药，乃据"有因于火者，肝阳上升，头痛如劈，筋脉掣起，痛连目珠。当壮水柔肝，以息风火，不可过用风药。盖风能助火，风药多则火势更烈也。羚羊角汤主之。"颜老在此方的基础上，略作加减。考虑已非急症故不用羚羊角，更去柴胡、薄荷、蝉衣等风药，重用煅龙骨、煅牡蛎、珍珠母等药息风潜阳。据"久劳木旺水亏"，可知患者存在肾虚、阴虚的情况，故以"育阴潜阳法""养血柔肝法"论治。滋生青阳汤方出《医醇剩义·卷一》，由生地黄、白芍、牡丹皮、麦冬、石斛（青黛拌）、天麻、菊花、石决明、柴胡、醋炒桑叶、薄荷、灵磁石等药组成，同时重用生地黄、磁石、石决明等药，能治"肝风，头目眩晕，肢节摇颤，如登云雾，如坐舟中"等。颜老在此方的基础上，略作加减，重用生地黄，未用磁石、石决明，而以煅龙骨、煅牡蛎、珍珠母等药息风潜阳。全方据证加减后，既能息风潜阳，又能滋阴养血。其中，重用生地黄量至300 g，除针对病机外，更有利于膏滋出膏。枫斗（即石斛）、牛膝、玉竹、当归、制首乌、西洋参等药能补益肝肾、养血益阴；海藻、栀子、牡丹皮、知母、黄柏、夏枯草、土茯苓、薏苡仁、金钱草、丹参、桃仁、赤芍、山楂、蒲黄、平地木、虎杖、决明子等药相配伍，能清热利湿，活血祛瘀，起"釜底抽薪"之用，从不同维度处理患者的核心病机。荆芥、防风、桑白皮、苦杏仁、仙人对坐草等药联合，能宣肺解表、祛风止痒，解决患者"皮肤瘙痒、若万蚁爬"之苦。至于苍术、白术、泽泻、黄芪等健运脾胃药物的使用，应有"见肝之病、知肝传脾、当先实脾"的考量。

颜老恩师秦伯未曾指出："头晕目眩，为肝血不足，肝阳、肝风上扰的主证之一……凡治本证，不能离开养血、潜阳、清热，且养血药必须采取柔润，否则反能扇动风阳，必要时还须滋肾育阴。"针对阴虚、风阳上扰者，更立以下诸法：①息风和阳法：即凉肝法。肝风初起，头目昏眩，用羚羊角、牡丹皮、甘菊、钩藤、决明、白蒺藜。②息风潜阳法：即滋肝法。和阳不效者，用牡蛎、生地黄、女贞子、玄参、白芍、菊花、阿胶。③培土宁风法：即缓肝法。肝风上逆，中虚纳少，宜滋阳明，泄厥阴，用人参、甘草、麦冬、白芍、菊花、玉竹。④养肝法：肝风走于四肢，经络牵掣或麻者，用生地黄、当归身、枸杞子、牛膝、天麻、首乌、胡麻。秦老所示之法，为颜老此案遣方用药思路的基础，也可供读者触类旁通之用。

3.气阴两虚，湿瘀热结案[1]

杨某，女，50岁。初诊：辛巳年大雪订膏。

素有消渴之疾，苦于世事，操劳过度，喜怒不节。气阴两虚、肝肾渐亏，而成痰瘀为患、正虚邪实之局。面色苍而不华，眼眶黧黑，近年更苦于诸恙缠身，头痛昏蒙，胁肋胀满，心烦不寐，口苦口黏，食入运迟，腰酸乏力，带下淋漓。脉弦数，舌红苔腻。气血冲和者，万病不生；诸病生焉者，多有乖违。兹值冬藏之际，需借草木有情之品以固本清源，气通血活者，诸恙悉除，常有健康。

【提要】中年女性，既往糖尿病、血脂异常、高血压、胆囊结石、围绝经期综合征病史，于2001年冬令订膏，欲解决糖脂代谢指标异常，以及失眠、白带异常、头晕等不适。

【处方】生晒参60 g（另煎，冲），西洋参60 g（另煎，冲），苍术90 g，玉竹150 g，白术90 g，酸枣仁150 g，柴胡90 g，茯苓90 g，制远志90 g，枳实90 g，法半夏90 g，杜仲90 g，青皮90 g，麦芽300 g，续断90 g，甘草30 g，泽兰90 g，牛膝90 g，川芎90 g，泽泻90 g，灵芝90 g，黄芪300 g，薏苡仁300 g，椿皮90 g，蒲黄90 g（包煎），地锦草300 g，桃仁90 g，虎杖150 g，栀子90 g，红花

1　此为颜老医案，原载于《颜德馨教授"衡法"在膏方中的应用》(2009中国首届中医膏方高峰论坛暨第四届金陵名医高层论坛)，现结合颜老学术思想，予重订后收录。

90 g，山楂 150 g，黄连 30 g，丹参 150 g，决明子 150 g，黄柏 90 g，木香 90 g，海藻 90 g，知母 90 g，檀香 15 g。

【煎服法】上药味，浓煎去渣取汁，文火熬糊；入鳖甲胶 90 g，阿胶 90 g，蛋白糖 500 g，熔化收膏。每晨以沸水冲服一匙。

【按语】"衡法"是颜老的学术名片，该法以益气行气与活血化瘀药物组合而成，能够调畅气血、平衡阴阳，发挥扶正祛邪、固本清源的作用，适用于内、外、妇、儿科多种疾病，是传统"汗、吐、下、和、温、清、补、消"等八法外的又一治法。患者有头痛眩晕、胁肋胀闷、眠差心烦、口咽干苦、口中黏腻、腰背酸痛、带下淋漓等不适，可知病涉上中下三焦，结合面部、眼眶颜色及舌脉信息，可知湿热弥漫三焦、气滞血瘀是患者的核心病机。而脉案"气阴两虚、肝肾渐亏"、年岁过七七等信息又是颜老采用膏滋治疗的基础。

"谨察阴阳所在而调之，以平为期。"（《素问·至真要大论》）此案处方以颜氏降脂方、消渴清颗粒、四妙丸、血府逐瘀汤为主方，作爕理气血、清热祛湿之谋。其中：①颜氏降脂方，又名衡法冲剂，为颜老个人验方，颜老曾指出"高脂血症患者的体内脂质代谢紊乱，多系痰湿内蕴之象，然痰湿久羁既能伤脾耗气又可阻滞气血，造成瘀血内结，而呈现气虚为本、痰湿夹瘀为标的病理状态……故衡法冲剂用黄芪、苍术益气健脾，取脾健则痰湿自除之义；生蒲黄活血化瘀，虎杖利湿破瘀通经；辅红花、桃仁祛瘀而兼以通，丹参、川芎活血而兼以理气"。②消渴清颗粒，亦为颜老验方，由苍术、知母、地锦草、生蒲黄、黄连等药物组成，"方中苍术健脾运脾，激发胰岛功能，以之为君；知母养阴清热，生津润燥，以之为臣，并可缓解苍术之燥性，刚柔相济，解决糖尿病阴虚内热常见症状；蒲黄专入血分，以清香之气，兼行气分，故能导瘀结，降血脂，有效预防糖尿病合并症；地锦草清热凉血，化瘀通络，有降糖作用，二药合用为佐；黄连清热燥湿，泻火解毒，用其为使"。再合四妙丸、血府逐瘀汤加减，更增膏滋主方行气活血、清热利湿的功效，也凸显了颜老清源固本的遣方用药思路。

麦芽、青皮、木香、白术、茯苓、法半夏、檀香、椿皮、栀子、决明子、泽泻、海藻、山楂、泽兰等理气、利水、消滞药联用，可协助主方发挥燮理气血、清热利湿的功效。酸枣仁、制远志、灵芝、生晒参、西洋参、玉竹、杜仲、续断等药相配伍，能养血安神、补益肝肾，既兼顾患者本虚的情况，又能提升膏滋的出膏量。

颜老于本案当中尤其重视对于地锦草的使用。此药本案量用至300 g，有铺地锦之别名，较早记载于北宋年间的《嘉佑本草》，全国各地均产，味辛，性平，归肝、大肠经，具有清热解毒、凉血止血的功效，而其降血糖的药理作用尤为颜老所重视，常与鸟不宿、木瓜、知母、山药、山茱萸等药联用降糖。

4.气虚血瘀，痰湿内盛案[1]

蔡某，男，62岁。初诊：己卯年冬至订膏。

始则劳其筋骨，虚损渐起；继之忘我写作，思虑过度。起居失节，好啖膏粱厚味，体重日增，倍感神疲乏力。头晕目瞀、动辄胸闷气促，下肢酸楚、动辄腰膝酸软，汗多且口中黏腻，痰多粘喉而欲吐，食入运迟，大便溏薄。舌色淡暗，苔白滑腻，脉细紧而弦。脾胃为气机升降之枢纽，清不升而浊不降者多生化失衡、痰湿内盛。刻值冬藏，亟当益肾健脾，益气活血，化瘀泻浊。制膏常服，以期康壮。

【提要】老年男性，既往代谢综合征病史，于1999年冬令订膏，欲解决糖脂等指标异常、高血压，以及肢体酸痛、视物模糊、超重、疲劳气短等不适。

【处方】生晒参60 g（另煎，冲），西洋参60 g（另煎，冲），麦芽300 g，鸡血藤150 g，决明子300 g，桑寄生150 g，太子参90 g，虎杖150 g，制首乌150 g，

---

1 此为颜老医案，原载于《颜德馨膏方治疗高脂血症经验》(《上海中医药杂志》2005年第39卷第12期)，现结合颜老学术思想，予重订后收录。

炙黄芪300 g，山楂150 g，灵芝120 g，苍术90 g，蒲黄90 g（包煎），紫河车100 g，白术90 g，丹参150 g，巴戟天90 g，升麻45 g，红花60 g，菟丝子90 g，青皮45 g，桃仁90 g，仙茅90 g，陈皮45 g，苦杏仁90 g，续断90 g，当归90 g，紫菀90 g，杜仲90 g，川芎90 g，法半夏90 g，牛膝90 g，枳壳90 g，茯苓150 g，狗脊90 g，郁金90 g，山药90 g，独活90 g，炙甘草45 g，豨莶草150 g，木贼90 g，檀香15 g。

【煎服法】上药味，浓煎去渣取汁，文火熬糊；入鹿角胶90 g，龟甲胶90 g，冰糖500 g，熔化收膏。每晨以沸水冲服一匙。

【按语】"清气在下，则生飧泄；浊气在上，则生䐜胀。"（《素问·阴阳应象大论》）"故邪之所在，皆为不足，故上气不足，脑为之不满，耳为之苦鸣，头为之苦顷，目为之眩，中气不足，溲便为之变，肠为之苦鸣。下气不足，则乃为痿厥心悗，补足外踝下留之。"（《灵枢·口问》）中焦脾胃为气血生化之源、气机升降之枢纽，少劳久坐、内伤饮食、高龄年衰等因素均会致脾胃失司，进而影响气血生化、气机升降。

患者以疲倦乏力、头晕眼花、形体肥胖、动辄汗出、食后腹胀、大便溏薄、肢体沉重疼痛为不适，结合舌脉信息，可知患者以气虚血瘀、痰湿内盛为核心病机。此案膏方以补中益气汤、颜氏降脂方（衡法冲剂）、正心汤（正心冲剂）为主方，共奏益气活血、行气祛瘀、化痰泻浊之功。其中，正心汤为颜老个人验方，由黄芪、党参、葛根、川芎、丹参、决明子、菖蒲等组成，具有补养心气、活血行气的功效。颜老指出："正心冲剂取补气药与活血药配伍，寓通于补，功能固本清源，益气活血。全方重用黄芪、党参养心益气为君；辅以葛根、川芎、丹参、降香等多味活血药为臣，意在活血通脉……正心冲剂对高血压、高血脂、脑动脉硬化均有一定效果。"

膏方中尚有青皮、枳壳、檀香、法半夏、茯苓等药，可理气化痰、行气祛湿；鸡血藤、牛膝等品可活血祛瘀；而独活、豨莶草等物重在通络除湿。桑寄生、制首乌、灵芝、紫河车、巴戟天、菟丝子、仙茅、续断、杜仲、狗脊等药联用，能滋补肝肾、养血益精，资助气血生化之余，还能提升膏滋的出膏量和品相。

5.水亏木旺，痰瘀互结案[1]

冯某，男，成岁。初诊：己卯年冬至订膏。

肝家气火本旺，高血压病数载。现见面部潮红，心烦易怒，头晕昏蒙，胸痞胀满，易于气怯，今岁曾昏倒一次。胃病起伏，间中泛酸，腑行不实、日二三次，小溲混浊，夜分少寐。脉弦数，舌苔黄腻。肝旺土弱，痰瘀交搏，心失所养，水不涵木，生化乏权。亟为平肝抑木，化浊健脾，滋肾安神。药饵外还应唛素养性，幸勿等闲视之。

【提要】男性，于1999年冬令订膏，欲解决血糖、血压、血脂偏高等异常。

【处方】西洋参60 g（另煎，冲），牡丹皮90 g，地锦草400 g，水牛角300 g，栀子90 g，黄芪300 g，决明子300 g，柴胡60 g，蒲黄90 g（包煎），石决明150 g，赤芍90 g，丹参150 g，钩藤90 g，白芍90 g，川芎90 g，天麻90 g，苍术90 g，红花90 g，菊花90 g，白术90 g，桃仁90 g，玳瑁60 g，茯苓90 g，玉竹150 g，紫贝齿90 g，泽泻90 g，山茱萸90 g，知母90 g，法半夏90 g，生地黄90 g，黄柏90 g，陈皮60 g，白蒺藜150 g，黄芩90 g，苦杏仁90 g，石韦150 g，黄连45 g，桑叶90 g，紫草90 g，莲子心90 g，桑白皮90 g，薄荷45 g。

【煎服法】上药味，浓煎去渣取汁，文火熬糊；入鳖甲胶60 g，龟甲胶60 g，白糖500 g，熔化收膏。每晨以沸水冲服一匙。

【按语】肝属木，为将军之官，喜条达而恶抑郁，主疏泄、藏血、生血。正常状态下，"木气冲和调达，不致遏郁，则血脉流畅"（《血证论》），肝木疏泄有

1　此为颜老医案，原载于《颜德馨教授"衡法"在膏方中的应用》（2009中国首届中医膏方高峰论坛暨第四届金陵名医高层论坛），现结合颜老学术思想，予重订后收录。

度，可使气血冲和而人体安康。若肝木疏泄太过，则其性恣横欺凌，延及他脏而乘脾、犯胃、冲心、侮肺、及肾，以致脏腑气化失司，气血乖违，为害多端，故又有曰"肝为五脏之贼"。

颜老认为，高血压是体内肝肾阴阳失调后形成的上实下虚病理征象。本案起首之"肝家"，即是颜老仿《伤寒杂病论》中之"湿家""失精家""亡血家"，以示患者肝肾阴阳失调之甚。肝气横逆肆虐，以致周身气机逆乱，郁而化火，上扰心神、下耗肾水，故而诸症丛生；同时，肝气犯脾，脾失健运，湿聚为痰，痰瘀交阻，故脂浊郁积、滞留体内而见"三高"。病机以水亏木旺为本，痰瘀互结为标。处方以知柏地黄丸、丹栀逍遥散、二术二陈汤、桃红四物汤加味制膏。其中，知柏地黄丸为清热降火、滋水涵木之剂，用于本案水亏木旺之证最为合适。同时，辅以水牛角、天麻、钩藤、菊花、决明子平肝降逆，以玳瑁、紫贝齿、石决明潜镇肝阳，使肝火得平、得清、得降。对于痰瘀互结之标，颜老常喜以"衡法"治之。如本案，即是通过丹栀逍遥散疏肝理气、调畅气机，通过"疏利"而治肝；以二陈汤合苍术、白术之经验方二术二陈汤运脾化湿、理气化痰，通过"健运"而治脾；更以桃红四物汤加丹参、生蒲黄以活血祛瘀。诸药为功，使气血得和而痰瘀得去。收膏时所用之蛋白糖为具有甜味的糖类替代品，对血脂、血糖影响小于冰糖，尤其适用于代谢不佳的患者，现多以木糖醇、甜蜜素等代替。

6.肝郁脾虚，痰瘀阻络案[1]

邱某，女，成岁。初诊：己卯年冬至订膏。

两次车祸，宿瘀本重，气血筋骨受伤，今岁乳房脂肪瘤术后，气滞血瘀，胸

---

[1] 此为颜老医案，原载于《颜德馨教授"衡法"在膏方中的应用》(2009中国首届中医膏方高峰论坛暨第四届金陵名医高层论坛)，现结合颜老学术思想，予重订后收录。

背及右肩关节牵痛，下肢作胀，自感少腹作满，右目亦胀，时而灼热，脸色苍而不华，形体丰腴。舌体胖大边有齿痕，苔白腻，脉弦滑。肝家气火本旺，又有痰湿内困。刻值冬季蕴纳之际，治当固本清源，慎补防壅，经旨所谓"气血以并，病形已成"，此之谓也。

【提要】女性，于1999年冬令订膏，欲解决高血压，及脂肪瘤术后肢体胀痛，腹满目胀等不适。

【处方】生晒参60 g（另煎，冲），西洋参60 g（另煎，冲），山羊角300 g，淫羊藿120 g，决明子150 g，仙茅90 g，生地黄150 g，丹参150 g，鸡血藤150 g，桃仁90 g，蒲黄90 g（包煎），灵芝90 g，红花90 g，薏苡仁300 g，威灵仙150 g，川芎90 g，苍术90 g，桑枝150 g，牛膝90 g，白术90 g，木瓜90 g，当归90 g，茯苓90 g，牡丹皮90 g，赤芍90 g，法半夏90 g，栀子90 g，柴胡90 g，陈皮60 g，泽泻90 g，桔梗45 g，制香附90 g，知母90 g，枳壳60 g，郁金90 g，黄柏90 g，甘草45 g，乌药90 g，黄芩90 g，桂枝24 g，蚕沙90 g。

【煎服法】上药味，浓煎去渣取汁，文火熬糊；入鳖甲胶90 g，龟甲胶90 g，冰糖500 g，熔化收膏。每晨以沸水冲服一匙。

【按语】创伤劳损是临床常见之证，看似简单而实则兼夹繁多。一者，创伤劳损可引起气血阻滞，初为气结在经而胀痛无形，久则瘀血停积而刺痛有形，气滞与血瘀相互影响，脉络拥堵不通，恶血留积而新血难生，故而缠绵难愈，即《灵枢·邪气脏腑病形》所云"有所堕坠，恶血留内"。二者，"肢体损于外，则气血伤于内，营卫有所不惯，脏腑由之不和。"（明代薛己《正体类要》）创伤劳损不仅使筋骨受损，同时亦使脏腑不安、气血不和而变证丛生。久病、顽病者，其血瘀更为顽固、兼夹更为复杂，若以寻常活血化瘀之法治之，往往难以奏效。

对于此类患者，颜老强调需配合清热、通络、理气、益气、祛痰等法，才能充分发挥活血化瘀的治疗作用。以此案为例，患者除气滞血瘀外，尚有目胀灼热、血压升高之肝家火旺以及面色无华、舌胖齿痕之痰湿内困兼证。故颜老处方除以血府逐瘀汤理气活血化瘀外，同时以二陈汤祛湿化痰、理气和中，辅以山羊角、决明子、牡丹皮、栀子、知母、黄柏、黄芩等品清热泻火、平肝潜阳，同时搭配丹参、蒲黄、桂枝、木瓜、鸡血藤、蚕沙、威灵仙、嫩桑枝等，以加强活血通络、祛风除湿之力。患者虽有正虚，然久病痰瘀，邪实之象更为突出，治疗当"慎补防壅"以防"虚虚实实"。对于此种情况，颜老强调通补、清补。通补者，以气血畅通为补；清补者，以质轻味薄为补。如本案所用之灵芝、淫羊藿、仙茅等味薄之品，即属清补之属。诸药配伍，使瘀血去、痰浊消、肝火平、络脉通、气血和，而顽疾得除。

7.脾肾亏虚，痰凝湿阻案[1]

陈某，女，成岁。初诊：己卯年立冬订膏。

肝为脂肪所踞多年，运化失司，痰湿交困，胃纳欠馨，常年口槁，神萎乏力，面㿠不华，头晕如蒙，胸痞气怯。又因子宫全切术后虚损未复，竟日博弈医海，煞费苦心，以致肾水不足，相火偏旺，夜寐多梦，潮热汗出，腰酸不适。舌淡苔薄，脉细数。谨拟调益脾肾，畅其血气，宣化痰湿，务使其营卫冲和，百脉条达，诸恙可安，祛病延年，此之谓也。

【提要】女性，于1999年冬令订膏，子宫全切术史，欲解决脂肪肝以及失眠多梦、神疲头晕等不适。

【处方】生晒参90 g（另煎，冲），西洋参90 g（另煎，冲），知母150 g，桃仁90 g，黄柏90 g，丹参150 g，太子参150 g，苍术60 g，蒲黄90 g（包煎），黄芪300 g，白术120 g，鸡血藤150 g，紫河车30 g，法半夏90 g，淫羊藿150 g，生地黄180 g，茯苓90 g，仙茅90 g，熟地黄180 g，薏苡仁300 g，巴戟天90 g，北

1　此为颜老医案，原载于《颜德馨"膏方"在心身疾病治疗中的应用》（《中国中医基础医学杂志》2015年第21卷第2期），现结合颜老学术思想，予重订后收录。

沙参150 g，青皮60 g，续断90 g，山药150 g，陈皮60 g，杜仲90 g，天冬90 g，柴胡90 g，牛膝90 g，麦冬90 g，升麻60 g，狗脊90 g，玉竹150 g，炙甘草45 g，核桃肉90 g，百合90 g，赤芍90 g，山茱萸90 g，石斛90 g，川芎90 g，十大功劳叶90 g，天花粉150 g，当归90 g。

【煎服法】上药味，浓煎去渣取汁，文火熬糊；入鳖甲胶90 g，龟甲胶90 g，冰糖500 g，熔化收膏。每晨以沸水冲服一匙。

【按语】颜老认为，脂肪肝病虽在肝，然其发生与脾密切相关。人身一小天地，呼吸升降，象法天地。脾胃中土主分清泌浊，饮食入胃，精气输归行春夏之令，滋养五脏；升已而降，行秋冬之令，传化糟粕。譬之天地之气，地气上为云，天气下为雨，二气协和风调雨顺。若仅有地气上升，必令天气窒塞，仅有天气下降，必致地气淖泽，升降失职，乖舛立至。肝与春令生发之气相应，辨虚实发病传变规律，肝木为水土所湮，生机匮乏，土壅木萎，痰湿瘀浊痞塞于中，凝而成痰、成脂、成膏，壅于肝脏，而最终发为脂肪肝。治疗推崇仲景"见肝之病，知肝传脾，当先实脾"之理，而行枢转、健运脾胃之法，待脾气得升，胃气得降，大气一转，云翳得散而豁然开朗。

本案患者症见胃纳欠馨、常年口槁、神萎乏力、面㿠不华、头晕如蒙、胸痞气怯，即是脂肪肝土壅木萎证之典型；同时又因子宫全切术后调摄不慎，而见夜寐多梦、潮热汗出、腰酸不适之肾水不足、相火偏旺证候。辨证总属脾肾亏虚，痰凝湿阻。处方以河车大造丸、二仙汤、二术二陈汤、补中益气汤、桃红四物汤合方加减。其中，河车大造丸能滋阴填精、补养肺肾，二仙汤能温肾阳、补肾精、泻肾火，两者合用，对患者之阴虚火旺正是合适。二术二陈汤即二陈汤搭配祛湿运脾之苍术以及益气健脾之白术，为颜老用于脾虚湿盛患者的常用方；补中益气汤可补益脾胃、升举清阳，当中的黄芪、升麻、柴胡可升发少阳春生之令，使被反侮之肝木得以调畅而气机升降复常，"大气一转，其气乃散"（《金匮要略·水气病脉证并治》），可使湿浊得开；更以桃红四物汤养血、活血、化瘀。诸药为功，使肝气得舒、脾气得健、痰湿得除，气血畅达而俾营卫冲和，百脉通畅。

8.脾肾不足，痰瘀入络案[1]

黄某，男，成岁。初诊：己卯年冬日订膏。

曾因溃疡病而致多次上消化道出血，血虚血瘀，营卫之行涩而不畅，以致血压、血脂偏高。神疲倦怠，头晕目眩，胸宇时闷，耳鸣乏力，少寐多梦，脾肾皆显不足，故又有前列腺纤维化、少腹酸楚、房事索然诸证。舌胖苔薄，脉细缓。刻值冬藏之候，拟健脾温肾，益气活血，祛痰化瘀，制膏常服，以冀健康长寿。

【提要】男性，于1999年冬令订膏，胃溃疡、上消化道出血病史，欲解决头晕胸闷、耳鸣乏力等不适以及高血压、高血脂、前列腺纤维化等异常。

【处方】生晒参60 g（另煎，冲），西洋参60 g（另煎，冲），磁石300 g，决明子300 g，煅牡蛎180 g，山楂300 g，炙黄芪300 g，蛇床子90 g，虎杖150 g，法半夏90 g，韭菜子90 g，蒲公英90 g，茯苓90 g，巴戟天90 g，蒲黄90 g（包煎），苍术90 g，山茱萸90 g，海藻90 g，白术90 g，菟丝子90 g，沙苑子90 g，炙甘草45 g，紫河车30 g，白蒺藜90 g，桃仁90 g，枸杞子90 g，白及90 g，当归90 g，灵芝90 g，葛根90 g，赤芍90 g，鹿角90 g，枳壳60 g，白芍90 g，小茴香24 g，桔梗45 g，炮山甲60 g，玉竹120 g。

【煎服法】上药味，浓煎去渣取汁，文火熬糊；入鹿角胶90 g，龟甲胶90 g，阿胶60 g，冰糖500 g。熔化收膏，每晨以沸水冲服一匙。

【按语】对于眩晕一证，颜老指出，头为天象，诸阳会焉，若清则灵，若杂则钝。凡六气外袭，痰浊内停，精血内虚，瘀阻清窍，皆能使清阳不升，眩晕乃

1　此为颜老医案，原载于《孟河医派脾胃学术思想在膏方中的应用》（《中国中医基础医学杂志》2015年第21卷第5期），现结合颜老学术思想，予重订后收录。

作。所以眩晕之作，虽病位在头，但病因各异，需根据病程之久暂、病证之虚实而灵活施治，着重掌握风、痰、虚、瘀四个关键，方能不误。属风者有内风外风之别，内风多与痰、热相合，必以介类以泻之，或以咸降，以清泄阳热，常用羚羊饮子加紫贝齿、磁石、石决明、天麻等；若外感风邪，则用川芎茶调散加减，酌情加入蜈蚣、全蝎、僵蚕以搜风通络。属痰者有痰热中阻或水饮痰浊上泛之别，前者宜辛开苦降，药用黄连温胆汤或清震汤加减；后者可用泽泻汤加味以利水化饮。属虚者则有育阴潜阳、养血柔肝、益气升阳之不同，育阴潜阳法适用于老年阴亏或素体肝肾不足者，常用龟板、鳖甲以填补真阴，龙骨、牡蛎以平潜肝阳，配杞菊地黄汤疗效更佳；养血柔肝法适用于肝失所养之候，治疗非单纯潜镇所能奏效，必以补肝柔肝之法，药用生地黄、当归、白芍、首乌、枸杞子、杭菊、黑芝麻等；益气升阳法适用于中气不足之眩晕，颜老对《证治准绳》益气聪明汤以及东垣之补中益气汤推崇备至。属瘀者，无论外邪入踞脑户或跌仆外伤所致，颜老常用通窍活血一法，以王清任通窍活血汤重用川芎，另配通天草、水蛭等以加强破血之力，而效验颇多。

本案患者反复便血，先伤营血，继损脾肾，营血伤则营卫之行涩，每使停瘀；脾肾损则水谷精微不养脏气，反生痰湿。痰浊上泛、瘀血内阻，发为眩晕，证属本虚标实。治以健脾温肾、益气活血、祛痰化瘀为法，紧扣痰、虚、瘀之病机，使脾气得运，肾气有余，血脉常通，脏腑协调，则可长有天命。

9.肝肾阴虚，痰瘀阻络案[1]

龙某，男，成岁。复诊：己卯冬日订膏。

迭年膏滋调治，健康水平颇呈佳境，诸症次第见安康之候。腰痛隐隐，酸软

1　此为颜老医案，原载于《颜德馨膏方治疗高脂血症经验》(《上海中医药杂志》2005年第39卷第12期)，现结合颜老学术思想，予重订后收录。

乏力，缠绵难愈。嗜食肥甘，血脂偏高，脸色欠华。舌淡苔薄，脉细缓。再拟养生柔肝，益气补肾，祛痰瘀而净血液。制膏缓图，以期气血正平，五脏通畅，为来年树生长之基。冬令及时调治，此养生之道也。

【提要】男性，于1999年冬令订膏，欲解决血脂偏高，及腰酸乏力等不适。

【处方】生晒参90 g（另煎，冲），西洋参45 g（另煎，冲），牛膝90 g，决明子300 g，续断90 g，山楂300 g，炙黄芪300 g，杜仲90 g，郁金90 g，熟地黄300 g，菟丝子90 g，丹参150 g，苍术100 g，狗脊90 g，鸡血藤150 g，白术100 g，制首乌120 g，红花90 g，白芍90 g，制黄精90 g，玉竹150 g，川芎90 g，肉苁蓉90 g，牡丹皮90 g，当归90 g，山茱萸90 g，法半夏90 g，仙茅90 g，龙眼肉90 g，大枣90 g，淫羊藿150 g，核桃肉90 g，陈皮45 g，党参120 g，灵芝90 g，青皮45 g，枸杞子90 g，紫河车30 g，防风90 g，鹿角90 g，山药150 g。

【煎服法】上药味，浓煎去渣取汁，文火熬糊；入鹿角胶90 g，龟甲胶90 g，阿胶60 g，冰糖750 g，熔化收膏。每晨以沸水冲服一匙。

【按语】高脂血症可引起动脉粥样硬化，是冠心病、脑卒中、高血压等心脑血管疾病的基础病变，其防治具有重要意义。颜老指出，高脂血症"病涉五脏，独重于脾"，以脾虚不能运化为本，以气滞、痰湿、血瘀为标。血脂来源于水谷，其化生、输布、代谢有赖于脾胃运化、肝胆疏泄、肾阳温煦等脏腑功能正常，但究其根本仍在于脾胃运化功能。《素问·经脉别论》云："饮入于胃，游溢精气，上输于脾，脾气散精，上归于肺，通调水道，下输膀胱。水精四布，五经并行。"若素体脾虚、嗜食肥甘、饮食不节或少劳过逸，脾失健运，则水谷精微不能运化，形成痰湿脂浊，继而形成高脂血症。痰浊中阻，不仅可使脾失健运加重，形成脾虚与痰浊互为因果的恶性循环，还可产生血瘀，痰瘀缠绵绞结于脉道经隧，以致单纯化痰多不为功，燥湿渗利则易伤血分。因高脂血症患者常具有上述特征，故颜老治疗常健脾化痰、理气祛浊与活血逐瘀之法并用，病情深重日久者同时加用虫类药以破血活血、走窜通络，使药力直达病所，痰瘀得化而气血条畅。

　　本案患者经数年膏方调治已渐趋安康，然仍有高脂血症，提示存在脾虚痰瘀之病机，加之又有腰痛腰酸、面色欠华之气血不能濡养之候，故治疗需健脾胃、补肝肾、调气血、祛痰瘀，以标本兼顾。颜老处方起手重用黄芪、人参、苍白术等培补中气，继取八珍汤、龟鹿二仙膏、二仙汤方义，以补益肝肾、调摄阴阳、正平气血。因痰湿瘀邪是高脂血症的重要病理因素，故治疗上佐以活血、化痰之品，遂以丹参、川芎、红花、牡丹皮活血，法半夏、山楂以清化痰浊，以青皮、陈皮疏散气机。全方以固本为主，又不忽视清源，攻补适宜。

10.肝郁脾虚，痰瘀交困案[1]

　　杨某，男，成岁。初诊：戊寅年冬日订膏。

　　明镜高悬，煞费心机，秉性正直，肝胆为瘁，荣卫乖违，气滞血瘀，脏腑失衡。面苍不华，神萎乏力，头晕耳鸣，少寐多梦、梦呓喃喃，房事索然，纳呆满闷，口气臭秽。血糖偏高，又有脂肪肝为患。舌紫苔腻，脉弦细。亟为调其血气，令其条达而致和平，功在祛病，不求峻补。

　　【提要】男性，于1998年冬令订膏，欲解决失眠、耳鸣、性欲减退等不适，及血糖偏高及脂肪肝等异常。

　　【处方】生晒参60 g（另煎，冲），西洋参60 g（另煎，冲），甘草45 g，地锦草300 g，苍术90 g，黄连45 g，黄芪300 g，白术90 g，知母150 g，桃仁90 g，茯苓90 g，蛇床子90 g，红花90 g，法半夏90 g，韭菜子90 g，川芎90 g，陈皮45 g，枸杞子90 g，当归90 g，青皮45 g，肉苁蓉90 g，生地黄300 g，九节菖蒲90 g，紫河车1具，赤芍90 g，乌药60 g，灵芝90 g，柴胡90 g，郁金90 g，酸枣仁150 g，牛膝90 g，丹参150 g，远志90 g，桔梗60 g，蒲黄90 g（包煎），磁石300 g，枳

1　此为颜老医案，原载于《颜德馨膏方治疗高脂血症经验》(《上海中医药杂志》2005年第39卷第12期），现结合颜老学术思想，予重订后收录。

壳90 g，山楂150 g。

【煎服法】上药味，浓煎去渣取汁，文火熬糊；入鹿角胶90 g，龟甲胶90 g，蛋白糖500 g，熔化收膏。每晨以沸水冲服一匙。

【按语】对肝脾不和之脂肪肝证治，颜老有切身体会。在《逐湿运脾治疗脂肪肝》的诊余医话中，颜老提到其曾于1962年患急性黄疸型肝炎，"谷丙转氨酶高达500单位，住院期间，除服清热解毒方外，连续用葡萄糖加胰岛素冲击疗法，遂致湿困脾阳，健运失司。症见身面虚浮，胁痛绵绵，痰多白沫，清晨须略去盈碗后方能纳谷，精神委顿，体重由65 kg陡增至82.5 kg。院外会诊拟为'脂肪肝'，疗养数月，竟无寸效……用护肝保肝，症情有增无减"，最后颜老以"肝病治脾"之理，自拟"逐湿运脾饮"（五苓散加苍术）调治一月终得痊愈。

本案患者事繁案杂，日夜操劳，以致肝郁脾虚，而见面苍不华、神萎乏力、纳呆满闷；水湿不运，聚而为痰、为脂，而发为脂肪肝；肝木久郁化火，火热内燔，消灼肺胃阴津则发为消渴；痰聚血凝，痰瘀交困，心神失养，而见失眠多梦、房事索然。诸症虽繁，实则皆由肝郁脾虚，痰瘀交困，五脏元真不得通畅所致。颜老处方以血府逐瘀汤合二术二陈汤加味调治。血府逐瘀汤可疏肝理气、祛瘀化浊，盖其能使气通血活，生化有复其常度；二术二陈汤则能运脾化湿、理气化痰，当中苍术一味，颜老更是推崇备至，称"苍术入脾胃，善解湿郁，升则健脾，降则和胃，大气一转，云翳蔽日可豁然开朗"，为健脾运脾之主药。同时，再以青皮、陈皮、九节菖蒲、乌药、郁金、蒲黄、丹参加强理气疏肝、醒脾化痰、活血祛瘀之力。因患者已有口气臭秽之肝郁化火证候，故又以地锦草清热利湿，且该药与黄连、知母又为消渴之经验用药，用之最为合适。再辅以肉苁蓉、紫河车、蛇床子等补火暖肾以兴阳事，灵芝、远志、枣仁等补心安神以助睡眠，使标本均能得顾；且少量补益之品在健脾运脾之法统摄下，不仅不碍健运，反能使疗效更为立竿见影。至于方中吉林人参、西洋参，一阴一阳，补气而益阴，推动血液运行；龟甲胶、鹿角胶，一动一静，血肉有情之物，有鼓舞气血之效。此皆颜老心得之笔。

（三）郁证

脾肾阳虚，肝木不舒案

张某，男，38岁。初诊：辛卯年小寒前订膏。

素体阳虚，面色不华，神疲乏力，手足不温。思虑操劳，身心交瘁，时有低落，烦躁易怒，搓手顿足，焦虑不安。易受干扰，难以入眠，不时惊醒。胃纳欠馨，脘腹痞闷，胸胁胀满，腑行易溏。舌淡胖，苔白腻，脉沉弱。此乃脾肾阳虚，肝失疏泄，气血有失流畅。冬令之时以膏调治，寓防于治，据胜复之法，平调阴阳，温阳益气，开郁化浊，调脾养心，以冀气调血活，树健康之本。

【提要】中年男性，于2011年冬令订膏，欲解决失眠、焦虑、腹胀、便溏等不适。

【处方】生晒参90 g（另煎，冲），西洋参45 g（另煎，冲），肉桂30 g，制远志60 g，小茴香45 g，陈皮90 g，熟附子90 g，山茱萸240 g，九节菖蒲90 g，干姜90 g，酸枣仁300 g，鸡内金90 g，炙甘草90 g，牡蛎300 g，布渣叶90 g，山药300 g，五味子150 g，鸡蛋花90 g，茯苓300 g，乌梅90 g，莲子300 g，泽泻60 g，当归90 g，芡实150 g，法半夏90 g，白芍90 g，炒山楂300 g，苍术90 g，菟丝子90 g，藿香60 g，白术90 g，补骨脂90 g，防风90 g，沉香30 g，淫羊藿90 g，天麻150 g，砂仁90 g，女贞子90 g，川芎90 g。

【煎服法】上药味，浓煎去渣取汁，文火熬糊；入鹿角胶60 g，龟甲胶60 g，冰糖150 g，熔化收膏。每晨以沸水冲服一匙。

二诊：丙申小雪后订膏。

迭服四冬膏滋，颇有佳境，阳虚之质稍和，神振色润，情绪臻稳，夜寐转安，腑行趋实，脘胀渐减。舌淡红，苔白腻，苔根黄腻，脉沉。冬令之时续以膏方调治，以冀气调血活，谨道如法，长有天命。

【提要】二诊，于2016年冬令订膏，欲巩固疗效。

【处方】红参150 g（另煎，冲），生晒参90 g（另煎，冲），砂仁60 g，黄芪225 g，肉桂45 g，莲子300 g，熟附子90 g，牛膝150 g，熟地黄300 g，干姜60 g，山茱萸150 g，龙眼肉300 g，姜炭90 g，五味子45 g，山楂300 g，炙甘草90 g，菟丝子150 g，九节菖蒲150 g，山药300 g，补骨脂150 g，藿香90 g，茯苓150 g，淫羊藿150 g，佩兰90 g，泽泻90 g，巴戟天150 g，白豆蔻60 g，法半夏90 g，杜仲150 g，陈皮60 g，苍术90 g，吴茱萸45 g，枳壳90 g，白术90 g，桂枝150 g，桔梗90 g。

【煎服法】上药味，浓煎去渣取汁，文火熬糊；入鹿角胶120 g，阿胶60 g，冰糖150 g，熔化收膏。每晨以沸水冲服一匙。

【按语】郁证是由情志不舒、气机郁滞引起的病证，临床主要表现为心情抑郁，或急躁易怒，常伴有胸胁胀满疼痛，多见于西医学之癔症、抑郁症、焦虑症等疾病。随着当今社会生活节奏日益加快，工作、家庭等多方面压力的增加，郁证发病率呈现上升趋势。"郁为郁结而气不舒也。"（《伤寒明理论·郁冒》）郁证的基本病机多与气机郁滞相关，受累及气血失调则易于发作，其病位在肝而常涉及心、脾、肾。杨志敏在临床中发现，郁证与阳气功能密切相关。"气为阳，阳主神也。"（《景岳全书·中兴论》）阳气是生命活动的动力，阳气充足则精神健硕、精力充沛，自然魂定而神安；阳气不足，温煦鼓动无力，气机瘀滞不畅，则神萎困惫，精力不济，情绪或低落或焦虑或抑郁。郁证患者所表现之情绪低落、兴趣减退、精力下降、精神萎靡、对外界事物的反应能力下降，即是阳气虚损所致的晦暗、阴沉、郁结之象。基于阳气在郁证发病中具有的重要作用，杨志敏提出以温阳益气、行气开郁为法，临证常以四逆汤为底方加减辨治。

本案患者素体阳虚，因思虑操劳而发为郁证，症见四末不温、纳呆、便溏、脉象沉弱，病机以脾肾阳虚为本；所见之烦躁焦虑、寐而难安，是由于阳气虚衰、虚火不敛、躁扰心神所致；同时水寒则木郁，则肝气郁而不达，情绪失畅更甚。治当以温阳为主，处方以温氏奔豚汤合卢氏理中汤、开中焦方加减以温补命门之火、散寒降逆、枢转脾胃。其中开中焦方以二陈汤为底方，辅以理气健脾、燥湿通滞之品组方而成（原方药组成为苍术、藿香、砂仁、法半夏、陈皮、茯苓、白豆蔻、山楂、桂枝、炙甘草）；卢氏理中汤乃"卢火神"卢崇汉之验方（原方组成为桂枝、当归、黄芪、党参、白术、干姜、炙甘草、茯苓、法半夏、砂仁、熟附子、补骨脂、菟丝子、酸枣仁、牡蛎），该方以仲景理中汤为底方化裁，加强补中气之功，并入温补肾元、精血并补、潜阳固摄之品。本案膏方再入菖蒲、川芎、小茴香、鸡内金、布渣叶、鸡蛋花等健脾理气、开郁化浊、枢转中焦，以中轴转带动四维之气之周流转动、如环无端；更以菟丝子、巴戟天等增强温补肾阳之功效。诸药共用，使阳气足则阴霾自消，逆气降则浮火归元，坎水暖则木气舒而达之，终使一阳萌动，万象更新。

复诊脉案中，患者经膏滋调体多年，情绪平稳，阳虚症减，体质转和，但见苔腻，恐滋腻碍脾，故在原方基础上稍作调整，入枳壳、桔梗、吴茱萸、佩兰等，增强理气开郁化浊之功。脉象仍沉，入黄芪、杜仲、巴戟天等益气温阳，熟地黄、龙眼肉等滋养精血，以期通调气血、阴阳平衡。

（四）瘾疹

血虚风动，寒邪内伏案

陈某，女，42岁。初诊：甲午年大雪后订膏。

白领丽人，摄生不慎，产后瘾疹，缠绵十余春秋，多次流产，愈发加重。风团成片，瘙痒难忍，子寅时尤重，寐少梦多，甚则彻夜不眠，苦不堪言，中西合治，屡有进退。面色晦暗无华，油脂分泌旺盛，下睑脂粒满布。畏寒神怯，手足欠温，易于感冒，口淡无味，不思饮食，畏生冷而嗜辛辣，腹痛便泄，颈肩酸痛。经行腹痛腰酸，量少色暗，瘀滞夹块。舌淡红、胖大水滑、边齿痕，苔薄白；脉沉细。脾肾虚损之躯，荣卫生化乏源，正气抗邪无力，风寒长驱入里，伏邪感而即发。虑"女子以血为本"，值此冬令，当以温中散寒，生化气血为要，气血和则青春永驻。

【提要】中年女性，于2014年冬令订膏。曾行多次人流手术，欲解决荨麻疹、失眠、痛经等不适。

【处方】红参150 g（另煎，冲），鹿茸30 g（另煎，冲），生地黄150 g，葛根300 g，熟地黄150 g，麻黄60 g，熟附子90 g，制首乌150 g，桂枝150 g，肉桂60 g，川芎150 g，大枣150 g，干姜120 g，白芷150 g，黄芪150 g，炙甘草90 g，白蒺藜150 g，山药150 g，苍术90 g，白鲜皮150 g，淫羊藿90 g，白术90 g，防风100 g，补骨脂90 g，茯苓150 g，荆芥穗100 g，枸杞子90 g，陈皮90 g，吴茱萸30 g，菟丝子90 g，法半夏90 g，细辛60 g，益母草150 g，当归150 g，通草60 g，山茱萸150 g，白芍150 g，生姜150 g。

【煎服法】上药味，浓煎去渣取汁，文火熬糊；入阿胶90 g，鹿角胶90 g，冰糖150 g，熔化收膏。每晨以沸水冲服一匙。

二诊：乙未年大雪后订膏。

迭进膏方数料，面色复华，食欲渐兴，大便成形，夜寐转安，经行痛减而量增，下睑脂粒已减，诸症向愈。风疹时作，每遇天气骤变、劳累而发，瘙痒能忍，尚能安眠。仍有畏寒肢冷，口淡咽干，不耐辛劳。经行则眠浅梦多，劳累则腰痛绵绵。舌淡红、胖大、边齿痕，苔薄白；脉沉细。药中病机，当一鼓作气，值此冬令，再以健脾益气建中，温养气血，扶正祛邪，以求来年康健。

【提要】进膏一年，诸症好转，于2015年冬令二诊，随证调整膏方，欲巩固疗效，预防荨麻疹复发。

【处方】红参150 g（另煎，冲），鹿茸30 g（另煎，冲），当归150 g，生姜150 g，生地黄150 g，葛根300 g，熟附子90 g，熟地黄150 g，麻黄60 g，肉桂60 g，

制首乌 150 g，桂枝 150 g，干姜 120 g，川芎 150 g，大枣 150 g，炙甘草 90 g，白芷 150 g，黄芪 300 g，苍术 90 g，白蒺藜 150 g，山药 150 g，白术 90 g，白鲜皮 150 g，淫羊藿 90 g，茯苓 150 g，防风 100 g，补骨脂 90 g，陈皮 90 g，荆芥穗 100 g，枸杞子 90 g，法半夏 90 g，吴茱萸 60 g，菟丝子 90 g，赤芍 150 g，细辛 60 g，益母草 150 g，白芍 150 g，通草 60 g，山茱萸 150 g。

【煎服法】上药味，浓煎去渣取汁，文火熬糊；入鹿角胶 90 g，阿胶 90 g，冰糖 150 g，熔化收膏。每晨以沸水冲服一匙。

【按语】瘾疹是以皮肤突然出现风团、或白或赤、发无定处、但痒不痛、搔之成片、骤起骤退为特征的疾病，西医称为荨麻疹。其病情易反复迁移，严重影响患者的生活质量。"风气相搏，风强则为瘾疹，身体为痒。"(《金匮要略·水气病脉证并治》) 因瘾疹游移不定，隐现无时，且反复发作，缠绵难愈，证应风邪之性，故多数医家治疗多以祛风解表为法。杨志敏临证发现，瘾疹除风邪之外因以外，内因同样不可忽视。"人皮肤虚，为风邪所折，则起隐疹。"(《诸病源候论·风瘙隐疹生疮候》) 慢性反复发作的瘾疹，患者多见素体营卫气血虚衰，卫外不固，而致"皮肤虚"；六淫之气引动，正邪相争，蕴于肌腠，正虚邪恋，发为瘾疹。治疗当以"驱外邪、安内患"为旨，宜内调脏腑气血，外疏表腠之邪，内外兼顾。对气血亏虚之本，常用黄芪与当归药对，以气血双补、固表实腠；对风邪外袭之标，则常用治风药对——荆芥与防风，"风在皮里膜外者，荆芥主之；风在骨肉者，防风主之"，二味药性寒热不显，无辛温燥烈之弊，相须为用，可散尽通体之风，使风邪祛，疹痒消。

本案患者流产多次，脾肾不固，气血不足，加之产后摄生不慎，风邪乘虚而入，正不达邪，郁闭肌表，发为瘾疹。流产而致脾肾亏虚，精微运化失司，痰饮水湿泛溢，故口淡便烂、颜面油腻、下睑脂粒；化源不足，故食少形瘦；气血虚少，冲任失养，故月经量少；心失所养，故寐少梦多；血行不畅，故经瘀夹块。杨志敏以当归饮子、麻黄细辛附子汤为底方，辅以扶正祛瘀之药，以达益气养血、温经散寒、表里兼顾之目的。当归饮子出自《医宗金鉴》，当中之四物汤搭配黄芪可益气养血，何首乌滋阴养血，蒺藜、荆芥、防风疏风止痒，可达疏补并施、正邪兼顾之效。同时以四逆汤合肾四味温固脾肾、麻黄细辛附子汤托透伏邪、当归四逆加吴茱萸生姜汤温通血脉、二陈汤健脾理气，使脾肾得固，气血得和，风邪得解。

二诊在原方基础上调整，吴茱萸及黄芪加倍，加强益气、散寒、托透之力；赤白芍同用，以加强活血散瘀。叮嘱服膏期间，勿服用辛辣、刺激、黏滞及生冷寒凉食物，以免影响药势。

丙申年（2016年）春分随访，患者膏方已服用完毕，服膏前期荨麻疹曾有短暂爆发，配合桂枝、艾叶、金银花外洗后逐渐减轻，现已基本少发，四肢冷亦逐渐好转，自觉精力较往年大有增长。后每年入冬服用膏方调理，情况稳定。

（五）湿疮

脾肾不足，湿热浸淫案

黄某，男，35岁。初诊：戊子年立冬后订膏。

手足湿疮，缠绵三载，暗红成片，干燥脱屑，滋水淋漓，瘙痒无休。代谢指标偏高，疲倦健忘耳鸣。夜寐欠酣，梦多纷扰。畏寒汗多，手足湿冷。口干口苦，腹胀嗳气，饮少喜温，腑行先干后稀，小溲余沥不尽。舌暗红、边齿痕，苔黄腻，脉濡细。虑为脾肾不足，湿热浸淫肌肤。拟健脾补肾，清热化湿，制膏缓图，扶正去邪。

【提要】青年男性，35岁，湿疹病史多年，体检示血脂、尿酸、转氨酶偏高，欲解决湿疹反复发作、失眠等问题。

【处方】生晒参90 g（另煎，冲），西洋参60 g（另煎，冲），姜制砂仁90 g，山茱萸90 g，法半夏150 g，熟地黄150 g，党参200 g，黄芪150 g，菟丝子90 g，山药300 g，当归150 g，淫羊藿150 g，茯苓150 g，升麻60 g，补骨脂90 g，白术90 g，柴胡60 g，女贞子90 g，苍术90 g，白豆蔻60 g，制首乌300 g，陈皮90 g，石菖蒲90 g，仙鹤草300 g，薏苡仁150 g，泽泻90 g，牡蛎300 g，桔梗90 g，泽兰90 g，桂枝90 g，大枣200 g，玉米须150 g，白芍150 g，炙甘草60 g，茵陈蒿150 g，灵芝150 g，干姜90 g，黄芩60 g，茯神150 g，熟附子45 g，香附90 g，威灵仙150 g。

【煎服法】上药味，浓煎去渣取汁，文火熬糊；入鹿角胶60 g，龟甲胶60 g，冰糖200 g，熔化收膏。每晨以沸水冲服一匙。

二诊：己丑年寒露后订膏。

进膏一冬，湿疮渐减，未见新发，眠酣腑畅，精神转振，口苦已无，呈安康之候。天气渐冷，兼应酬频频，工作劳累，湿疮有再发之势，遂求再进膏。尚余局部皮疹暗红，肥厚粗糙，干燥脱屑，瘙痒时发，游走不定，一搔为快。手足湿冷，腹胀嗳气。舌淡胖大边齿印，苔微腻，脉细滑。湿热已有所分消，仍步前韵，并酌加活血化瘀、祛风止痒之法，为来春树生长之基。

【提要】诸症好转，于2009年秋令二诊，欲巩固疗效，预防湿疹复发。

【处方】红参150 g（另煎，冲），五指毛桃300 g，淫羊藿150 g，党参200 g，苍术150 g，女贞子90 g，山药300 g，白豆蔻60 g，补骨脂150 g，茯苓150 g，石菖蒲90 g，制首乌300 g，白术150 g，枳壳60 g，仙鹤草150 g，陈皮90 g，泽泻90 g，牛膝150 g，薏苡仁150 g，泽兰90 g，细辛45 g，桔梗60 g，土茯苓300 g，桂枝90 g，姜制砂仁90 g，丹参150 g，白芍150 g，炙甘草90 g，赤芍150 g，灵芝150 g，法半夏150 g，沙苑子150 g，磁石300 g，熟附子120 g，白蒺藜150 g，蛇床子300 g，干姜150 g，山茱萸150 g，徐长卿150 g，黄芪300 g，熟地黄150 g，防风90 g，柴胡60 g，菟丝子90 g，蝉蜕60 g，当归150 g。

【煎服法】上药味，浓煎去渣取汁，文火熬糊；入鹿角胶60 g，龟甲胶60 g，冰糖200 g，熔化收膏。每晨以沸水冲服一匙。

【**按语**】湿疹是临床常见的过敏性炎性反应性皮肤病，病因复杂，一般认为与变态反应有关，临床上皮肤损害以丘疹、水疱、渗出、糜烂、瘙痒为主，具有剧烈瘙痒、多形损害、反复发作而缠绵难愈等特点。"脏腑受病之根源，皮肉结疡之枝叶。"（《疡科心得集》）中医认为疮疡虽然发于体表，然而与脏腑功能失调密切相关。以本案为例，患者饮食喜温，大便前干后溏、舌淡胖、边齿痕，苔微腻，脉濡，为脾阳不足、湿浊内生所致；湿阻气机、阻隔中焦，故见口干口苦，腹胀嗳气；脾胃运化无力，气血生化乏源，肢体失于温煦，故见手足湿冷、畏寒汗多；腠理不固，外受湿邪，内外湿合，浸淫肌肤，发为湿疹；气血虚衰不能濡养肌表，故见皮疹暗红、脱屑；湿性黏滞，故皮疹缠绵不愈、反复发作；久病及肾，而见小便点滴不尽、耳鸣健忘等肾虚之象。

根据患者脾肾不足、湿热浸淫的病机，杨志敏处方以参苓白术散、砂半理中汤、补中益气汤为底方以健脾益气、行气化湿，同时辅以清热祛湿、补肾固元之品加味。砂半理中汤由理中汤加砂仁、半夏组成，为"火神"郑钦安之经验方，与柴胡、黄芩、茵陈蒿、玉米须等品共用，可起温中健脾而不助热、清热祛湿而不寒凉之效果，可谓相得益彰。另予山茱萸、熟地黄，合山药、茯苓、泽泻而取六味地黄丸之意，并配合李可老中医肾四味（菟丝子、淫羊藿、女贞子、补骨脂）以及制首乌等以固本培元，同时利于出膏，因处方中已有运脾化湿之方，故并无滋腻之虑。又加桂枝、芍药调和营卫，灵芝、茯神安神定志，威灵仙祛风通络。诸药配伍，切合病机。

二诊患者大便、睡眠、精神已转佳，但因劳累后湿疹有再发之势，且其湿疹以慢性迁延、病入血分之肥厚粗糙、干燥脱屑与急性新发、风邪为患之瘙痒游走并存，故在前诊的基础上以丹参、赤芍等清热活血，细辛、防风、潼白蒺藜、蝉蜕、徐长卿等祛风止痒，血活风消而皮疹得去。

参考文献

[1]柴瑞震.气血津液病变治从脾胃论.中华中医药学刊,2008,26（2）:254-257

[2]葛梦妮,许小凤.从"气血津液"论治围绝经期综合征.亚太传统医药,2021,17（7）:185-187

[3]孙广仁,郑洪新.中医基础理论.北京:中国中医药出版社,2012:87-91

[4]彭敏,马宏博,司国民.224例慢性疲劳综合征患者的中医体质调查.世界中西医结合杂志,2013,8（9）:903-905

[5]张潞潞,苏晓鹏,朱玲慧,等.肥胖与中医体质相关研究进展.世界中医药,2022,17（17）:2512-2516,2523

[6]谢文皎,丁喆,李军.2型糖尿病痰（湿）浊证与中医体质相关性研究.中医临床研究,2015,7（36）:106-107,115

[7]申斌,于川,余威,等.北京市平谷区2型糖尿病患者333例中医体质调查分析.中国中医药现代远程教育,2017,15（16）:58-60

[8]黄丹旋,黎焕杰,陈珏璇,等.健脾养胃膏方治疗气虚质慢性疲劳综合征临床观察.中华中医药杂志,2020,35（12）:6440-6443

[9]庄晓鸣,黄帅立.从膏方调体谈中医治未病思想在2型糖尿病中的应用.江苏中医药,2017,49（6）:65-67

[10]杨志敏,谢东平,颜德馨.颜德馨教授"衡法"在膏方中的应用.中国首届中医膏方高峰论坛暨第四届金陵名医高层论坛资料汇编,2009

[11]韩天雄,邢斌.餐芝轩医集——颜氏三代医人耕耘录.北京:中国中医药出版社,2009

[12]屠执中.颜德馨临床医学丛书——颜德馨膏方精华.北京：中国中医药出版社，2009

[13]陈学奇，葛蓓芬.中医"平衡观"在膏方中的运用.浙江中医杂志，2013，48（3）：157-158

[14]何嘉慧，徐福平，管桦桦，等.杨志敏岭南膏方临证经验.中国中医基础医学杂志，2017，23（4）：580-581，591

[15]杨志敏.论《黄帝内经》"和态健康观".中国中医基础医学杂志，2016，22（10）：1285-1287

[16]谢东平，林颖，苏巧珍，等.杨志敏教授用膏方调治亚健康疲劳状态经验介绍[J].新中医，2008，40（5）：8-9

[17]郑洪.岭南医学与文化.广东：广州科技出版社，2009：259-260

[18]洪建勋，孟萍，邓棋卫，等.从阳虚气郁论治焦虑抑郁症经验探析.江西中医药，2020，51（9）：22-25

[19]管桦桦，杨志敏，老膺荣."扶阳抑阴"论据梳理与分析.江苏中医药，2016，48（2）：69-71

[20]刘赟，张锦祥，原嘉民，等.运用圆运动理论治疗失眠体.中医杂志，2013，54（14）：1240-1242

[21]管桦桦，樊少仪，张晓轩，等.杨志敏对菟丝煎的理解与发挥.吉林中医药，2018，38（8）：960-962

[22]张子才.温氏奔豚汤加减治疗阳虚型失眠症的临床研究.广州：广州中医药大学，2011

[23]颜德馨.中国百年百名中医临床家丛书——颜德馨.北京：中国中医药出版社，2011：132

[24]张登本.中医基础理论研究丛书——《黄帝内经》二十论.北京：中国中医药出版社，2017：153-184

[25]林华，钟燕珠.岭南地产药材鉴别与应用.北京：科学出版社，2019：125-127，150-153

[26]原嘉民.基于数据挖掘的亚健康多维特征研究.广州：广州中医药大学，2012

[27]魏铁力.颜德馨治湿十法.中国医药学报，1992，7（5）：46-48

[28]颜乾麟，韩天雄.海派中医流派传承系列——海派中医颜氏内科.上海：上海科学技术出版社，2015：136

[29]李可.李可老中医急危重症疑难病经验专辑.太原：山西科学技术出版社，2006：239-241

[30]郭姣.糖脂代谢病（瘅浊）中西医结合诊疗技术规范.世界中医药，2019，14（3）：771-782

[31]秦伯未著；吴大真，王凤岐辑.秦伯未医文集.长沙：湖南科学技术出版社，1983：285-334

[32]颜乾麟，刘小雨.颜德馨临床医学丛书——颜德馨论衡法.北京：中国中医药出版社，2010：14-17，42

[33]《中国中医药年鉴（学术卷）》编辑委员会.中国中医药年鉴（学术卷）2014[M].北京：中国中医药出版社，2015：51

[34]胡荫奇.名老中医治疗糖尿病经验.北京：军事医学科学出版社，2006：63

[35]黄元御.四圣心源.北京：人民军医出版社，2010：21-22

[36]张保亭，颜乾麟.颜德馨运用活血化瘀法的经验.中医杂志，2003，44（1）：15-16，29

[37]杨志敏，谢东平，颜德馨.颜德馨膏方治疗高脂血症经验.上海中医药杂志，2005，39（12）：8-9

[38]董乃娥.遵衡法，从气血论治高脂血症.新中医，2012，44（12）：150-151

[39]赵昊龙，沈芸，魏铁力，等.颜德馨辨治高脂血症的经验.辽宁中医杂志，2002，29（1）：6-7

[40]韩天雄，颜琼枝.国医大师颜德馨教授辨治糖尿病经验.浙江中医药大学学报，2012，36（10）：1067-1069

[41]邢斌.颜德馨治疗脂肪肝膏方医案.中国中医药报，2004-12-13

[42]陈丕昱，张彪.张彪论治郁证经验.中国民间疗法，2021，29（11）：23-25

[43]张文敏.膏方调治抑郁症的临床观察.广州：广州中医药大学，2010

[44]赵莉莉.瘾疹治疗心得.光明中医，2018，33（8）：1188-1189

[45]严西亭，施澹宁，洪缉庵.得配本草.太原：山西科学技术出版社，2015：71

[46]孙志高，路军章，周杉京，等.中医药治疗湿疹的研究进展.中华中医药杂志，2017，32（8）：3617-3619

（管桦桦，张晓轩，樊少仪，罗劲娜，罗翠文，张铸奇，黄唯，林铭铭）

第五章

岭南膏方医话

—— 三因制宜话膏方[1]

所谓"三因制宜",是因地、因人、因时制宜三者的总称,是中医药学自古以来就严格遵循的诊病法则之一,是指医生在治疗疾病时,务必要根据地理、患者、时令等具体情况,制定适宜治法、选择恰当治疗药物的原则。疾病的发生、发展、变化是由多方面因素所决定的,如人的年龄、性别、体质,时令气候变化,以及地理环境差异等,都对病变有着不容忽视的影响。因此,医生在临床施治时,除应掌握治疗疾病的一般规律外,还应当知常达变,综合考虑以上因素,做到区别对待,灵活处理。这就是"三因制宜"的精髓。

(一)因地制宜话膏方

因地制宜,是指根据不同的地理环境合理选择药材、食材来进行调养。不同的地域,其地势、气候、水质、土质等都不同,而在不同地域长期生活的民众,其生活习惯、工作环境也各有不同,其生理活动与病理变化亦各有特点。因此,

---

1 此为杨志敏历年学术讲座的内容摘要,按照三因制宜的思路予以整理。

在运用膏方防病养生时也要因地制宜。

岭南地处热带、亚热带，常年高温多雨，如《岭南卫生方》云："岭南既号炎方，而又濒海，地卑而土薄，炎方土薄，故阳燠之气常泄；濒海地卑，故阴湿之气常盛。""人居其间，气多上壅，肤多汗出，腠理不密，盖阳不反本而然。"《类经·运气类》指出："东南气热，气泄于外，则寒生于中，故宜收其外泄，温其中寒。"岭南地区气候炎热，土地贫瘠，地势较低又濒临海洋，但人体腠理疏松，阳气易外泄伤阳。《素问·异法方宜论》云："南方者，天地之长养，阳之所盛处也。其地下，水土弱，雾露之所聚也。"此地域气候特点导致民众患病多夹杂湿邪。湿为阴邪，易阻阳气，困于中焦，则脾胃气机升降失常，脾虚胃弱，气血生发乏源，阳气来源不足。

由于岭南独特的地理位置，形成了自身的生活方式及饮食习惯。岭南人爱喝凉茶，贪饮生冷，爱吃海鲜等多湿阴柔之品，常处于空调房中，易损伤脾阳。生活节奏快，工作压力大，经常熬夜，易耗伤肾阴，久之则阴损及阳。特殊地理环境、气候特点及不良的生活起居习惯，导致岭南地区常见阳虚寒盛、上热下寒、阳虚夹湿夹瘀的体质。

《素问·异法方宜论》所言五方之异的体质特点、病变规律及治疗方法对因地制宜作了良好阐释，也为岭南膏方的应用提供了正确指导。各类疾患的病位并不限于一脏，但受岭南地域影响，脾运不健更为突出，故尤需注意顾护中焦，健运脾胃。在岭南膏方的用药配伍上，常用甘温或甘平性味的药物以补益脏腑之气，如健脾利湿和胃之品茯苓、白术、山药、薏苡仁。再如"十大广药"中的广陈皮，燥湿运脾，理气调中；阳春砂仁，化湿开胃，温中和脾；化橘红，燥湿化痰，理气和中；广佛手，和胃健脾，疏肝理气。配合这些行气之品能使膏方补而不滞。在治则上应注意健运脾胃，寒热并用，清上热、温下寒。

张景岳在《类经·运气类》中指出："地势不同，则气习有异，故治法亦随而不一也。"在膏方中，阿胶、龟甲胶、鳖甲胶、鹿角胶等胶类不仅能补益虚损，而且有助于膏的成形，即所谓"以膏收膏"。一料膏方中药胶（多种胶合计）的使用量为150～180 g。冰糖、白砂糖、红糖、蜂蜜、饴糖（麦芽糖）等各种糖，不仅能减轻药物的苦味，使膏口味较好，而且不同种类的糖有一定的补益作用。一料膏方中糖的使用量为300～500 g。糖与药胶同用更有助于增加药效，调节口感，同时兼顾收膏。但在糖与药胶的用量上，也需因地制宜。岭南人群口味偏淡，受特定的体质特点影响，如药胶与糖的用量大，则过于滋腻，阻碍脾胃健运，易生湿浊，舌苔厚腻，口易发酸，患者难以坚持服下一料膏方。经多年摸索及调整用量，在兼顾收膏的基础上，减少药胶与糖的用量，岭南膏方中的药胶用量以120～150 g为宜，糖量以150～250 g为宜。有糖尿病者，木糖醇用量5 g左右。

　　在因地制宜原则指导下开具和应用膏方，方能使膏方在岭南地区既能发挥其养生防病之功效，又能避免发生碍脾胃、生湿浊之虞。

（二）因人制宜话膏方

　　因人制宜，是根据患者的年龄、性别、体质等不同特点，来制定适宜的治法，选用适宜的方药的治疗法则。这也是应用膏方时必然遵循的。

　　人的年龄不同，生理状况和气血盈亏有别，病理变化各异，故治疗用药也应有所区别。特别是小儿和老人，尤当注意用药的宜忌。小儿生机旺盛，但气血未充，脏腑娇嫩，肌肤疏薄，易被外邪侵扰。发生病变后，病情变化较快，常有"易寒易热""易虚易实"的特点。因此治疗时既要少用补益，亦应忌投峻攻之剂，用药量宜轻，疗程多宜短，并随病情变化而及时调整治疗方案。老年人的生机减退，气血阴阳亏虚，脏腑功能衰弱。发生病变后多为虚证或虚实夹杂证。所以治疗要注意扶正，且持重守方，缓而图之；如需攻逐祛邪，也要慎重考虑，用药量应比青壮年轻，并中病即止，防止攻邪过度而损伤正气。

　　男女性别不同，其生理、病理特点也各有差异，治疗时应加以考虑。特别是女子，必须注意其经、带、胎、产的不同生理阶段，掌握用药的宜忌，如月经期间，慎用破血逐瘀之品，以免造成出血不止；妊娠期间，禁用慎用峻下、破血、滑利、走窜伤胎或有毒的药物，以免对胎儿不利；产褥期间，应考虑气血亏虚、恶露留存的特殊情况，在治疗时兼顾补益、化瘀等。男子以肾为先天，精气易虚，多劳损内伤，治疗用药亦当顾及。

由于先天禀赋与后天调养的影响，人的体质不尽相同，存在着强弱、寒热等多方面的差异，治疗上就有一定的区别。如体质强者，病证多实，能够耐受攻伐，故用药量宜重；体质弱者，病证多虚或虚实夹杂，不耐攻伐，故治疗宜补，祛邪则药量宜轻。又如偏阳盛或阴虚体质者，用药宜寒凉而慎用温热；偏阴盛或阳虚体质者，用药宜温热而慎用寒凉。

1.不同年龄阶段人群的膏方调理特点

人的一生要经历婴幼儿、青少年、中年、老年等不同的年龄阶段，在膏方调养上也会有所不同。

（1）青年人

《素问·上古天真论》曰："（男子）三八，肾气平均，筋骨劲强，故真牙生而长极[1]。四八筋骨隆盛，肌肉满壮。"又曰："（女子）三七，肾气平均，故真牙生而长极。四七筋骨坚，发长极，身体盛壮。"原文提示，青年人血气始盛、肌肉方长，在升发的阶段，气血较充足，升发的力强，但面临工作、家庭、人际关系等问题，易导致压力大，气机易于郁滞不畅，表现为情志不舒、梅核气、易呃气、胃胀胁痛，以及女性乳房胀痛、痛经等主要问题。开膏方宜顺势而为，调营养肝，恢复其正常的生理状态。故多选用柴胡、香附、郁金、乌药、木香、绿萼梅等药，方予柴胡疏肝散、逍遥丸。若木克土情况较重，加用四君子等方；若兼寒凝，加用当归四逆汤，艾叶、小茴香、肉桂、附子、吴茱萸、巴戟天等药；若兼血瘀，加用通瘀煎，当归、丹参、益母草、赤芍、莪术；若兼湿热，加用薏苡

---

1 通"齐"，恒齿长齐。

仁、蒲公英、败酱草、苍术、黄柏等。

（2）中年人

《素问·上古天真论》曰："（男子）五八，肾气衰，发堕齿槁。"又曰："（女子）五七阳明脉衰，面始焦，发始堕。"可知，无论男女，到中年时期，脏腑机能状态趋于稳定，并逐渐由强而开始转弱，此后腠理始疏，肝气始衰，加之高负荷的工作压力、不良的生活方式和运动锻炼减少，可导致亚健康状态或慢性疾病，若不善调养则加速衰老，善调养则益寿延年。诚如医家张景岳所言："人于中年左右，当大为修理一番，则再振根基，尚于强半。"（《景岳全书·传忠录下·中兴论》）慢性疲劳综合征偏虚证者，可以补中益气汤、人参养荣汤、补阴益气煎为主方；偏实证者，方用五积散、小柴胡汤、柴芩煎等，酌加法半夏、夏枯草、竹茹、蒲公英、黄连、干姜、浙贝、莪术等。女性更年期综合征，可用二仙汤、固阴煎和菟丝煎调理冲任、平调阴阳。

（3）老年人

随着我国老龄化进程的加快，老年人群越来越大。老年人脏腑功能衰退，阴阳气血俱衰，元气亏虚，精髓不足，多重生理系统功能衰退衰减，多呈现虚实夹杂的病理状态。治法宜填精补肾，活血化瘀，并灵活辨证加减。如老年人脑供血不足引发的头晕，以血府逐瘀汤为基本方，加用金匮肾气丸（偏肾阳虚）或六味地黄丸、麦味地黄丸（偏肾阴虚）、归肾丸（偏益精养血），伴耳鸣者，加用牛膝、菖蒲、磁石等。

2.不同性别的膏方调理特点

男女性别不同，其生理各有特点，则运用膏方防病养生亦有区别。以壮年男女为例，女性孕前调理可以逍遥散、暖肝煎、当归四逆汤、大补元煎、胎元饮、人参养荣汤为基础方；虚寒明显，先天精气不足者用桂附地黄汤，另可酌情加菟丝子、枸杞子、补骨脂等令气血充盈，升降有度。男性育子前调理可以大补元煎、五子衍宗丸、血府逐瘀汤类方为基础方，兼有肝寒者予当归四逆汤、暖肝煎，兼有焦虑紧张者予柴桂类方、柴胡加桂甘龙骨牡蛎汤，旨在调肝，恢复肝的升发调达之性，兼以补肾填精。

3.不同体质人群的膏方调理特点

体质是指人体以先天禀赋为基础，在后天的生长发育和衰老过程中所形成的结构、功能和代谢上的个体特殊性。如《灵枢·寿夭刚柔》说："人之生也，有刚有柔，有弱有强，有短有长，有阴有阳。"这种个体的差异性、易感性，与疾病的发生亦有着密切的关系。王琦教授将体质分为平和质、气虚质、阳虚质、阴虚质、痰湿质、湿热质、瘀血质、气郁质、特禀质等9种基本类型[1]。因此，在应用膏方予以调理时，务必要根据调治对象体质的不同而区别对待[2]。

"因人制宜"和辨证论治是膏方最大的特点，在临床开具膏方时，既要根据患者的年龄、性别、体质等情况进行综合考虑，又应根据患者不同的临床表现而施以不同的方法，方能提高辨证施膏的准确性，以达到调节阴阳平衡，气血通顺，五脏安和的目的，使人体恢复到最佳状态。

（三）因时制宜话膏方

因时制宜是指根据时令、气候特点及其与内在脏腑、气血、阴阳的密切关系，选用适宜的药物、食材，制定适宜的防病、治病、养生治法，选用适宜方药的法则。四时气候的变化，对人体生理活动、病理变化都会产生一定的影响，所以治疗疾病时必须考虑时令气候的特点，注意治疗宜忌。

《素问·宝命全形论》曰："人以天地之气生，四时之法成。"《素问·四气调神大论》说："阴阳四时者，万物之终始也，死生之本也，逆之则灾害生，从之则苛疾不起。"强调生存于天地万物之间的人类，其生命活动规律，深受春、夏、

---

1 详见中华中医药学会2009年4月9日发布的《中医体质分类判定标准》。
2 详见本书"体病观"一节。

秋、冬四时气候变化影响，所以在对患者进行临床调理时，更应当遵循时令变化规律，才能收到理想的治疗效果。

人禀天地之气而生，天人相应，天人合一，随着自然界气候环境变化，人的生命活动也受其影响。冬三月生机潜藏，万物蓄能而待春生，人亦如此，根据"秋收冬藏"这个自然规律，秋冬进补能使营养物质转化的能量及时、充分地吸收，贮存于体内，滋养五脏，养精蓄锐，以提升来年春天新一轮的生发。

然而岭南地区由于冬无霜雪，人之阳气容易浮越在外，封藏不足。在冬藏不足之时，则需借助药物这种外来力量来促进体内的阴阳转化，以达"冬藏"的目的。张志聪的《黄帝内经素问集注》曰："秋冬之时，阴盛于外而虚于内。"故"秋冬养阴，以从其根而培养之"，即秋冬时节阴虚于内，阴虚则内热，故宜施以养阴之食材以补阴气，特别是植物的根茎部位作为入药的首选，如人参、山药、地黄之属。尽管岭南地区冬无霜雪，但冬季仍为一年中温度最低的时候，此时服用膏方，能很好地结合药物之力与秋冬节令的"沉降"之气，把阳气化为阴津。因时制宜服用膏方调理，体现了中医养生思想整体观念的原则性和灵活性。

在膏方的应用上，因时制宜还有更丰富的内涵。除了根据岭南地区气候，遵循冬季养生的主要原则服用膏方外，还应根据运气特点调整膏方的用药思路。如顾植山先生所言，临证要"必先岁气，无伐天和"（《素问·五常政大论》）；要"看时运，顺时运，抓时运，开方用药尽可能顺应当时运气"。比如2018年戊戌年，运气常位特点是火运太过。《素问·气交变大论》曰："岁火太过，炎暑流行，金肺受邪。"六气主病特点为戊戌之岁，太阳司天，太阴在泉，"民病疟，少气、咳喘、血溢、血泄、注下、溢燥、耳聋、中热、肩背热，上应荧惑星。甚则胸中痛，胁支满，胁痛、膺背肩胛间痛，两臂内痛，身热骨痛而为浸淫。收气不行，长气独明，雨水霜寒，上应辰星。上临少阴少阳，火燔焫，水泉涸，物焦槁，病反谵妄狂越，咳喘息鸣，下甚，血溢泄不已，太渊绝者，死不治，上应荧惑星。"

故该年主要为火证的问题，胃肠的问题比较复杂，开膏方的时候，要注意针对此运气特点，因其气化所导致的疾病，司天寒化所导致的疾病，宜加用味苦性温的药物调治；在泉湿化所导致的疾病；宜加用味甘性温的药物调治。又如2014年甲午年的运气特点为土运太过，少阴君火司天，阳明燥金在泉。若治疗肾虚的患者，非必补肾方能达到目的，可通过润肺降燥、降肺经之气以滋肾水，充分结合运气特点与脏腑之间的关系去遣方用药。

一料膏方服用的时间往往较长，从立冬服用至次年立春，因此，对疾病的诊治要考虑到值年及次年运气因素的影响，或升或降，或补其不足，或泻其有余，灵活化裁。

总之，在开具和服用膏方时，需因时制宜，适当考虑岭南地区时令、气候以及运气特点，以提高施膏的准确性。

（罗劲娜，管桦桦，陆巧贤）

巧用膏方调体质[1]

　　从健康到疾病的发生必然有一个伴随着体质变化而出现的非病非健康的中间状态，即亚健康状态。亚健康状态是指机体虽无明确的疾病诊断，但躯体上、心理上出现各种不适的感觉和症状，从而呈现介于健康与疾病之间的一种的状态。亚健康状态的人群有三个主要特征：①睡眠不足，易疲劳；②胃肠功能较弱；③情绪不佳，生活缺乏活力。两千年前的中医典籍《黄帝内经》中便提出了"治未病"的主张，强调未病先防。我们通过调整生活方式和心态，适当的运动，配上膏方的调理，可以扭转亚健康的状态。

　　膏方具有养脏腑、补气血、扶正驱邪等作用，可以调节阴阳平衡，增强体质，防止早衰。人体经过春生、夏长、秋收三个季节后，体能消耗大，而冬天主收藏，人们食欲大增，脾胃运化转旺，此时膏方调补能更好地发挥作用，能将药物的精华储藏于体内。脏腑充足，气血自然能顺利化生与流动，起到防病治病的作用。同时，膏方符合现代人的生活方式，广东人讲究煲汤滋补，但很多年轻人

---

1 此文摘自 2017 年 11 月 9 日北京卫视《养生堂》栏目《扶正纠偏，膏方进补》及 2018 年 11 月 17 日广州电视台《健康 100FUN》栏目《养生膏方，对症服用》，内容有删改。

由于工作忙，没有时间煲汤熬药，膏方就是一种简单方便的滋补方法。

膏方能整体调节人体的功能，但不同的体质用不同的调治法，需通过辨证论治投以膏方，方可以调和五脏，平衡阴阳，改善患者的不适，提高其生活质量。

膏方调理，务必要据患者亚健康状态的体质类型予以调理，才能有效截断亚健康状态的发展。

（一）气虚质的亚健康状态——健脾养胃膏

【**适应证**】适合气虚质人群。症见中气不足，神疲倦怠，气短，胃纳不佳，肌肉丰满度较低；兼见手脚冰冷、不耐寒凉食物，甚至心慌、眠差。舌淡红，舌边有齿痕，脉虚弱等。

【**调理原则**】健脾养胃，生化气血。

【**禁忌**】湿热质人群慎用。

（二）痰湿质、血瘀质混合型亚健康状态——清脂化瘀膏

【**适应证**】适合痰湿质、湿热质、瘀血质人群。症见形体肥胖，面部皮肤油脂分泌较多，汗多且黏腻，肢体困倦，头晕头胀，食滞痰多，体内代谢慢，容易伴血脂或尿酸偏高。舌苔白滑或腻，脉弦滑或浊滑等。

【**调理原则**】以通为补，畅气活血，祛痰化瘀。

【**禁忌**】阳虚质人群慎用。

（三）阳虚质、气虚质混合型伴有失眠的亚健康状态——舒心安神膏

【**适应证**】适合阳虚质、气虚质人群。畏寒肢冷，注意力不集中，情绪低落，紧张心悸，表现为心脾亏虚所致的失眠。舌质淡而胖，脉沉迟弱。

【**调理原则**】调和阴阳，潜藏安神。

【**禁忌**】湿热质人群慎用。

（四）阴虚质亚健康状态——更年滋养膏

【适应证】适合阴虚质人群。症见潮热盗汗，口干咽燥，五心烦热，皮肤干燥，腰膝酸软。更年期肝肾亏虚者。舌红、少苔、少津，脉细数等。

【调理原则】滋阴养血，调和阴阳。

【禁忌】湿热、痰湿质人群慎用。

（五）气虚质、阳虚证、阴虚质混合型亚健康状态——玉颜固发膏

【适应证】适合气虚、阳虚、阴虚体质人群。表现为脱发，头发早白，面色无华，女性月经量减少。女性熬夜或工作繁忙容易出现掉发者。唇舌质淡，舌苔薄白，脉虚细等。

【调理原则】养血，补肾，护发。

【禁忌】湿热质人群慎用。

亚健康状态是由情志失调、疲劳、生活工作压力大等多种因素长期作用于人体，导致的脏腑功能紊乱，气血失调，并在此基础上产生气滞、痰湿、瘀血。通过辨证论治投以膏方调理，补其不足，泻其有余，则可恢复机体的阴阳平衡，从而避免和减少亚健康向疾病的转化。

以上膏方一年四季皆可服用，以冬至后、立春前服用最佳；宜早上空腹服用，含化或温水冲服皆可。剂量、频率宜循序渐进。服用膏方不可急于求成，需少量坚持服用，一般服用后1个月起效，3个月达稳定期。如遇急性病发作，女性经期、怀孕，或大剂量服用其他药物等情况时应暂停服用。

美国预防医学专家安德鲁·韦尔博士在近著《不治而愈》中指出："医生的基本职责首先应该是教会人们如何不得病……传授预防知识应该是最重要的；治疗已发生的疾病是次要的。"《黄帝内经》提倡的"治未病"是中医学千百年来探求健康、长寿规律的实践经验总结与理论升华的结晶，是中医理论体系的重要

组成部分。医学的目的和功能不仅仅是治病，对人体亚健康状态的防治，也是实现医学目的的重要措施。病理性体质是亚健康的内在物质基础，结合体质进行预防是体质学说和预防医学共同承担的责任。所以除药物治疗外，健康的生活、工作方式是提高生活质量、治疗和预防亚健康的根本方法，故不能忽略药物治疗外的生活调节，尽量做到饮食有节，起居有常，情志调畅，劳逸适度。

（陈颖尧，罗劲娜，管桦桦）

巧用膏方治失眠[1]

随着经济社会的快速发展，生活节奏的不断加快，睡眠障碍的发病率也不断升高。所谓睡眠障碍，是指睡眠－觉醒过程中表现出来的各种功能障碍。睡眠质量下降是人们常见的主诉，成年人群中长期睡眠障碍者可多至15%。广义的睡眠障碍应该包括各种原因导致的失眠、过度嗜睡、睡眠呼吸障碍以及睡眠行为异常，后者包括睡眠行走、睡眠惊恐、不宁腿综合征等。本篇着重讨论失眠、睡眠呼吸暂停综合征、发作性睡病以及发作性嗜睡强食综合征。

2013年某睡眠研究报告显示，中国人均睡眠时间长度为8.8小时，而到2018年，新近研究数据显示，中国人均睡眠时长变为6.5小时，短短的5年间，迅速缩减了2小时余，全球平均有27%的人群存在或多或少的睡眠问题，而在中国，这个数据竟然是38.2%，超过1/3的中国人都睡不好觉。

睡眠障碍中最常见的是失眠，失眠对大部分人来说不是一种疾病，在人的一

---

1 此文摘自2018年11月24日广东卫视《健康有道》栏目《广东名医大讲堂——教大家巧用膏方，抓住冬藏时机，还自己一个宝贵的睡眠》，内容有删改。

生中，任何人都可能因偶然应激事件而有短期失眠的体验。持续较长时期的失眠会影响觉醒、日间行为和效率而不仅是夜间睡眠的问题。通过国家"十一五"科技支撑计划里亚健康人群的调研发现，失眠是亚健康人群里发生比例最高的症状，且越靠近沿海地区，越发达的城市，失眠的发生率越高。

何谓失眠？失眠是以频繁而持续的入睡困难和（或）睡眠维持困难并导致睡眠感不满意为特征的睡眠障碍症。失眠表现的特征：一是难以入睡，入睡时间大于30分钟，睡眠不深或者是梦多；二是早醒，醒后不易再睡，上述症状每周发生≥3晚，发生≥1个月；三是醒后的不适感，疲乏，白天很困倦，影响白天的工作学习和生活。失眠可导致记忆力、注意力下降，消化功能下降，免疫力降低，情绪调节能力失衡，颜值下降以及体重出现波动。失眠症可孤立存在，或者与精神障碍、躯体疾病或物质滥用共同存在。

一般而言，成年人每天睡6~8小时为宜，尤其重要的是，一定要保证生物钟睡眠。生物钟睡眠时间为零时至凌晨5:00。在人体入睡的90分钟内，生长激素分泌达到高峰，至天亮前分泌逐渐减少，青少年早睡有助于生长。其次，人在睡眠时松果分泌褪黑素，其分泌峰值在凌晨2:00~3:00，褪黑素的减少可导致失眠，与松果体的萎缩、钙化有关。睡眠时人体还会分泌瘦素，瘦素可控制我们的食欲，让人不致于暴饮暴食。因此，控制好睡眠时间，掌握好睡眠的节律，失眠的问题自然会得到改善。

对于失眠，西医学大都采用镇静催眠、抗焦虑等药物治疗，常常会产生药物依赖，且患者白天出现头昏、头晕、精神疲惫等不良反应。中医在治疗失眠上疗效独特，为临床治疗失眠开辟了一条新思路。首先要重视睡眠，但是不要过度强化失眠带来的问题；到了不可控制的情况下，可以用药物进行干预。现重点分享一下膏方在治疗失眠方面的应用。

对失眠患者在中医辨证分型基础上，施以膏方调理，应"辨证施膏"。如若患者表现为突发失眠、性情急躁易怒、心烦不能入睡，或入睡后多梦惊醒，胸胁胀闷、善太息、口苦咽干、目赤、小便黄、大便秘结，舌质红、苔黄，脉弦数，就辨为肝郁化火证型的失眠，用龙胆泻肝汤加减化裁组成相应的膏方予以调理。如若患者表现为失眠时作、噩梦纷纭、易惊易醒、头目昏沉、脘腹痞闷、口苦心烦、饮食少思、口黏痰多，舌质红、苔黄腻或滑腻，脉滑数时，辨为痰热内扰类型的失眠，则用黄连温胆汤加减化裁组成相应膏方调理。如若患者有虚烦不眠、入睡困难、夜寐不安，甚则彻夜难眠，手足心热、盗汗、口干少津、健忘耳鸣、腰酸梦遗、心悸不安，舌质红、少苔，脉细数等临床表现时，则辨识为阴虚火旺证型的失眠，以黄连阿胶汤加减化裁组成膏方予以调理。如果患者以失眠为主，且多发生在饮食后脘腹痞闷、食滞不化、嗳腐酸臭、大便臭秽、纳呆食少、舌质红、苔厚腻、脉弦或滑数等临床表现时，则辨为胃气失和证型的失眠，即所谓"胃不和则卧不安"（《素问·逆调论》），就用保和汤加减化裁组成膏方予以调理。如若患者失眠日久，常伴有躁扰不宁、胸不任物、夜多惊梦、夜不能睡、夜寐不安，面色青黄、或面部色斑，胸痛、头痛日久不愈、痛如针刺而有定处、或呃逆日久不止、饮水即呛、干呕、或心悸怔忡，或急躁善怒，或入暮潮热、舌质暗红、舌面有瘀点、唇暗或两目暗黑，脉涩或弦紧等临床表现时，则按瘀血内阻证型失眠处理，用血府逐瘀汤加减化裁组成膏方予以调理。如若患者是以心烦难眠、五心烦热、头晕耳鸣、口舌生疮、口干腰酸、梦遗滑精，舌质红、苔干，脉细数等临床表现为特点，则辨为心火炽盛证型的失眠，常用导赤汤之类方药加减化裁组成膏方予以调理。如果患者表现为头蒙欲睡、睡而不实、多眠易醒、醒后难以复寐、心悸、健忘、神疲乏力、纳谷不香、面色萎黄、口淡无味、食后作胀，舌质淡、苔薄白，脉细弱等特点时，则辨为心脾两虚证型的失眠，用归脾汤之类方药加减化裁组成膏方调理。如果患者以心悸胆怯、不易入睡、寐后易惊、遇事善惊、气短倦怠，舌质淡红、苔白腻，脉弦细为临床特征时，辨为心胆气虚证型的失眠，则用安神定志丸化裁加减，组成膏方予以调理。如果患者表现为夜难入寐、甚则彻夜不眠，心中烦乱、头晕耳鸣、潮热盗汗，健忘、口舌生疮、大便干结，男子梦遗、阳痿，女子月经不调，舌尖红、少苔，脉细等特征时，就辨为心肾不交证型的失眠，选用交泰丸和天王补心丹化裁加减，组成膏方调理。

在长期的临床实践中发现，失眠与其他顽固性病症一样，往往是多种病机糅杂在一起，而且患者的体质类型也是复合式体质交织在一起。如阳虚体质、气虚体质常交织成复合体质，这类人群的失眠多以心脾亏虚病机为主，其表现以注意力不集中、情绪低落、紧张心悸为特征者，给予舒心安神膏调理。此膏方可调和阴阳，温阳化气，潜藏安神，恢复寤寐节律，但湿热体质人群当慎用。

再如气郁体质、气虚体质构成的复合体质失眠人群，其临床特征多为平常睡眠欠佳，肠胃功能不好，精神容易紧张，睡眠时间相对比较短，因应激状态引起的失眠的女性患者，特别适合服用调肝健脾膏。此膏方由具有疏肝、健脾、安神功效的方药组成，是紧张、短时间应激失眠者的调养选择。

膏方并非能包治百病，在慢性疾病的急性发作期，妇女月经期及怀孕时期均不宜服用。服用前应咨询医生，开具个性化膏方或选择适合自己体质的协定膏方。

失眠并不可怕，大家要从调整生活方式做起，配合行为干预、中药干预、饮食调整，必能赶走失眠，寻回宝贵睡眠。

（罗劲娜，管桦桦，陆巧贤）

巧用膏方抗衰老[1]

衰老是人类生命必然要经历的过程，如何延缓衰老，却老延年，是人类亘古追求的目标。人人都希望容颜不老，可谁都抵不过岁月的流逝。抗衰老是一个长久不衰的话题。从生物学上讲，衰老是生物随着时间的推移，自发的必然过程和自然现象。衰老表现在结构和机能衰退（形态变化、生理功能衰退、主要感觉器官功能减退）以及适应性和抵抗力减退。早在《灵枢·天年》篇中对脏腑机能盛衰与人的衰老过程就已经有了非常深刻的总结，认为"人之寿夭……四十岁，五脏六腑十二经脉，皆大盛以平定，腠理始疏，荣华颓落，发颇斑白，平盛不摇，故好坐。五十岁，肝气始衰，肝叶始薄，胆汁始灭，目始不明。六十岁，心气始衰，若忧悲，血气懈惰，故好卧。七十岁，脾气虚，皮肤枯。八十岁，肺气衰，魄离，故言善误。九十岁，肾气焦，四脏经脉空虚。百岁，五脏皆虚，神气皆去，形骸独居而终矣。"此篇又言："五脏坚固，血脉和调，肌肉解利，皮肤致

---

1 此文摘自2018年12月2日广东卫视《健康有道》栏目《广东名医大讲堂——巧用膏方抗衰老》，内容有删改。

密，营卫之行，不失其常，呼吸微徐，气以度行，六腑化谷，津液布扬，各如其常，故能长久。"当中有关脏腑机能的盛衰可以导致长寿与"中寿"两个方面的论证，强调了脏腑机能盛衰是人之寿夭的核心和关键。《黄帝内经》奠定了脏腑机能盛衰寿夭观的基本学术立场。

中医认为衰老主要是由阴阳失调、脏腑虚衰、精气神亏耗所致，同时中医药抗衰老的保健手段也是丰富多样的。其中，自古膏方便是人们养生保健、预防衰老的重要剂型，故又有"膏滋方"之美誉，更因其药性缓和、持久的特点而备受民众的推崇。

有很多人认为，延年益寿需要不断地进补。其实进补并不是单纯地把补气、补肾、养血、养肝等一众补药堆砌服用。通过长期的实践发现，滋补药中适当加入一些或行气活血，或清利湿热，或消食导滞，或凉血解毒的药物，才能更好地协同发挥延缓衰老的功效。颜老及一些学者均认为联合应用活血化瘀、补肾健脾对生理性衰老进行干预，可以收到良好的养生、保健、抗衰效果。

例如，在治则上"补虚"与"化瘀"并重，在提高心肺功能，促进记忆能力，增强性机能和皮肤弹性，改善听力、视力等衰老症状改善上的效用显著。痰湿体质的衰老患者，表现为皮肤暗沉、肢体困倦、头晕头胀、大便黏滞不爽，容易伴血脂或尿酸升高，舌苔白滑或腻，脉弦滑或浊滑等，这类患者可以服用清脂化瘀膏，此膏方以通为补，具有补气活血、化痰降脂祛瘀之效，此方虽好但阳虚体质者不宜。

肝肾两虚的衰老患者，有记忆力减退、健忘、头目不清、眠差、精神倦怠有虚弱感、腰膝酸软、头发干枯脱落、牙齿易松动等表现，舌苔少，脉弦无力。可以服用健脑颐神膏，此膏能补肝肾、健脾胃、益神志，但不宜湿热体质者服用。

气虚体质的衰老患者常见神疲倦怠、气短、自汗等不适，常伴胃纳差、睡眠不佳，手脚冰冷，舌淡红、舌边有齿痕，脉细弱等证候，可服健脾养胃膏。

服用膏方有助于提升脏腑功能，减少疾病发生，达到延年益寿的目的。选择合适自己的食物、对身体有益的食材及药物来维护我们自己的健康，这只是防止衰老的一个途径，我们还要多运动，多动脑筋，多动手脚。衰老是每个人必然要经历的一个生理状态，我们要用良好的心理状态，去积极面对人生的不同阶段！

（罗劲娜，管桦桦，陆巧贤）

巧用膏方玉容颜[1]

　　中医的美容方药是在中医药理论指导下，以润肤洁面、悦容增颜、驻颜去皱、去除面斑等面部美容为主，同时在美形美体等方面具有美容保健作用，对损美性疾病具有美容治疗效果的方剂和药物。

　　女子以血为本，以血为用，妇女因其特有的"经、孕、产、乳"生理特点，极易耗气伤血，而膏方药性温和，作用持久，兼具补虚扶弱、纠偏祛病等功效。女性有针对性地服用膏方，借助膏方之力和阴阳，益肝肾，调气血，可以改善血液循环，调节女性的内分泌功能，延缓女性的衰老。恰逢母亲节来临，推介如下膏方，以飨天下母亲。

　　《难经》曰："五脏有五色，皆见于面。"脏腑气血不足易发病且影响容颜。《素问·上古天真论》中记述："女子七岁，肾气盛，齿更发长。二七而天癸至，任脉通，太冲脉盛，月事以时下，故有子……五七，阳明脉衰，面始焦，发始

1 此文摘自 2017 年 5 月 12 日广东卫视《健康有道》栏目《母亲节特备奉献：广东名医大讲堂——中医院长的养生膏方》，内容有删改。

堕……七七，任脉虚，太冲脉衰少，天癸竭，地道不通，故形坏而无子也。"《素问·六节藏象论》载："肾者，主蛰封藏之本，精之处也，其华在发。"肾气虚弱，便会导致肌肤变得晦暗无光，出现白发、脱发，皱纹、黄褐斑等症状。适当服用膏方，对维持女性皮肤润泽，乌发、固发防脱，延迟衰老都有意义。如玉颜固发膏，便有养血补肾，促进血液循环，达到美容固发的作用。

现代女性工作节奏快，生活压力大，熬夜，缺乏锻炼，加之节食减肥，喜冷饮，长期身处空调房缺乏日晒等不良生活习惯，身体抗病能力下降，易患痛经。中医认为，"不通则痛"与"不荣则痛"是引起原发性痛经的两个主要原因。由于女性的生理特点，易多虚多瘀，虚则不荣，瘀则不通。女子以血为养，以血为用，然血赖气行，需调气与理血兼行；同时疗虚者不唯补，需补泻兼施，故宜温经驱寒，可予温经养血膏调治。温经养血膏具有养血脉，通阳气，散寒邪的作用，重在"温""通"二字，寒得温则散，血活运则通，阳复则阴生。

母亲节正值春夏交接的时候，乍暖还寒，体虚者比较容易感冒，可服用益气固表膏。此膏方能益气固表，增强人体免疫力。

本文推荐的膏方虽适合母亲们服用，但非女性专属，其服用的禁忌与注意事项基本与内科病证相同。应注意女性的生理特点，月经过多者，如膏方中有活血化瘀药则应经期停服。育龄期妇女，月经推迟未至者应先排除妊娠后方可服用膏方活血化瘀、调理气血。

（罗劲娜，管桦桦，陆巧贤）

巧制膏方抗疲劳[1]

　　所谓疲劳，又称疲乏，是主观上一种疲乏无力的不适。感觉疲劳不是特异症状，很多疾病都可引起疲劳，不同疾病引起不同程度的疲劳，有些疾病表现更明显，有时可作为就诊的首发症状。现代中医认为，疲劳为一病证名，是临床上常见病、多发病，是必须重视的新病种，归于亚健康范畴，其病位涉及五脏六腑，主要以脾、肝、肾为主；其病机则多为元气耗伤、精血不足之虚证，与心理变化（或不畅）因素相关。

　　尽管杨志敏身兼数职，工作压力大，休息时间少，但身边的人仍说她多年来的变化不大，甚至比照片上看起来气色还要好，这得益于膏方给予她在精、气、神方面的调养。现将这料她为自己开具的，有补肾气、调和五脏、抗疲劳功效的膏方分享给40岁左右，工作繁重、压力大的现代都市男女。

　　【处方】红参120 g（另煎，冲），熟地黄240 g，山药300 g，山茱萸150 g，

---

1 此文摘自 2015 年 11 月 14 日 CCTV4《中华医药》线上栏目《一料好口感的膏方，卸掉大山压力，还您一身轻松！》，内容有删改。

茯苓 90 g，泽泻 90 g，枸杞子 120 g，淫羊藿 90 g，巴戟天 90 g，牛膝 90 g，沉香 30 g，肉桂 30 g，砂仁 60 g，菖蒲 60 g，川芎 120 g，葛根 150 g，鹿角胶 60 g（烊化），龟甲胶 60 g（烊化），红糖 250 g。

【制作步骤】①浸泡：将除胶类外的中药饮片洗净后用水浸泡；把龟甲胶和鹿角胶浸泡于半碗黄酒中，备用。②煎煮：待所有药材尤其是根茎类药材泡软后，倒入锅中，加适量清水，先用大火煮开，转小火煮 1 小时左右后倒出药汁。继续往锅中加入清水，大火烧开后转小火煮 1 小时左右后倒出药汁。如此反复，共煎煮 3 次，保留 3 次的药液。③浓缩：将 3 次煎煮所得药汁混合后过滤，倒入小锅中，大火浓缩药汁，浓缩到水蒸汽明显减少时即可。④收膏：把装有黄酒、龟甲胶和鹿角胶的碗隔水蒸 5～10 分钟，待烊化彻底后，倒入浓缩的药汁中。加入糖，搅拌至膏能沿搅拌棒边呈片状垂下或滴下，即可关火。⑤存放：将熬好的膏方倒入事先准备好的干燥瓷罐内晾凉，晾好后盖好盖子放入冰箱内保存。

【服用方法】每天早上空腹舀一汤匙，嚼化或用温开水冲服。

【注意事项】①膏方制作后，应让其充分冷却，方可加盖保存。②膏方应存放在瓷罐（锅、钵）中，亦可以用搪瓷烧锅存放，但不宜用铝、铁锅作为盛器。③服用过程中如出现肠胃不适、舌苔厚腻时先暂停服用，好转后再继续服用。停止服用期间可喝普洱茶、陈皮水等缓解上述症状。④膏方的制作繁复，有特定的程序及严格的操作过程，不提倡患者及无相关操作经验者在家制作。

【处方立意】以六味地黄丸为主方、君方，取滋阴补肾之意；配合淫羊藿、巴戟天温补肾阳，以达阴阳双补之目的；入枸杞子养肝，兼补气血，滋水涵木以期积蓄能量利于来年春天升发。滋补的同时，需增加引经药物，如川芎、葛根和菖蒲之品载药上行，沉香、肉桂之类引药下行。脾胃为人体气机升降出入的枢纽，选用红参补中益气，砂仁主醒脾调胃，中土健运则启脾清上达，引诸药归宿丹田，达到补而不滞、补而不腻的效果。全方动静结合，气血双兼，兼顾阴阳气血以及心、肝、脾、肾脏，共奏补肾、养肝、益气、健脾之效。选用鹿角胶、龟甲胶，一方面能阴阳双补，另一方面可供收膏之用。黄酒可养血，通经脉，辟胶类的腥臊，既可调畅气血，又可除胶类滋腻。糖类在膏方中主要用来改善口感、矫味，不同的糖有不同的功效，应根据个人口味和体质选择。红糖可益气补血、健脾暖胃，适合女性或体虚人群；冰糖可养阴生津，润肺止咳，适合爱上火的人；蜂蜜可润肠便秘，适合老年人；糖尿病患者则不宜使用上述糖类，应使用木糖醇等代糖。

（罗劲娜，管桦桦，陆巧贤）

附 录

一、膏方的组成和制备

（一）膏方的组成

膏方主要由中药饮片、贵细药料、收膏药料（胶类）、和味药料（糖类）及溶剂辅料等五部分组成。

1. 中药饮片

系膏方发挥作用和功效的主体。医者四诊合参、详究体病、辨证分析后，利用药物的性味、主治与功效，按"君臣佐使"的配伍原则，搭配成方。药物配伍所组成的是一个大且全新的复方，既要考虑到"疗疾"又要兼顾"滋补"，因此膏方要比汤方药味多。一料膏方30~40味，总量约为3 kg，最多不超过5 kg，能够满足服用30~50天的需求。

2. 贵细药料

系参茸类和其他贵重药物的统称，又称"细料药""细贵药材"，是膏方补益功效的重要组成。在加工时，一些需要煎煮的贵细药料不能与一般饮片入汤共煎，否则其有效成分极易被数量众多的饮片药渣吸取，有损其滋补效用，可采用另煎（炖、烊）、冲兑等方式单独处理，最后在收膏时加入。

（1）参类 如野山参、生晒参、红参、高丽参、西洋参等。

（2）贵重动物药 如鹿茸（片）、海马、蛤蚧（粉）、猴枣（粉）等。

（3）贵重植物药 如西红花、川贝母、枫斗等。

（4）贵重菌藻类药　如冬虫夏草、灵芝等。

3.收膏药料

胶类既有助于膏体成形，又是膏方补益功效的组成。在江浙膏方中，一料膏方所配伍胶类的总量一般为200～400 g。杨志敏在岭南地域临证开膏的实践表明，胶类总量控制在150～225 g范围内，既不影响定形收膏，又有助于南粤人群的脾胃吸收，还能提升膏方的性价比。常规二胶辨证合用，也可以一胶单用或三胶联用，在一些低糖或无糖的膏方中可适当增加胶类的用量，以保证膏方的成形。

（1）阿胶　为马科驴属动物驴的去毛之皮经熬制而成的胶，又有傅致胶、盆覆胶、驴皮胶之名。性味甘平，归肝、肺、肾经。功用补血止血，滋阴润肺；主治血虚眩晕、吐血、衄血、便血、血痢、妊娠下血、崩漏、虚烦失眠、肺虚燥咳等病证。

（2）黄明胶　为牛科野牛属动物黄牛的皮制成的胶，又有水胶、牛皮胶、海犀胶、广胶、明胶之名。性味甘平，归肺、大肠经。功用滋阴润燥，养血止血，活血消肿，解毒；主治虚劳肺痿、咳嗽咯血、吐衄、崩漏、下痢便血、跌打损伤、痈疽疮毒、烧烫伤等。

（3）龟甲胶　为龟科乌龟属动物乌龟等的甲壳熬成的固体胶块，又有龟胶、龟板膏、龟板胶之名。性味甘咸平，归肝、肾经。功用滋阴、补血；主治阴虚血亏、劳热骨蒸、盗汗、心悸、肾虚腰痛、脚膝痿弱、吐血、衄血、崩漏、带下等病证。

（4）鳖甲胶　为鳖科鳖属动物中华鳖或山瑞鳖的背甲煎熬而成的胶块。性味咸寒，归肝、肾经。功用滋阴退热，软坚散结；主治阴虚潮热、虚劳咳血、久疟、疟母痔核肿痛、血虚经闭等病证。

（5）鹿角胶　为鹿科鹿属动物梅花鹿或马鹿的角煎熬而制成的胶块，又有白胶、鹿胶之名。性味甘咸温，归肝、肾经。功用温肾益精，养血安胎，止血；主治虚劳羸瘦、头晕耳鸣、腰膝酸软、阳痿滑精、宫寒不孕、胎动不安、崩漏带下、吐血、衄血、咯血、尿血、阴疽等病证。

需要注意的是，胶类特性滋腻，使用不当或过量时，极容易引起腹部胀满、食少纳呆、口舌黏腻、大便欠畅等胃肠道不适。鳖甲胶、龟甲胶等药性偏寒而滋阴力强，气虚、阳虚、素体脾胃虚寒者，应不用，或少用，或配伍使用。鹿角胶药性偏热而温补力强，阴虚、血虚、素体阴虚火旺、水亏木旺者应不用或少用、或配伍使用。

4.和味药料

系冰糖、白砂糖、赤砂糖、饴糖、蜂蜜等传统糖类和木糖醇、甜菊糖、阿斯巴甜、元贞糖、甜蜜素等甜味剂的统称，又有矫味药料之名。一般认为，传统糖类既具有补益功效，又能用于矫正膏方的口味，还能辅助收膏定形，常规单用一种或两种糖辨证合用。有宗教、素食信仰者多不使用动物胶类等血肉有情之品而以糖类收膏。在江浙膏方中，一料膏方中用糖量一般不超过中药提取浓缩所得清膏的3倍，常用至500 g左右。杨志敏在岭南地域临证开膏的实践表明，传统糖类总量控制在200～250 g，既有助于定形收膏，又有助于南粤人群脾胃的消化吸收。血糖升高、糖尿病及糖脂代谢异常患者，应使用甜味剂。

（1）白砂糖　为禾本科甘蔗属植物甘蔗的茎中液汁，经精制而成的乳白色结晶体，又有石蜜、白糖、糖霜、白霜糖之名。性味甘平，归脾、肺经。功用和中缓急，生津润燥；主治中虚腹痛、口干燥渴、肺燥咳嗽等病证。

（2）冰糖　为禾本科甘蔗属植物甘蔗的茎中液汁，制成白砂糖后再煎炼而成的冰块状结晶，又有白文冰之名，是传统膏方制作上的最佳原料。性味甘平，归脾、肺经。功用补中和胃，润肺止咳；主治脾胃气虚、肺燥咳嗽或痰中带血等病证。

（3）赤砂糖　为禾本科甘蔗属植物甘蔗的茎中液汁，经精制而成的赤色结晶体，又有砂糖、紫砂糖、黑砂糖、红糖、黄糖之名。性味甘温，归肝、脾、胃经。功用补脾缓肝，活血散瘀；主治产后恶露不行、口干呕哕、虚羸寒热等病证。

（4）饴糖　为用高粱米、大麦、小麦、粟、玉米等含淀粉质的粮食为原料，经发酵糖化制成的食品，又有饧、胶饴、软糖、饧糖、糖稀之名。性味甘温，归脾、胃、肺经。功用缓中，补虚，生津，润燥；主治劳倦伤脾、里急腹痛、肺燥咳嗽、吐血、口渴、咽痛、便秘等病证。

（5）蜂蜜　为蜜蜂科蜜蜂属动物中华蜜蜂或意大利蜜蜂所酿的蜜糖，又有石蜜、石饴、食蜜、蜜、白蜜、白沙蜜、蜜糖、沙蜜、蜂糖之名。性味甘平，归脾、胃、肺、大肠经。功用补中，止咳，润燥，解毒；主治脘腹虚痛、肺燥咳嗽、肠燥便秘、疮疡、风疹、烫伤、手足皲裂等病证。

（6）甜味剂　血糖升高、糖尿病患者或惧糖者，只可使用甜味剂制成无糖型膏方。因这些甜味剂的甜度是传统糖类的数倍、甚至数十倍或上百倍，且长期服用的安全性仍未得到证实，故必须严格按照说明使用，不得随意超量，以免产生不必要的副作用，影响膏方的疗效。

需要注意的是，糖类特性滋腻，使用不当或过量时，极容易引起腹部胀满、食少纳呆、口舌黏腻、大便欠畅等胃肠道不适。白砂糖、冰糖、蜂蜜等糖类性味以甘平为主，赤砂糖、饴糖等糖类的性味则以甘温为主。冰糖为砂糖失水后炼制的结晶体，有助于收膏，一般情况下单用即可，气虚、阳虚、素体脾胃虚寒、寒凝血瘀、血虚血瘀者，应联合赤砂糖或饴糖收膏，便秘者可联合蜂蜜收膏。各种糖类在膏方制作前，应按照糖的种类、质量加适量的水炼制，使糖的晶体溶化，去除水分，净化杂质，减少微生物，既有助于收膏，又有助于贮存。

5.溶剂辅料

一般多指黄酒。黄酒，多为非蒸馏酒，即墨老酒、绍兴状元红、女儿红、广东客家娘酒等均属于此类，多以粮食等为原料酿制而成的饮料。性味甘、苦、辛、温，归心、肝、肺、胃经，功用通血脉，行药势；主治风寒痹痛、筋脉挛急、胸痹心痛、脘腹冷痛等病证。它是膏方加工中必备的辅料，既可用于辟除动物胶类的腥臊味，又可作为有机溶剂使胶类软化，还可以有助于胶类药效发挥与吸收。在收膏之前，可以预先将加工所需的药胶用黄酒浸泡一定时间使之软化，再隔水加热将胶炖烊，然后趁热和入药汁中共同收膏。黄酒最好选用上乘的绍兴酒，即俗称的"老酒"，黄酒和胶类之间的比例为1∶2或1∶1，即每500 g胶类搭配黄酒250～500 g使用。

（二）膏方的制备

合格的膏方应达到嗅之无焦臭、无异味，视之无"返砂"，即无糖的结晶析出等品质上的要求；上乘的膏方应达到"透、亮、糯，其黑如漆、其亮如镜，入口即化"，即视之膏体外观细腻、黑润而有光泽，膏体稠厚适中呈半固体状，嗅之有药物的清香。其制作的方法大致经历浸（药）、煎（汤）、榨（汁）、化（膏）、滤（渣）、熬（炼）、收（取）等多个步骤。

1.浸泡

水为最始，需时静浸。

（1）普通饮片的浸泡　水，既不会争抢任何药材的味道，又会让饮片得到滋润。除外贵细药料、胶类药，其余中药饮片需悉数放入容量合适的器具内，用清水浸泡，令其充分吸收、膨胀。采用常规煎煮法，浸泡时间应≥6小时或一夜；采用加压煎药法，浸泡时间≥12小时，翌日滤取清液与取出中药饮片。

（2）贵细药料的浸泡　贵细药料剂量≤30 g者，打细粉后备用；贵细药料剂量＞30 g者，浸泡后以备煎煮。

2.煎煮

水火既济，三煎为度。

（1）常规煎煮　宜在砂锅或铜锅煎煮2～3次，每次加水量约为药料的6倍。向浸过的中药饮片注入清液和水，高出药面1/3，先用大火煮沸，再用小火煎煮1小时左右，转为微火、以沸为度，煎煮约3小时，待药汁渐浓，即可用纱布等过滤出头道药汁；再加水略高出药面，煎煮约2小时，滤出药汁，此为二煎；如此反复再煎出第三道药汁。将3次的煎液混合为一处，静置后滤除杂质，得到上清液，药渣越少越佳。

（2）压榨　每次煎煮后需用压榨法对中药饮片取药汁，以确保药液精华不丢失和浪费。

（3）另行煎煮或特殊处理　贵细药料另行煎煮，复煎取汁，备用。胶类要先用黄酒浸泡一夜，隔水蒸化取胶汁，备用。

（4）熬（炼）糖　糖类在用于膏方制作前的预加工，将冰糖或红糖等入锅中加热熔化，其间不断搅拌以防滞底焦枯，至糖全部熔化呈老黄色即可。熬（炼）蜜：向锅中加入蜂蜜加热熔化，直至变成表面呈老红色的老蜜即可。

3.浓缩

时疾时徐，鼎中为变。

（1）浓缩为清膏　将3次所煎煮而得与数次压榨所获的药汁在铜锅内浓缩，这是个漫长的过程。先用大火煎熬，加速水分蒸发，随时撇除上层浮沫，让药汁慢慢变稠厚，再改用小火进一步浓缩，并不断用竹板搅动药液，防止向外溢出、结块与粘底，继续加热浓缩至膏态黏稠，以药汁滴在纸上不散开、不外渗为度，即为清膏。

（2）火力控制　浓缩时特别要注意调整火力，不能太旺，否则渐稠厚的药液容易外溢，造成浪费，影响药效。

4.收膏

滴水挂旗，见好就收。

（1）素膏　向保持沸腾状态的清膏兑入糖浆，并不断地搅拌，控制好火力，以免溢锅或烧焦粘底。

（2）荤膏　向保持沸腾状态的清膏兑入胶汁、糖浆，并不断地搅拌，控制好火力，以免溢锅或烧焦粘底。

（3）成膏的判断　"挂旗"，是长期以来制膏行业中的约定俗称，即以搅拌棒（竹板）蘸取药汁并水平提起，药汁沿棒边呈片状垂下或滴下，标志膏已形成。"滴水成珠"，也是长期以来制膏行业中的约定俗称，即以搅拌棒蘸取药汁，滴入清水，药滴不会马上散开溶解，短时间内仍保持珠状。"翻云头"，是长期以来制膏行业中的约定俗称，即膏体在加热时呈蜂窝状沸腾。按传统经验，出现以上3种情况之一，便可作为成膏的判断。

（4）收膏　及时加入小锅取汁或研成细粉的备用的贵重药，充分搅拌，息火停煮，即成膏方。

5.盛装

晾凉以盛，灭菌分装。

（1）装膏　将成膏趁热装入洁净、干燥的容器，贴上标签，不加盖移入凉膏间。盛膏的容器必须清洗后再经消毒烘干凉透后才能使用。在容器外还应贴上相应的个人和加工信息。

（2）凉膏　凉膏间最好有净化装置，洁净度30万级以下，温度应保持20℃以下，相对湿度45%～65%，每天不少于2次（每次半小时以上）紫外线消毒，并做好记录。晾凉一般需要12小时以上，采用自然放凉，必须凉透后才可以加盖，以免水蒸气回流导致发霉。

（3）贮存分装　成膏加盖后移至成膏间。随着贮存分装技术的革新，岭南膏方的容器已从紫砂大罐、陶瓷瓮盎过渡到2天量的玻璃瓶装，再到如今流行7～10天量玻璃瓶装和1天量塑料袋真空小包装，既提升了服药的依从性，又增加了便携性，还降低了霉变的发生率。

参考文献

[1]南京中医药大学.中药大辞典（上）.2版.上海：上海科学技术出版社，2014

[2]南京中医药大学.中药大辞典（下）.2版.上海：上海科学技术出版社，2014

[3]周端，陈昕琳.全国中医药行业高等教育"十三五"创新教材——中医膏方学.北京：中国中医药出版社，2019：15-20

[4]中华中医药学会.中医养生保健技术操作规范·膏方.北京：中国中医药出版社，2010：1-6

[5]陈燕芬，陈丽娟，谢文健.出膏率在控制膏方煎煮方面的正交研究.中国实验方剂学杂志，2010，16（11）：11-12

[6]陈燕芬，陈丽娟，谢文健，等.控制膏滋浓缩收膏工艺的研究.时珍国医国药，2010，21（2）：415-416

（管桦桦，陆巧贤，陈瑶瑶）

二、杨志敏团队历年膏方文献汇编

类别	作者	文题	出版单位	时间	卷期	页码
学位论文	周雯	膏方调治气虚型亚健康疲劳	广州中医药大学	2009	—	—
	张文敏	膏方调治抑郁症的临床观察	广州中医药大学	2010	—	—
	林淑娴	膏方干预亚健康阳虚质疲劳状态的临床研究	广州中医药大学	2012	—	—
	徐福平	舒心安神膏治疗阳虚失眠的疗效观察及机制研究	广州中医药大学	2014	—	—
	林立宇	舒心安神膏治疗原发性慢性失眠的同期非随机对照试验	广州中医药大学	2018	—	—
会议论文	杨志敏，周雯	师从颜德馨教授膏方治疗中风后遗症的经验体会	中国首届中医膏方高峰论坛暨第四届金陵名医高层论坛	2009	—	82-84
学术论文	杨志敏，谢东平	颜德馨"衡法"在膏方中的应用	中医杂志	2005	第46卷第9期	715-716
	杨志敏，谢东平，颜德馨	颜德馨膏方治疗高脂血症经验	上海中医药杂志	2005	第39卷第12期	8-9
	谢东平，林颖，苏巧珍，杨志敏	杨志敏教授用膏方调治亚健康疲劳状态经验介绍	新中医	2008	第40卷第5期	8-9

（续表）

类别	作者	文题	出版单位	时间	卷期	页码
学术论文	林嬿钊、叶子怡、杨志敏	杨志敏教授运用"益气膏方"调治气虚体质人群的经验撷萃	贵阳中医学院学报	2011	第33卷第5期	5–7
	杨志敏、徐福平、颜德馨	颜德馨"膏方"在心身疾病治疗中的应用	中国中医基础医学杂志	2015	第21卷第2期	175–177
	孙玉姣、李盼盼、原嘉民、徐福平、黄鹂、杨志敏	国医大师颜德馨合川芎膏方用药规律的数据挖掘	时珍国医国药	2015	第26卷第12期	3026–3028
	杨志敏	孟河医派脾胃学术思想在膏方中的应用	中国中医基础医学杂志	2015	第21卷第5期	606–608
	徐福平、黄鹂、原嘉民、冯怡、杨志敏	舒心安神膏对睡眠剥夺大鼠脑组织中单胺类神经递质含量的影响	广东医学	2015	第36卷第6期	828–831
	徐福平、蔡庆豪、裴中、杨志敏	舒心安神膏对斑马鱼运动行为的影响	中华中医药杂志	2015	第30卷第12期	4485–4488
	何嘉慧、徐福平、管桦桦、杨志敏	杨志敏岭南膏方临证经验	中国中医基础医学杂志	2017	第23卷第4期	580–581, 591
	徐福平、孙玉宇、林立立、杨志敏	基于中医传承辅助平台对《颜德馨膏方精华》用药规律研究分析	四川中医	2017	第36卷第8期	1–4
	黄逸和、丘宇慧、陈瑶瑶、管桦桦、张晓轩、徐福平、原嘉民	杨志敏治疗阳虚质疲劳状态人群膏方用药规律挖掘研究	国际中医中药杂志	2018	第40卷第11期	1045–1048

（续表）

类别	作者	文题	出版单位	时间	卷期	页码
学术论文	刘诗韵，樊少仪，徐福平，杨志敏	杨志敏教授对岭南不同年龄人群膏方调养临证体会	中医药导报	2018	第24卷第20期	126-128
	ZENG Li-ling, YANG Zhi-min, YUN Tian-chan, FAN Shao-yi, PEI Zhong, CHEN Zi-wen, SUN Chen, XU Fu-ping	Antiaging effect of a Jianpi-yangwei formula in Caenorhabditis elegans	BMC Complementary and Alternative Medicine	2019	第19卷第1期	313

三、杨志敏团队历年膏方课题研究汇总

课题编号	立项单位	立项时间	课题名称	研究时限	研究简介
2011KT1350	广东省中医院	2007	膏方调治气虚型亚健康疲劳状态的临床研究	2007—2010	采用临床非随机对照试验研究，通过对比膏方治疗组与空白对照组在治疗前后疲劳程度、心理状况、生存质量及临床症状的改变，旨在评价膏方调治气虚型亚健康疲劳状态的疗效及其安全性，以期形成能有效调理气虚型亚健康疲劳状态的膏方养生方法及相应的膏方制剂。
2008112	广东省中医药局	2008	膏方调治阳虚型亚健康抑郁状态的临床研究	2008—2010	采用自身前后比较临床试验研究，通过对比膏方治疗前后抑郁程度、症状、体征等的改变，旨在评价膏方治疗抑郁症的疗效及其安全性，以期能够探索出有效调治抑郁症的膏方治疗方法及膏方制剂。
2011KT1960	广东省中医药局	2011	舒心安神膏在阳虚质失眠的临床应用及毒性研究	2011—2013	拟通过前瞻性非随机对照临床研究，科学评价膏方调治阳虚质失眠症的疗效及其安全性，以期形成有效调理阳虚质失眠的膏方治疗方法及相应的膏方制剂，以便进一步临床推广运用，为中医药治疗阳虚质失眠提供一种疗效确切、价格低廉、毒副作用小的新的有效药物，从而解除广大患者痛苦，改善患者的生活质量，降低医药费用，具有良好的社会效益和经济效益。

（续表）

课题编号	立项单位	立项时间	课题名称	研究时限	研究简介
2011KT700	广东省科技厅	2011	膏方干预亚健康阴虚质疲劳状态的临床研究与疗效评价	2009—2012	采用非随机对照临床试验研究，通过对膏方治疗前后阴虚症状、疲劳症状等的比较，以及停药后3月阴虚症状、疲劳症状、心理情况和生存质量的比较，旨在评价膏方治疗亚健康疲劳状态的短期疗效及中期疗效，以期能够探索出有效改善阴虚体质及疲劳状态的膏方治疗方法及膏方制剂。
2014A020221088	广东省科技厅	2015	舒心安神膏治疗失眠的临床疗效评价及开发研究	2015—2018	通过主观睡眠质量评估、多导睡眠监测（PSG）及免疫生化检查，综合评价舒心安神膏的临床疗效，为其临床治疗和应用开发进一步提供理论依据。
YN2015QN08	广东省中医院	2016	利用秀丽隐杆线虫模型评价健脾养胃膏抗衰老作用及其机制研究	2016—2017	以经典模型秀丽隐杆线虫抗衰老模型为基础，通过寿命分析实验、生殖能力测试和压力应激测试等指标组成的干预衰老评价系统，研究健脾养胃膏的抗衰老作用。以sir-2介导的热量限制途径切入点，参与的胰岛素生长因子信号通路为切入点，通过daf-16/foxo信号通路揭示健脾养胃膏延缓衰老的分子调控机制。
201507003	国家中医药管理局	2015	中医药保健技术与产品研究（一）	2015—2018	采用整群随机对照临床研究设计，评价以舒心安神膏、调肝健脾膏、益气固表膏、健脾养胃膏等系列膏方为主，联合穴位贴敷及中药足浴疗法治疗轻度慢性失眠、疲劳综合征、易感冒人群的临床疗效及安全性，形成一套针对相关慢病人群状态的中医药特色综合干预技术及操作规范，探索中医综合干预技术的适用人群，适应证，技术操作方案，评价指标体系等，形成特色中医诊疗技术的共性技术。